高级卫生专业技术资格考试用书

肾内科学习题集

（副主任医师/主任医师）

主　编　杭宏东

编　者　（按姓氏笔画排序）：

于　涛　王红微　王媛媛　付那仁图雅　刘亚莉

刘艳君　齐丽娜　孙石春　孙丽娜　李　东

李　瑞　张　彤　张　楠　张家翾　张黎黎

侯燕妮　董　慧

中国协和医科大学出版社

图书在版编目（CIP）数据

肾内科学习题集／杭宏东主编．—北京：中国协和医科大学出版社，2019. 1
高级卫生专业技术资格考试用书
ISBN 978－7－5679－0407－1

Ⅰ.①肾…　Ⅱ.①杭…　Ⅲ.①肾疾病－诊疗－资格考试－习题集　Ⅳ.①R692－44

中国版本图书馆 CIP 数据核字（2018）第 278477 号

高级卫生专业技术资格考试用书
肾内科学习题集

主　　编：杭宏东
责任编辑：吴桂梅　林　娜

出版发行：中国协和医科大学出版社
（北京东单三条九号　邮编 100730　电话 65260431）
网　　址：www. pumcp. com
经　　销：新华书店总店北京发行所
印　　刷：北京朝阳印刷厂有限责任公司

开　　本：787×1092　　1/16 开
印　　张：32. 25
字　　数：580 千字
版　　次：2019 年 1 月第 1 版
印　　次：2019 年 6 月第 2 次印刷
定　　价：80. 00 元

ISBN 978－7－5679－0407－1

前言

为进一步深化卫生专业技术职称改革工作，不断完善卫生专业技术职务聘任制，根据中共中央组织部、人事部、卫生部《关于深化卫生事业单位人事制度改革的实施意见》（人发〔2000〕31号）文件精神和国家有关职称改革的规定，人事部下发《加强卫生专业技术职务评聘工作的通知》（人发〔2000〕114号），高级专业技术资格采取考试和评审结合的办法取得。为了更好地帮助广大考生复习备考，编者根据多年的临床实践，结合考试的实际情况，编写了这本《高级卫生专业技术资格考试用书——肾内科学习题集》。

本书包含高级卫生专业技术资格考试的所有相关内容及考试题型。全书共二十四章，包括单选题、多选题、共用题干题和案例分析题，每章习题的参考答案附在最后。

本书实用性强，可用于考前复习和自测，以便考生顺利通过考试。

因水平有限，书中难免存在疏漏和不足之处，敬请广大读者批评指正。

编　者

目录

第一章　肾脏的结构和功能

一、A1 型题

1. 肾脏是什么颜色的器官（　　）。

A. 赤褐色　　B. 红色

C. 黄色　　D. 浅粉色

E. 浅黄色

2.（　　）是肾血管、肾盂、神经及淋巴管出入之处。

A. 肾门　　B. 肾窦

C. 肾锥体　　D. 肾柱

E. 肾小盏

3. 肾脏的排列顺序为（　　）。

A. 肾静脉在前、肾动脉居中、输尿管在最后面

B. 肾动脉在前、肾静脉居中、输尿管在最后面

C. 肾静脉在前、输尿管居中、肾动脉在最后面

D. 输尿管在前、肾动脉居中、肾静脉在最后面

E. 肾动脉在前、输尿管居中、肾静脉在最后面

4. 以下关于驼峰肾叙述，错误的是（　　）。

A. 是一种正常变异

B. 右侧多于左侧

C. 是由于受到脾脏或肝脏向下的压力形成

D. 肾脏外侧缘的突起

E. 左侧多于右侧

5. 肾脏产生前列腺素的部位是（　　）。

A. 肾小球系膜细胞　　B. 肾小球旁器

C. 肾髓质间质细胞　　D. 肾小管上皮细胞

E. 肾间质血管内皮细胞

6. 以下关于肾脏的位置叙述，错误的是（　　）。

A. 肾位于腰部脊柱两侧，左右各一，紧贴腹后壁

B. 位于腹膜前面

C. 女性肾脏位置低于男性

D. 儿童低于成年人

E. 肾脏的位置可随呼吸及体位而轻度改变

7. 肾脏产生的生理活性物质不包括（　　）。

A. 氨基酸　　B. 血管紧张素

C. 肾素　　D. 1-α 羟化维生素

E. 前列腺素

8. 肾脏的外层为皮质，厚度约为（　　）cm。

A. 0.1cm　　B. 1cm

C. 0.5cm　　D. 1.7cm

E. 2cm

9. 肾脏外层皮质的深层为髓质，占整个肾实质的（　　）。

A. 1/3　　B. 2/3

C. 2/5　　D. 1/5

E. 1/7

10. 髓质是由（　　）个肾锥体组成。

A. 1~3 个　　B. 3~5 个

C. 8~18 个　　D. 18~28 个

E. 20~35 个

11. 以下关于肾筋膜叙述，错误的是（　　）。

A. 肾筋膜分前后两层，包绕肾和肾上腺

B. 肾筋膜前层与腰大肌筋膜相融合

C. 肾筋膜向上向外侧两层互相融合

D. 肾筋膜向下两层互相分离，其间有输尿管通过

E. 肾筋膜向内侧，前层延至腹主动脉和下腔静脉的前面，与大血管周围的结缔组织及对侧肾筋膜前层相连续

12. 组成肾结构和功能的基本单位是（　　）。

A. 肾小球　　B. 肾单位

C. 肾小体　　D. 肾小管

E. 肾小囊

13. 近端肾单位的主要功能是（　　）。

A. 尿液的浓缩和稀释　　B. 释放血管升压素

C. 释放肾素　　D. 分泌醛固酮

E. 分泌氯化钠

14. 肾脏中水分容易通过而 Na^+ 不容易通透的部位是（　　）。

A. 近球小管　　B. 髓袢降支细段

C. 髓袢升支粗段　　D. 远曲小管

E. 集合管

15. 人类的每个肾脏约由（　　）个肾单位组成。

A. 100 万　　B. 10 万

C. 50 万　　D. 200 万

E. 150 万

16. 肾皮质位于（　　）。

A. 肾小管　　B. 肾实质 2/3

C. 肾浅层 1/3　　D. 肾下极

E. 肾上极

17. 致密斑位于（　　）。

A. 远曲小管　　B. 入球小动脉

C. 出球小动脉　　D. 肾小球血管袢

E. 入球小动脉和出球小动脉间

18. 构成肾小球滤过膜的结构有（　　）。

A. 肾小球毛细血管内皮细胞、肾小球细胞间基质、肾小球毛细血管基底膜

B. 肾小球细胞间基质、肾小球毛细血管基底膜、肾小球系膜细胞

C. 肾小球毛细血管基底膜、肾小球毛细血管内皮细胞、肾小球毛细血管上皮细胞

D. 肾小球系膜细胞、肾小球毛细血管上皮细胞、肾小球细胞间基质

E. 肾小球毛细血管上皮细胞、肾小球细胞间基质、肾小球毛细血管内皮细胞

19. 正常条件下的终尿约占肾小球滤过液量的（　　）。

A. 10%　　B. 20%

C. 30%　　D. 1%

E. 5%

20. 肾小球滤过的葡萄糖被重吸收的部位在（　　）。

A. 髓袢降支粗段　　B. 近端小管

C. 远端小管　　D. 集合管

E. 髓袢降支细段

21. 肾小球毛细血管的滤过屏障是（　　）。

A. 上皮细胞足突裂隙　　B. 内皮细胞孔

C. 肾小球基膜
D. 基膜的外疏松层
E. 基膜的内疏松层

22. 引起肾素分泌的最主要因素是（　　）。
A. 肾小球滤过 K^+ 的减少
B. 肾循环血量减少，动脉压降低
C. 肾循环血量增加，动脉压增高
D. 肾小球滤过葡萄糖增多
E. 肾小球滤过蛋白质增多

23. 新月体主要由（　　）增生形成。
A. 系膜细胞
B. 脏层上皮细胞
C. 毛细血管内皮细胞
D. 壁层上皮细胞
E. 以上均有

24. 肾素由（　　）分泌。
A. 肾小球旁器的球旁细胞
B. 肾小管近端小管上皮细胞
C. 肾血管内皮细胞
D. 集合管上皮细胞
E. 肾间质细胞

25. 致密斑感受器直接感受（　　）。
A. 肾小球滤过率
B. 流经致密斑的钠量
C. 循环血量
D. 动脉血压
E. 血 K^+

26. 急性弥漫性毛细血管内增生性肾小球肾炎时肾小球内增生的细胞主要是（　　）。
A. 肾球囊脏层上皮细胞及系膜细胞
B. 肾球囊脏层上皮细胞和壁层上皮细胞
C. 肾球囊壁层上皮细胞及毛细血管内皮细胞
D. 肾小球毛细血管内皮细胞和系膜细胞
E. 肾小球周围的成纤维细胞

27. 下列关于肾素的叙述，错误的是（　　）。
A. 由近球小体的致密斑分泌
B. 可催化血管紧张素原转变为血管紧张素 I
C. 入球小动脉血压降低时分泌增加
D. 小管液中 NaCl 含量低时分泌增加
E. 交感神经兴奋时释放增加

28. 关于近球小体的叙述，正确的是（　　）。
A. 主要分布在近髓肾单位
B. 颗粒细胞是位于出球小动脉中膜内的肌上皮细胞
C. 致密斑位于远曲小管的起始部
D. 颗粒细胞是感受出球小动脉血液中 NaCl 含量的感受器
E. 致密斑内含有大量肾素

29. 导致促红素产生的主要因素是（　　）。

A. 缺氧
B. 雄激素
C. 肾上腺皮质激素
D. 甲状腺素
E. 生长激素

30. 肾小体位于皮质迷路，近似球形，直径约为（　　）。

A. 100μm
B. 200μm
C. 20μm
D. 120μm
E. 150μm

31. 近髓质者比位于皮质浅层者大（　　）。

A. 10%
B. 20%
C. 2%
D. 15%
E. 30%

32. 肾小球通过毛细血管袢的过滤形成（　　）。

A. 终尿
B. 原尿
C. 始尿
D. 蛋白尿
E. 血尿

33. 以下关于内皮细胞叙述，错误的是（　　）。

A. 内皮细胞之间在电子显微镜下呈紧密连接
B. 内皮细胞带有正电荷
C. 细胞体布满直径 70~100nm 的窗孔
D. 内皮细胞表面被覆富含唾液酸蛋白的多阴离子表面糖蛋白
E. 内皮细胞带有负电荷

34. 一般认为成人基底膜的厚度约（　　）。

A. 100nm
B. 30nm
C. 300nm
D. 130nm
E. 230nm

35. 肾小囊是肾小管盲端凹陷而成的双层囊，两层间的裂隙称为（　　）。

A. 肾小囊腔
B. 壁层
C. 脏层
D. 肾小管基底膜
E. 肾小球毛细血管基底膜

36. 由单层扁平上皮构成，在肾小球尿极处与近端肾小管上皮相连，称为（　　）。

A. 肾小囊腔
B. 壁层
C. 脏层
D. 肾小管基底膜
E. 肾小球毛细血管基底膜

37. 近端小管全部重吸收的是（　　）。

A. 葡萄糖、维生素

B. 肌酐

C. 尿素

D. 氮

E. 水

38. 肾小管不同节段重吸收 Na^+ 的最大部位是（　　）。

A. 近端小管

B. 髓袢升支细段

C. 髓袢升支粗段

D. 远端小管

E. 集合管

39. 肾髓质高渗梯度建立的主要动力是（　　）。

A. 近端小管对 NaCl 的主动重吸收

B. 髓袢升支粗段对 NaCl 的主动重吸收

C. 远端小管、集合管对 NaCl 的主动重吸收

D. 髓袢升支粗段对尿素的主动重吸收

E. 远端小管、集合管对尿素的主动重吸收

40. 球管平衡是指（　　）。

A. 近端小管对滤过率的重吸收率为 65%~70%

B. 肾小球滤过率等于肾小管重吸收率

C. 肾小管的重吸收率为 65%~70%

D. 肾小球滤过率随肾小管吸收率而变化

E. 远曲小管重吸收率等于肾小球滤过率

41. 调节远端小管与集合管对水重吸收的主要因素是（　　）。

A. 醛固酮

B. 肾上腺素

C. 血管升压素

D. 肾素

E. 血管紧张素Ⅱ

42. 远曲小管和集合管主细胞的功能是（　　）。

A. 主动重吸收 Na^+，被动重吸收 Cl^-

B. 主动重吸收 Cl^-，被动重吸收 Na^+

C. 主动重吸收 Na^+ 和 $C1^-$

D. 主动重吸收 Na^+ 和 K^+

E. 主动重吸收 H^+

43. 肾脏维持水平衡的功能，主要依靠下列哪项调节活动来实现（　　）。

A. 肾小球滤过量

B. 近端肾小管与髓袢的重吸收水量

C. 近端肾小管与远端肾小管的重吸收水量

D. 肾小管的分泌功能

E. 远端肾小管与集合管的重吸收水量

44. 与近髓肾单位比较，皮质肾单位（　　）。

A. 主要分布于内皮质层　　B. 肾小球体积较大

C. 肾小球数目较少　　D. 在尿浓缩与稀释过程中的作用大

E. 含肾素多

45. 近端小管对葡萄糖重吸收的关键途径是（　　）。

A. 基侧膜上的 Na^+泵　　B. 管腔膜上的同向转运

C. 管腔膜上的逆向转运　　D. 管腔膜上的电中性转运

E. 管腔膜上的生电性转运

46. 有关近球小管对 Na^+的重吸收，下列叙述正确的是（　　）。

A. 约占滤液中 Na^+总数的 1/3　　B. 有主动转运，也有被动转运

C. 与葡萄糖、基酸转运无关　　D. 与 H^+的分泌无关

E. 受醛固酮的调节

47. 关于肾小管HCO_3^-重吸收的叙述，错误的是（　　）。

A. 主要在近端小管重吸收　　B. 与 H^+的分泌有关

C. HCO_3^-是以 CO_2扩散的形式重吸收　　D. HCO_3^-重吸收需碳酸酐酶的帮助

E. Cl^-的重吸收优先于HCO_3^-的重吸收

48. 下列关于抗利尿激素（ADH）的说法错误的是（　　）。

A. 由下丘脑视上核和室旁核的神经元合成

B. 沿下丘脑-垂体束的轴突运输到垂体后叶储存

C. 增加远端小管和集合管对水的重吸收

D. 增加远端小管和集合管对 NaCl 的重吸收

E. 也称血管加压素

49. 下列有关近段小管前半段对 Na^+重吸收的说法错误的是（　　）。

A. 重吸收超滤液中约 70% 的 Na^+　　B. 主动转运

C. 与葡萄糖和氨基酸同向转运　　D. 与 H^+逆向转运

E. 受醛固酮的调节

50. 肾小管占正常肾皮质体积的（　　）。

A. 10%~30%　　B. 30%~50%

C. 80%~90%　　D. 60%~80%

E. 50%~70%

51. 血管升压素对肾脏的主要作用是（　　）。

A. 提高远曲小管和集合管对水的通透性

B. 增强髓袢升支粗段对 NaCl 的重吸收

C. 提高内髓部集合管对尿素的通透性

D. 促进近端小管对水重吸收

E. 保 Na^+、排 K^+，保水

52. 进入集合管的尿液是（　　）。

A. 低渗的

B. 等渗的

C. 高渗的

D. 低渗或等渗的，但不会是高渗的

E. 等渗或高渗的，但不会是低渗的

53. 给家兔静脉注射血管升压素后尿量减少，尿液渗透压增高，其尿量减少的主要机制是远曲小管和集合管（　　）。

A. 对水通透性增高

B. 对 Na^+ 重吸收增多

C. 对尿素重吸收增多

D. 管腔内溶质浓度降低

E. 管腔外渗透压升高

54. 肾间质指的是（　　）。

A. 肾小球毛细血管袢之间的系膜组织

B. 肾实质间的少量结缔组织和间质细胞

C. 肾小管和集合管

D. 肾实质间的血管组织

E. 肾盏和肾盂

55. 肾脏近髓肾单位的主要功能是（　　）。

A. 释放肾素

B. 分泌醛固酮

C. 释放血管升压素

D. 排泄 Na^+、Cl^-

E. 尿液的浓缩与稀释

56. 以下关于肾盏及肾盂叙述，错误的是（　　）。

A. 肾盏及肾盂黏膜均为移行上皮

B. 中层为两层平滑肌细胞

C. 外膜为纤维结缔组织

D. 肾盏和肾盂有节奏性蠕动，有促进排尿的作用

E. 外膜为疏松结缔组织

57. 以下关于输尿管叙述，错误的是（　　）。

A. 输尿管的黏膜形成许多纵行皱襞

B. 移行上皮较厚

C. 固有膜由致密的结缔组织构成

D. 肌层为纵行和环形平滑肌组成

E. 外膜为纤维结缔组织

58. 正常人在安静时每分钟流经两肾的血流量占心排血量的（　　）。

A. 50%

B. 30%~40%

C. 20%~25%

D. 10%~15%

E. 5%~10%

59. 哪种情况下醛固酮不分泌（　　）。

A. 血中 K^+ 浓度升高　　B. 血中 Na^+ 浓度降低

C. 肾交感神经兴奋　　D. 肾动脉灌流量增多

E. 血中肾上腺素和去甲肾上腺素增加

60. 以下关于肾动脉叙述，错误的是（　　）。

A. 双侧肾动脉起自腹主动脉的两侧

B. 右肾动脉较左肾动脉长

C. 在第一腰椎的水平，位于肠系膜上动脉的稍下方

D. 后支较粗，延续成后段动脉，供血范围较大

E. 前下段动脉和下段动脉，供血范围较大

61. 关于肾交感神经的作用，错误的是（　　）。

A. 入球小动脉收缩，肾小球滤过率下降

B. 出球小动脉收缩，肾小球滤过率升高

C. 近球细胞释放肾素

D. 促进肾小管各段分泌 K^+

E. 刺激近端小管和髓袢重吸收 Na^+、Cl^- 和水

62. 正常肾小球滤过膜允许顺利通过的蛋白质分子量为（　　）。

A. 3 万~5 万　　B. 小于 2 万~4 万

C. 大于 3 万　　D. 6 万~8 万

E. 小于 1 万

63. 每分钟肾血流量约占心排血量的（　　）。

A. 1/2　　B. 1/3

C. 1/4　　D. 1/5

E. 1/6

64. 肾小球进行滤过的直接动力是（　　）。

A. 肾小球毛细血管血压　　B. 肾小囊内压

C. 血浆胶体渗透压　　D. 集合管内压

E. 毛细血管内流动的血液

65. 肾血流量与全身血液循环相配合主要靠（　　）。

A. 自身调节　　B. 神经体液调节

C. 负反馈调节　　D. 正反馈调节

E. 前馈调节

66. 下列可抑制血管升压素分泌的因素是（　　）。

A. 心钠素　　B. 血管紧张素Ⅱ

C. 血浆晶体渗透压升高　　D. 血压降低

E. 大量出汗

67. 肾小球滤过率是指（　　）。

A. 单位时间内一侧肾脏生成的终尿量

B. 单位时间内两侧肾脏生成的终尿量

C. 单位时间内一侧肾脏生成的超滤液量

D. 单位时间内两侧肾脏生成的超滤液量

E. 单位时间内两侧肾脏血流量

68. 引起抗利尿激素分泌最敏感的因素是（　　）。

A. 循环血量减少　　B. 血浆晶体渗透压增高

C. 血浆胶体渗透压增高　　D. 动脉血压降低

E. 疼痛刺激

69. 肾小球的主要功能是（　　）。

A. 解毒　　B. 重吸收

C. 防御　　D. 滤过

E. 分泌

70. 动脉血压变动于80~180mmHg范围内时，肾血流量保持相对恒定的机制是（　　）。

A. 神经调节　　B. 体液调节

C. 神经体液双重调节　　D. 自身调节

E. 神经、体液及自身调节共同作用

71. 肾脏血液供应的特点是（　　）。

A. 血流量小　　B. 血流分布均匀

C. 肾小球毛细血管内血压高　　D. 肾小管周围毛细血管内血压高

E. 肾血流量易随全身血压波动而变化

72. 原尿和血浆相比较，在成分上不同的是（　　）。

A. K^+含量　　B. 蛋白质含量

C. 葡萄糖含量　　D. Na^+含量

E. H^+含量

73. 滤过分数是指（　　）。

A. 心排血量与肾血流量的比值　　B. 肾血流量与原尿量的比值

C. 肾小球滤过率与肾血流量的比值　　D. 肾小球滤过率与肾血浆流量的比值

E. 入球小动脉血浆流量与出球小动脉血浆流量的比值

74. 下列对滤过膜的叙述，错误的是（　　）。

A. 起主要滤过屏障的是基质层

B. 通透性决定于滤过物质的分子大小和所带电荷

C. 有效半径大于3.6nm的物质几乎完全不能滤过

D. 滤过膜各层均有带正电荷的物质

E. 血浆白蛋白不能通过滤过膜

75. 肾小球滤过的动力是（　　）。

A. 入球小动脉血压　　B. 出球小动脉血压

C. 肾动脉血压　　D. 血浆胶体渗透压

E. 有效滤过压

76. 关于抗利尿激素合成和分泌，正确的叙述是（　　）。

A. 在下丘脑视上核及室旁核合成和释放

B. 在下丘脑促垂体区合成和释放

C. 在下丘脑和神经垂体合成和释放

D. 在下丘脑合成，由腺垂体释放

E. 在神经垂体合成和释放

77. 对血管紧张素Ⅱ作用的叙述，错误的是（　　）。

A. 直接刺激全身微动脉收缩　　B. 刺激肾上腺皮质合成和分泌醛固酮

C. 增加近球小管对NaCl的重吸收　　D. 刺激近球小体颗粒细胞释放肾素

E. 刺激垂体释放抗利尿激素

78. 如果某物质可由肾小球自由滤过，但不被肾小管重吸收和分泌，该物质可用来测定（　　）。

A. 血浆滤过率　　B. 肾小管重吸收功能

C. 肾小管分泌功能　　D. 肾小球滤过率

E. 肾血浆流量

79. 某物质在肾动脉中有一定浓度，而在肾静脉中为0，则该物质的血浆清除率等于（　　）。

A. 0　　B. 肾小球滤过率

C. 每分钟尿量　　D. 每分钟肾小管重吸收原尿量

E. 每分钟肾血流量

80. 下列哪种情况下肾小球的滤过率增加（　　）。

A. 动脉血压在80~180mmHg范围内变动

B. 输尿管结石和肿瘤压迫肾小管

C. 血浆蛋白浓度降低

D. 肾血浆流量减少

E. 滤过膜有效通透系数降低

81. 可导致肾小球滤过率增高的是（　　）。

A. 肾交感神经兴奋　　B. 注射大量肾上腺素

C. 快速静脉滴注生理盐水　　D. 静脉滴注高渗葡萄糖液

E. 由于输尿管结石而使囊内压增高

82. 可反映肾血浆流量与肾小球滤过率关系的是（　　）。

A. 滤过面积　　B. 肾小球血浆流量（RPF）

C. 肾小球滤过率（GFR）　　D. 超滤系数

E. 滤过分数

83. 正常人的肾小球滤过率是（　　）。

A. 120ml/min　　B. 100ml/min

C. 20ml/min　　D. 60ml/min

E. 80ml/min

84. 花生四烯酸的代谢产物是（　　）。

A. 前列腺素　　B. 抗利尿激素

C. 内皮素　　D. 心钠素

E. 缓激肽

85. 肾小管液中溶质浓度升高时（　　）。

A. 小管液渗透压降低，水的重吸收减少，尿量不变

B. 小管液渗透压升高，水的重吸收增加，尿量增加

C. 小管液渗透压升高，水的重吸收减少，尿量增加

D. 小管液渗透压降低，水的重吸收不变，尿量减少

E. 小管液渗透压降低，水的重吸收增加，尿量减少

86. 酚红排泄率主要测定（　　）。

A. 肾小球滤过功能　　B. 近曲小管排泄功能

C. 肾血流情况　　D. 远曲小管排泄功能

E. 集合小管排泄功能

87. 下列关于葡萄糖重吸收的叙述，错误的是（　　）。

A. 只有近球小管可重吸收糖

B. 是主动转运过程

C. 重吸收有一定限度

D. 肾糖阈是指尿中刚出现葡萄糖时的血糖浓度

E. 肾糖阈的正常值是 5.6~6.7mmol/L（100~120mg/100ml）

88. 下列关于 H^+ 分泌的叙述错误的是（　　）。

A. 肾小管各段均可分泌 H^+　　B. 有利于 HCO_3^- 的重吸收

C. 与 K^+ 的分泌有竞争性抑制关系　　D. 与 Na^+ 的重吸收有关

E. 对 NH_3 分泌有抑制作用

89. 下列关于 NH_3 分泌的叙述，正确的是（　　）。

A. 主要由谷氨酸脱氨而产生　　B. H^+ 分泌增加抑制 NH_3 的分泌

C. NH_3 的分泌不利于 HCO_3^- 的重吸收　　D. NH_3 以原形从尿中排出

E. 是肾调节酸碱平衡的重要机制

90. 下列关于尿液的浓缩机制叙述，错误的是（　　）。

A. 以 NaCl 在髓袢上升支后段的主动转运为起点

B. 以髓袢各段对水、Na^+ 通透性不同为基础

C. 通过逆流倍增使髓质建立高渗透梯度，直血管的作用使该梯度得以维持

D. 尿素循环则渗透梯度加强

E. 尿素循环则渗透梯度减弱

91. 关于尿液的稀释机制、叙述，错误的是（　　）。

A. 在血浆升压素缺乏时，集合管对水的通透性降低

B. 髓袢升支粗段重吸收 NaCl 后，致使管腔液稀释缺乏升压素

C. 流到远曲小管的尿液，缺乏升压素时，稀释液流过集合管而被排出

D. 大量饮水时，血浆的渗透性降低，渗透压感受器感受后，将信息传给神经垂体

E. 在血浆升压素充足时，集合管对水的通透性增强

92. 下列不是肾血流动力学异常原因的是（　　）。

A. 交感神经过度兴奋

B. 肾内肾素血管紧张素系统兴奋

C. 肾内舒血管性前列腺素合成减少，缩血管性前列腺素产生过多

D. 血管缺血导致血管内皮损伤

E. 球-管反馈过弱

93. 促红细胞生成素（EPO）的作用为（　　）。

A. 改善食欲，使造血原料增加　　B. 使红细胞寿命延长

C. 刺激骨髓红系造血　　D. 改善血小板功能，减轻出血

E. 增加血小板数量

94. 具有保 Na^+ 排 K^+ 作用的是（　　）。

A. 血管升压素　　B. 醛固酮

C. 肾素　　D. 血管紧张素

E. 心钠素

95. 下列不属于肾脏分泌的生物活性物质是（　　）。

A. 肾素　　B. 抗利尿激素

C. 前列腺素　　D. 血管舒张素

E. 红细胞生成素

96. 肾脏排 H^+ 的主要形式是（　　）。

A. H^+ 与 Cl^- 结合形成 HCl
B. H^+ 与肾小管液中 NH_3 结合形成 NH_4^+
C. H^+ 与醋酸盐结合
D. H^+ 以硫酸的形式被分泌出来
E. H^+ 与 HCO_3^- 形成水

二、A2 型题

1. 患者，男，47 岁，其尿素的清除率为 80ml/min，菊粉清除率为 125ml/min，两者有差异的原因在于（　　）。

A. 肾小球滤过率增加
B. 肾小管可以对尿素进行重吸收
C. 肾小球滤过率减少
D. 肾小管重吸收功能减弱
E. 肾小管重吸收功能增强

2. 患者，男，49 岁。血肌酐 177μmol/L（2mg/dl），尿素氮 6.4mmol/L（18mg/dl），尿肌酐 18mmol/L（200mg/dl），24 小时尿量 720ml，患者肾功能属于（　　）。

A. 正常
B. 肾小球滤过功能轻中度受损
C. 肾小球滤过功能重度受损
D. 肾小管排泄功能轻度受损
E. 肾小管排泄功能明显受损

三、A3/A4 型题

（1~2 题共用题干）

肾有强大的内分泌功能，能分泌产生多种具有生物活性物质，参与机体的各种调节。

1. 与肾性骨病相关的激素是（　　）。

A. 促红细胞生成素
B. 甲状旁腺素
C. 缓激肽
D. 1-α 羟化酶
E. 前列腺素

2. 上述激素主要分布的部位是（　　）。

A. 肾髓袢
B. 肾髓袢升支
C. 近曲小管
D. 远端小管上皮细胞
E. 近端小管上皮细胞线粒体内膜

四、B 型题

（1~4 题共用备选答案）

A. 叶间动脉
B. 小叶间动脉

C. 下腔静脉　　D. 弓状静脉

E. 直小静脉

1. 肾段动脉再行分支，位于肾锥体的侧方，称为（　　）。
2. 肾脏的静脉系统与动脉相伴行，在皮质，肾小管周围毛细血管网汇入小叶间静脉，再注入（　　）。
3. 在髓质，直小动脉经过毛细血管网演变为（　　）。
4. 小叶间静脉汇入弓状静脉，再注入肾段静脉，在肾门处汇集为肾静脉，最后注入（　　）。

（5~7 题共用备选答案）

A. 肾乳头　　B. 肾柱

C. 肾小盏　　D. 肾盂

E. 髓放线

5. 髓质是由 8~18 个肾锥体组成，伸向肾窦部分称为（　　）。
6. 肾锥体另一侧向皮质伸出许多放射状条纹，称为（　　）。
7. 皮质嵌入椎体之间的部分为（　　）。

（8~10 题共用备选答案）

A. 纤维囊　　B. 脂肪囊

C. 淋巴组织　　D. 肾筋膜

E. 脂肪纤维

8.（　　）为一层结缔组织膜，薄而坚韧，由致密结缔组织和少数弹力纤维构成。
9. 纤维膜外面（　　），为肾周围呈囊状的脂肪层。
10.（　　）位于脂肪囊的外面，由腹膜外组织发育而来。

（11~12 题共用备选答案）

A. 150g　　B. 135g

C. 35g　　D. 50g

E. 100g

11. 通常男性的单个肾重约（　　）。
12. 通常女性的单个肾重约（　　）。

（13~15 题共用备选答案）

A. 表浅　　B. 中间

C. 髓旁
D. 深浅
E. 髓线

13.（　　）肾单位的肾小体位于离皮质表面几毫米之内。
14.（　　）肾单位的肾小体位于皮质深层。
15.（　　）肾单位的肾小体则位于表浅和髓旁两者之间。

（16~17 题共用备选答案）

A. 近端小管
B. 髓袢细段
C. 远端小管
D. 连接小管
E. 集合管

16.（　　）是肾小管中起回吸收作用的重要部分。
17.（　　）为连接近端小管直部和远端小管直部的直管部分。

（18~22 题共用备选答案）

A. Ⅰ型皮质间质细胞
B. 肾皮质间质细胞
C. 第一种髓质间质细胞
D. 第二种髓质肾间质细胞
E. 第三种髓质肾间质细胞

18.（　　）与成纤维细胞相似，主要位于肾小管基底膜与毛细血管之间，星星芒状，有形状不规则的细胞棱和发育完好的粗面及精面内质网。
19.（　　）数量相对较少，为单核或淋巴样细胞，圆形，胞质很少，此类细胞来自骨髓。
20.（　　）呈不规则星芒状，位于髓袢细段和直小血管之间，与细段长轴垂直排列。
21.（　　）呈圆形，与Ⅱ型皮质肾间质细胞相同，属于单核细胞或淋巴细胞，主要位于髓质外带及髓质内带的外部。
22.（　　）属于血管周细胞，位于髓质外带及髓质内带的外部。

（23~24 题共用备选答案）

A. 2~3 个
B. 8~9 个
C. 1~2 个
D. 5~6 个
E. 7~8 个

23. 肾盂向肾实质伸出（　　）个肾大盏。
24. 肾盂向肾实质继续分支形成（　　）个肾小盏。

（25~27 题共用备选答案）

A. 腹丛的交感神经支配
B. 迷走神经的副交感纤维

C. 弓状动脉周围神经丛　　D. 直小静脉神经丛

E. 下腔静脉神经丛

25. 肾脏主要由来自（　　）。

26.（　　）的神经纤维支配髓旁肾单位的出球小动脉和直小动脉，从而调节皮质和髓质间的血流而不影响肾小球的血液循环。

27.（　　）只分布于肾盂和输尿管的平滑肌。

（28~32 题共用备选答案）

A. 血管紧张素Ⅱ　　B. 抗利尿激素

C. 内皮素　　D. 心钠素

E. 缓激肽

28.（　　）可使入球小动脉、出球小动脉及系膜细胞收缩，使滤过膜通透系数下降。

29.（　　）对全身血管有强大的收缩作用，但对肾脏的血管的作用相对较轻。

30.（　　）是由内皮细胞释放的一种多肽。

31.（　　）主要使肾小球滤过率上升而对肾血浆流量影响相对较小。

32.（　　）可使肾血管扩张，从而引起肾血浆流量明显增加，但肾小球滤过率改变不明显。

（33~35 题共用备选答案）

A. 被动重吸收　　B. 主动重吸收

C. 胞吞作用　　D. 被动吸收

E. 主动吸收

33. 肾小管液中某些物质，通过扩散被转运到小管外的组织间液，并吸收进入血液的过程，称为（　　）。

34. 肾小管上皮细胞能逆着电化学梯度，将小管液中某些物质从低浓度向高浓度转运到小管外的细胞外液和血液的过程，称为（　　）。

35. 某些大分子物质被肾小管上皮细胞重吸收，这些物质与肾小管上皮细胞接触的脑膜内陷，周围形成突出的伪足，发生膜融和，将被吸收的物质吞入细胞内的过程，称为（　　）。

（36~38 题共用备选答案）

A. 肾素-血管紧张素系统　　B. 1β-羟化酶

C. 前列腺素　　D. 1α-羟化酶

E. 促红细胞生成素

36.（　　）由肾脏产生，它可以促使骨髓红细胞集落形成单位（CFU-E）分化成熟为红细胞。

37.（　　）主要分布于肾脏近端小管上皮细胞线粒体内膜，该酶也属于细胞色素 P450 加单氧酶。

38.（　　）是机体极为重要的调节血压及维持水、电解质平衡的系统。

五、X 型题

1. 肾蒂的主要结构包括（　　）。
   A. 肾动脉　　B. 肾静脉
   C. 输尿管　　D. 肾神经
   E. 肾淋巴管

2. 肾脏外层皮质富有（　　）。
   A. 血管　　B. 肾小球
   C. 淋巴　　D. 蛋白质
   E. 脂肪

3. 肾实质包以（　　）构成。
   A. 肌织膜　　B. 平滑肌纤维
   C. 淋巴组织　　D. 结缔组织
   E. 脂肪纤维

4. 肾单位是肾脏结构和功能的基本单位，包括（　　）。
   A. 肾小体　　B. 肾小管
   C. 集合管　　D. 肾间质
   E. 肾盂

5. 根据肾小体在皮质中的位置，可分为（　　）。
   A. 表浅　　B. 中间
   C. 髓旁　　D. 深浅
   E. 髓线

6. 肾小球旁器的组成包括（　　）。
   A. 入球小动脉的近球细胞　　B. 内皮细胞
   C. 系膜细胞　　D. 远曲小管的致密斑
   E. 上皮细胞

7. 肾小球滤过膜包括（　　）。
   A. 毛细血管内皮　　B. 基底膜
   C. 囊上皮脏层　　D. 系膜细胞
   E. 外皮细胞

8. 以下关于肾锥体的叙述，正确的是（　　）。

A. 肾锥体位于肾髓质　　B. 肾锥体含有肾小球

C. 肾锥体具有集合管　　D. 肾锥体将尿液排空到肾盏

E. 肾锥体位于肾皮质

9. 肾小球系膜细胞功能为（　　）。

A. 支持毛细血管袢张力　　B. 维持血流方向，调节血流量

C. 吞噬作用　　D. 修复功能

E. 感受血液中氯化钠含量的变化

10. 肾小球毛细血管壁的构成包括（　　）。

A. 肾小球系膜细胞　　B. 上皮细胞

C. 肾小球基底膜　　D. 肾小球系膜区

E. 有孔的内皮细胞

11. 近端小管曲部和远端小管曲部分布于（　　）。

A. 肾皮质迷路　　B. 肾柱

C. 髓质肾锥体　　D. 皮质髓放线

E. 髓旁

12. 近髓袢分布于（　　）。

A. 肾皮质迷路　　B. 肾柱

C. 髓质肾锥体　　D. 皮质髓放线

E. 髓旁

13. 肾小球由（　　）两部分构成。

A. 肾盂　　B. 肾柱

C. 血管球　　D. 肾小囊

E. 髓旁

14. 肾小球毛细血管基底膜由（　　）三类生化成分构成。

A. 胶原　　B. 脂肪

C. 蛋白聚糖　　D. 糖蛋白

E. 淋巴结

15. 肾小球上皮细胞的生理功能包括（　　）。

A. 对于基底膜的合成及修复有重要作用

B. 上皮细胞有很强的吞饮功能

C. 上皮细胞表面具有 C3b 受体

D. 上皮细胞可合成前列腺素 PGE_2、PGI_2及血栓素

E. 保证毛细血管壁的完整性和一定的通透性

16. 可有效阻止血浆中白蛋白及更大分子量的物质进入尿液的肾小球滤过屏障包括（　　）。

A. 肾小球内皮细胞表面的细胞衣　　B. 肾小球毛细血管的有孔内皮细胞

C. 肾小球基底膜　　D. 足细胞的裂孔隔膜

E. 毛细血管壁的细胞衣

17. 几乎完全在肾小管被重吸收的物质有（　　）。

A. 氨基酸　　B. 钠

C. 小分子蛋白质　　D. 脂肪酸

E. 葡萄糖

18. 以下关于集合管上皮主细胞的叙述，正确的是（　　）。

A. 主细胞遍布集合管全长　　B. 腔面覆有一层糖蛋白复合物，胞核呈圆形

C. 位于细胞中央　　D. 分布整齐

E. 细胞界限清晰

19. 以下关于集合管上皮的嵌入细胞叙述，正确的是（　　）。

A. 嵌入细胞遍布集合管全长　　B. 嵌入细胞散布于主细胞之间

C. 腔面有较长的微绒毛　　D. 基底面有很多复杂的内褶

E. 细胞质内有丰富的线粒体

20. 有利于输尿管型形成的是（　　）。

A. 尿蛋白浓度高　　B. 酸性尿

C. 尿量少　　D. 细胞多

E. 碱性尿

21. 以下关于肾脏淋巴管的叙述，正确的是（　　）。

A. 髓质的淋巴毛细血管网存在于肾小管和集合管周围

B. 肾周淋巴管主要分布于肾被膜

C. 髓质的淋巴毛细血管分别位于肾被膜下及肾小管周围

D. 肾周淋巴管主要分布于下腔静脉

E. 肾被膜与肾内淋巴管有广泛的吻合支，在肾门处与肾内淋巴管汇合

22. 肾脏的生理功能主要是（　　）。

A. 排泄代谢废物　　B. 调节水、电解质和酸碱平衡

C. 为全身组织器官运输血液　　D. 吸收营养

E. 维持机体内环境恒定

23. 下列哪种激素不是肾脏产生的非血管活性物质（　　）。

A. 肾素　　B. 缓激肽释放酶

C. PGE_2　　D. EPO

E. PGF2α

24. 肾素使得血管紧张素原变成血管紧张素Ⅱ，血管紧张素Ⅱ的作用有（　　）。
A. 使血管平滑肌收缩，血压升高　　B. 参与了细胞外基质合成
C. 导致肾小球毛细血管压力增高　　D. 引起肾小球通透性增加
E. 保持电解质、酸碱平衡

25. 以下有关血管紧张素Ⅱ对肾的作用说法，正确的是（　　）。
A. 促使肾内血管收缩，使肾血流量减少，肾小球滤过率减低
B. 收缩肾小球入球小动脉，扩张肾小球出球小动脉，因此滤过分数增加
C. 肾血流量重新分布
D. 刺激近端肾小管钠、氢交换，使钠离子及碳酸氢根离子重吸收增加
E. 刺激肾间质氨离子的生成及分泌

26. 肾小管对各种物质的重吸收能力叙述正确的是（　　）。
A. 葡萄糖全部被重吸收　　B. 尿素部分被重吸收
C. 肌酐完全不被重吸收　　D. 水、Na^+、Cl^-大部分被重吸收
E. 水、Na^+、Cl^-全部被重吸收

27. 引起肾素分泌增加的原因有（　　）。
A. 肾脏缺血　　B. 肾动脉压下降
C. 远曲小管液容量和含钠浓度下降　　D. 迷走神经兴奋
E. 循环血容量增加

28. 肾脏的血管活性激素包括（　　）。
A. 前列腺素　　B. 激肽类系统
C. 血管紧张素　　D. 肾素
E. 细胞生成素

29. 肾脏的非血管活性激素包括（　　）。
A. 肾素　　B. 血管紧张素
C. 前列腺素　　D. 1α-羟化酶
E. 促红细胞生成素

参考答案

一、A1 型题

1. A	2. A	3. A	4. B	5. C	6. B	7. A	8. B	9. B	10. C
11. B	12. B	13. C	14. B	15. A	16. C	17. E	18. C	19. D	20. B
21. C	22. B	23. E	24. A	25. B	26. D	27. A	28. C	29. A	30. B

31. B	32. B	33. B	34. C	35. A	36. B	37. A	38. A	39. B	40. A
41. C	42. A	43. E	44. E	45. B	46. B	47. E	48. D	49. E	50. C
51. A	52. D	53. A	54. B	55. E	56. E	57. E	58. C	59. D	60. D
61. B	62. B	63. C	64. A	65. A	66. A	67. D	68. B	69. D	70. D
71. C	72. B	73. D	74. D	75. E	76. C	77. D	78. D	79. E	80. C
81. C	82. E	83. A	84. A	85. B	86. D	87. E	88. E	89. D	90. E
91. E	92. E	93. C	94. B	95. B	96. B				

二、A2 型题

1. B　2. B

三、A3/A4 型题

1. D　2. E

四、B 型题

1. A	2. D	3. E	4. C	5. A	6. E	7. B	8. A	9. B	10. D
11. A	12. B	13. A	14. C	15. B	16. A	17. B	18. A	19. B	20. C
21. D	22. E	23. A	24. B	25. A	26. C	27. B	28. A	29. B	30. C
31. D	32. E	33. A	34. B	35. C	36. E	37. D	38. A		

五、X 型题

1. ABC	2. AB	3. ABD	4. AB	5. ABC
6. ACD	7. ABC	8. BCD	9. ACD	10. BCE
11. AB	12. CD	13. CD	14. ACD	15. ABCD
16. ABCD	17. AE	18. ABCE	19. BCDE	20. ABCD
21. ABE	22. ABE	23. ABCE	24. ABCD	25. ACDE
26. ABCD	27. AB	28. ABCD	29. DE	

第二章　肾脏病的临床表现

一、A1 型题

1. 管型尿的基质成分是（　　）。

A. 白蛋白　　B. Tamm-Horsfall 蛋白

C. 细胞分解产物　　D. 脂肪

E. 盐类物质

2. 下述最能反映肾功能损害程度的是（　　）。

A. 尿红细胞数　　B. 尿蛋白量

C. 尿白细胞数　　D. 尿管型数

E. 尿比重低且固定于 1.010

3. 少尿指尿量少于（　　）。

A. 1500ml/24h　　B. 100ml/24h

C. 400ml/24h　　D. 50ml/24h

E. 500ml/24h

4. 以下哪种病情会出现血浆 BUN : Cr > 20 : 1（　　）。

A. 急性肾小管坏死　　B. 慢性肾衰竭

C. 肾前性少尿　　D. 慢性肾小球肾炎

E. 肾后性急性肾衰竭

5. 白细胞尿时 1 小时尿白细胞计数超过（　　）。

A. 10 万　　B. 20 万

C. 40 万　　D. 50 万

E. 100 万

6. 大量出汗后尿量减少的主要原因是（　　）。

A. 血浆晶体渗透压↑，ADH 分泌↑　　B. 血浆胶体渗透压↓，肾小球滤过↓

C. 血容量↓，肾小球毛细血管压↓　　D. 肾小管内溶质浓度↓，水重吸收↑

E. 交感神经兴奋，肾素分泌↑

7. 饮大量清水后尿量增加的主要原因是（　　）。

A. 肾小球毛细血管血压增高　　B. 血浆胶体渗透压降低

C. 肾小管内溶质浓度降低　　D. 抗利尿激素分泌减少

E. 醛固酮分泌减少

8. 慢性肾盂肾炎出现多尿和夜尿的主要病理基础是（　　）。

A. 肾小管病变出现早且重　　B. 小血管硬化

C. 肾小球囊周纤维化　　D. 肾小管胶样管型

E. 肾小球纤维化

9. 正常日间与夜间的尿量比值为（　　）。

A. 3∶1　　B. 4∶1

C. 2∶1　　D. 5∶1

E. 2∶3

10. 血尿是指尿沉渣镜检每高倍视野红细胞数（　　）。

A. >10 个　　B. >5 个

C. >15 个　　D. >1 个

E. >3 个

11. 肉眼血尿是指（　　）。

A. 1L 尿含血≤5ml　　B. 1L 尿含血≤2ml

C. 1L 尿含血≥1ml　　D. 1L 尿含血≤1.5ml

E. 1L 尿含血≥0.5ml

12. 肾小球源性血尿产生的主要原因为（　　）。

A. 电荷屏障破坏　　B. 细菌感染

C. 分子屏障破坏　　D. 水钠潴留

E. 肾小球基底膜断裂

13. 镜下血尿是指（　　）。

A. 红细胞 0~1 个/HP　　B. 红细胞 1~2 个/HP

C. 红细胞 2~3 个/HP　　D. 红细胞 >3 个/HP

E. 红细胞 >5 个/HP

14. 泌尿系结核常来源于（　　）。

A. 污染的牛奶　　B. 邻近组织炎症直接扩散

C. 上行感染　　D. 由肺部病变经血流而来

E. 飞沫传播

15. 肾小球性血尿的特点是（　　）。

A. 多伴发热　　B. 伴有腰痛及排尿不适

C. 尿中红细胞的量较大　　D. 可伴红细胞管型

E. 无肉眼血尿

16. 镜下血尿时 1 小时尿红细胞计数超过（　　）。

A. 1 万　　B. 5 万

C. 10 万　　D. 20 万

E. 50 万

17. 尿中含有过多的红细胞表明是（　　）。

A. 多尿　　B. 血尿

C. 夜尿增多　　D. 蛋白尿

E. 乳糜尿

18. 正常人尿镜检每高倍视野可见到（　　）个红细胞。

A. 2~3　　B. 0~2

C. 3~4　　D. 4~5

E. 5~6

19. 离心后每高倍视野红细胞如超过（　　）个红细胞为不正常。

A. 3　　B. 2

C. 4　　D. 5

E. 6

20. 正常人尿蛋白含量为（　　）。

A. 小于 2g/d　　B. 小于 150mg/d

C. 小于 1g/d　　D. 大于 150mg/d

E. 小于 3. 5g/d

21. 大量尿蛋白是指（　　）。

A. 尿蛋白小于 150mg/d　　B. 尿蛋白大于 3. 5g/d

C. 尿蛋白大于 150mg/d　　D. 尿蛋白大于 1g/d

E. 尿蛋白大于 2g/d

22. 正常肾小球滤过的原尿中主要的蛋白为（　　）。

A. α-巨球蛋白　　B. 免疫球蛋白

C. 白蛋白　　D. C3

E. 小分子蛋白

23. 单纯性蛋白尿是指（　　）。

A. 尿蛋白 <2. 0g/d　　B. 尿蛋白 <1. 0g/d，以白蛋白为主，无血尿

C. 尿蛋白 >3. 5g/d　　D. 尿蛋白在 1. 0~3. 5g/d

E. 蛋白尿 <1. 0g/d，伴有血尿

24. 直立性蛋白尿常见于（　　）。

A. 青春发育期青少年　　B. 生育年龄已婚女性

C. 儿童　　D. 青壮年
E. 中老年

25. 组织性蛋白尿为（　　）。
A. 脓肿或阴道分泌物
B. 肾小管重吸收能力下降，尿中 β-MG、溶菌酶升高
C. 肾小管分泌的 IgA 和 T-H 糖蛋白
D. 多为小分子量蛋白
E. 多为大分子量蛋白

26. 以下关于形成蛋白尿的原因说法，错误的是（　　）。
A. 肾小球滤过膜通透性增加　　B. 肾小管重吸收功能下降
C. 肾小管分泌糖蛋白增多　　D. 大量摄取动物蛋白
E. 血液异常轻链分子蛋白增多

27. 下列关于蛋白尿，错的是（　　）。
A. 持续性蛋白尿基本上都是病理性蛋白尿
B. 剧烈运动时蛋白滤过增多
C. 肾小管性蛋白尿见于活动性肾盂肾炎及肾小管病
D. Tamm-Horsfall 糖蛋白属于溢出性蛋白尿
E. 多发性骨髓瘤时多产生溢出性蛋白尿

28. 对于大量蛋白尿患者，（　　）检查最有意义。
A. 尿浓缩稀释试验　　B. 尿圆盘电泳
C. 尿液 pH 值测定　　D. 尿比重测定
E. 尿液渗透浓度测定

29. 分泌性蛋白尿是指肾小管分泌（　　）。
A. β 微球蛋白　　B. 小分子的溶菌酶
C. 脓性分泌物　　D. IgA 和 Tamm-Horsfall 糖蛋白
E. 免疫球蛋白轻链

30. 肾炎患者出现蛋白尿是由于（　　）。
A. 肾小球滤过率增高
B. 肾血浆流量增大
C. 滤过膜上带负电荷的糖蛋白减少或消失
D. 肾小球滤过膜面积增大
E. 肾小球毛细血管压增高

31. 选择性蛋白尿的特点为（　　）。
A. 24 小时尿蛋白少于 150mg　　B. 运动后出现一过性蛋白尿

C. 每日蛋白量超过3.5g　　D. 多为白蛋白或更小分子的蛋白质

E. 多为球蛋白

32. 蛋白尿是指（　　）。

A. 每日尿蛋白量持续超过150ml或尿蛋白/肌酐比率>200mg/g

B. 尿蛋白/肌酐比率在17~250mg/g

C. 尿蛋白/肌酐比率在25~355mg/g

D. 24h尿蛋白排泄在30~300mg/d

E. 每日尿蛋白持续超过100mg

33. 病变可能引起大量非选择性蛋白尿（　　）。

A. 系膜增生　　B. 肾小球毛细血管粘连

C. 脏层上皮增生　　D. 足细胞突起消失或融合

E. 肾小球基底膜呈虫蚀状

34. 肾病最重要的临床特点是（　　）。

A. 高度水肿　　B. 高度选择性蛋白尿

C. 中度血尿　　D. 轻度蛋白尿

E. 轻度高血压

35. 尿培养的球菌菌落计数不低于多少才有诊断意义（　　）。

A. 100个/ml　　B. 300个/ml

C. 500个/ml　　D. 1000个/ml

E. 10000个/ml

36. 区别血尿与血红蛋白尿的主要方法是（　　）。

A. 尿色素检查　　B. 尿蛋白圆盘电泳

C. 尿三杯试验　　D. 尿pH值

E. 尿沉渣镜检

37. 血红蛋白是一种含铁并能与氧结合的蛋白质，仅存在于（　　）。

A. 红细胞　　B. 白细胞

C. 脂肪　　D. 细菌

E. 蛋白细胞

38. 酸性情况下血红蛋白尿呈（　　）。

A. 粉红色　　B. 红色

C. 葡萄酒色　　D. 棕黑色

E. 鲜红色

39. 肌红蛋白尿尿色呈（　　）可导致阵发性肌红蛋白尿。

A. 粉红色　　B. 暗红色

C. 黄色　　D. 棕黑色

E. 鲜红色

40. 一类先天和后天性卟啉代谢紊乱导致的疾病称为（　　）。

A. 多尿　　B. 卟啉病

C. 夜尿增多　　D. 蛋白尿

E. 乳糜尿

41. 血中醛固酮增加对泌尿的影响是（　　）。

A. 尿中 Na^+ 增加　　B. 尿中 K^+ 增加

C. 尿中尿素增加　　D. 尿中水增加

E. 尿中葡萄糖增加

42. 正常成人白天排尿 4~6 次，夜间排尿 0~1 次，每次尿量（　　）。

A. 100~200ml　　B. 200~300ml

C. 300~400ml　　D. 400~500ml

E. 500~600ml

43. 氮质血症时，Ccr 较实际肾小球滤过率高 10% 左右的原因是（　　）。

A. 尿量减少　　B. 肾小管合成少量肌酐

C. 肾小管排泄少量肌酐　　D. 肾小管吸收

E. 尿量增加

44. 营养不良的患者尿量增多的可能原因是（　　）。

A. 肾小球滤过率增加　　B. 血管升压素分泌减少

C. 醛固酮分泌减少　　D. 尿素生成增加

E. 水量摄入过多

45. 患者在排尿时，有不舒服感觉，可为疼痛感，是指（　　）。

A. 尿频　　B. 尿急

C. 尿失禁　　D. 排尿不适

E. 尿潴留

二、A2 型题

1. 患者，女，21 岁，因外伤急性失血，血压降至 70/30mmHg，尿量明显减少，原因主要是（　　）。

A. 肾小球毛细血管血压下降　　B. 肾小球滤过面积减小

C. 血浆胶体渗透压升高　　D. 血浆晶体渗透压降低

E. 近球小管对水的重吸收增加

2. 患者，男，54 岁，4 天前车祸致失血性休克，近 3 天来每日尿量 150～250ml，全身水肿，气促不能平卧，呼吸 26 次/分，血压 160/95mmHg，双肺可闻湿啰音，心率 126 次/分，血钠 130mmol/L，血肌酐 658μmol/L。少尿的原因最不可能为（　　）。

A. 肾血浆流量下降，肾内血流重新分布

B. 肾皮质血流量增加，肾髓质血流量减少

C. 肾小管上皮脱落，管腔中管型形成

D. 血管收缩因子产生过多，舒张因子产生相对过少

E. 肾小管上皮细胞代谢障碍

3. 患者，男，46 岁。静脉注射 25% 葡萄糖溶液 100ml，顷刻尿量显著增加，测定尿糖为阳性。分析患者尿量增多的主要原因是（　　）。

A. 肾小管溶质浓度增加，血浆胶体渗透压减少

B. 肾小管对水的通透性增加

C. 肾小球滤过率增加

D. 肾小管对 Na^+ 重吸收减少

E. 血容量增加

4. 患者，男，19 岁，参加学校运动会 5000m 长跑后出现泡沫尿，乏力，尿蛋白 1.0g/L，透明管型 2～4 个/HP，休息 1 日后尿常规正常，蛋白尿应为（　　）。

A. 功能性蛋白尿　　B. 组织性蛋白尿

C. 分泌性蛋白尿　　D. 溢出性蛋白尿

E. 肾小管性蛋白尿

5. 患者，男，34 岁，因车祸致大腿严重挤压伤，尿蛋白(+++)，蛋白尿的类型为（　　）。

A. 肾小球性蛋白尿　　B. 肾小管性蛋白尿

C. 溢出性蛋白尿　　D. 分泌性蛋白尿

E. 组织性蛋白尿

6. 患者，男，29 岁，在输血后出现咖啡色尿，尿常规蛋白(+++)，隐血(++++)，其中发生蛋白尿的类型为（　　）。

A. 肾小球性蛋白尿　　B. 肾小管性蛋白尿

C. 溢出性蛋白尿　　D. 分泌性蛋白尿

E. 组织性蛋白尿

7. 患者，男，30 岁，平素体健，发现水肿、血尿、大量蛋白尿 1 年余，血压 165/95mmHg。蛋白尿属于（　　）。

A. 肾小球性蛋白尿　　B. 肾小管性蛋白尿

C. 溢出性蛋白尿　　D. 功能性蛋白尿

E. 体位性蛋白尿

8. 患者，男，23岁，尿常规：蛋白(+)，红细胞0~1/HP，需要进一步检查（　　）。
A. 排除假阳性蛋白尿
B. 排除功能性蛋白尿
C. 排除体位性蛋白尿
D. 鉴别肾小球或肾小管及间质性蛋白尿
E. 以上均是

9. 患者，男，72岁，发热伴腰痛、下腹痛、排尿次数增多，30次/天，每次尿量5~10ml，有尿道烧灼痛。其尿频性质为（　　）。
A. 神经性尿频
B. 多尿性尿频
C. 习惯性尿频
D. 炎症性尿频
E. 膀胱容积性尿频

10. 患者，男，27岁。2年来反复出现镜下血尿，偶见红细胞管型，尿蛋白定量0.98g/d、血肌酐97μmol/L（1.1mg/dl），尿素氮1.3mmol/L（15mg/dl），IgG 14g/L，IgA 6g/L，IgM 1.3g/L，ASO 300U，最可能的诊断是（　　）。
A. 肾结核
B. 肾结石
C. 慢性肾炎
D. 隐匿性肾炎
E. 慢性肾盂肾炎

三、A3/A4型题

（1~3题共用题干）

患者，女，11岁，因发热、咽痛1天就诊，体温39.8℃，颜面无水肿，扁桃体Ⅲ度肿大，尿蛋白(++)。

1. 最可能的诊断为（　　）。
A. 急性肾小球肾炎
B. 慢性肾小球肾炎
C. 功能性蛋白尿
D. 急性间质性肾炎
E. IgA肾病

2. 功能性蛋白尿是指尿蛋白定量（　　）。
A. <0.15g/24h
B. <5g/24h
C. <0.25g/24h
D. <1g/24h
E. <2g/24h

3. 以下关于蛋白尿的说法，错误的是（　　）。
A. 大、中、小分子均有的蛋白尿，见于肾小球肾炎
B. β微量清蛋白尿，见于早期糖尿病肾病
C. β微球蛋白尿为微小病变型肾病的特征
D. 溢出性蛋白尿，见于多发性骨髓瘤
E. 分泌性蛋白尿，见于肾小管-间质疾病

四、B型题

（1~2题共用备选答案）

A. 少尿　　B. 无尿

C. 夜尿增多　　D. 蛋白尿

E. 乳糜尿

1. 24小时尿量在400ml以下为（　　）。
2. 24小时尿量在100ml以下为（　　）。

（3~5题共用备选答案）

A. 各种原因所致的肾血流量不足所致

B. 各种原因引起的急性肾缺血或急性肾小管坏死

C. 各种原因引起的尿路梗阻所致

D. 蛋白尿

E. 乳糜尿

3. 肾前性少尿与无尿的病因是（　　）。
4. 肾性少尿与无尿的病因是（　　）。
5. 肾后性少尿与无尿的病因是（　　）。

（6~8题共用备选答案）

A. 多尿　　B. 尿崩

C. 夜尿增多　　D. 蛋白尿

E. 乳糜尿

6. 尿量>2500ml/d为（　　）。
7. 尿量>4000ml/d为（　　）。
8. 夜间睡眠时尿量>750ml或大于日间尿量为（　　）。

（9~10题共用备选答案）

A. 低渗性多尿　　B. 高渗性多尿

C. 夜尿增多　　D. 蛋白尿

E. 乳糜尿

9. 当尿比重小于1.005，尿渗透压小于200mmol/L（kg·H_2O）时为（　　）。
10. 当尿比重大于1.020，尿渗透压大于800mmol/L（kg·H_2O）时为（　　）。

（11～15 题共用备选答案）

A. 红色　　B. 橘红色

C. 粉红色　　D. 紫色

E. 棕色

11. 服用利福平能引起尿色变化是（　　）。

12. 服用苯妥英钠、丹蒽醌、酚酞能引起尿色变化是（　　）。

13. 患有紫色尿袋综合征、卟啉能引起尿色变化是（　　）。

14. 服用呋喃妥因、甲硝唑能引起尿色变化是（　　）。

（16～18 题共用备选答案）

A. 蓝绿色　　B. 橘红色

C. 浑浊白色　　D. 黑色

E. 棕色

15. 患者患有铜绿假单胞菌尿路感染、胆道梗阻能引起尿色变化是（　　）。

16. 患者患有黑色素瘤能引起尿色变化是（　　）。

17. 患者患脓尿、乳糜尿能引起尿色变化是（　　）。

（19～20 题共用备选答案）

A. 肉眼血尿　　B. 镜下血尿

C. 全程血尿　　D. 初始血尿

E. 终末血尿

18. 出血多时，肉眼可见，称为（　　）。

19. 出血少时肉眼看不出血色，仅在显微镜检查时发现红细胞数超常，称为（　　）。

（21～22 题共用备选答案）

A. 肾小球性蛋白尿　　B. 肾小管性蛋白尿

C. 溢出性蛋白尿　　D. 分泌性蛋白尿

E. 组织性蛋白尿

20. 血中有异常蛋白质增加，从肾小球滤过而未能完全被肾小管重吸收，从尿中排出形成下列哪种蛋白尿（　　）。

21. 尿液中出现凝溶蛋白时为（　　）。

（23～26 题共用备选答案）

A. 多尿　　B. 血尿

C. 夜尿增多

D. 蛋白尿

E. 乳糜尿

22. 24h 尿蛋白量超过 150mg 或尿蛋白/肌酐比值（PCR）>100mg/g，称为（ ）。

23. 24h 尿白蛋白排泄在 30~300mg，称为（ ）。

24. 尿内有脓细胞，常为乳白色，浑浊，严重时有脓块，称为（ ）。

25. 用清洁中段尿培养，细菌菌落计数大于或等于 10 万个/ml 时，称为（ ）。

（27~29 题共用备选答案）

A. 急性间歇性肝性卟啉病

B. 红细胞生成性卟啉病

C. 后天继发性卟啉病

D. 慢性卟啉病

E. 病毒性卟啉病

26. （ ）是肝内卟啉代谢紊乱致病，常染色体显性遗传。

27. （ ）是骨髓内卟啉代谢紊乱致病，常染色体隐性遗传。

28. （ ）包括肝硬化等肝病和溶血性贫血、红细胞增多症及血色病、白血病等血液病。

（32~36 题共用备选答案）

A. 尿频

B. 尿急

C. 尿痛

D. 排尿困难

E. 尿潴留

29. 突发且迫不及待要排尿的感觉，严重的引起急迫性尿失禁是指（ ）。

30. 排尿时膀胱区及尿道疼痛是指（ ）。

31. 指膀胱内尿液排出受阻引起的一系列症状是指（ ）。

32. 膀胱充满尿液而不能排出，致下腹部膨隆和（或）胀痛是指（ ）。

33. 排尿次数增加而尿量不多，或者刚排完尿又有尿意感觉是指（ ）。

五、X 型题

1. 与管型尿形成密切相关的因素有（ ）。

A. 尿蛋白的性质

B. 尿蛋白的浓度

C. 尿液酸碱度

D. 年龄

E. 尿量

2. 肾前性少尿与无尿的临床特点有（ ）。

A. 引起肾脏灌注不足的疾病或诱因

B. 尿常规异常

C. 肾小管功能良好，尿浓缩功能正常，尿比重＞1.020，尿渗透压＞500mmol/L
D. 血尿素（mg/dl）：血肌酐（mg/dl）≥20：1
E. 在及时纠正原发病后，肾功能迅速恢复正常
3. 肾后性少尿与无尿的临床特点有（　　）。
A. 典型表现为突然、完全无尿，可反复发作
B. 有尿者，尿常规可有血尿（非肾小球源性）、白细胞尿，也可大致正常，但不会出现大量蛋白尿
C. 有尿路梗阻的形态学改变
D. 完全无尿罕见，可仅见于广泛肾皮质坏死和极个别急进性肾小球肾炎患者
E. 急性梗阻解除后，多数患者于两周左右肾功能恢复正常
4. 以下属于排尿次数增多伴排尿量增多的疾病的是（　　）。
A. 糖尿病　　B. 尿崩症
C. 急性膀胱炎　　D. 精神性多饮
E. 尿道综合征
5. 属于多尿病因的有（　　）。
A. 内分泌-代谢功能障碍
B. 肾小管功能障碍
C. 精神性多尿
D. 各种原因引起的急性肾缺血或急性肾小管坏死
E. 各种原因引起的尿路梗阻所致
6. 以下属于夜尿增多病因的是（　　）。
A. 慢性肾小管间质性疾病　　B. 慢性肾小球肾炎伴有严重的间质病变
C. 高血压肾损害　　D. 慢性肾衰竭
E. 急性肾缺血
7. 正常人尿液呈淡黄色，是由（　　）引起。
A. 尿色素　　B. 尿胆素
C. 药物　　D. 尿红素
E. 水分
8. 血尿时尿三杯试验，假设发现第三杯血尿，那么病变发生在（　　）。
A. 输尿管　　B. 后尿道
C. 肾脏　　D. 膀胱三角区
E. 脾脏
9. 肉眼血尿的颜色呈（　　）。
A. 浅粉红色　　B. 深褐色

C. 黑色　　D. 蓝-绿色

E. 白色浑浊

10. 小分子蛋白尿主要含（　　）。

A. 溶菌酶　　B. β 微球蛋白

C. 白蛋白　　D. 轻链蛋白

E. 血红蛋白

11. 以下关于功能性蛋白尿的叙述，正确的是（　　）。

A. 可由剧烈活动、受寒、发热和体位等因素引起

B. 肾小球通透性增加

C. 有肾血管痉挛或充血

D. 24 小时尿蛋白定量不超过 0.5g

E. 尿蛋白定性常为(+~ ++)

12. 以下关于蛋白尿的叙述正确的是（　　）。

A. 肾小球滤过膜损害时可出现大量蛋白尿

B. 溢出性蛋白尿指血中大量低分子蛋白由肾排出，而肾小球滤过及肾小管重吸收蛋白功能正常

C. 选择性蛋白尿指滤过膜损害不重，只有小分子量蛋白能滤出

D. 尿蛋白量的多少与病情的严重程度成正比

E. 肾小管疾病所致蛋白尿蛋白量常不多且以 β 微球蛋白增加为主

13. 以下关于功能性蛋白尿的说法正确的是（　　）。

A. 可由剧烈活动、发热、受寒和体位等因素引起

B. 肾小球通透性增加

C. 有肾血管痉挛或充血

D. 尿蛋白定量不超过 0.5g/24h

E. 尿蛋白定性常为 +~ ++

14. 肌红蛋白尿一般出现在（　　）。

A. 肌肉痛痉挛后数小时　　B. 挤压综合征后

C. 心肌梗死后　　D. 原发性肌肉疾病

E. 肾脏疾病

15. 直立性蛋白尿的特点是（　　）。

A. 直立时出现　　B. 多见于青少年

C. 卧床休息时完全缓解　　D. 常伴高血压

E. 常有肾功能不全

16. 体位性蛋白尿的特点是（　　）。

A. 因剧烈运动而发生　　B. 于直立和脊柱前凸姿势时出现蛋白尿

C. 卧位时尿蛋白消失
D. 尿蛋白一般 $<1g/d$
E. 常见于青春发育期青少年

17. 溢出性蛋白尿中的蛋白是指（　　）。
A. 球蛋白
B. 本周蛋白
C. 血红蛋白
D. 肌红蛋白
E. 白蛋白

18. 临床上将蛋白尿分为（　　）两种。
A. 生理性
B. 病理性
C. 原发性
D. 继发性
E. 遗传性

19. 尿菌落计数出现假阴性结果的原因在于（　　）。
A. 近来用过抗菌药物
B. 饮水不够
C. 尿在膀胱内停留不够 6 小时
D. 留尿标本时，没有充分清洁外阴
E. 饮水过量

20. 以下关于细菌尿的说法，正确的是（　　）。
A. 细菌尿可诊断为尿路感染
B. 1 小时新鲜尿液白细胞数超过 40 万为细菌尿
C. 尿培养菌落计数超过 $10^5/ml$ 时为细菌尿
D. 应清洁外阴后无菌技术下采集中段尿作标本
E. 涂片每个高倍镜视野均可见细菌为细菌尿

21. 脓尿的常见原因是（　　）。
A. 特异性感染
B. 非特异性感染
C. 下尿路感染
D. 上尿路感染
E. 输尿管感染

22. 新鲜的血红蛋白尿呈（　　）。
A. 粉红色
B. 红色
C. 葡萄酒色
D. 棕黑色
E. 鲜红色

23. 血红蛋白尿的实验室检查可见（　　）。
A. 血红蛋白水平减低
B. 尿联苯胺试验强阴性
C. 尿含铁血黄素检查阳性
D. 网织红细胞增多、血清乳酸脱氢酶升高
E. 血清间接胆红素减少

24. 肌红蛋白尿的病因包括（　　）。
A. 肌肉代谢紊乱
B. 肌肉创伤

C. 肌肉炎症　　D. 中毒

E. 剧烈痉挛抽搐

25. 患者先天性缺乏（　　）可导致阵发性肌红蛋白尿。

A. 恶性高热　　B. 肌肉创伤

C. 肉毒碱软脂酰基转移酶　　D. 磷酸果糖激酶

E. 肌磷酸化酶

26. 以下关于肌红蛋白尿的诊断，正确的是（　　）。

A. 尿检无红细胞

B. 尿联苯胺试验阳性

C. 有明显的诱因、肌肉症状，如疼痛、无力

D. 尿联苯胺试验阴性

E. 肌红蛋白尿可引起急性肾损伤、肾衰竭

27. 以下关于卟啉尿的诊断，正确的是（　　）。

A. 急性间歇性肝性卟啉病，临床表现为腹部症状

B. 红细胞生成性卟啉病患儿在出生后数日或婴儿期发病

C. 急性间歇性肝性卟啉病，常在服用巴比妥类或磺胺类药物后诱发

D. 尿沉渣镜检大量红细胞

E. 联苯胺试验阳性

28. 总尿量增多所致的尿频常见于（　　）。

A. 糖尿病　　B. 醛固酮症

C. 尿崩症　　D. 膀胱炎

E. 前列腺增生等所致尿路梗阻

29. 膀胱功能性容量降低所致的尿频常见于（　　）。

A. 糖尿病　　B. 醛固酮症

C. 神经源性膀胱　　D. 膀胱炎

E. 前列腺增生等所致尿路梗阻

30. 尿急的原因多为（　　）。

A. 尿路感染　　B. 前列腺炎

C. 输尿管下端结石　　D. 膀胱炎

E. 前列腺增生等所致尿路梗阻

31. 尿痛的原因多为（　　）。

A. 尿道炎　　B. 前列腺炎

C. 膀胱结石　　D. 膀胱结核

E. 异物

32. 尿潴留分为（　　）。

A. 急性尿潴留
B. 慢性尿潴留
C. 遗传性尿潴留
D. 先天性尿潴留
E. 后天性尿潴留

33. 以下关于急性肾衰竭综合征的叙述，正确的是（　　）。

A. 肾小球滤过率（GFR）在数日至数周内迅速下降
B. 血肌酐水平急骤升高
C. 常有少尿甚至无尿
D. 蛋白尿、血尿
E. 肾可有非对称性瘢痕形成和肾盏变形

34. 以下关于排尿不适综合征的叙述，正确的是（　　）。

A. 可为单次发作
B. 可为多次发作
C. 有疼痛感、烧灼感
D. 仅为多次发作
E. 没有疼痛感

35. 以下关于高血压综合征的叙述，正确的是（　　）。

A. 舒张期或收缩期血压增高
B. 舒张压≥90mmHg
C. 收缩压>160mmHg
D. 舒张压≤90mmHg
E. 收缩压≤160mmHg

36. 以下关于急性尿潴留的叙述，正确的是（　　）。

A. 发病突然
B. 耻骨上可触及膀胱
C. 患者无明显痛苦
D. 常见于下尿路机械性梗阻
E. 起病缓慢历时长久

37. 以下关于慢性尿潴留的叙述，正确的是（　　）。

A. 发病突然
B. 膀胱张力减少
C. 患者无明显痛苦
D. 常见于下尿路机械性梗阻
E. 起病缓慢历时长久

38. 排尿困难按病因可分为（　　）。

A. 机械性梗阻
B. 动力性梗阻
C. 混合性梗阻
D. 单纯性梗阻
E. 非机械性梗阻

39. 排尿困难男性多见于（　　）。

A. 尿道狭窄
B. 前列腺增生症
C. 膀胱颈硬化症
D. 心理因素
E. 神经源性膀胱

40. 排尿困难女性多见于（　　）。

A. 尿道狭窄
B. 前列腺增生症
C. 膀胱颈硬化症
D. 心理因素
E. 神经源性膀胱

41. 排尿困难儿童多见于（　　）。

A. 尿道狭窄
B. 前列腺增生症
C. 尿道瓣膜
D. 心理因素
E. 神经源性膀胱

42. 脓尿非特异性感染包括（　　）。

A. 肾盂肾炎
B. 肾积脓
C. 膀胱炎
D. 肾结核
E. 尿道炎

43. 脓尿特异性感染包括（　　）。

A. 肾盂肾炎
B. 肾积脓
C. 结核
D. 前列腺炎
E. 淋病

六、案例分析题

（1~4 题共用题干）

患者，男，33 岁，为急性肾小管坏死少尿期，全身水肿，双肺底有湿啰音，呼吸 26 次/分，心率 120 次/分。

1. 血液检查可出现的结果有（　　）。

A. 血细胞比容升高
B. 低钙、高磷血症
C. 低钠血症
D. 血钾升高
E. 血钾降低

2. 急性肾小管坏死少尿期的临床表现有（　　）。

A. 水潴留
B. 高血压和心力衰竭
C. 代谢性酸中毒
D. 低磷血症
E. 氮质血症
F. 低钠血症
G. 高钾血症

3. 以下关于急性肾小管坏死少尿期的特点，不正确的是（　　）。

A. 在原发病基础上突然或逐渐尿量减少
B. 少尿期有的持续数小时，有的持续 3 个月以上
C. 完全无尿者较多见

D. 可以没有少尿期，尿量可正常甚或增加

E. 少尿指 24 小时尿量在 400ml 以下

4. 以下关于急性肾小管坏死少尿期的常见死因，不正确的是（　　）。

A. 急性肺水肿
B. 消化道出血
C. 高钾血症
D. 代谢性碱中毒
E. 原有感染或继发感染未能控制

（5~8 题共用题干）

患者，男，46 岁，尿含脂肪、蛋白质、红细胞及纤维蛋白原。诊断为乳糜尿。

5. 乳糜尿尿色呈（　　）。

A. 粉红色
B. 暗红色
C. 黄色
D. 棕黑色
E. 乳白色

6. 乳糜尿的常见原因是（　　）。

A. 腹腔结核
B. 腹膜后肿瘤
C. 胸腹部创伤
D. 手术
E. 丝虫病

7. 常出现乳糜尿的疾病有（　　）。

A. 丝虫病
B. 腹腔结核
C. 腹腔肿瘤
D. 胸腹部手术
E. 慢性肾炎

8. 关于乳糜尿的诊断，叙述正确的是（　　）。

A. 显微镜下，真乳糜尿无脂肪球，乳糜试验阴性
B. 丝虫病引起的乳糜尿可伴象皮腿
C. 急性期患者血和尿中找到微丝虫
D. 显微镜下，真乳糜尿无脂肪球，乳糜试验阳性
E. 膀胱镜检查可区分乳糜来自哪一侧肾脏
F. 急性期患者血和尿中无微丝虫

（9~11 题共用题干）

患者，男，41 岁，发生车祸后脊髓腰段横断外伤后出现尿失禁。

9. 出现尿失禁的机制是（　　）。

A. 脊髓初级排尿中枢损伤
B. 初级排尿中枢与大脑皮质失去联系

7. 不会出现对氯无反应的代谢性碱中毒的是（　　）。

A. Bartter 综合征　　B. 用利尿剂治疗

C. 原发性醛固酮增多症　　D. 库欣综合征

E. 肾动脉狭窄

8. 以下关于管型说法，不正确的是（　　）。

A. 上皮细胞管型——急性肾衰竭　　B. 蜡样管型——慢性肾衰竭

C. 红细胞管型——急性肾小球肾炎　　D. 白细胞管型——急性间质性肾炎

E. 脂肪管型——慢性肾小球肾炎

9. 正规尿细菌培养不包括（　　）。

A. 尿液在膀胱内停留 4~8 小时　　B. 尿液新鲜 1 小时内处理标本

C. 清洁消毒外阴及尿道口留尿　　D. 疗程完后立即培养

E. 留中段尿

10. 能在正常人尿中大量发现的是（　　）。

A. 免疫球蛋白　　B. 透明管型

C. 红细胞　　D. 白细胞

E. 尿素

11. 肾髓质组织间隙液渗透压的特点是（　　）。

A. 越向肾髓质深部渗透压越高　　B. 和血浆渗透压相等

C. 比血浆渗透压低　　D. 和血浆比有很高的蛋白质

E. 比血浆渗透压高

12. 区别肾小球与非肾小球血尿的主要方法是（　　）。

A. 尿隐血试验　　B. 尿三杯试验

C. 尿蛋白电泳　　D. 尿红细胞形态和尿血细胞比容分布曲线

E. 尿沉渣镜检

13. 应用血尿素氮/血肌酐比值鉴别肾前性氮质血症和缺血性急性肾衰竭（　　）。

A. >20 支持肾前性氮质血症　　B. >20 支持缺血性急性肾衰竭

C. <20 支持肾前性氮质血症　　D. >10 支持肾前性氮质血症

E. >1 支持肾前性氮质血症

14. 以下关于 α-酮酸的叙述，不正确的是（　　）。

A. 使用 α-酮酸可以减轻患者的蛋白质营养不良状况

B. α-酮酸在体内可与氨结合合成相应的必需氨基酸

C. α-酮酸的应用可减少血中尿素氮的水平

D. α-酮酸的应用可减少血中肌酐的水平

E. α-酮酸本身不含氮

15. 肾炎患者血肌酐溶度正常时，不可判定的是（　　）。
A. 肾功能正常
B. 肾小球滤过功能正常
C. 肾功能可能已减退，而处于代偿期
D. 肾小管分泌肌酐正常
E. 肾功能处于肾衰竭期

16. 氮质血症时，内生肌酐清除率可较实际肾小球滤过率高出 10% 的原因是（　　）。
A. 肾小管重吸收肌酐减少
B. 肾小管排泄少量肌酐
C. 肾小管合成少量肌酐
D. 肾小球滤过肌酐成倍增加
E. 尿量减少有关

17. 测定肾小球滤过功能，目前临床上较准确而灵敏的检查是（　　）。
A. 血肌酐
B. 血尿素氮
C. 血尿酸
D. 血肌酸
E. 内生肌酐清除率

18. 最实用的判断肾小球滤过功能及其演变的试验是（　　）。
A. 酚红排泌试验
B. 浓缩稀释试验
C. 二氧化碳结合力试验
D. 对氨马尿酸清除率试验
E. 尿联苯胺试验

19. 内生肌酐清除率下降多少时，血尿素氮才开始增高（　　）。
A. 10%
B. 20%
C. 30%
D. 40%
E. 50%

20. 肾小球的有效滤过压等于（　　）。
A. 肾小球毛细血管血压－(血浆胶体渗透压－囊内压)
B. 肾小球毛细血管血压＋血浆胶体渗透压－囊内压
C. 肾小球毛细血管血压－(血浆胶体渗透压＋囊内压)
D. 肾小球毛细血管血压－血浆胶体渗透压＋囊内压
E. 肾小球毛细血管血压－血浆胶体渗透压－囊内压

21. 浓缩稀释试验可以测定（　　）。
A. 肾小球滤过功能
B. 近曲小管排泄功能
C. 肾血流情况
D. 远曲小管排泄功能
E. 集合管排泄功能

22. 最早测出慢性肾盂肾炎患者异常的检查是（　　）。
A. 尿素氮测定
B. 尿三杯试验
C. 内生肌酐清除率测定
D. 尿浓缩稀释功能
E. PSP 排泌试验

23. 原发性系统性小血管炎的特异性血清学诊断依据是（　　）。

A. 抗肾小球基膜（GBM）抗体
B. 抗中性粒细胞胞质抗体（ANCA）
C. 血清补体 3（C3）、C4
D. 双链 DNA（ds-DNA）
E. 抗核抗体

24. 肾小球肾炎时，免疫荧光检查的荧光阳性物质是（　　）。

A. 抗原
B. 抗体
C. 补体
D. 抗体、补体
E. 细菌、抗体、补体

25. 测定血、尿补体和血清总补体一般采用（　　）。

A. 琼脂单向扩散法
B. 火箭电泳法
C. 酶标免疫法
D. 放射免疫法
E. 50% 红细胞溶解试验

26. 血、尿补体的测定，尿 C3 测定常采用（　　）。

A. 单向免疫扩散法
B. 火箭电泳法
C. 酶标免疫法
D. 放射免疫法
E. 50% 红细胞溶解试验

27. 静脉肾盂造影对（　　）最有诊断价值。

A. 急性肾小球肾炎
B. 急性肾盂肾炎
C. 慢性肾小球肾炎
D. 慢性肾盂肾炎
E. 肾小球肾病

28. 原因不明的慢性膀胱炎应选择（　　）进行确诊。

A. 细胞学检查
B. 肾图
C. 肾扫描
D. 膀胱镜检和肾盂造影
E. 膀胱穿刺尿液检查

29.（　　）的发展使得静脉尿路造影的检查成为更安全和易于接受的方法。

A. 低渗透性造影剂
B. 高渗透性造影剂
C. 血管造影剂
D. 超声造影剂
E. 淋巴造影剂

30. 严重肾盂积水、结核性脓肾、晚期肾肿瘤和多囊肾等常用（　　）检查。

A. 逆行肾盂造影
B. 静脉尿路造影
C. 肾血管造影
D. 肾脏 CT
E. 肾脏的超声检查

31.（　　）检查可以确诊肾动脉狭窄。

A. 肾血管造影
B. 静脉肾盂造影

C. 双肾B超　　D. 分肾功能测定

E. 双肾肾图

32. 肾脏的纵切面多呈（　　）。

A. 椭圆形　　B. 圆形

C. 三角形　　D. 梯形

E. 矩形

33. 选择性肾血管造影的缺点是（　　）。

A. 使用造影剂剂量小

B. 反应少

C. 较安全

D. 可避免主动脉及其分支与肾动脉互相重叠的影响

E. 容易漏诊

34. （　　）的图像系经高对比分辨率的影像增强系统作为X线接收器，数字化后，数据经计算机处理后形成。

A. 选择性肾血管造影　　B. 肾脏磁共振成像

C. 肾脏核素显像　　D. 数字减影血管造影

E. 经皮肾穿刺活检术

35. 肾脏磁共振成像临床应用较广泛，主要用于检查（　　）。

A. 脑性病变　　B. 结核性病变

C. 肿瘤病变　　D. 支架植入

E. 泌尿系的梗阻性病变

36. 肾脏磁共振成像，用MIP技术行三维重组，获得类似（　　）造影的图像。

A. X线尿路　　B. CT

C. MRI　　D. KUB

E. IVU

37. 以下关于肾脏磁共振成像的叙述，错误的是（　　）。

A. 属于无创性检查　　B. 不用对比剂

C. 采用重T_2WI成像　　D. 富含游离水的尿液呈低信号

E. 富含游离水的尿液呈高信号

38. 肾动态显像的优势在于能够测定（　　）。

A. 肾肿瘤　　B. 输尿管肿瘤

C. 分肾功能　　D. 肾脏的基本情况

E. 泌尿系梗阻性病变

39. 肾实质性急性肾衰竭不能明确的情况下，确诊方法是（　　）。

A. 补液试验　　B. 血浆尿素氮与肌酐比值测定

C. 尿液诊断指标检查　　D. 肾活检病理学检查

E. 影像学检查

40.（　　）是指用肾穿刺针经背部皮肤刺入肾脏下极，取材进行病理检查的方法。

A. 选择性肾血管造影　　B. 肾脏磁共振成像

C. 肾脏核素显像　　D. 数字减影血管造影

E. 经皮肾穿刺活检术

41.（　　）是目前国内外最普及的肾活检方法。

A. 选择性肾血管造影　　B. 肾脏磁共振成像

C. 肾脏核素显像　　D. 数字减影血管造影

E. 经皮肾穿刺活检术

42. 儿童肾病综合征大多数为微小病变肾病（MCD），对肾上腺皮质激素治疗有良好反应，故只是在（　　）治疗无效时才进行肾活检。

A. 3 周　　B. 2 周

C. 8 周　　D. 5 周

E. 4 周

43. 如果患者的蛋白尿量持续超过（　　）且临床诊断存在困难时，应建议患者进行肾穿刺活检。

A. 0.1g/d　　B. 0.3g/d

C. 1g/d　　D. 0.6g/d

E. 2.8g/d

44. 下列情况一般慎行肾穿刺活检术的是（　　）。

A. 急性肾炎综合征治疗 2~3 个月病情无好转

B. 原发性肾脏病肾功能急剧恶化

C. 无症状性血尿临床诊断不清时

D. 孤立肾

E. 移植肾出现严重排斥反应

45. 以下不是肾穿刺活检相对禁忌证的是（　　）。

A. 急性肾炎综合征　　B. 过度肥胖

C. 肾脏位置过高　　D. 慢性肾衰竭

E. 妊娠

46. 激素敏感型是指（　　）。

A. 用激素 2~4 周内 NS 缓解　　B. 用激素 4~8 周内 NS 缓解

C. 用激素 1~2 周内 NS 缓解　　D. 用激素 8~12 周内 NS 缓解

E. 用激素 12~16 周内 NS 缓解

47. 激素治疗无效患者，为了解病理、变化进展情况和判断预后，可考虑进行（　　）。

A. 选择性肾血管造影　　B. 肾脏磁共振成像

C. 肾脏核素显像　　D. 重复肾活检

E. 经皮肾穿刺活检术

48. 以下关于肾穿刺活检的操作前准备叙述，错误的是（　　）。

A. 征求患者及家属同意，签署知情同意书

B. 严格检查患者的出凝血时间和血小板数目

C. 对于急性肾衰竭患者，肌酐和尿素氮水平较高时，应在肾穿前先行无肝素透析

D. 进行 B 超检查了解肾脏大小及位置

E. 可以在女性患者的月经周期进行肾活检

49. 为了解患者双侧肾脏是否已缩小，应首选的检查是（　　）。

A. 静脉肾盂造影　　B. ECT

C. CT　　D. 放射性核素肾图

E. B 超

50. 患者肾穿刺后，每半小时测血压、脉搏一次，（　　）小时后血压平稳可停止测量。

A. 1 小时　　B. 4 小时

C. 2 小时　　D. 3 小时

E. 0.5 小时

51. 以下关于肾穿刺后患者的观察及处理说法，错误的是（　　）。

A. 患者肾活检后，局部伤口按压数分钟后，平车推入病房

B. 每半小时测血压、脉搏一次，4 小时后血压平稳可停止测量

C. 平卧 5 小时，嘱患者安静休息，减少躯体的移动

D. 鼓励患者多喝水，排尿，以避免肾出血后形成血块阻塞尿路

E. 留取尿标本 3 次常规送检

52. 患者肾穿刺后需要口服抗生素（　　）天以预防感染。

A. 2~3 天　　B. 1 天

C. 7 天　　D. 10 天

E. 20~30 天

53. 肾穿刺后光镜检查的标本一般用（　　）甲醛溶液固定，可制成蜡块，在室温下运输和保存。

A. 20%　　B. 30%

C. 10%　　D. 40%

E. 50%

二、A2 型题

1. 患者，女，26 岁，反复水肿 4 年。近日出现厌食、恶心，伴牙龈出血，1 日来排柏油样便且逐渐昏迷，血压 165/105mmHg，双下肢有出血点，呼吸深大，血红蛋白 70g/L，血小板计数 7×10^9/L，1 年前患肝炎已愈。为尽快明确诊断，下列最有意义的检查是（　　）。
A. 血尿素氮测定
B. 血肌酐测定
C. 肝功能测定
D. 血氨测定
E. 骨髓象检查

2. 患者，男，28 岁，反复水肿伴血压升高 3 年。近年来牙龈出血，夜尿增多，口渴、气促，血红蛋白 60g/L，近日出现腹泻及排柏油样便，并逐渐昏迷。为尽快明确诊断，下列检查中最有意义的是（　　）。
A. 骨髓穿刺涂片
B. 肝功能检查
C. 腰椎穿刺查脑脊液
D. 血糖及尿糖检查
E. 血肌酐、尿素氮测定

3. 患者，男，45 岁，尿潴留 24 小时，导出尿液 1500ml，测肌酐为 177μmol/L（2mg/dl），尿肌酐为 7.07mmol/L（80mg/dl），内生肌酐清除率的数值大约为（　　）。
A. 10ml/min
B. 20ml/min
C. 30ml/min
D. 60ml/min
E. 100ml/min

4. 患者，男，37 岁，慢性肾小球肾炎氮质血症期，出现以下哪项改变即可诊断为尿毒症（　　）。
A. 血钾 >6.5mmol/L
B. 尿比重低于 1.0，夜尿增多
C. HCO_3^- <14mmol/L
D. BUN >20mmol/L
E. 肌酐清除率 10ml/min

5. 患者，女，49 岁，肌酐清除率稳定在 15ml/min，出现尿频、尿急、尿痛，尿白细胞满视野，在拿到尿培养结果之前，应给予（　　）抗生素。
A. 四环素
B. 妥布霉素
C. 氨苄西林
D. 呋喃妥因
E. 复方新诺明

6. 患者，男，63 岁，胆囊切除术后 1 天出现发热，体温达到 39.7℃，口服阿司匹林 50mg 后持续全身大量出汗 1 天，随后患者出现意识障碍、无尿。查体：血压 80/55mmHg，四肢皮肤冰冷，血肌酐 306μmol/L。该患者的肾功能异常首先考虑为（　　）。
A. 急性肾小管坏死
B. 肾前性氮质血症
C. 肾实质性急性肾衰竭
D. 肾后性氮质血症
E. 肾后性急性肾衰竭

7. 患者，男，26 岁，近 2 年反复出现尿频、尿急伴右腰部阵发性剧痛，并伴肉眼血尿，曾多次服用诺氟沙星（氟哌酸），治疗后症状减轻，但反复发作。为彻底治疗，最重要的检查是（　　）。

A. 尿高渗培养
B. 尿浓缩稀释试验
C. 膀胱镜检查
D. 腹平片和静脉肾盂造影
E. 导尿后尿培养

8. 患者，女，35 岁，反复低热，夜尿 2 年，3 次尿培养均为大肠杆菌生长。为确诊疾病，首选检查是（　　）。

A. 肾小球滤过率
B. 肾 B 超
C. 腹部平片
D. 静脉肾盂造影
E. 放射性肾图

9. 患者，男，68 岁，因“体检发现血压升高”来诊。患者 1 年前确诊缺血性心肌病，短暂性脑缺血发作。当时尿液检查正常，平素无尿频、尿痛，无滥用药物史；近 6 个月偶感头痛、头晕。查体：血压 190/100mmHg。实验室检查：尿肌酐 212μmol/L，尿蛋白（±），尿红细胞 1~2 个/HP，尿比重 1.015。双肾彩色多普勒超声：左肾 8.4cm×4.9cm，右肾 10.7cm×5.4cm。为进一步确诊，应做的检查是（　　）。

A. 肾穿刺活检病理
B. 磁共振尿路造影
C. 发射单光子计算机断层扫描（ECT）肾动态显像
D. 肾动脉造影或肾动脉磁共振血管造影
E. ECT 肾静态显像

10. 患者，男，27 岁，2 年来反复镜下血尿，偶见红细胞管型。尿蛋白测定 0.8g/d，血肌酐 97.42μmol/L，尿素氮 5.4mmol/L，ALB 14g/L，IgA 0.6g/L，IgM 0.3g/L，抗“O”1200。为了明确诊断，最有价值的进一步检查为（　　）。

A. 腹部 X 线平片
B. 尿查抗酸杆菌
C. 肾活检
D. 拟行肾盂造影
E. 中段尿培养

11. 患者，男，54 岁，因“蛋白尿伴双下肢水肿半年”来诊。查体：意识清，面色苍白，睑结膜苍白，呼吸平稳，心率 78 次/分，律齐。腹部膨隆，肝、脾明显大，质地偏硬，有压痛。实验室检查：血红蛋白 69g/L；血肌酐 355μmol/L，24 小时尿蛋白定量 3.8g。X 线片：骨骼局限性骨质破坏或缺损。双肾 B 型超声：肾体积明显增大。骨髓穿刺提示浆细胞 0.05。为明确诊断，需进行的检查是（　　）。

A. 24 小时尿蛋白定量
B. 心电图
C. 胸部 CT
D. 肾穿刺
E. 骨髓穿刺

12. 患者，女，49 岁，因慢性肾小球肾炎慢性肾衰竭行血液透析 2 年多，近来感觉走路不便，下肢骨头酸痛，疑并发肾性骨营养不良症。确诊首选的检查方法是（　　）。

A. 骨活检　　B. 1，25（OH）$_2$D$_3$测定

C. X 线骨相　　D. 血清钙磷测定

E. 肾活检

13. 急性肾炎综合征患者需进行肾活检以明确诊断时，以下不作为肾活检指征的是（　　）。

A. 少尿 1 周以上者　　B. 进行性尿量减少伴肾功能恶化者

C. 病程超过两个月而无好转趋势者　　D. 伴肾病综合征者

E. 严重高血压者

14. 患者，女，42 岁，反复双下肢水肿伴血压升高 3 年，近年常流鼻血，夜尿增多，活动后气短，血红蛋白 70g/L，一日前进食后排黑便 3 次后昏迷，半年前曾患急性黄疸型肝炎，已治愈。为明确诊断，最先应该做的检查是（　　）。

A. 肝功能　　B. 血氨

C. 头颅 CT　　D. 血糖

E. 血肌酐

15. 患者，女，60 岁。高血压 20 年，因食欲减退、恶心、呕吐 1 周入院。血压 200/110mmHg。双下肢凹陷性水肿，心界向左下扩大。尿蛋白(+)，尿蛋白定量 1.0g/d，红细胞 4~6 个/HP，白细胞 3~5 个/HP，血红蛋白 120g/L，血肌酐 530μmol/L（6mg/dl），眼底Ⅲ级动脉硬化，最可能的诊断是（　　）。

A. 慢性肾盂肾炎尿毒症　　B. 慢性肾炎尿毒症急性加剧

C. 急进性高血压尿毒症　　D. 高血压、肾动脉硬化、尿毒症

E. 狼疮性肾炎尿毒症

16. 患者，女，29 岁，因体检发现无症状单纯性血尿住院。查血压、肾功能、B 超和血清补体均无特殊发现。下列检查中对诊断最有帮助的是（　　）。

A. 肾活检术　　B. 尿路平片

C. 排泄性尿路造影　　D. 肾区 CT 或 MRI

E. 血清免疫球蛋白测定

三、A3/A4 型题

（1~2 题共用题干）

患者，男，21 岁，大学生，咽痛、咳嗽、发热、腰痛 1 天后，出现肉眼血尿 2 次，IgA 升高，补体 C3 下降。

1. 尿检主要表现为（　　）。

A. 大量的均一红细胞　　B. 大量的红细胞、白细胞

C. 大量的红细胞伴凝块
D. 大量的红细胞，变形红细胞 >70%
E. 大量的红细胞、白细胞及上皮细胞

2. 以下检查最重要的是（　　）。
A. B 超
B. 胸部 X 线片
C. 肾穿
D. 膀胱镜
E. 骨图

四、B 型题

（1~5 题共用备选答案）
A. 血清肌酐
B. 内生肌酐清除率
C. 血尿素氮 L
D. 胱抑素 C
E. 菊糖

1.（　　）是肌酸的代谢产物。
2.（　　）是指肾小球在单位时间内清除体内多少毫升血浆内的肌酐。
3.（　　）是人体蛋白质代谢的终末产物。
4.（　　）相对分子质量为 13343，属低分子量蛋白质。
5.（　　）为植物块茎中提取的果糖聚合物，人体内不含此物质。

（6~7 题共用备选答案）
A. 抗 GBM
B. 抗 TBM
C. 抗 Tamm-Horsfall 蛋白抗体
D. 抗中性粒细胞胞质抗体
E. 血清单个抗体

6.（　　）是一种以中性粒细胞和单核细胞胞质成分为靶抗原的自身抗体。
7.（　　）是针对肾小球基底膜的自身抗体。

（8~12 题共用备选答案）
A. 磷酸钙结石
B. 草酸钙结石
C. 磷酸镁铵结石
D. 纯尿酸结石
E. 肾结石

8.（　　）表面粗糙，密度均匀，常呈鹿角状。
9.（　　）显影和磷酸钙相似，但其边缘可为桑根状。
10.（　　）结石密度较低，显影较差而呈分层状。
11.（　　）不显影。
12.（　　）应与腹部其他钙化斑相鉴别。

(13~15 题共用备选答案)

A. 逆行肾盂造影　　B. 静脉尿路造影

C. 肾血管造影　　D. CT 检查

E. 肾脏超声检查

13. 在肾功能不全肾显影不良时，(　　) 检查是一种很好的方法。

14. (　　) 能清晰显示肾脏的轮廓及其与邻近器官的相互关系，是超声检查与 X 线检查无法比拟的。

15. (　　) 对发现肾内后方和较小的肾内肿块及脂肪性肿块的定性上，都具有很大的优越性。

(16~19 题共用备选答案)

A. 俯卧位　　B. 侧卧位

C. 仰卧位　　D. 站立位

E. 半蹲位

16. 一般情况下，穿刺时患者的体位是 (　　)。

17. 如病情急，需立即进行肾脏穿刺活检时，可考虑的体位是 (　　)。

18. 移植肾活检者，可考虑的穿刺体位是 (　　)。

19. 过度肥胖不能耐受俯卧位者，可考虑的穿刺体位是 (　　)。

五、X 型题

1. 以下与肌酐清除率有关的是 (　　)。

A. 肾血流量　　B. 滤过膜的通透性

C. 滤过面积　　D. 滤过膜孔径大小

E. 有效滤过压

2. 血清 BUN 水平升高是 (　　)。

A. 上消化道出血　　B. 体内高分解状态

C. 肾功能减退　　D. 水中毒

E. 体内低分解状态

3. 以下关于肾功能试验的叙述，正确的是 (　　)。

A. 菊粉清除率可准确代表肾小球滤过率

B. 对氨马尿酸清除率是测定肾小管数量和质量的指标

C. 酚红排泄试验可大致反映近曲小管的重吸收功能

D. 血尿素氮和血肌酐主要反映肾小球滤过功能

E. 血液 pH 值测定可反映肾小管调节酸碱平衡功能

4. 肾小管浓缩功能减退时会出现（　　）。

A. 尿量减少　　B. 尿量增多

C. 自由水清除率为+2ml/min　　D. 高钾血症

E. 蛋白尿

5. 临床上检查肾髓质功能一般采用（　　）。

A. 尿比重　　B. 尿浓缩稀释试验

C. 尿渗透压　　D. 肌酐清除率

E. 血肌酐

6. 以下关于近端肾小管功能检测的叙述，正确的是（　　）。

A. 当尿中出现氨基酸尿时，提示近端小管重吸收功能受损

B. 当尿中 NAG 酶升高时，反映远端小管功能损伤的一个早期敏感指标

C. 当尿中 α_2 微球蛋白升高时，提示近曲小管功能受损

D. 当尿中 β_2 微球蛋白升高时，提示近曲小管功能受损

E. 当尿中 NAG 酶升高时，反映近端小管功能损伤的一个早期敏感指标

7. 检测远端肾小管浓缩稀释功能的方法有（　　）。

A. 尿比重测定　　B. 菊糖清除率

C. 自由水清除率　　D. 尿渗透压测定

E. 尿浓缩稀释试验

8. 以下关于远端肾小管功能检测的叙述，正确的是（　　）。

A. 尿渗透压通常采用冰点降低法测定

B. 浓缩试验是观察机体缺水情况下，远端肾小管浓缩功能，该法简单易行且较敏感

C. CH_2O 是反映肾脏浓缩和稀释功能的指标

D. 当尿中 β_2 微球蛋白升高时，提示远曲小管功能受损

E. 当尿中 NAG 酶升高时，反映远端小管功能损伤

9. 具有抗体特异性的免疫球蛋白分为（　　）。

A. IgA　　B. IgM

C. IgG　　D. IgD

E. IgE

10. IgA、IgM、IgG 的测定方法包括（　　）。

A. 单向免疫扩散法　　B. 火箭电泳法

C. 酶标免疫法　　D. 放射免疫法

E. 50% 红细胞溶解试验

11. IgD、IgE 的测定方法包括（　　）。

A. 单向免疫扩散法　　B. 火箭电泳法

C. 酶标免疫法　　D. 放射免疫法

E. 50% 红细胞溶解试验

12. 血清单个补体成分的测定，采用（　　）。

A. 琼脂单向扩散法　　B. 火箭电泳法

C. 酶标免疫法　　D. 放射免疫法

E. 50% 红细胞溶解试验

13. 目前能够识别的抗肾抗体有（　　）。

A. 抗 GBM　　B. 抗 TBM

C. 抗 Tamm-Horsfall 蛋白抗体　　D. 尿 C3 抗体

E. 血清单个抗体

14. 测定抗肾小球基底膜抗体采用（　　）。

A. 琼脂单向扩散法　　B. 火箭电泳法

C. 放射免疫分析法　　D. 间接荧光免疫法

E. 50% 红细胞溶解试验

15. 腹部 X 线片可以显影的结石是（　　）。

A. 磷酸盐结石　　B. 草酸盐结石

C. 尿酸结石　　D. 碳酸盐结石

E. 混合结石

16. 女性患者做 X 线静脉肾盂造影的适应证为（　　）。

A. 感染持续存在，对治疗反应差　　B. 疑为复杂的尿路感染

C. 复杂的尿路感染　　D. 尿路感染急性期

E. 拟诊为肾盂肾炎

17. 逆行肾盂造影的优点有（　　）。

A. 直接注入造影剂　　B. 不仅肾盂肾盏显影清楚

C. 显影不受肾功能的影响　　D. 不能显示肾轮廓

E. 严重尿路狭窄时检查受限

18. 逆行肾盂造影的缺点有（　　）。

A. 直接注入造影剂　　B. 不仅肾盂肾盏显影清楚

C. 显影不受肾功能的影响　　D. 不能显示肾轮廓

E. 严重尿道狭窄时检查受限

19. 目前常用经股动脉插管的肾血管造影是（　　）。

A. 腹主静脉肾动脉造影　　B. 选择性肾静脉造影

C. 腹主动脉肾静脉造影　　D. 选择性肾动脉造影

E. 腹主动脉肾动脉造影

20. 肾血管造影的适应证为（　　）。

A. 鉴别肾肿块的性质　　B. 发现小肿瘤

C. 肾血管性高血压的诊断　　D. 碘过敏

E. 严重肝肾功能不全

21. 肾血管造影的禁忌证为（　　）。

A. 鉴别肾肿块的性质　　B. 发现小肿瘤

C. 动脉高度硬化　　D. 碘过敏

E. 严重肝肾功能不全

22. 以下关于肾脏超声检查的叙述，正确的是（　　）。

A. 肾脏最外侧是肾周脂肪层，超声下可以看到肾周围有一明亮的轮廓

B. 肾实质部分包括肾皮质和髓质，声像呈实质性高回声

C. 集合系统为肾中央部位呈密集的强光点群，较明亮

D. 超声能清楚地显示肾盏、肾盂轮廓

E. 实质中皮质与髓质之间可见到点状回声的弓形血管

23. 选择性肾血管造影遗漏诊断的原因是（　　）。

A. 部分患者一侧肾动脉可在一支以上

B. 反应少

C. 较安全

D. 可避免主动脉及其分支与肾动脉互相重叠的影响

E. 分别开口于主动脉，病变可能在未插入的一支

24. 选择性肾血管造影可用于诊断（　　）。

A. 肾静脉肾素取样　　B. 介入明胶海绵填塞止血

C. 介入血管扩张　　D. 支架植入

E. 肾肿瘤

25. 肾动态显像包括（　　）。

A. 肾血流灌注显像　　B. 肾功能显像

C. 肾静脉显像　　D. 肾动脉显像

E. 肾结核显像

26. 肾动态显像可用于诊断（　　）。

A. 肾肿瘤　　B. 输尿管肿瘤

C. 肾血管栓塞　　D. 肾梗死

E. 肾血管性高血压

27. 肾动态显像包括肾血流灌注显像和肾功能显像，前者可获得（　　）。

A. 双肾血流灌注的曲线　　B. 双肾血流灌注的有关参数

C. 有关肾功能的定量参数
D. 排至肾盏、肾盂、输尿管膀胱的动态过程
E. 肾图曲线

28. 肾动态显像包括肾血流灌注显像和肾功能显像，后者可获得（　　）。
A. 双肾血流灌注的曲线
B. 双肾血流灌注的有关参数
C. 有关肾功能的定量参数
D. 排至肾盏、肾盂、输尿管膀胱的动态过程
E. 肾图曲线

29. 肾病综合征急性肾衰竭时肾活检病理检查可表现为（　　）。
A. 肾间质弥漫重度水肿
B. 肾小管腔内有大量蛋白管型
C. 肾小管正常或部分细胞变性坏死
D. 肾小球病变轻微
E. 肾间质纤维化

30. 肾穿刺活检的适应证包括（　　）。
A. 急性肾炎综合征
B. 原发性肾综合病征
C. 慢性肾小球肾炎
D. 孤立肾
E. 固缩肾

31. 移植肾出现哪种情况下，可选择进行肾活检（　　）。
A. 肾功能出现减退但病因不明者
B. 怀疑原来的肾脏病在移植肾中复发者
C. 严重排异反应决定是否行肾切除者
D. 常规治疗 2 个月以上但病情无好转者
E. 急性肾炎综合征伴大量蛋白尿者

32. 肾穿刺活检的绝对禁忌证包括（　　）。
A. 明显出血倾向
B. 重度高血压
C. 孤立肾
D. 固缩肾
E. 急性肾衰竭

33. 肾穿刺活检的相对禁忌证包括（　　）。
A. 活动性肾盂肾炎、肾结核
B. 肾脓肿或肾周围脓肿
C. 肾盂积液或积脓
D. 孤立肾
E. 多囊肾或肾脏大囊肿

34. 重复肾活检对（　　）有很大的帮助。
A. 了解疾病的演变
B. 评估治疗的效果
C. 判断预后
D. 了解慢性肾衰竭
E. 了解妊娠

35. 有以下情况的患者应建议其进行重复肾活检（　　）。
A. 系统性红斑狼疮患者可能存在病理类型的转变

B. 新月体肾炎或重症Ⅳ性狼疮性肾炎患者经治疗后，了解肾组织学变化并根据具体情况制定后续治疗方案

C. 原发性肾病综合征初治为激素敏感型，多次复发转为激素抵抗型，怀疑存在病理类型转变

D. 肾肿瘤或肾脏动脉瘤

E. 多囊肾或肾脏大囊肿

36. 以下关于肾穿刺活检操作前准备的叙述，正确的是（　　）。

A. 了解女性患者的月经周期，避免在经期行肾活检

B. 停用抗凝药物及抗血小板药物，原则上至少在术前 2 天、术后 3 天内不能使用影响凝血的药物

C. 检查血型，备血

D. 继续服用抗凝药物及抗血小板药物

E. 对于急性肾衰竭的患者，可直接进行肾穿刺活检

37. 肾组织标本经处理后应尽早送（　　）检查。

A. 光学显微镜　　B. 电子显微镜

C. 免疫荧光显微镜　　D. 化学显微镜

E. 物理显微镜

六、案例分析题

（1~9 题共用题干）

患者，男，51 岁，常有尿频、尿急、尿痛、腰痛等症状，近期被诊断为泌尿系感染。

1. 最容易发生泌尿系感染的疾病是（　　）。

A. 高血压　　B. 大叶性肺炎

C. 缺铁性贫血　　D. 慢性肝炎

E. 糖尿病

2. 尿沉渣检查通常留取清晨（　　）中段尿标本。

A. 第一次　　B. 第二次

C. 第三次　　D. 第四次

E. 第五次

3. 尿液留取后，应在（　　）内送检。

A. 30~60min　　B. 10~20min

C. 20~30min　　D. 60~70min

E. 70~90min

4. 尿液留取后，如不能及时送检，收集尿液的容器加盖置于（　　）冰箱内保存 6~8h。

A. 4℃　　B. 1℃

C. 9℃　　D. 6℃

E. 10℃

5. 影响尿液检查异常加重的因素包括（　　）。

A. 上呼吸道感染　　B. 急性肠胃炎

C. 激惹腭扁桃体　　D. 使用利尿剂

E. 过度劳累　　F. 高血压病史

G. 慢性肾炎

6. 尿菌计数有时可能有假阳性，这是由于（　　）。

A. 采尿后，超过 1 小时才做培养　　B. 饮水太少

C. 采尿时严重污染　　D. 尿液停留在膀胱太久

E. 以上都是

7. 有助于区分血尿来源的检查是（　　）。

A. 尿蛋白定量　　B. 尿红细胞容积分布曲线

C. 新鲜尿沉渣相差显微镜检查　　D. B 超检查

E. 尿细菌定量培养

8. 导致尿细菌培养出现假阴性结果的因素是（　　）。

A. 大量饮水

B. 尿液在膀胱内停留不足 6 小时，细菌没有足够时间繁殖

C. 球菌感染

D. 近 7 天内用过抗菌药物

E. 收集中段尿时消毒药不慎混入尿标本内

F. 饮水不足

9. 判断单纯性血尿的来源需要检查（　　）。

A. 肾功能　　B. 尿红细胞容积分布曲线测定

C. 相差显微镜尿红细胞形态检查　　D. 尿蛋白定量测定

E. 肾活检

参考答案

一、A1 型题

1. D　2. D　3. B　4. D　5. D　6. E　7. B　8. E　9. D　10. E

11. A　12. D　13. A　14. D　15. E　16. B　17. E　18. D　19. E　20. C

21. D　22. D　23. B　24. D　25. E　26. A　27. D　28. D　29. A　30. A

31. A　32. A　33. E　34. D　35. E　36. A　37. D　38. C　39. D　40. E
41. E　42. C　43. C　44. D　45. A　46. D　47. D　48. E　49. E　50. B
51. C　52. A　53. C

二、A2 型题

1. B　2. E　3. D　4. E　5. C　6. B　7. D　8. D　9. D　10. C
11. D　12. A　13. E　14. E　15. D　16. A

三、A3/A4 型题

1. D　2. C

四、B 型题

1. A　2. B　3. C　4. D　5. E　6. D　7. A　8. A　9. B　10. C
11. D　12. E　13. D　14. D　15. D　16. A　17. B　18. C　19. B

五、X 型题

1. ABCE　2. ABC　3. ABDE　4. BC　5. ABC
6. ADE　7. ACDE　8. ABC　9. ABCDE　10. AB
11. CD　12. AB　13. ABC　14. CD　15. ABDE
16. ABCE　17. ABC　18. DE　19. DE　20. ABC
21. CDE　22. ACDE　23. AE　24. ABCD　25. AB
26. CDE　27. AB　28. CDE　29. ABCD　30. ABC
31. ABC　32. ABCD　33. ABCE　34. ABC　35. ABC
36. ABC　37. ABC

六、案例分析题

1. E　2. A　3. A　4. A　5. ABCE
6. AC　7. BC　8. BDE　9. BC

第四章　肾脏病理学

一、A1 型题

1. 肾小球病的病变主要累及（　　）。
   A. 双肾肾小球及肾小管　　B. 双肾肾小管
   C. 双肾肾小球　　D. 远端肾小管
   E. 双肾肾间质
2. 确定肾小球病病理类型和病变程度的必需手段是（　　）。
   A. 肾小球滤过率测定　　B. 肾脏超声
   C. 肾活检　　D. 尿液检查
   E. 肾血管造影
3. 以下关于炎性反应在肾小球病发病中的作用，不正确的是（　　）。
   A. 始发的免疫反应需引起炎症反应才能导致肾小球损伤
   B. 肾小球固有细胞在肾小球免疫介导性炎症中是单纯的无辜受害者
   C. 炎症介导系统分为炎症细胞和炎症介质两大类
   D. 炎症介质可趋化激活炎症细胞
   E. 炎症细胞可产生多种炎症介质造成肾小球炎性病变
4. 绝大多数能治愈的肾炎是（　　）。
   A. 新月体性肾小球肾炎　　B. 系膜毛细血管性肾小球炎
   C. 毛细血管内增生性肾小球肾炎　　D. 系膜增生性肾小球肾炎
   E. 硬化性肾小球肾炎
5. 急性链球菌感染后肾小球肾炎属于（　　）。
   A. 轻微性肾小球病变　　B. 系膜增生性肾小球肾炎
   C. 新月体性肾小球肾炎　　D. 毛细血管内增生性肾小球肾炎
   E. 膜性肾病
6. 以下不属于肾病综合征常见病理类型的是（　　）。
   A. 膜性肾病　　B. 系膜增生性肾小球肾炎
   C. 毛细血管内增生性肾小球肾炎　　D. 系膜毛细血管性肾小球肾炎
   E. 局灶节段性肾小球硬化

7. 急性弥漫性毛细血管内增生性肾小球肾炎是一种（　　）。
A. 化脓性炎症　　B. 肉芽肿性炎
C. 以变质为主的炎症　　D. 以渗出为主的炎症
E. 以增生为主的炎症
8. 肾小球病的发病机制是（　　）。
A. 细胞免疫异常性疾病　　B. 与体液免疫无关
C. 遗传因素　　D. 感染性炎症疾病
E. 免疫介导性炎症疾病
9. 轻微性肾小球病变的主要病理变化是（　　）。
A. 肾小球毛细血管壁增厚　　B. 脏层上皮细胞足突消失
C. 节段性系膜细胞及基质增生　　D. 内皮细胞及系膜细胞增生
E. 细胞新月体形成
10. 诱发肾功能不全加重的最常见因素是（　　）。
A. 感染　　B. 高血压
C. 低钾血症　　D. 脱水
E. 贫血
11. 肾小球肾炎中免疫荧光阳性物质主要是（　　）。
A. 抗原、补体　　B. 抗原
C. 抗体　　D. 细菌、抗体、补体
E. 抗体、补体
12. 新月体性肾小球肾炎分型是根据（　　）。
A. 新月体的多少　　B. 新月体的大小
C. 免疫学检查结果　　D. 病程的早晚
E. 新月体的成分
13. 肾小球呈现线形免疫荧光的肾小球肾炎可能是（　　）。
A. 弥漫性膜性肾小球肾炎　　B. 弥漫性膜性增生性肾小球肾炎
C. 弥漫性新月体性肾小球肾炎　　D. 弥漫性系膜增生性肾小球肾炎
E. 弥漫性毛细血管内增生性肾小球肾炎
14. 由肾缺血引起急性肾小管坏死的病因不包括（　　）。
A. 大面积烧伤，大手术　　B. 重症感染和败血症
C. 各种原因引起血管内溶血　　D. 肾动脉狭窄
E. 上消化道大出血
15. 以下关于肾小管上皮细胞空泡变性的叙述，错误的是（　　）。
A. 肾小管上皮细胞缺血缺氧　　B. 有透明蛋白管型

C. 吸收蛋白等物质增多　　D. 导致吸收空泡增多

E. 呈细密空泡或大空泡状

16. 以下关于肾小管萎缩的叙述，错误的是（　）。

A. 肾小管上皮细胞体积缩小　　B. 基底膜增厚

C. 管腔狭窄　　D. 有阻塞时管腔扩张

E. 管腔宽大

17. 以下根据肾脏肉眼病变特点的组合错误的是（　）。

A. 大红肾——毛细血管内增生性肾炎

B. 大白肾——膜性肾小球肾炎

C. 不规则瘢痕肾——慢性硬化性肾小球肾炎

D. 颗粒性固缩肾——良性高血压病肾

E. 脂性肾病——轻微病变性肾炎

18. 以下关于肾间质水肿的叙述，错误的是（　）。

A. 肾小管之间的间隙加大　　B. 呈疏松状态

C. 多见于急性肾小管重度损伤　　D. 见于肾静脉血栓形成

E. 呈紧密状态

二、A2 型题

1. 患者，女，30 岁。7 年前有风湿性二尖瓣狭窄及关闭不全病史，心功能代偿期。近 4 周持续高热，呈双峰热型，伴乏力、食欲不振、肌肉关节酸痛住院。1 周前闻及心尖部杂音性质突变、强度增加。近日结膜下见有淤点，脾脏可扪及。血培养有表皮葡萄球菌生长，已予有关抗菌药物治疗。5 天前出现肉眼血尿，尿蛋白(++)，低补体血症，血肌酐 150μmol/L。其肾脏损害可能原因是（　）。

A. 感染性心内膜炎伴肾栓塞

B. 感染性心内膜炎后肾炎

C. 感染性心内膜炎伴急性链球菌感染后肾炎

D. 感染性心内膜炎伴 IgA 肾病

E. 感染性心内膜炎伴肾脓肿

2. 患者，男，65 岁。每日尿量 3200ml，尿比重 1.030，血压 130/60mmHg，可能的诊断为（　）。

A. 肾动脉硬化　　B. 大量饮水后

C. 前列腺肥大　　D. 肾性尿崩症

E. 糖尿病

3. 患者，男，18 岁，周身水肿、尿少、尿蛋白 4.5g/d，血浆白蛋白 24g/L。用糖皮质激素治疗过程中，突然出现左下肢不对称性肿胀伴疼痛。最可能的病因是（　　）。

A. 肾静脉血栓　　B. 急性肾衰竭

C. 皮肤感染　　D. 左下肢静脉血栓形成

E. 左下肢静脉炎

4. 患者，女，16 岁，感冒后腰痛，双下肢明显水肿。尿蛋白定量为 4.0g/24h，RBC 0~2/HP，血浆白蛋白 32g/L，血肌酐 130μmol/L。其病理表现可能为（　　）。

A. 系膜毛细血管性肾小球肾炎　　B. 系膜毛细血管内肾小球肾炎

C. IgA 肾病　　D. 微小病变

E. 局灶节段性硬化

三、A3/A4 型题

（1~2 题共用题干）

患者，女，28 岁，双下肢及面部水肿 1 周，伴关节痛，发热 38℃。查体：血压 120/70mmHg，尿蛋白(+++)，RBC (+)/HP，尿 WBC 2~3/HP，颗粒管型 2~3/HP。

1. 患者应首先排除的是（　　）。

A. 原发性小球肾炎　　B. 继发性肾小球肾炎

C. 肾盂肾炎　　D. 隐性肾炎

E. 风湿性心脏病

2. 患者入院后即出现恶心、呕吐，白天嗜睡，夜晚失眠及呼吸加深加快等症状。最早应进行的检查为（　　）。

A. 消化道钡餐　　B. 抽血测空腹血糖、血酮体

C. 抽血测 Cr、BUN、CO_2CP　　D. 急拍胸片了解心脏情况

E. 急查 ECG

（3~4 题共用题干）

患者，女，22 岁，因头晕，乏力，面部水肿，多关节酸痛，脱发，口腔溃疡 5 个月。曾拟诊“肾炎”，疗效不佳，因贫血输全血一次，贫血反而加重。ESR 120mm/h，WBC 4.5×10^9/L，RBC 2.5×10^{12}/L，Hb 50g/L，血小板计数 5.5×10^9/L，网织红细胞 10%，尿常规：RBC 5~8 个/HP，尿蛋白(++++)，透明管型(+)，颗粒管型(+)。

3. 假设肾穿刺结果：15 个肾小球中 12 个硬化，3 个为纤维性新月体，肾间质纤维化。肾功能：BUN 30mmol/L，Cr 620μmol/L。34 小时尿量 400ml。应选择的治疗为（　　）。

A. 糖皮质激素 + 环孢素

B. 大剂量糖皮质激素冲击

C. 大剂量糖皮质激素冲击 + 环磷酰胺冲击

D. 大剂量丙种球蛋白冲击

E. 透析治疗

4. 假设患者好转出院，以下出院医嘱错误的是（　　）。

A. 避免妊娠　　B. 避免肾损药物

C. 避免日光及紫外线　　D. 毋需输血

E. 定期门诊随访

(5~8 题共用题干)

患者，女，22 岁，因头晕，乏力，面部水肿，多关节酸痛，脱发，口腔溃疡 5 个月。曾拟诊“肾炎”，疗效不佳，因贫血输全血一次，贫血反而加重。ESR 120mm/h，WBC 4.5×10^9/L，RBC 2.5×10^{12}/L，Hb 50g/L，血小板 5.5×10^9/L，网织红细胞 10%，尿常规：RBC 5~8/HP，尿蛋白(++++)，透明管型(+)，颗粒管型(+)。

5. 以下有确诊意义的是（　　）。

A. ANA (+)，RF (+)，ESR (+)

B. ANA (+)，狼疮细胞(+)

C. 高球蛋白血症，低补体血症

D. ANA (+)，抗 ds-DNA 抗体(+)，Coombs 试验(+)

E. Coombs 试验(+)，血小板计数减少

6. 最可能的诊断为（　　）。

A. 急性肾炎　　B. 慢性肾炎

C. 系统性红斑狼疮　　D. 自身免疫性溶血性贫血

E. 系统性红斑狼疮 + Evans 综合征

7. 以下提示病情明显活动的是（　　）。

A. 24 小时尿蛋白定量增加　　B. ESR 增快

C. 发热　　D. ANA 效价升高

E. 溶血性贫血加重

8. 假设 BP 15/10kPa，24 小时尿量 700ml，血电解质基本正常，肾功能：BUN 17.5mmol/L，Cr 420μmol/L，肾穿刺结果：15 个肾小球中 10 个为细胞型新月体，多数肾小球系膜和内皮细胞弥漫性增生。免疫荧光见毛细血管壁及系膜有广泛免疫球蛋白和补体沉积。目前无感染证据，应选择的治疗为（　　）。

A. 糖皮质激素 + 环孢素

B. 大剂量糖皮质激素冲击

C. 大剂量糖皮质激素冲击 + 环磷酰胺冲击

D. 大剂量丙种球蛋白冲击

E. 血液透析

四、B 型题

（1～2 题共用备选答案）

A. 输尿管疾病

B. 肾小管和肾间质的损伤

C. 肾小球及肾小管–间质的缺血性损伤

D. 遗传性肾疾病

E. 肾肿瘤疾病

1. 肾小球病变常继发（　　）。

2. 原发于肾血管的病变则可引起（　　）。

（3～6 题共用备选答案）

A. 活动性病变　　B. 非活动性病变

C. 增生性病变　　D. 弥漫性肾小球病

E. 局灶性肾小球病

3. 肾小球坏死、渗出、细胞增生性病变称为（　　）。

4. 肾小球细胞外基质增生、纤维化和结缔组织增生称为（　　）。

5. 肾小球疾病中，病变累及 50% 以上的肾小球，为（　　）。

6. 肾小球疾病中，小于 50% 的肾小球受累，为（　　）。

（7～10 题共用备选答案）

A. 活动性病变　　B. 节段性病变

C. 球性病变　　D. 弥漫性病变

E. 局灶性病变

7. 肾小球病变分布分为四个等级，其中 <25% 和 25%～50% 为（　　）。

8. 肾小球病变分布分为四个等级，其中 50%～75% 及 >75% 为（　　）。

9. 肾小球病变超过一个肾小球的 50% 的毛细血管袢，为（　　）。

10. 肾小球病变少于一个肾小球的 50% 的毛细血管袢，为（　　）。

（11～12 题共用备选答案）

A. 颗粒变性　　B. 滴状变性

C. 肾小管上皮细胞空泡变性　　D. 肾小管管型

E. 急性肾小管炎

11. 肾小管上皮细胞缺血缺氧，吸收蛋白增多，致线粒体肿胀，胞质呈细颗粒状，称为（　　）。

12. 肾小管上皮细胞缺血缺氧，吸收大量蛋白，蛋白滴和溶酶体增多，胞质内呈玻璃滴状，称为（　　）。

（13～15 题共用备选答案）

A. 坏死性小动脉炎
B. 动脉粥样硬化症
C. 肾病综合征
D. 恶性高血压病
E. 小动脉炎

13. 肾血管常见病变中，小动脉纤维素样坏死多见于（　　）。
14. 肾血管常见病变中，小动脉血栓形成多见于（　　）。
15. 肾血管常见病变中，小静脉血栓形成多见于（　　）。

五、X 型题

1. 肾脏疾病根据主要的病变部位，可分为（　　）。
A. 肾小球疾病
B. 肾小管间质疾病
C. 肾血管疾病
D. 肾结核疾病
E. 肾肿瘤疾病

2. 肾脏疾病根据病理学分类的基本原则，在侵犯部位、病因和发病机制的前提下，不可避免会出现交叉和重叠，可以分为（　　）。
A. 肾小球疾病
B. 肾小管疾病
C. 代谢异常肾疾病
D. 遗传性肾疾病
E. 肾肿瘤疾病

3. 下列病变中不属于肾小球肾炎基本病理改变的是（　　）。
A. 肾小球细胞增多
B. 肾小球内中性粒细胞浸润
C. 间质血管扩张、充血，肾间质内炎症细胞浸润、脓肿形成
D. 基底膜增厚和系膜基质增多
E. 肾小管上皮细胞变性

4. 下列选项属于急性弥漫性毛细血管内增生性肾小球肾炎病变的是（　　）。
A. 肾小球见中性粒细胞浸润
B. 系膜细胞增生
C. 肾小球球囊的壁层和脏层上皮细胞可增生
D. 大量淋巴细胞浸润
E. 内皮细胞增生

5. 弥漫性肾小球肾炎包括（　　）。
A. 膜性肾病
B. 增生性肾炎

C. 硬化性肾小球肾炎
D. 轻微性肾小球病变
E. 局灶性节段性肾小球硬化

6. 系膜组织的作用包括（　　）。
A. 修补基底膜
B. 调节滤过率
C. 调节、电解质平衡
D. 清除异物和废物
E. 起支架作用

7. 与肾小球病发病有关的机制是（　　）。
A. 非免疫机制
B. 毒性反应
C. 免疫反应
D. 炎症反应
E. 遗传因素

8. 下列哪项肾小球疾病能引起肾实质性急性肾衰竭（　　）。
A. 急性链球菌感染后肾小球肾炎
B. 急进性肾炎
C. 肾病综合征
D. 肾病综合征合并肾静脉血栓
E. 隐匿性肾小球疾病

9. 足细胞常见病变包括（　　）。
A. 足细胞空泡变性和肿胀
B. 足细胞足突融合
C. 足细胞增生
D. 球囊粘连
E. 新月体形成

10. 基底膜常见病变包括（　　）。
A. 基底膜空泡变性
B. 基底膜增厚
C. 足细胞增生
D. 球囊粘连
E. 新月体形成

11. 急性肾盂肾炎的病理改变是（　　）。
A. 弥漫性肾小球病变
B. 肾小管腔内有脓性分泌物
C. 肾间质内有白细胞浸润和小脓肿形成
D. 肾小管上皮细胞肿胀、坏死、脱落
E. 肾盂肾盏黏膜充血水肿

12. 以下关于管型的叙述，正确的是（　　）。
A. 透明管型见于心力衰竭患者
B. 脂肪管型见于肾病综合征患者
C. 红细胞管型见于膀胱炎患者
D. 白细胞管型见于肾盂肾炎患者
E. 蜡样管型见于慢性肾衰竭患者

13. 肾血管常见病变小动脉硬化多见于（　　）。
A. 原发性、继发性和肾性高血压
B. 动脉粥样硬化症

C. 小动脉坏死恢复期　　　　D. 弥漫性

E. 小片性

14. 肾血管常见病变小动脉内膜葱皮状增厚多见于（　　）。

A. 溶血性尿毒症综合征　　　　B. 动脉粥样硬化症

C. 小动脉坏死恢复期　　　　D. 恶性高血压病

E. 产后性急性肾衰竭

参考答案

一、A1 型题

1. C　2. C　3. B　4. C　5. D　6. C　7. E　8. E　9. B　10. A

11. E　12. C　13. C　14. C　15. B　16. E　17. C　18. E

二、A2 型题

1. B　2. E　3. D　4. D

三、A3/A4 型题

1. B　2. C　3. D　4. E　5. D　6. E　7. E　8. C

四、B 型题

1. B　2. C　3. A　4. B　5. D　6. E　7. E　8. D　9. C　10. B

11. A　12. B　13. A　14. E　15. C

五、X 型题

1. ABC　2. ABCD　3. CE　4. ABE　5. ABC

6. ABDE　7. ACDE　8. ABCD　9. ABC　10. AB

11. BCDE　12. ABDE　13. ABC　14. ADE

第五章　肾小球疾病

一、A1 型题

1. 以下属于抗基底膜抗体性肾炎的是（　　）。

A. 系膜增生性肾炎　　B. 局灶硬化型肾炎

C. 慢性肾炎　　D. 急进性肾炎

E. 急性链球菌感染后肾炎

2. 以下有关链球菌感染后急性肾炎的说法，不正确的是（　　）。

A. 多在感染后 1~3 周起病，起病急、预后良好

B. 免疫病理可见 IgG、C3 呈线条样沿毛细血管壁和系膜区沉积

C. 电镜可见肾小球上皮细胞下有驼峰状大块致密物沉积

D. 有持续性高血压、大量蛋白尿性肾功能损害者预后差

E. 有的患者可表现为肾病综合征

3. 以下关于急性肾炎的说法错误的是（　　）。

A. 最常见的原因为链球菌感染后　　B. 血液循环中免疫复合物增加

C. 血清补体降低　　D. 肾小球基底膜上有抗原抗体复合物沉积

E. 尿沉渣中有白细胞管型

4. 下列病原体感染与急性弥漫性增生性肾小球肾炎发病有关的是（　　）。

A. 肺炎球菌　　B. 寄生虫

C. 病毒　　D. 链球菌

E. 葡萄球菌

5. 急性弥漫性增生性肾小球肾炎时，肾小球内增生的细胞主要是（　　）。

A. 肾球囊脏层上皮细胞及系膜细胞

B. 肾球囊壁层上皮细胞及毛细血管内皮细胞

C. 肾球囊脏层上皮细胞和壁层上皮细胞

D. 肾小球毛细血管内皮细胞和系膜细胞

E. 肾小球周围的成纤维细胞

6. 急进性肾小球肾炎与急性肾小球肾炎临床特征相似之处是（　　）。

A. 急性肾炎综合征　　B. 肾功能急剧恶化

C. 贫血
D. 早期出现少尿性急性肾衰竭
E. 预后差

7. 以下不是急性链球菌感染后肾小球肾炎特点的是（　　）。
A. 多见于儿童
B. 有肉眼血尿
C. 上皮下有驼峰状沉积物
D. 肾小球内有链球菌菌栓
E. 肾小球毛细血管管腔变窄甚至闭塞

8. 急性肾小球肾炎的发病机制主要是（　　）。
A. 抗基底膜抗体介导
B. 沉着的循环免疫复合物介导
C. 原位形成免疫复合物介导
D. 细胞免疫介导
E. 其他炎症介导

9. 引起急性肾小球肾炎的最常见病因是（　　）。
A. 甲型肝炎病毒感染
B. 乙型肝炎病毒感染
C. 葡萄球菌感染
D. β溶血性链球菌致肾炎菌株感染
E. 溶血性链球菌感染

10. 关于急性肾炎的治疗，下列哪种说法不正确（　　）。
A. 急性期应卧床休息
B. 不宜应用糖皮质激素及细胞毒药物
C. 氮质血症时应限制蛋白质摄入
D. 发生急性肾衰竭需长期透析治疗
E. 急性期予低盐饮食

11. 下述不符合急性肾炎病理改变特征的是（　　）。
A. 肾小球上皮侧驼峰样沉积物
B. 弥漫内皮系膜细胞增生性病变
C. IgG 沉积
D. 多形成新月体
E. 可见白细胞渗出

12. 急性肾小球肾炎的病理类型为（　　）。
A. 局灶性节段性肾小球硬化
B. 系膜毛细血管性肾小球肾炎
C. 系膜增生性肾小球肾炎
D. 毛细血管内增生性肾小球肾炎
E. 新月体肾小球肾炎

13. 以下关于急进性肾小球肾炎的说法，不正确的是（　　）。
A. 病理为系膜增生性肾小球肾炎
B. 可为免疫复合物致病
C. 可为肾微血管炎
D. 病理类型为新月体肾小球肾炎
E. 可为抗肾小球基底膜抗体致病

14. 急性肾小球肾炎的肉眼变化主要为（　　）。
A. 大白肾
B. 蚤咬肾和大红肾
C. 多发性小脓肿
D. 多囊肾
E. 固缩肾

15. 诊断急性肾炎最有意义的临床表现为（　　）。

A. 高血压　　B. 水肿

C. 中等量以上的蛋白尿　　D. 血尿，蛋白尿，血清 C3 降低

E. 尿比重减低

16. 急性肾小球肾炎循环充血状态多发生于（　　）。

A. 1 个月内　　B. 1 天内

C. 5 周内　　D. 3~5 天内

E. 3 周内

17. 急性肾炎的主要临床表现是（　　）。

A. 水肿、蛋白尿、高血压、高脂血症

B. 高血压、血尿、蛋白尿、低蛋白血症

C. 水肿、血尿、蛋白尿、高血压

D. 少尿、水肿、蛋白尿、高脂血症

E. 少尿、水肿、血尿、低蛋白血症

18. 肾性水肿的基本病理生理为（　　）。

A. 门静脉压力增高　　B. 体静脉压力增高

C. 淋巴液生成过多　　D. 水钠潴留

E. 低白蛋白血症

19. 急性肾小球肾炎时，出现高血压是因为（　　）。

A. 水钠潴留

B. 肾脏分泌的降压物质减少

C. 肾功能损害

D. 肾素分泌增加，类风湿关节炎系统活性增加

E. 交感神经系统活性增加

20. 怀疑急性肾小球肾炎应及时做肾活检的指征为（　　）。

A. 高血压

B. 大量蛋白尿

C. 明显水肿

D. 肾小球滤过率进行性下降或病情于 2 个月尚未见全面好转者

E. 肉眼血尿

21. 尿中红细胞管型常见于（　　）。

A. 急性肾小球肾炎　　B. 急性肾盂肾炎

C. 急性出血性膀胱炎　　D. 急性肾衰竭

E. 慢性肾衰竭

22. 以下关于尿纤维蛋白原降解产物（FDP）的意义说法，不正确的是（　　）。
A. 弥散性血管内凝血和原发性纤溶疾病为(+)
B. 肾病综合征可阳性或阴性
C. 原发性肾小球病变时，阳性则预后较差
D. 肾脏肿瘤可为(+)
E. 原发性肾小球病变时，阳性则预后较好
23. 可出现补体下降的病变有（　　）。
A. IgA 肾病
B. 局灶节段性肾小球硬化
C. 系膜毛细血管性肾炎
D. 重度系膜增生性肾炎
E. IgM 肾病
24. 对诊断急性肾小球肾炎意义最大是（　　）。
A. 血清抗链球菌溶血素“O”效价升高
B. 起病初期血清 C3 及补体下降，8 周内渐恢复正常
C. 血清 IgA 升高
D. 起病早期循环免疫复合物呈阳性
E. 起病早期血清冷球蛋白呈阳性
25. 不能引起肾病综合征的疾病是（　　）。
A. 过敏性紫癜肾炎
B. 糖尿病肾病
C. 急性肾盂肾炎
D. 肾淀粉样变性
E. 系统性红斑狼疮性肾炎
26. 有利于急性肾炎诊断的血液生化改变是（　　）。
A. 血清 C 暂时下降
B. 血浆蛋白明显下降
C. 血清胆固醇升高
D. 抗链“O”效价升高
E. 血免疫球蛋白升高
27. 以下关于急性肾盂肾炎病理改变的说法，错误的是（　　）。
A. 肾盂、肾盏黏膜有脓性分泌物
B. 炎症剧烈时可见广泛性出血
C. 小部分肾乳头部可见炎症改变
D. 肾小球周围可有白细胞浸润
E. 肾小囊内有上皮细胞增生和巨噬细胞增多
28. 急性弥漫性增生性肾炎和急性肾盂肾炎患者尿液检查最重要的鉴别要点是（　　）。
A. 红细胞
B. 细菌
C. 中性粒细胞
D. 白蛋白
E. 颗粒管型
29. 较之急性肾炎，急进性肾炎的表现为（　　）。
A. 肉眼血尿
B. 显著血压增高

C. 进行性少尿和肾功能迅速恶化　　D. 尿纤维蛋白降解产物增高

E. 血补体水平下降

30. 急性肾炎首先选用的治疗措施是（　　）。

A. 对症治疗　　B. 细胞毒药物治疗

C. 应用止血药物治疗　　D. 泼尼松治疗

E. 中药治疗

31. 急性肾炎不宜应用的治疗是（　　）。

A. 糖皮质激素及细胞毒药物　　B. 治疗感染灶

C. 透析治疗　　D. 卧床休息

E. 中医药治疗

32. 急进性肾炎的病理特点为（　　）。

A. 系膜和基质增生，形成毛细血管袢的双轨现象

B. 弥漫增殖性病变

C. 系膜增殖性病变

D. 局灶节段性硬化

E. 广泛肾小球囊腔内新月体形成

33. 急进性肾炎临床表现最突出者为（　　）。

A. 水肿　　B. 高血压

C. 少尿或无尿　　D. 镜下血尿

E. 心包摩擦音

34. 常导致急性肾衰竭的肾小球肾炎是（　　）。

A. 新月体性肾小球肾炎　　B. 系膜增生性肾小球肾炎

C. 膜性肾小球肾炎　　D. 轻微病变性肾小球肾炎

E. 局灶性肾小球肾炎

35. 以下关于急进性肾炎的说法，不正确的是（　　）。

A. 本病也称新月体性肾炎　　B. 病理改变为系膜增生性肾小球肾炎

C. 可为抗肾小球基底膜抗体致病　　D. 可为免疫复合物致病

E. 可见于链球菌感染后肾小球肾炎和过敏性紫癜

36. 急性肾小球肾炎肾脏的病理表现是（　　）。

A. 系膜增生性肾小球肾炎　　B. 膜增生性肾小球肾炎

C. 细胞新月体性肾炎　　D. 纤维新月体性肾炎

E. 毛细血管内增生性肾小球肾炎

37. 关于新月体性肾炎肾脏病理改变，下列描述正确的是（　　）。

A. Ⅰ型表现为 IgG 及 C3 呈颗粒样沉积于毛细血管壁

B. Ⅰ型表现为 IgG 及 C3 呈线条样沉积于毛细血管壁
C. Ⅱ型表现为 IgA 及 C3 呈颗粒样沉积于系膜区和毛细血管壁
D. Ⅱ型表现为 IgM 呈线条状沉积于毛细血管壁
E. Ⅲ型免疫病理表现为“满堂亮”

38. 急性弥漫性增生性肾小球肾炎最主要的病变特点是（　　）。
A. 肾球囊壁层上皮细胞增生
B. 肾小球毛细血管壁纤维蛋白样坏死
C. 肾小球系膜细胞和毛细血管内皮细胞增生
D. 肾小球毛细血管内血栓形成及基膜增厚
E. 肾小球内中性粒细胞浸润

39. 急性弥漫性增生性肾小球肾炎患者水肿的主要原因是（　　）。
A. 血管升压素的分泌增多　　B. 全身毛细血管通透性增高
C. 肾小球滤过率减少　　D. 低蛋白血症
E. 继发性醛固酮增多

40. 有关抗肾小球基膜型肾小球肾炎的免疫病理学特征是（　　）。
A. IgG、C3 呈颗粒状沉积于系膜区及毛细血管壁
B. IgG、C3 呈团块状沉积于系膜区及毛细血管壁
C. IgG、C3 呈线条状沉积于毛细血管壁
D. 肾小球内无或微量免疫沉积物
E. 仅有 C3 在系膜区和内皮下沉积

41. 急进性肾炎Ⅰ型的主要发病机制为（　　）。
A. 细胞免疫介导　　B. 原位免疫复合物介导
C. 循环免疫复合物介导　　D. 抗肾小球基底膜抗体介导
E. 抗中性粒细胞胞质抗体（ANCA）介导

42. 鉴别急进性肾炎和肾小管坏死最有意义的是（　　）。
A. 肾功能减退　　B. 尿量减少
C. 红细胞管型　　D. 高钾血症
E. 上皮细胞管型

43. 以下关于急性肾小球肾炎的病理说法，不正确的是（　　）。
A. 肾体积可较正常增大　　B. 急性期可伴有单核细胞和淋巴细胞浸润
C. 肾小管病变多不明显　　D. 光镜下通常为弥漫性肾小球病变
E. 病变类型为毛细血管内增生性肾小球肾炎

44. 对急进性肾炎患者进行肾活检最可能的表现是（　　）。
A. 肾小管坏死　　B. 局灶性节段性硬化

C. 肾小球系膜增生　　D. 肾小球广泛新月体形成

E. 肾体积增大

45. 急进性肾小球肾炎B超检查常可见（　　）。

A. 双肾轮廓增大　　B. 双肾轮廓缩小

C. 双肾轮廓外形不规则　　D. 双肾轮廓大小不等

E. 双肾轮廓不清楚

46. 电镜下显示肾小球基底膜与内皮细胞之间有电子致密的沉积物，最可能的诊断为（　　）。

A. 急性增生性肾小球肾炎　　B. 快速进行性肾小球肾炎

C. 膜性肾小球肾炎　　D. 膜性增生性肾小球肾炎Ⅰ型

E. 膜性增生性肾小球肾炎Ⅱ型

47. 新月体性肾小球肾炎中新月体的增生细胞成分是（　　）。

A. 肾小球球囊壁层上皮细胞

B. 肾小球球囊壁层上皮细胞和单核–吞噬细胞

C. 肾小球球囊脏层上皮细胞和单核–吞噬细胞

D. 肾小球系膜细胞和内皮细胞

E. 肾小球系膜细胞

48. 以下关于原发性肾小球疾病的病理特点说法错误的是（　　）。

A. 膜性肾病是光镜下主要为不伴细胞增生的弥漫性肾小球毛细血管基底膜增厚

B. 微小病变病是光镜下无明显异常，电镜下可见上皮细胞肿胀、足突广泛融合

C. 急进性肾炎主要是光镜下30%以上肾小球的肾小囊中有新月体形成

D. 急性链球菌感染后肾小球肾炎主要是弥漫增生性肾小球炎症

E. 系膜增生性肾炎主要是系膜细胞及系膜基质不同程度的弥漫性增生

49. 以下不属于急进性肾炎临床特点的是（　　）。

A. 急性肾炎综合征　　B. 常有高血压

C. 常出现少尿与急剧肾功能恶化　　D. 可有咯血和肺部病变

E. 单纯糖皮质激素疗效好

50. 以下关于急性肾小球肾炎的描述，错误的是（　　）。

A. 多发于儿童　　B. 患者几乎均伴有大量蛋白尿

C. 患者几乎均伴有血尿　　D. 部分患者可出现肾衰竭

E. 如患者伴有反复发作的扁桃体炎时，可摘除扁桃体

51. 下列不支持急进性肾小球肾炎诊断的是（　　）。

A. 数周至半年进展至尿毒症　　B. 呈急性肾炎综合征

C. 早期出现少尿性急性肾衰竭　　D. 肾功能急剧转坏

E. 常无贫血表现

52. 急性肾盂肾炎的临床特点不包括（ ）。

A. 可发生于各年龄段，育龄女性多见

B. 全身中毒症状明显

C. 部分患者下尿路症状不典型或缺如

D. 查体可发现一侧或双侧肋脊角或输尿管点压痛和（或）肾区叩击痛

E. 不会出现败血症

53. 急进性肾小球肾炎不同于急进性肾炎的主要临床表现是（ ）。

A. 以肉眼血尿为主要变化
B. 上皮细胞下驼峰状电子致密物

C. 上皮细胞足突广泛融合
D. 上皮下多数电子致密物

E. 短期内进行性肾功能减退

54. 以下不属于急进性肾炎Ⅰ型临床特点的是（ ）。

A. 起病急，初期表现似急性肾炎
B. 常有贫血

C. 常出现少尿甚至无尿
D. 可有咯血及肺部病变

E. 强化治疗无效时可长期透析

55. 急进性肾小球肾炎典型的病理改变是（ ）。

A. 肾小球内皮和系膜细胞增生
B. 肾小球节段性纤维素样坏死

C. 新月体性肾炎
D. 白金耳形成

E. 肾小管萎缩

56. 可能需要联合血浆置换治疗的肾小球疾病是（ ）。

A. 新月体性肾炎
B. 毛细血管内增生性肾炎

C. 系膜增生性肾炎
D. 局灶性节段性肾小球硬化

E. 膜增殖性肾小球肾炎

57. 下列关于新月体性肾炎，描述不正确的是（ ）。

A. 病理改变特征主要是肾小囊内细胞增生，纤维蛋白沉积

B. 肾穿刺标本中一半以上的肾小球有新月体即可诊断

C. Ⅰ型由抗肾小球基底膜抗体介导

D. Ⅱ型由免疫复合物介导

E. Ⅲ型为寡免疫复合物型

58. 新月体性肾炎不会发生于（ ）。

A. IgA 肾病
B. 糖尿病肾病

C. 过敏性紫癜
D. 感染性心内膜炎

E. 系统性红斑狼疮

59. 以下有助于鉴别肾前性急性肾衰竭与急性肾小管坏死的是（ ）。

A. 氮质血症程度
B. 尿钠浓度

C. 尿量　　D. 肾脏影像学造影

E. 血压降低的程度

60. Goodpasture 综合征最常见的肾脏病理改变为（　　）。

A. 膜性肾病　　B. 毛细血管内增生性肾小球肾炎

C. 新月体性肾炎　　D. 微小病变

E. 轻度系膜增生性肾小球肾炎

61. 荧光呈线形的肾炎是（　　）。

A. IgA 肾病　　B. 膜性肾炎

C. 轻微病变性肾炎　　D. 肺出血肾炎综合征

E. 膜性增生性肾炎

62. 急性肾小球肾炎患者的血清 C3 水平恢复正常的时间为（　　）。

A. ＜4 周　　B. 6~8 周

C. 2~4 个月　　D. 半年

E. 1 年

63. 急性肾小球肾炎继发肾性高血压的血压控制，尿蛋白＜1g/24h，理想的血压控制目标是（　　）。

A. ＜160/95mmHg　　B. ＜140/90mmHg

C. ＜140/85mmHg　　D. ＜135/85mmHg

E. ＜130/80mmHg

64. Ⅰ型新月体性肾小球肾炎患者首选的治疗方法或药物是（　　）。

A. 血浆置换　　B. 细胞毒药物

C. 甲泼尼龙　　D. 大剂量免疫球蛋白

E. 雷公藤多苷

65. 原发性急进性肾炎进入慢性期的主要治疗为（　　）。

A. 应用糖皮质激素及细胞毒药物　　B. 环孢素

C. 保护残存肾功能　　D. 抗凝

E. 强化血浆置换疗法

66. 关于急进性肾小球肾炎的临床特点说法错误的是（　　）。

A. 常出现少尿和进行性肾功能恶化　　B. 急性肾炎综合征

C. 可有发热、乏力、关节痛或咯血　　D. 常伴有中度贫血

E. 单纯糖皮质激素疗效好

67. 治疗Ⅰ型急进性肾炎最适当的疗法是（　　）。

A. 透析和肾移植　　B. 应用血管紧张素转换酶抑制药（ACEI）

C. 糖皮质激素和环磷酰胺　　D. 强化血浆置换疗法

E. 环孢素 A

68. 强化血浆置换疗法适用于（　　）。

A. 急进性肾炎　　B. 急性肾炎

C. 肾病综合征　　D. 慢性肾炎

E. 肾结核

69. 急进性肾炎持续少尿伴高钾血症，首选治疗措施为（　　）。

A. 大剂量维生素 C 静脉点滴　　B. 绝对卧床

C. 肾移植　　D. 预防感染

E. 血液透析

70. 急进性肾炎进展至终末期肾衰竭，进行肾移植的时机是（　　）。

A. 血浆置换治疗后　　B. 细胞毒药物治疗后

C. 糖皮质激素治疗后　　D. 病情静止半年后

E. 随时可以

71. 慢性肾功能不全患者突发抽搐、意识丧失、心脏骤停而死亡，其死亡原因可能是（　　）。

A. 代谢性酸中毒　　B. 高钾血症

C. 低钙血症　　D. 脑血管意外

E. 心力衰竭

72. 与急进性肾炎预后无关的因素是（　　）。

A. 免疫病理类型　　B. 性别

C. 年龄　　D. 治疗时机

E. 少尿、血肌酐 >600μmol/L

73. 慢性肾炎的主要病变部位是（　　）。

A. 双侧肾的肾小球　　B. 双侧肾的肾小管

C. 一侧肾小球　　D. 双侧肾间质

E. 先侵犯肾小管后侵犯肾小球

74. 慢性肾炎的疾病晚期病理类型均可转化为（　　）。

A. 系膜增生性肾小球肾炎　　B. 新月体肾小球肾炎

C. 硬化性肾小球肾炎　　D. 毛细血管内增生性肾小球肾炎

E. 系膜毛细血管性肾小球肾炎

75. 影响慢性肾炎肾功能进展的重要因素是（　　）。

A. 认真保养　　B. 年龄

C. 病理类型　　D. 性别

E. 合理治疗

76. 下列不是慢性肾炎的常见病理类型的是（　　）。

A. 膜性肾病　　B. 新月体肾小球肾炎

C. 系膜增生性肾小球肾炎　　D. 系膜毛细血管性肾小球肾炎
E. 局灶性节段性肾小球硬化

77. 慢性肾小球肾炎最主要的改变是（　　）。
A. 肾小球纤维化，玻璃样变　　B. 肾小管萎缩
C. 肾小球小动脉玻璃样变　　D. 肾小球肥大
E. 脏层上皮细胞增生

78. 慢性肾炎的基本临床表现为（　　）。
A. 蛋白尿、血尿、高血压、水肿
B. 持续肉眼血尿
C. 少尿、蛋白尿、血尿
D. 水肿、低蛋白血症、大量蛋白尿、血脂升高
E. 尿频、尿急、尿痛

79. 慢性肾炎多见于（　　）。
A. 青中年男性　　B. 青年女性
C. 儿童　　D. 老年女性
E. 青中年女性

80. 慢性肾盂肾炎早期的肾功能障碍主要表现在（　　）。
A. 血肌酐升高　　B. 血尿素氮升高
C. 内生肌酐清除率下降　　D. 浓缩稀释功能减退
E. 酚红排泄率下降

81. 慢性肾小球肾炎常见的是（　　）。
A. 蜡样管型　　B. 透明管型
C. 红细胞管型　　D. 颗粒管型
E. 白细胞管型

82. 以下对慢性肾小球肾炎的实验室诊断最有意义的尿常规检查结果是（　　）。
A. 尿蛋白(++)　　B. 颗粒管型
C. 大量红细胞　　D. 蜡状管型
E. 成堆白细胞

83. 慢性肾炎渐进性发展为（　　）。
A. 急性肾炎　　B. 隐匿性肾小球肾炎
C. 急性肾衰竭　　D. 慢性肾衰竭
E. 自愈

84. 诊断慢性肾炎的主要依据是（　　）。
A. 蛋白尿、血尿、管型尿、水肿、高血压达 1 年以上

B. 家族史
C. 肾功能损害
D. 缓慢起病
E. 链球菌感染史

85. 放射性核素肾图对下列哪项诊断价值不大（　　）。
A. 尿路梗阻　　B. 肾动脉狭窄
C. 急性尿闭的鉴别诊断　　D. 肾小球肾炎的诊断
E. 肾实质病变的肾功能估价

86. 以下有关慢性肾小球肾炎特征说法，错误的是（　　）。
A. 慢性肾炎肾功能损害的快慢主要与病理类型相关
B. 少数患者是由急性肾炎发展所致
C. 一般不宜用糖皮质激素及细胞毒药物
D. 降压是重要的治疗措施之一
E. 治疗时应尽量注意消除尿蛋白、红细胞

87. 下列有关慢性肾炎的治疗措施说法，错误的是（　　）。
A. 以延缓肾功能进行性恶化、改善或缓解临床症状为主要目的
B. 由于高血压是加速肾小球硬化、促进肾功能恶化的重要因素，因此应迅速将血压控制在理想水平
C. ACEI 具有降低血压、减少尿蛋白和延缓肾功能进行性恶化的作用
D. 目前研究抗血小板药物仅对系膜毛细血管性肾炎有效
E. 对于顽固性高血压可联合多种不同类型的降压药物

88. 慢性肾炎的主要治疗目的不包括（　　）。
A. 防止肾功能进行性恶化　　B. 延缓肾功能进行性恶化
C. 改善或缓解临床症状　　D. 防治严重并发症
E. 消除尿蛋白及尿红细胞

89. 以下关于慢性肾小球肾炎的治疗说法，不正确的是（　　）。
A. 避免应用肾毒性药物　　B. 积极控制高血压
C. 限制食物中蛋白及磷的入量　　D. 应用抗血小板药
E. 积极应用糖皮质激素及细胞毒药物

90. 糖皮质激素缓慢减药是指（　　）。
A. 足量治疗后每 1~2 周减小原用量的 10%
B. 足量治疗后每 1~2 周减小原用量的 5%
C. 足量治疗后每 1~2 周减小原用量的 30%
D. 足量治疗后每 1~2 周减小原用量的 20%
E. 足量治疗后每 1~2 周减小原用量的 15%

91. 血压不高、尿量正常、无水肿的慢性肾小球肾炎肾功能代偿期患者，最合适的饮食应是（　　）。

A. 低盐饮食　　B. 低蛋白饮食

C. 限制水的摄入量　　D. 普通饮食

E. 鼓励吃含植物蛋白的食物，严格限制含动物蛋白的食物

92. 改善慢性肾小球疾病大量蛋白尿的措施是（　　）。

A. 吲哚美辛　　B. 肾上腺皮质激素

C. 卡托普利（开博通）　　D. 血液透析

E. 双嘧达莫（潘生丁）

93. 查体发现镜下血尿，临床上最可能的原发性肾小球疾病是（　　）。

A. 慢性肾炎　　B. 急性肾小球肾炎

C. 慢性肾盂肾炎　　D. 隐匿性肾炎

E. 肾病综合征

94. 以下关于隐匿性肾小球肾炎说法错误的是（　　）。

A. 大多数患者肾功能可长期维持正常　　B. 毋需特殊治疗

C. 为肾小球源性血尿　　D. 尿蛋白以白蛋白为主

E. 大多可自愈

95. 下列关于隐匿性肾小球肾炎的叙述，错误的是（　　）。

A. 可无蛋白尿　　B. 可无血尿

C. 无高血压　　D. 无水肿

E. 肾脏病理肾小球无异常

96. 关于隐匿性肾炎，不正确的是（　　）。

A. 好发于 20~30 岁，上呼吸道感染后 1~4 天发作

B. 多是无症状蛋白尿，尿蛋白 <1.5g/d

C. 诱因后突然出现血尿，呈肉眼血尿，1~2 天后自愈

D. 无水肿、高血压、贫血

E. 预后良好，不会发展成尿毒症

97. 急性链球菌感染后肾炎一般发生于（　　）。

A. 链球菌感染后 6~8 天　　B. 金黄色葡萄球菌感染后 1~3 周

C. 链球菌感染后 1~3 周　　D. 金黄色葡萄球菌感染后 6~8 天

E. 金黄色葡萄球菌感染后 1 个月

98. 肾病综合征最基本的表现是（　　）。

A. 中等程度高血压

B. 尿透明管型 >5/HP

C. 尿蛋白定量 >3.5/24h 或蛋白定量 >50mg/kg

D. 高度水肿

E. 高血胆固醇

99. 儿童肾病综合征最常见的病理类型是（　　）。

A. 局灶节段性肾小球硬化　　B. 系膜增生性肾小球肾炎

C. 微小病变肾病　　D. 膜性肾病

E. 膜增生性肾炎

100. 中老年男性原发性肾病综合征常见的病理类型是（　　）。

A. 局灶节段性肾小球硬化　　B. 系膜增生性肾小球肾炎

C. 微小病变肾病　　D. 膜性肾病

E. 膜增生性肾炎

101. 下列关于原发性肾小球疾病的病理分型，不正确的是（　　）。

A. 硬化性肾小球肾炎　　B. 轻微肾小球病变

C. 增生性肾炎　　D. 肾病综合征

E. 膜性肾病

102. 不会引起肾病综合征的是（　　）。

A. 轻微病变性肾小球肾炎　　B. 膜性肾小球肾炎

C. 膜增生性肾小球肾炎　　D. 慢性肾盂肾炎

E. 系膜增生性肾小球肾炎

103. 成年患者激素和细胞药物治疗无效的肾病综合征是（　　）。

A. 微小病变型肾病　　B. 系膜增生性肾小球肾炎

C. 局灶性节段性肾小球硬化　　D. 系膜毛细血管性肾小球肾炎

E. 膜性肾病

104. 原发性肾病综合征的常见病理类型不包括（　　）。

A. 微小病变性肾病　　B. 膜性肾病

C. 系膜增生性肾小球肾炎　　D. 毛细血管内增生性肾小球肾炎

E. 局灶节段性肾小球硬化

105. 肾病综合征最常见的并发感染是（　　）。

A. 呼吸道感染　　B. 皮肤丹毒

C. 尿路感染　　D. 腹膜感染

E. 以上都不是

106. 肾病综合征最常见的电解质紊乱是（　　）。

A. 低钾血症　　B. 低钙血症

C. 低锌血症　　D. 高钠血症

E. 高钾血症

107. 引起儿童肾病综合征的最常见肾小球疾病是（　　）。
A. 脂性肾病　　B. 新月体性肾炎
C. IgA 肾病　　D. 节段性肾炎
E. 弥漫增生性肾炎

108. 在原发性肾病综合征中，有关系膜毛细血管性肾炎特点的描述不正确的是（　　）。
A. 50%~70% 病例的血清 C3 持续降低
B. 光镜下系膜细胞及系膜基质弥漫重度增生，并插入到基膜与内皮细胞间，使毛细血管袢呈现双轨征
C. 免疫病理检查常见 IgG 和 C3 呈颗粒状于系膜区及毛细血管壁沉积
D. 常伴有明显的血尿
E. 电镜下有广泛的肾小球脏层上皮细胞足突融合，无电子致密物

109. 肾病综合征包括（　　）。
A. 蛋白尿和血尿
B. 蛋白尿和高度水肿
C. 蛋白尿和高胆固醇血症
D. 大量蛋白尿、低蛋白血症、高度水肿和高胆固醇血症
E. 蛋白尿和高蛋白血症

110. 微小病变型肾病的主要诊断依据为（　　）。
A. 电镜下在系膜区可见到电子致密物
B. 电镜下可见基底膜上皮侧有排列整齐的电子致密物
C. 电镜下可见肾小球上皮细胞足突广泛融合
D. 电镜下有广泛的肾小球脏层上皮细胞足突融合
E. 电镜下在系膜区和内皮下可见电子致密物沉积

111. 与免疫复合物无关的肾小球肾炎是（　　）。
A. 膜性肾炎　　B. 急性肾炎
C. 轻微病变性肾炎　　D. 膜性增生性肾炎
E. 系膜增生性肾炎

112. 轻微病变型肾小球肾炎在光镜下的改变是（　　）。
A. 肾小球轻度肿大　　B. 肾小球内皮细胞轻度增生
C. 肾小管上皮细胞脂变　　D. 肾小管上皮细胞水变性
E. 肾小球基底膜增厚

113. 轻微病变性肾小球肾炎的主要病理特点是（　　）。
A. 肾小管上皮脂肪变性和坏死　　B. 肾小球系膜细胞增生
C. 肾小球内皮细胞增生　　D. 肾小球球囊壁层上皮细胞增生
E. 肾小球球囊脏层上皮细胞足突融合

114. 微镜下慢性肾盂肾炎常出现（　　）。
A. 蛋白管型和新月体　B. 红细胞管型和小球出血
C. 胶样管型和球周纤维化　D. 透明管型和小球增生
E. 颗粒管型和小球坏死

115. 微病变性肾小球肾炎电镜下特征性病变是（　　）。
A. 系膜细胞增生　B. 系膜内见致密沉积物
C. 脏层上皮细胞足突消失融合　D. 肾小球基底膜增厚
E. 肾小球毛细血管基底膜上皮细胞下见致密沉积物

116. 局灶性节段性肾小球硬化在激素治疗效果不佳时可试用（　　）。
A. 环孢素　B. 麦考酚吗乙酯
C. 阿司匹林　D. 环磷酰胺
E. 氮芥

117. 肾小球呈现线形免疫荧光的肾小球肾炎可能是（　　）。
A. 膜性肾病　B. 膜增生性肾小球肾炎
C. 新月体性肾小球肾炎　D. 系膜增生性肾小球肾炎
E. 毛细血管内增生性肾小球肾炎

118. 系膜增生性肾小球肾炎型肾病综合征好发于（　　）。
A. 青少年女性　B. 青壮年男性
C. 青少年男性　D. 儿童
E. 中老年女性

119. 肾小球基底膜上皮侧有钉突形成，最可能的诊断为（　　）。
A. 系膜增生性肾小球肾炎　B. 微小病变肾病
C. 膜性肾病　D. 局灶节段性肾小球硬化
E. 系膜毛细血管性肾小球肾炎

120. 膜性肾小球肾炎的主要病理特点是（　　）。
A. 肾小球系膜细胞和内皮细胞增生
B. 肾小球基底膜弥漫性增厚并有钉突形成
C. 肾小球系膜细胞增生、基底膜增厚及分层
D. 肾小球硬化
E. 肾小球无明显病变

121. 对于局灶性节段性肾小球硬化，激素抵抗是指（　　）。
A. 足量激素 1mg/(kg·d) 口服 12 周后无效
B. 足量激素 1mg/(kg·d) 口服 4 个月后无效
C. 足量激素 1mg/(kg·d) 口服 6 个月无效

D. 足量激素 1mg（kg·d）口服 8 周无效

E. 足量激素 1mg（kg·d）口服 12 个月无效

122. 下列有关轻微病变性肾小球肾炎的描述，错误的是（　　）。

A. 高度水肿　　B. 血尿

C. 低蛋白血症　　D. 高胆固醇血症

E. 大量蛋白尿

123. 肾小球毛细血管袢呈“双轨征”是哪种肾脏病理的表现（　　）。

A. 微小病变肾病　　B. 系膜增生性肾小球肾炎

C. 膜增生性肾小球肾炎　　D. 局灶性节段性肾小球硬化

E. IgA 肾病

124. 好发于儿童的原发性肾病综合征的病理类型为（　　）。

A. 微小病变型肾病　　B. 膜型肾病

C. 局灶性节段性肾小球肾炎　　D. 系膜增生性肾小球肾炎

E. 系膜毛细血管性肾小球肾炎

125. 下列病理改变不属于增生性肾炎的是（　　）。

A. 毛细血管内增生性肾小球肾炎　　B. 致密沉积物性肾小球肾炎

C. 膜性肾病　　D. 新月体性肾小球肾炎

E. 系膜毛细血管性肾小球肾炎

126. 一般无肉眼血尿的肾病综合征病理类型为（　　）。

A. 膜性肾病　　B. 局灶性节段性肾小球硬化

C. 系膜毛细血管性肾小球肾炎　　D. 系膜增生性肾小球肾炎

E. 毛细血管内增生性肾小球肾炎

127. 儿童膜性肾病最常见的病因为（　　）。

A. 骨髓瘤性肾病　　B. 糖尿病肾病

C. 乙肝病毒相关性肾炎　　D. 系统性红斑狼疮

E. 过敏性紫癜肾炎

128. 肾病综合征的病理类型中极易发生血栓栓塞的病理类型为（　　）。

A. 微小病变型肾病　　B. 系膜增生性肾炎

C. 系膜毛细血管性肾炎　　D. 膜性肾病

E. 局灶性节段性肾小球肾炎

129. 下列无肉眼血尿的病理类型为（　　）。

A. 局灶节段性肾小球硬化　　B. 系膜毛细血管性肾炎

C. 系膜增生性肾炎　　D. 膜性肾病

E. 毛细血管内增生性肾小球肾炎

130. 膜性增生性肾小球肾炎的特点是肾小球的（ ）。
A. 肾小囊壁层上皮增生．形成大量新月体
B. 毛细血管丛内皮细胞显著增生肥大
C. 系膜细胞增生并产生大量基质
D. 肾小囊壁增厚，肾小球周围纤维化
E. 基底膜伸出钉突状突起

131. 毛细血管基底膜形成钉状突起一般出现在（ ）。
A. 弥漫性毛细血管内增生性肾小球肾炎
B. 弥漫性膜性增生性肾小球肾炎
C. 弥漫性膜性肾小球肾炎
D. 轻微病变性肾小球肾炎
E. 弥漫性新月体性肾小球肾炎

132. 肾病综合征水肿时限盐的标准为（ ）。
A. 小于 9g/d　　B. 小于 3g/d
C. 小于 8g/d　　D. 小于 5g/d
E. 小于 6g/d

133. 肾病综合征的主要诊断标准是（ ）。
A. 尿蛋白 >3.5g/d，血浆白蛋白低于 30g/L
B. 尿蛋白 >2.5g/d，血浆白蛋白低于 30g/L
C. 尿蛋白 >3.0g/d，血浆白蛋白低于 35g/L
D. 尿蛋白 >3.0g/d，血浆白蛋白低于 30g/L
E. 尿蛋白 >4.5g/d，血浆白蛋白低于 35g/L

134. 以下不属于肾病综合征特点的是（ ）。
A. 水肿程度与低蛋白程度一致　　B. 水钠潴留不依赖 RAAS 变化
C. 常存在高凝状态　　D. 不会出现急性肾衰竭
E. 可造成维生素 D 缺乏

135. 对于表现为肾病综合征的老年患者，应首先考虑（ ）。
A. 高血压肾小动脉硬化症　　B. 慢性肾小球肾炎
C. 急性肾小球肾炎　　D. IgA 肾病
E. 多发性骨髓瘤或其他肿瘤相关性肾病

136.（ ）作为一种全球发病率最高的原发性肾小球疾病，是导致终末期肾病的主要病因。
A. IgA 肾病　　B. 肾病综合征
C. 膜增生性肾小球肾炎　　D. 系膜增生性肾小球肾炎
E. 局灶性节段性肾小球硬化

137. 肾病综合征患者激素冲击治疗后尿量无明显增多，此时应（　　）。
A. 再次行激素冲击治疗
B. 撤掉激素，单用细胞毒药物治疗
C. 增加利尿剂加强利尿消肿
D. 消除患者高凝、高脂、感染等状态，改用口服激素治疗，根据肾脏病理改变决定是否加用细胞毒药物
E. 改用其他免疫抑制剂治疗

138. 肾病综合征患者使用激素治疗后，判断激素无效是根据（　　）。
A. 应用泼尼松 2 周，尿蛋白无明显减少
B. 应用泼尼松 4 周，尿蛋白无明显减少
C. 应用泼尼松 6 周，尿蛋白无明显减少
D. 应用泼尼松 8 周，尿蛋白无明显减少
E. 泼尼松减量或停药 2 周后即复发

139. 下列哪些肾病用糖皮质激素治疗病情可以得到改善（　　）。
A. 免疫性急性间质性、肾炎、微小病变肾病
B. 狼疮性肾炎、链球菌感染后肾炎、系膜毛细血管增生性肾炎
C. 遗传性肾炎、紫癜性肾炎、膜增生性肾炎
D. 局灶节段性肾小球硬化、膜性肾病、糖尿病肾病
E. 肾淀粉样变性、乙肝病毒相关性肾炎、慢性间质性肾炎

140. 对激素依赖型肾病综合征最适合的治疗是（　　）。
A. 中医药治疗
B. 应用细胞毒药物协同激素治疗
C. 加大激素用量
D. 使用抗凝疗法
E. 改用阿司匹林和双嘧达莫

141. 肾病综合征低钾时利尿剂首选（　　）。
A. 氨苯蝶啶
B. 氢氯噻嗪
C. 血浆白蛋白
D. 布美他尼（丁尿胺）
E. 呋塞米（速尿）

142. 肾病综合征伴有心脏病应慎用（　　）。
A. 袢利尿药
B. 渗透性利尿药
C. 提高胶体渗透压药物
D. 噻嗪类利尿药
E. 潴钾利尿药

143. 肾病综合征尿量 <400ml/d 的患者应慎用（　　）。
A. 潴钾类利尿药
B. 噻嗪类利尿药

C. 渗透性利尿药　　D. 袢利尿剂

E. 提高血浆胶体渗透压利尿

144. 治疗肾病综合征，泼尼松起始足量为（　　）。

A. 2mg/(kg·d)，口服8周　　B. 1mg/(kg·d)，口服4周

C. 1mg/(kg·d)，口服8周　　D. 0.5mg/(kg·d)，口服8周

E. 0.8mg/(kg·d)，口服8周

145. 糖皮质激素治疗肾病综合征的疗效是（　　）。

A. 降低血脂　　B. 利尿、消除尿蛋白

C. 提高血浆胶体渗透压　　D. 降低血黏度

E. 消除血尿

146. 以下关于肾病综合征的治疗说法，不正确的是（　　）。

A. 利尿治疗的原则不宜过快过猛

B. 氯沙坦可通过有效控制高血压而减少尿蛋白

C. 激素减至20mg/d左右时症状易复发，更加缓慢减量

D. 细胞毒药物可作为首选或单独治疗用药

E. 雷公藤总苷可配合激素应用

147. 下列关于氮芥的说法不正确的是（　　）。

A. 其他细胞毒药物无效时，应推荐使用

B. 因较强的局部组织刺激作用临床较少应用

C. 因严重的胃肠道反应临床较少应用

D. 因氮芥治疗效果较差，目前临床较少应用

E. 因较强的骨髓抑制作用临床较少应用

148. 氮芥用于治疗肾病综合征停药指征为（　　）。

A. 累积量达5mg/kg　　B. 累积量达10mg/kg

C. 累积量达1.5~2.0mg/kg　　D. 累积量达1mg/kg

E. 累积量达2.5~3.0mg/kg

149. 肾病综合征患者应用环磷酰胺应注意观察除了（　　）。

A. 胃肠道反应　　B. 肝功能损害

C. 出血性膀胱炎　　D. 静脉炎

E. 白细胞减少

150. 原发性肾病综合征患者首次治疗，予泼尼松60mg/d，3周后尿蛋白仍为(+++)，治疗应（　　）。

A. 减少用量至40mg/d　　B. 改用环磷酰胺

C. 加用环孢素　　D. 改用泼尼松龙静点

E. 继用原量观察

151. 肾病综合征患者用泼尼松 60mg/d 治疗 4 周后，尿蛋白转阴，水肿消退，接下来应该（　　）。

A. 可停药，若尿蛋白阳性时再重新服用

B. 逐渐减药量，3 个月内尿蛋白仍阴性可停药

C. 开始减量，每天减一次，至 20mg/d 维持 3 个月

D. 继续用药满 8 周后开始逐渐减量每 2 周减一次，10mg/d 再维持半年

E. 继续用药至半年再开始减量，减至维持量服用半年停药

152. 对因血管内容量减少造成的早期肾前性氮质血症患者，首选的处理措施是（　　）。

A. 积极利尿　　B. 充分扩容

C. 预防性血液透析　　D. 预防性腹膜透析

E. 使用缩血管药物

153. 以下关于肾病综合征患者的糖皮质激素治疗说法不正确的是（　　）。

A. 用药后尿蛋白减少时即减量　　B. 用药 1 个月无效，可加用环磷酰胺

C. 可适当应用利尿剂　　D. 可联合应用抗凝药物

E. 应注意激素所致的低钾血症

154. 肾病综合征患者经足量糖皮质激素治疗 6~8 周后，判断其对激素是否敏感，主要观察（　　）。

A. 血压下降的幅度　　B. 尿纤维蛋白降解产物下降的程度

C. 蛋白尿减少的程度　　D. 水肿减轻的程度

E. 血尿减轻的程度

155. 治疗“激素依赖型”和“激素抵抗型”肾病综合征的最有效方法是（　　）。

A. 放弃激素　　B. 激素加量

C. 给予雷公藤和吲哚美辛　　D. 给予免疫抑制剂

E. 联合应用激素和免疫抑制剂

156. 肾病综合征在应用激素及免疫抑制剂时，下列哪种情况要慎用或忌用（　　）。

A. 血压 150/90mmHg　　B. 氮质血症并感染

C. 尿量 <400ml/d　　D. 高度水肿及腹水(+)

E. Hb <90g/L

157. 糖皮质激素最适用于（　　）。

A. 急性肾小球肾炎　　B. 慢性肾小球肾炎

C. 糖尿病肾病　　D. 微小病变型肾病

E. 急进性肾小球肾炎

158. 口服糖皮质激素不会出现的副作用有（　　）。

A. 感染　　B. 药物性糖尿病

C. 骨质疏松　　D. 股骨头无菌性缺血性坏死

E. 恶心、呕吐、眩晕

159. IgA 肾病表现为慢性肾小球肾炎主要治疗目的为（　　）。

A. 消除血尿　　B. 利尿消肿

C. 延缓肾功能恶化　　D. 控制高血压

E. 消除尿蛋白

160. 糖皮质激素治疗肾病综合征的疗效主要表现为（　　）。

A. 水肿消退　　B. 蛋白尿消失

C. 血尿消失　　D. 血黏度恢复

E. 血浆清蛋白恢复正常

161. 以下关于原发性肾病综合征患者应用泼尼松治疗原则说法，不正确的是（　　）。

A. 始量要足　　B. 减药慢稳

C. 维持用药半年至一年或更长　　D. 无效时改用泼尼松龙

E. 抗生素预防感染

162. 原发性肾病综合征在激素治疗无效后，可加用的药物为（　　）。

A. 环孢素　　B. 硫唑嘌呤

C. 苯丁酸氮芥　　D. 环磷酰胺

E. 以上都是

163. 肾病综合征用氮芥治疗时应观察，除了（　　）。

A. 消化道症状　　B. 出血性膀胱炎

C. 肝功能损害　　D. 白细胞减少

E. 静脉炎

164. 糖皮质激素治疗肾病综合征的作用机制最主要的是（　　）。

A. 抗毒素作用　　B. 抑制 ADH 的分泌

C. 抑制醛固酮的分泌　　D. 抗炎症和抑制免疫反应过程

E. 刺激骨髓造血功能

165. 糖皮质激素对脂肪代谢的影响可引起（　　）。

A. 骨质疏松　　B. 淋巴结萎缩

C. 肌肉萎缩　　D. 尿钾增高

E. 满月脸

166. 对肾病综合征蛋白尿治疗有效的中成药是（　　）。

A. 六味地黄丸　　B. 玉屏风散

C. 十全大补丸　　D. 雷公藤多苷片

E. 以上都不是

167. 以下关于肾病综合征的治疗，错误的是（　　）。

A. 只要 BUN、Cr 不增高，应给予高蛋白饮食

B. 限制食盐和水的摄入

C. 肾上腺皮质激素与免疫抑制剂可合并应用

D. 应用肝素和双嘧达莫（潘生丁）

E. 血浆胶体渗透压降低所致水肿、尿少不能使用利尿剂

168. 治疗肾病综合征，环磷酰胺累积总量为（　　）。

A. 15g　　B. 20g

C. 4g　　D. 6~8g

E. 30g

169. 肾病综合征用泼尼松治疗 4 周后，尿蛋白转阴，水肿消退，之后的用药方法应该是（　　）。

A. 继续用药满 8 周后开始逐渐减药，每 2 周减一次，至 15mg/d 后维持半年

B. 可逐渐减药，3 个月内若尿蛋白仍阴性可停药

C. 继续用药到半年再开始减药，减至维持量服用半年停药

D. 1 周后开始减药，每周减一次，至 20mg/L 后维持 1 年

E. 可停药，若尿蛋白阳性时再重新服用

170. 导致肾病综合征复发和治疗效果不佳的主要原因是（　　）。

A. 食欲减退　　B. 应用糖皮质激素

C. 高盐饮食　　D. 蛋白质摄入不足

E. 感染

171. IgA 肾病呈现大量蛋白尿或肾病综合征时治疗宜选用（　　）。

A. 糖皮质激素和细胞毒药物　　B. 利尿药

C. 强化治疗　　D. ACEI

E. 环孢素 A

172. 肾病综合征伴发血栓最常见的是（　　）。

A. 下肢静脉血栓　　B. 肺血管血栓

C. 肾静脉血栓　　D. 冠状血管血栓

E. 脑血管血栓

173. 下列哪项不是糖皮质激素的不良反应（　　）。

A. 骨髓抑制　　B. 感染

C. 股骨头无菌性缺血性坏死　　D. 骨质疏松

E. 糖尿病

174. 肾病综合征患者应用环磷酰胺时最严重的不良反应是（　　）。
A. 脱发
B. 消化道反应
C. 出血性膀胱炎
D. 抑制性腺功能
E. 骨髓抑制

175. 以下关于肾病综合征的治疗不正确的是（　　）。
A. 大剂量激素
B. 抗凝治疗并辅以血小板解聚药
C. 用袢利尿剂冲洗管型，碱化尿液以防管型形成
D. 预防性用抗生素
E. 急性肾衰竭适时透析

176. 肾病综合征患者应用泼尼松治疗 5 周后，尿蛋白定量由 3. 8g/24h 减少至 2. 6g/24h，但仍有双下肢水肿，应进行下述治疗（　　）。
A. 继续泼尼松治疗
B. 换用地塞米松
C. 将泼尼松减量，加强利尿
D. 加用吲哚美辛（消炎痛）
E. 加用环磷酰胺

177. 对糖皮质激素治疗敏感的肾病综合征病理类型为（　　）。
A. 微小病变型肾病
B. 膜性肾病
C. 局灶性节段性肾小球硬化
D. 系膜毛细血管性肾小球肾炎
E. 乙肝病毒相关性肾炎

178. 在原发性肾病综合征中，关于微小病变的特点叙述，不正确的是（　　）。
A. 光镜下肾小球基本正常，可见近曲小管上皮严重脂肪变性
B. 复发率高达 60%
C. 镜下血尿发生率低，不出现肉眼血尿
D. 免疫荧光检查阴性
E. 电镜下于系膜区及皮下可见电子致密物

179. 肾病综合征用糖皮质激素治疗 2 周，蛋白尿转阴，水肿消退，应（　　）。
A. 停药
B. 减量，3 个月内停药
C. 1~2 周后减原用量的 10%，减 1 片/周，直至 20mg/d
D. 继续 6~8 周减量，每 2 周减 10%~20% 至 5~15mg/d
E. 用药半年后开始减药，半年内停药

180. 原发性综合征预后最好的病理类型是（　　）。
A. 膜性肾病
B. 膜增生性肾小球肾炎
C. 微小病变
D. 局灶节段性肾小球硬化
E. 系膜增生性肾小球肾炎

181. 在我国肾小球源性血尿最常见的疾病是（　　）。
A. 肾结石　B. 膀胱癌
C. 急性肾小球肾炎　D. 急进性肾炎
E. IgA 肾病

182. IgA 肾病的主要病理类型为（　　）。
A. 新月体肾小球肾炎　B. 轻微性肾小球病变
C. 局灶性肾小球肾炎　D. 毛细血管内增生性肾小球肾炎
E. 系膜增生性肾小球肾炎

183. IgA 肾病好发于（　　）。
A. 中老年男性　B. 青少年女性
C. 青少年男性　D. 中年女性
E. 青壮年男性

184. IgA 肾病起病前常见的感染为（　　）。
A. 肺部感染　B. 上呼吸道感染
C. 消化道感染　D. 泌尿道感染
E. 皮肤感染

185. IgA 肾病的主要病变特点为（　　）。
A. 肾间质呈多灶状或大片状纤维化
B. 局灶性节段分布、受累节段硬化
C. 弥漫性肾小球系膜细胞和基质增生
D. 肾间质水肿
E. 近曲小管上皮细胞可见脂肪变性

186. IgA 肾病表现为急进性肾小球肾炎者病理特点为（　　）。
A. 膜性肾病　B. 增生硬化性肾小球肾炎
C. IgA 沉积为主的新月体肾小球肾炎　D. 轻微性肾小球病变
E. 局灶性节段性肾小球硬化

187. IgA 肾病不可能出现的病理类型是（　　）。
A. 膜性肾病　B. 新月体肾小球肾炎
C. 系膜毛细血管性肾小球肾炎　D. 轻微性，肾小球肾炎
E. 局灶性节段性肾小球硬化

188. 与 IgA 肾病肾病理及免疫病理相同的病变是（　　）。
A. 过敏性紫癜肾炎　B. 薄基底膜肾病
C. 急性肾小球肾炎　D. 系统性红斑狼疮
E. 慢性酒精性肝硬化

189. IgA 肾病发病机制中最关键的环节是（　　）。

A. 多聚低糖基化 IgA1 免疫复合物形成

B. 机体不能有效清除循环免疫复合物

C. 黏膜淋巴细胞归巢与再循环

D. 机体产生过量低糖基化 IgA1

E. 循环免疫复合物对肾的损伤

190. IgA 肾病的血清免疫学化验特点为（　　）。

A. C 下降　　B. IgA-RF 升高

C. IgA-IC 下降　　D. IgG 水平升高

E. IgA-RF 下降

191. IgA 肾病主要通过（　　）检查确诊

A. 光学显微镜　　B. 电子显微镜

C. 免疫荧光　　D. 化学显微镜

E. 物理显微镜

192. IgA 肾病电镜下的病理改变为（　　）。

A. 电子致密物主要沉积于系膜区，有时呈巨大团块样

B. 肾小球上皮细胞足突广泛融合

C. 基底膜上皮侧有排列整齐的电子致密物

D. 广泛肾小球脏层上皮细胞足突融合

E. 系膜区和内皮下可见电子致密物沉积

193. IgA 肾病最突出的症状为（　　）。

A. 血尿　　B. 水肿

C. 大量蛋白尿　　D. 高血压

E. 少尿

194. 下列关于 IgA 肾病说法，错误的是（　　）。

A. 10%~15% 患者可呈现急性肾炎综合征的表现

B. 可隐匿起病，表现为无症状性尿异常

C. 诊断确立后每年约有 1%~2% 患者发展为 CRF

D. 少数 IgA 肾病患者可合并急性肾衰竭

E. IgA 肾病早期高血压常见

195. IgA 肾病表现为急进性肾小球肾炎常见临床表现为（　　）。

A. 大量蛋白尿　　B. 恶性高血压

C. 高度水肿　　D. 肾功能急剧恶化

E. 以上都是

196. IgA 肾病尿沉渣检查常显示（　　）。
A. 尿糖阳性
B. 尿酮体阳性
C. 尿红细胞增多
D. 尿白细胞增多
E. 蛋白尿阳性

197. IgA 肾病的诊断依据为（　　）。
A. 大量蛋白尿，大于 3.5g/d
B. 肾活体标本的免疫病理学检查
C. 血 C3 下降
D. 血 IgA 升高
E. 尿红细胞增多

198. 对 IgA 肾病诊断意义最大的是（　　）。
A. 血 IgA 升高
B. 血尿
C. 有前驱感染
D. 肾小球系膜区 IgA 为主的免疫球蛋白沉积
E. 蛋白尿

199. 下列病变不会出现肾组织 IgA 沉积的是（　　）。
A. IgA 肾病
B. IgM 肾病
C. 肝硬化
D. 紫癜性肾炎
E. 狼疮性肾炎

200. 治疗 IgA 肾病对患者最有益的措施是（　　）。
A. 口服泼尼松治疗
B. 口服泼尼松及环磷酰胺
C. 口服雷公藤总苷片
D. 使用止血药物
E. 以上都不是

二、A2 型题

1. 患者，女，17 岁，因尿少、水肿、头晕、腰痛 1 周入院，血压 140/100mmHg，血红蛋白 120g/L，血清白蛋白 40g/L，尿蛋白(++)，白细胞 3～4 个/HP，红细胞 10～15 个/HP，抗链球菌溶血素明显升高，补体 C3 低下，血尿素氮 8.3mmol/L，血肌酐 178μmol/L，B 超示双肾增大，最可能的诊断是（　　）。
A. 急性肾盂肾炎
B. 急性肾炎
C. 肾病综合征
D. 慢性肾炎
E. 慢性肾衰竭

2. 患者，女，24 岁，劳累后发生全身水肿，尿少。查体：血压 150/95mmHg，明显脱发，口腔多个溃疡；尿蛋白(++)，RBC +/HP，BUN、Cr 均正常，Hb 120g/L，血清总蛋白和白蛋白与球蛋白比值（SPA/G），A 36g、G 45g，ESR 100mm/h。最可能的诊断是（　　）。
A. 急进性肾炎
B. 狼疮性肾炎
C. 急性肾炎
D. 慢性肾炎急性发作
E. 急性肾盂肾炎

3. 患者，男，39 岁，劳累后面部及双下肢水肿 2 个月。查体：尿量 < 500ml/d，血压 160/100mmHg，血红蛋白 80g，尿蛋白(+++)，RBC +/HP，BUN 20mmol/L，Cr320μmol/L。最不可能的诊断是（　　）。

A. 急性肾炎　　B. 慢性肾炎急性发作

C. 慢性肾炎　　D. 急进性肾炎

E. 肾病综合征

4. 患者，男，27 岁，上呼吸道感染后 2 周起病，颜面及下肢稍有水肿，无贫血，血压 130/90mmHg，尿检为蛋白(+++)，红细胞 15~20 个/HP，白细胞 2~3 个/HP，血清补体下降，血肌酐 120μmol/L。按急性肾炎处理，3 个月后，症状及尿检无明显改善，血清补体已恢复正常，血肌酐 140μmol/L。拟施行肾活检。在肾活检前分析最可能的诊断是（　　）。

A. 急性链球菌感染后肾炎　　B. 急进性肾炎

C. IgA 肾病　　D. 系膜毛细血管性肾炎

E. 非 IgA 系膜增生性肾小球肾炎

5. 患儿，女，3 岁，1 个月前患急性扁桃体炎治愈，近来颜面水肿，尿量减少，尿检查蛋白，少量红细胞及管型，血压轻度增高，治疗 2 个月后痊愈。肾炎的类型及少尿的机制是（　　）。

A. 快速进行性肾炎，大量新月体阻塞肾小囊引起少尿

B. 弥漫性毛细血管内增生性肾炎，肾小球内皮细胞及系膜细胞增生挤压毛细血管引起少尿

C. 弥漫性毛细血管内增生性肾炎，肾小管重吸收功能亢进引起少尿

D. 弥漫性新月体性肾炎，系膜和内皮及上皮细胞增生引起少尿

E. IgA 肾病，由于肾小球系膜增生引起少尿

6. 患者，男，27 岁，面部及下肢水肿，尿蛋白(+++)，血压 150/100mmHg，肾穿刺活检显示肾小球体积增大，电镜见脏层上皮与基底膜之间有驼峰样致密沉积物。本例肾炎属于（　　）。

A. 膜性肾炎　　B. 膜性增生性肾炎

C. 毛细血管内增生性肾炎　　D. 轻微病变型肾炎

E. IgA 肾病

7. 患者，男，50 岁，3 周前因疥疮继发感染，3 天来出现少尿，水肿，血压 150/90mmHg，尿比重 1.018，蛋白(++)，红细胞 30~40 个/HP，白细胞 4~8 个/HP，血红蛋白 120g/L。诊断应首先考虑（　　）。

A. 急性肾小球肾炎　　B. 慢性肾小球肾炎急性发作

C. 急性肾盂肾炎　　D. IgA 肾病

E. 肾病综合征

8. 患者，女，24 岁，动脉血浆 pH 值 7.31。血钾浓度 5mmol/L，发生急性呼吸道阻塞后，

动脉血浆 pH 值降至 7.21。其血钾水平约为多少（　　）。

A. 2mmol/L　　B. 3mmol/L

C. 4mmol/L　　D. 4.5mmol/L

E. 5.8mmol/L

9. 患儿，男，12 岁。上呼吸道感染后 10 余天，出现肉眼血尿、颜面水肿，血压 130/90mmHg，血肌酐 150μmol/L，血清补体 C3 下降。最可能的诊断是（　　）。

A. 链球菌感染后肾炎　　B. 急进性肾炎

C. 慢性肾炎急性发作型　　D. IgA 肾病

E. 遗传性肾炎

10. 患者，女，18 岁。1 个月前小腿出现多个脓疱疮。近 3 日出现眼睑、下肢水肿，尿少，色红。血压 160/100mmHg。尿常规：蛋白(+)，红细胞 5~10 个/HP，白细胞 2~4 个/HP，颗粒管型 0~1 个/HP。尿比重 1.023。血肌酐 133μmol/L（1.5mg/dl），尿素氮 1.77mmol/L（20mg/dl），抗链球菌溶血素（ASO）666U，血 C 330mg/dl。最可能的诊断是（　　）。

A. 急进性肾炎　　B. 慢性肾炎急性发作

C. 急性肾盂肾炎　　D. 急性肾炎

E. 慢性肾炎

11. 患者，男，42 岁。因急性肾炎入院。入院后第 3 天出现少尿，继之尿闭。头痛，头晕，恶心，呕吐，抽搐，直至昏迷。根据上述表现，患者可能并发了（　　）。

A. 心力衰竭　　B. 急性肾功能不全

C. 急性胃肠炎　　D. 高血压脑病

E. 以上都不是

12. 患者，女，16 岁。上呼吸道感染后 2 周出现颜面水肿，肉眼血尿，内生肌酐清除率下降，拟诊急性肾炎。化验：血红蛋白 80g/L。患者贫血的原因可能是（　　）。

A. 缺铁　　B. 骨髓抑制

C. 红细胞寿命缩短　　D. 水钠潴留、血液稀释

E. 红细胞生成素生成减少

13. 患者，男，22 岁，感冒后 10 天出现双下肢水肿伴乏力，血压 155/105mmHg，尿蛋白(++)，红细胞(++++)，颗粒管型 1~4/HP，血肌酐 106μmol/L，血红蛋白 122g/L。最可能的诊断是（　　）。

A. 急性肾小球肾炎　　B. 急进性肾炎

C. 肾病综合征　　D. 慢性肾小球肾炎急性发作

E. Alport 综合征

14. 患者，男，25 岁，2 个月前曾有上呼吸道感染，10 余天后出现水肿及血尿，血压 158/90mmHg，尿蛋白(++)，红细胞满视野，肾功能正常，按“急性肾炎”施治，病情未见改

善，复查血红蛋白140g/L，Cr 380μmol/L，B超示双肾稍增大。最适合的治疗是（　　）。

A. 使用泼尼松　　B. 合用环磷酰胺

C. 加强对症处理　　D. 肾活检

E. 限制蛋白摄入和使用必需氨基酸治疗

15. 患者，女，22岁，水肿、血尿1个月，血压160/100mmHg，血红蛋白100g/L，血浆白蛋白30g/L，24小时尿蛋白4g，尿红细胞20~30个/HP，血肌酐246μmol/L，血清补体C3降低，B超示左肾12cm×5cm×6cm，右肾10.8cm×5cm×6.7cm，下一步首选的检查是（　　）。

A. 放射性核素检查　　B. 肾活检

C. 内生肌酐清除率测定　　D. 尿红细胞位相检查

E. 肾动脉造影

16. 患者，男，30岁，上呼吸道感染后2周出现颜面及下肢水肿。查体：血压142/94mmHg，右肾区稍有叩痛，尿蛋白(++)，红细胞满视野，血红蛋白100g/L，血肌酐150μmol/L。此时对诊断最有帮助的检查是（　　）。

A. 静脉肾盂造影　　B. 逆行尿路造影

C. 肾活检术　　D. 血清IgA测定

E. 血清补体测定

17. 患者，男，15岁，水肿、少尿1周，半月前有“感冒”史，血压140/90mmHg，血红蛋白120g/L，尿蛋白(+++)，尿潜血(+++)，尿RBC 15~20个/HP，血肌酐180μmol/L，血C3下降。最先考虑的诊断是（　　）。

A. 系膜增生性肾炎　　B. 毛细血管内增生性肾炎

C. 新月体性肾炎　　D. 局灶节段性肾小球硬化

E. 膜增殖性肾小球肾炎

18. 患者，女，26岁，水肿、少尿1周，2周前患有感冒，血压150/90mmHg，血红蛋白80g/L，尿蛋白(+++)，尿隐血(+++)，尿红细胞15~20个/HP，血肌酐384μmol/L，B超示左肾11.1cm×4.1cm×5.2cm，右肾12.2cm×4.8cm×5.4cm。首选的治疗方案是（　　）。

A. 给予泼尼松龙冲击治疗　　B. 给予泼尼松龙冲击治疗+细胞毒类药物

C. 抗感染治疗+血液透析　　D. 肾穿刺后再定方案

E. 先保守治疗，动态观察肾功能，根据情况再定

19. 患者，女，33岁，下肢水肿，腰酸，蛋白尿2周，血压140/90mmHg，尿蛋白(+++)，红细胞10~12个/HP，白细胞5~10个/HP，颗粒管型1~3个/HP，尿比重1.003。尿量1000ml/d，尿蛋白定量3.8g/d，圆盘电泳示中分子蛋白尿，血浆白蛋白28g/L，球蛋白23g/L，血肌酐176μmol/L，尿素氮7.1mmol/L，血清C 330.50g/L，总胆固醇

5.13mmol/L，双肾体积正常，最可能的诊断为（　　）。

A. 急进性肾炎 + 肾病综合征　　B. 肾病综合征 + 急性肾炎综合征

C. 慢性肾炎 + 肾病综合征　　D. 急性肾炎综合征

E. 慢性肾盂肾炎

20. 患者，女，23 岁，发热、咽痛 3 天后出现肉眼血尿，血压 130/70mmHg，扁桃体Ⅱ度大、充血，余查体未见异常，血肌酐正常。对诊断及鉴别诊断帮助最小的是（　　）。

A. 肾活检　　B. 尿红细胞形态

C. 尿蛋白定量　　D. 血 IgA 测定

E. 抗核抗体

21. 患者，男，25 岁，突然水肿、尿少、血尿，3 周后进入昏迷，尿蛋白(+++)，红细胞 10~15 个/HP，白细胞 1~3 个/HP，颗粒管型 0~3 个/HP，血压 180/110mmHg，BUN 27mmol/L。急诊入院后的紧急处理措施为（　　）。

A. 止血药物应用　　B. 静脉滴注地塞米松

C. 静脉滴注甘露醇　　D. 应用呋塞米及降压治疗

E. 抗感染治疗

22. 患者，女，18 岁，发热、咽痛 5 天，水肿、少尿 3 天。血压 150/95mmHg，尿蛋白(++)，RBC +/HP，诊断为急性肾小球肾炎。下列处理不正确的是（　　）。

A. 青霉素抗链球菌感染　　B. 氢氯噻嗪（双氢克尿塞）

C. 肾上腺皮质激素　　D. 双嘧达莫（潘生丁）

E. 硝苯地平（心痛定）

23. 患者，男，20 岁，乏力、食欲减退 1 个月，尿少、水肿及高血压 1 周。实验室检查发现贫血，血尿、蛋白尿，补体 C3 正常，血肌酐和尿素氮均升高，B 超示双肾增大，临床诊断为“急性肾衰竭”，如果血清抗肾小球基底膜抗体阳性。最可能的诊断为（　　）。

A. 狼疮性肾炎　　B. 过敏性紫癜

C. 急进性肾炎Ⅰ型　　D. 急性链球菌感染后肾小球肾炎

E. IgA 肾病

24. 患儿，男，13 岁，2 周前患扁桃体炎，无发热、关节痛、皮疹和腹痛，现双眼睑水肿，血压 140/94mmHg，尿蛋白(++)，尿红细胞 40~60 个/HP。最可能的诊断为（　　）。

A. 急性药物性间质性肾炎　　B. 糖尿病肾病

C. 骨髓瘤肾　　D. 急性肾小球肾炎

E. 紫癜肾

25. 患者，男，38 岁，因职业原因有烃类化合物接触史，3 个月前出现颜面水肿，血压 135/94mmHg，自觉疲软、恶心、不思饮食、肌肉酸痛，尿检蛋白(++)，红细胞 20~25 个/HP，可见红细胞管型，无显著贫血，血肌酐 230μmol/L，B 超示双肾轮廓增大，以后尿量逐渐减少，目前血肌酐达600μmol/L。最可能的诊断为（　　）。

A. 急进性肾炎　　B. 急性肾炎

C. 慢性肾炎急性发作型　　D. 急性间质性肾炎

E. 急性肾小管坏死

26. 患者，男，32岁，感冒后1周出现颜面及双下肢水肿，尿少。血压160/100mmHg，尿蛋白(++)，尿沉渣：红细胞(++)，SCr 130μmol/L。2周后少尿，BUN 28mmol/L，SCr 620μmol/L。最可能的诊断为（　　）。

A. 急性肾小球肾炎　　B. 急进性肾小球肾炎

C. 慢性肾炎　　D. 肾病综合征

E. 高血压肾损害

27. 患者，女，22岁，感冒5天后出现面部及双下肢水肿，尿少。血压155/100mmHg，血红蛋白110g，尿蛋白(++)，RBC ++/HP，3周后尿量<500ml/d，BUN 28mmol/L，Cr 600μmol/L。最可能的诊断为（　　）。

A. 慢性肾炎急性发作　　B. 急性肾炎

C. 急进型高血压　　D. 肾病综合征

E. 急进性肾炎

28. 患者，男，40岁，上呼吸道感染后第3天，面部及双下肢明显水肿，尿量<500ml/d。查：血压160/100mmHg，血红蛋白80g，尿蛋白(++)，RBC6~8个/HP，SPA/G，A30g/L，BUN 20mmol/L，Cr 280μmol/L。最可能的诊断为（　　）。

A. 急进性肾炎　　B. 慢性肾炎急性发作

C. 急性肾炎　　D. 急性肾盂肾炎

E. 肾病综合征

29. 患者，女，21岁。明显水肿3周，尿量持续减少，血尿。入院时已进入昏迷状态。血压180/100mmHg，尿蛋白(++++)，红细胞满视野，红细胞管型3~5/HP，血尿素氮28mmol/L，肾活检见肾小球球囊中新月体形成约占60%，最可能的诊断为（　　）。

A. 急性肾炎合并急性肾衰竭　　B. 慢性肾炎急性发作

C. 急性肾小管坏死　　D. 急进性肾炎

E. 急进性高血压

30. 患者，男，23岁。在流行性感冒流行时发生流感症状，经血清检查为A1型流感。1周后尿液检查呈现蛋白(++)，红细胞10~20个/HP，白细胞2~3个/HP。无明显水肿及高血压，血肌酐正常，B超肾大小如常，血清补体及ASO正常。最可能的诊断为（　　）。

A. 急性链球菌感染后肾炎　　B. 慢性肾炎急性发作型

C. 急性病毒感染后肾炎　　D. IgA肾病

E. 急进性肾炎

31. 患者，男，17 岁，上呼吸道感染后 2 周出现肾病综合征表现，伴光镜下血尿，血压稍增高，血清补体 C3 水平下降，肾功能正常，施以泼尼松 60mg，隔日 1 次，2 个月后症状及实验检查无明显改善，血肌酐升至 200μmol/L，C3 水平仍然低下，血压较之前反而增高。因确诊困难决定做肾活检。活检前推测最可能的诊断是（　　）。

A. 急性链球菌感染后肾炎　　B. 系膜增生性肾炎

C. 系膜毛细血管性肾炎　　D. 狼疮性肾炎

E. 急性病毒感染后性肾炎

32. 患者，男，45 岁，有烃类化合物接触史，上呼吸道感染后出现急进性肾炎综合征表现，血中发现抗肾小球基膜抗体阳性，病理检查为新月体肾炎，新月体达 65%，以细胞性新月体为主，诊断为原发性急进性肾炎 I 型，遂施以“强化治疗”。下列治疗中不属于“强化治疗”范围的是（　　）。

A. 肾上腺皮质激素冲击治疗　　B. 血浆置换治疗

C. “四联治疗”　　D. 透析治疗

E. 以上都不是

33. 患者，女，37 岁，全身水肿，尿蛋白 9.6g/d，尿中红细胞 5~10 个/HP，可见脂肪管型，血浆清蛋白 18g/L，治疗每日泼尼松 60mg，双嘧达莫 300mg（分 3 次服），已治疗 8 周病情未见好转。最合适的治疗措施为（　　）。

A. 停用泼尼松　　B. 改用地塞米松

C. 增加泼尼松用量，延长治疗时间　　D. 继续用泼尼松原剂量，加用环磷酰胺

E. 加用肝素

34. 患者，女，18 岁，全身高度水肿，尿蛋白(++++)，透明管型 1~2 个/HP，用泼尼松 60mg/d，1 周后病情未好转，尿蛋白(++++)。此时应采取的措施为（　　）。

A. 加用环磷酰胺　　B. 加大泼尼松剂量

C. 继续用原剂量泼尼松 1 个月　　D. 加用吲哚美辛

E. 改用双嘧达莫（潘生丁）

35. 患者，男，28 岁，水肿、尿少、血压增高 1 个月。尿蛋白(++)，RBC ++/HP，BUN 21mmol/L，Cr 220μmmol/L，诊断为急进性肾炎。肾上腺皮质激素的应用为（　　）。

A. 泼尼松 60mg/d，顿服　　B. 地塞米松，15mg/d，顿服

C. 泼尼松 20mg，每天 3 次　　D. 甲泼尼龙冲击疗法

E. 地塞米松 5mg，每天 3 次

36. 患者，男，44 岁，水肿、少尿 1 个月。查体：血压 160/100mmHg，尿蛋白(+++)，RBC (++)/HP，BUN 24mmol/L，Cr 360μmol/L，诊断为急进性肾炎。用大剂量肾上腺皮质激素冲击治疗时，应特别注意的副作用有（　　）。

A. 电解质紊乱　　B. 消化道出血

C. 急性水钠潴留–高血压–左心衰竭　　D. 精神症状

E. 继发感染

37. 患者，女，41 岁，以急进性肾炎综合征特征起病，1 个月前血 Cr 为 150μmol/L，现为 320μmol/L，无咯血，既往无其他肾病及系统性疾病史，血清抗肾小球基底膜抗体检测(–)。下列治疗措施中不正确的是（　　）。

A. 肾上腺皮质激素冲击疗法　　B. 合用环磷酰胺

C. 透析治疗　　D. 合用抗凝药，如华法林、肝素

E. 合用血小板解聚药，如双嘧达莫

38. 患者，男，30 岁，因体检时发现血压 150/94mmHg，尿常规蛋白(++)，红细胞 5~10 个/HP，白细胞 2~3 个/HP，血红蛋白 9g/L，血肌酐 125μmol/L，拟诊“慢性肾炎”入院。下列正确的是（　　）。

A. 多数慢性肾炎系急性肾炎发展而来

B. 多数慢性肾炎患者并无急性肾炎病史

C. 多数慢性肾炎是由链球菌感染而发

D. 多数慢性肾炎是致病菌侵犯肾小球所致

E. 多数慢性肾炎是治疗不当或贻误治疗而引起

39. 患者，男，46 岁，患有慢性肾炎，近来少尿、嗜睡，血压 170/110mmHg，血 BUN 40nmol/L，CO–CP 12mmol/L，血 K^+ 7.4mmol/L，心电图：T 波高尖，突发抽搐，意识丧失，心脏骤停死亡。死亡原因是（　　）。

A. 急性左心衰竭　　B. 代谢性酸中毒

C. 高钾血症　　D. 脑血管意外

E. 心脏压塞

40. 患者，女，66 岁。慢性肾炎病史 20 余年，头痛、食欲减退、恶心 1 个月。查体：血压 190/110mmHg，重度贫血貌，双下肺可闻及湿啰音，心界向左下扩大，主动脉瓣区可闻及 2/6 级收缩期吹风样杂音，腹部移动性浊音阳性，双下肢水肿。初步诊断（　　）。

A. 急进性肾炎并急性肾衰竭　　B. 慢性肾炎并急性肾功能不全

C. 高血压肾病并急性肾功能不全　　D. 慢性肾炎并慢性肾衰竭

E. 高血压肾病并慢性肾衰竭

41. 患者，男，28 岁，头晕、乏力，血压 150/95mmHg，无水肿，血红蛋白 82g/L，尿比重 1.011，尿蛋白(++)，颗粒管型 0~2 个/HP，血 BUN 15mmol/L，血肌酐 187μmol/L，可能性最大的诊断是（　　）。

A. 慢性肾小球肾炎、CKD 第 1 期　　B. 慢性肾小球肾炎、CKD 第 2 期

C. 慢性肾小球肾炎、CKD 第 3 期　　D. 慢性肾小球肾炎、CKD 第 4 期

E. 慢性肾小球肾炎、CKD 第 5 期

42. 患者，男，41 岁，13 岁时患急性肾炎，经住院治疗 1 个月后出院。35 岁起出现蛋白尿、血尿，并逐渐加重，血压升高，出现上述症状的原因是（　　）。

A. 慢性肾小球肾炎　　B. 慢性肾盂肾炎

C. 肾结核　　D. 过敏性紫癜肾炎

E. 糖尿病肾病

43. 患者，男，35 岁，头晕，乏力，水肿，蛋白尿 3 年，近年发现血压升高，降压差，血压 24/16kPa，血红蛋白 75g/L，尿蛋白(+++)，尿红细胞(+)，尿白细胞 0~5/HP，尿蛋白定量 2. 8g/L，尿 FDP (+)，眼底见动脉迂曲，棉絮状渗出。最可能的诊断为（　　）。

A. 急进性高血压　　B. 慢性肾炎混合性

C. 慢性肾炎高血压型　　D. 慢性肾炎肾病型

E. 慢性肾炎肾小球肾炎

44. 患者，男，23 岁，间歇性下肢水肿 2 年。查血压 100/65mmHg，血红蛋白 90g/L，尿蛋白(++)，RBC4~6/HP，ALB 20g/L，BUN 10mmol/L，Cr 160μmol/L。最可能的诊断为（　　）。

A. 隐匿性肾炎　　B. 肾病综合征

C. 急性肾炎　　D. 慢性肾炎

E. 高血压性肾损害

45. 患者，女，32 岁，发现晨起眼睑水肿 8 个月，腰酸。查体：血压 160/93mmHg，双踝部凹陷性水肿，血红蛋白 101g/L，尿常规蛋白(++)，红细胞 10~15 个/HP，白细胞 0~3 个/HP，24h 尿蛋白定量 1. 8g，血浆清蛋白 34g/L，血 Cr 133. 8μmol/L，BUN 10. 5mmol/L，最可能的诊断是（　　）。

A. 缺铁性贫血　　B. 急性肾小球肾炎

C. 慢性肾小球肾炎　　D. 肾病综合征

E. 原发性高血压

46. 患者，男，25 岁。感冒后 1 周发生全身水肿，伴尿少。血压增高。查体：红细胞 +/HP，尿蛋白(+++)，定量检查为 2. 5g/24h，SPA/G，A34g，BUN 10mmol/L，Cr 180μmol/L。最不可能的诊断是（　　）。

A. 慢性肾炎　　B. 慢性肾炎急性发作

C. 肾病综合征　　D. 急性肾炎

E. 急进性肾炎

47. 患者，女，58 岁。全身轻度水肿 6 年，血压 145/95mmHg，尿常规尿蛋白(++)，红细胞 16 个/HP，颗粒管型(++)。血尿素氮 10mmol/L。最可能的诊断是（　　）。

A. 隐匿型肾炎　　B. 慢性肾盂肾炎

C. 慢性肾炎　　D. 急性肾小球肾炎

E. 肾病综合征

48. 患者，女，30 岁，发现高血压 1 年，发热、咽痛 3 天，肉眼血尿 1 天。查体：BP 160/100mmHg，咽红，扁桃体Ⅱ度肿大，双下肢不肿。化验：尿蛋白 2. 56g/d，尿沉渣镜检 RBC 满视野，血肌酐 210μmol/L，尿比重 1. 018，肝功能正常，乙肝两对半阴性，血 IgA 高。无高血压家族史。最可能的临床诊断是（　　）。

A. 急性肾小球肾炎　　B. 急进性肾小球肾炎

C. 慢性肾小球肾炎　　D. 隐匿性肾小球肾炎

E. 肾病综合征

49. 患者，男，34 岁，患有慢性肾炎，近 2 周来出现厌食，恶心，乏力，最需要做的检查为（　　）。

A. 内生肌酐清除率　　B. HBsAg

C. 钡餐检查　　D. 血尿素氮、肌酐、二氧化碳结合力

E. 不需化验检查

50. 患者，女，34 岁，持续性镜下血尿伴间断排尿不适 3 年，血红蛋白 120g/L，尿蛋白 2g/24h，尿红细胞 20 ~ 30 个/HP，白细胞 2 ~ 3 个/HP，尿红细胞位相示：正常 20%，异常 80%，下一步最主要的检查是（　　）。

A. 尿培养 + B 超　　B. 抗感染 3 天后复查尿常规

C. 肾活检　　D. CT 扫描

E. 膀胱镜检查

51. 患者，女，32 岁，尿常规检查发现异常 1 年，近 3 个月出现夜尿增多现象，查体发现血压 165/110mmHg，建议行肾活检，其病变部位为（　　）。

A. 双肾肾小管和肾间质　　B. 双肾肾小管

C. 双侧肾的血管　　D. 双侧肾的肾小球

E. 双侧肾的肾间质

52. 患者，女，30 岁。水肿，腰酸，蛋白尿 6 年。血压 150/90mmHg。尿蛋白(++)，白细胞 10 ~ 15 个/HP，红细胞 5 ~ 8 个/HP，颗粒管型 2 个/HP，尿蛋白定量 2. 5g/d，圆盘电泳示中分子蛋白尿，Ccr 70μmol/min，血浆白蛋白 4. 0g/dl，球蛋白 2. 6g/dl。最可能的诊断是（　　）。

A. 原发性肾病综合征　　B. 急性肾盂肾炎

C. 慢性肾炎　　D. 急性肾炎

E. 慢性肾盂肾炎、肾功能不全代偿期

53. 患者，男，71 岁，患有慢性肾功能不全，平时血压稍高，近 2 天血压达 200/110mmHg。此时应采取的措施是（　　）。

A. 加强利尿

B. 稳定患者情绪，卧床休息

C. 积极应用降压药物，争取在1~2小时内将血压降到140/80mmHg

D. 稳定患者情绪，应用降压药物使血压缓慢下降到原来水平

E. 口服降压药物使血压在次日开始逐渐下降

54. 患者，男，36岁，患有慢性肾炎。经限盐、利尿治疗无好转。近1周来出现厌食，恶心、呕吐，少尿，伴有意识障碍，惊厥发作。血压100/60mmHg，血肌酐203μmol/L（2.3mg/dl），尿素氮2.7mmol/L（30mg/dl），CO_2CP 40Vo 1%，血清K^+ 5.5mmol/L，Na^+ 118mmol/L，Cl^- 86mmol/L，首选的治疗措施应为（　　）。

A. 20%甘露醇100ml静脉滴注　　B. 低分子右旋糖酐500ml静脉滴注

C. 5%氯化钠100ml静脉滴注　　D. 5%氯化钠200ml静脉滴注

E. 10%葡萄糖酸钙10ml静脉注射

55. 患者，男，34岁，一周前曾感冒低热2天，近日发现下肢水肿，血压150/90mmHg，尿蛋白(+++)，尿沉渣镜检：红细胞20~40个/高倍视野，颗粒管型偶见，血红蛋白9.8g/dl，A/G为4.0/2.2，最可能的临床诊断为（　　）。

A. 急性肾炎　　B. 慢性肾炎急性发作

C. 慢性肾盂肾炎急性发作　　D. 隐匿性肾炎

E. 狼疮性肾炎

56. 患者，男，26岁，劳累受凉后发热3天，热退后1周余出现眼睑及下肢轻度水肿。查体：血压142/94mmHg，血红蛋白85g/L，尿蛋白(++)，红细胞10~15/HP，颗粒管型0~1/HP，B超示双肾稍缩小，血清白蛋白35g/L，Cr 200μmol/L。最可能的诊断为（　　）。

A. 急性链球菌感染后肾小球肾炎　　B. IgA肾病

C. 慢性肾炎普通型　　D. 慢性肾炎急性发作型

E. 急进性肾炎

57. 患者，女，31岁，头晕、头痛，恶心、呕吐1周，血压180/110mmHg，血红蛋白70g/L，尿蛋白(+++)，蜡样管型0~1/HP，血肌酐660μmol/L。最可能的诊断为（　　）。

A. 高血压病，肾小动脉硬化　　B. 慢性肾小球肾炎

C. 慢性肾盂肾炎　　D. 急性链球菌感染后肾小球肾炎

E. 肾动脉狭窄

58. 患者，男，44岁，反复上呼吸道感染时尿中泡沫增多3个月，颜面、眼睑、双下肢无水肿，血压120/75mmHg，多次24小时尿蛋白定量0.76~0.92g，尿蛋白圆盘电泳以中分子带为主，肌酐、尿素氮均正常，诊断为隐匿性肾炎。蛋白尿应是（　　）。

A. 分泌性蛋白尿　　B. 肾小管性蛋白尿

C. 肾小球性蛋白尿　　D. 组织性蛋白尿

E. 溢出性蛋白尿

59. 患者，女，25岁，体检发现无症状蛋白尿，24h尿蛋白定量0.7g，血压、肾功能、血清

补体和B超检查均无异常发现。下列检查中对诊断最有帮助的是（　　）。

A. 肾活检术
B. 排泄性尿路造影
C. 肾区CT检查
D. 血清免疫球蛋白测定
E. 肾区MRI检查

60. 患者，男，19岁，持续光镜下血尿多年，尿蛋白仅0.175g/d，血压及肾功能正常。其父亲有相似病史多年。患者进行肾活检时测得其基膜厚度为270nm。最可能的诊断为（　　）。

A. 家族性出血性肾炎
B. IgA肾病
C. Fabry病
D. 良性家族性血尿
E. 薄基底膜肾病

61. 患者，男，17岁，反复眼睑、下肢水肿近1年。查血压120/80mmHg，血红蛋白130g/L，尿蛋白3.0g/d，TP 41g/L，GLB 21g/L，BUN 6.5mmol/L，Cr 80μmol/L。最可能的诊断为（　　）。

A. 肾病综合征
B. 慢性肾炎
C. 急性肾炎
D. 肾炎综合征
E. 隐匿性肾炎

62. 患儿，女，6岁，临床表现为肾病综合征，肾穿刺活检见肾小球无明显变化，肾小管上皮细胞内有大量脂质沉积。应该属于（　　）。

A. IgA肾病
B. 系膜增生性肾炎
C. 新月体性肾炎
D. 轻微病变性肾炎
E. 膜性增生性肾炎

63. 患者，女，36岁。下肢水肿近1个月，血压200/100mmHg，尿蛋白(+++)，红细胞15~20/HP，血Cr 156μmol/L，血白蛋白34g/L。假设肾活检结果为系膜轻度增生部分肾小球有节段性硬化，伴肾小管轻度萎缩，最可能的诊断为（　　）。

A. 系膜增生性肾小球肾炎
B. 局灶节段性肾小球硬化
C. 系膜毛细血管性肾炎
D. 膜性肾病
E. 微小病变肾病

64. 患者，男，27岁，临床表现为肾病综合征，肾穿刺活检，银染色见肾小球基底膜呈车轨状。最可能的诊断为（　　）。

A. 膜性肾炎
B. 膜性增生性肾炎
C. 肺出血肾炎综合征
D. 系膜增生性肾炎
E. 慢性硬化性肾炎

65. 患者，男，43岁，临床表现为肾病综合征，肾穿刺活检为肾小球基底膜明显增厚。其电镜检查最大可能是（　　）。

A. 基底膜与脏层上皮细胞间的沉积物内见基底膜的钉状突起

B. 脏层上皮与基底膜间致密沉积物

C. 内皮细胞与基底膜间致密沉积物

D. 毛细血管基底膜不规则增厚

E. 系膜内有电子致密沉积物

66. 患者，男，临床表现为肾病综合征，血液检查，血清补体降低。考虑其光镜改变最大可能是（　　）。

A. 肾小球无明显改变

B. 肾小球毛细血管壁明显增厚

C. 增生的系膜组织向周围毛细血管延伸

D. 毛细血管内皮细胞和系膜细胞增生

E. 肾小球内大量新月体形成

67. 患者，男，24 岁，诊断肾病综合征，用泼尼松和环磷酰胺治疗 1 个月。近 1 周食欲不振，恶心、呕吐，乏力。BUN 6.5mmol/L，Cr 100μmol/L。最适合的检查为（　　）。

A. 血常规　　B. 二氧化碳结合力

C. 血清电解质　　D. 肝功能

E. 空腹血糖

68. 患儿，女，5 岁，半年来全身逐渐水肿，食欲减退，有时恶心呕吐，实验室检查：尿蛋白，尿少，血浆蛋白减少为 15g/L，血胆固醇升高为 13mmol/L。此病例临床表现属于（　　）。

A. 急性肾炎综合征　　B. 快速进行性肾炎综合征

C. 肾病综合征　　D. 慢性肾炎综合征

E. 肺出血肾炎综合征

69. 患者，男，16 岁，全身明显肿胀，尿蛋白定量 5.8g/d，血浆白蛋白 18g/L，血脂增高。诊断为肾病综合征的主要依据是（　　）。

A. 高度水肿　　B. 尿蛋白定量 5.8g/d，血浆白蛋白 18g/L

C. 血浆白蛋白 18g/L　　D. 尿蛋白定量 5.8g/d

E. 高血脂

70. 患者，男，30 岁，尿蛋白阳性 3 年，血压 130/70mmHg，尿蛋白定量 4g/24h，尿隐血（++），肾脏病理：系膜细胞和基质重度增生，部分毛细血管狭窄，间质淋巴细胞浸润，部分小管萎缩、纤维化。最恰当的治疗方案是（　　）。

A. 给予泼尼松龙冲击治疗　　B. 给予泼尼松龙冲击治疗 + 细胞毒类药物

C. 给予泼尼松龙冲击治疗 + ACEI　　D. 抗凝 + ACEI

E. 给予泼尼松龙冲击治疗 + 抗凝

71. 患者，男，35 岁，诊断肾病综合征，用泼尼松 60mg/d，2 个月，尿蛋白由(++++)减为(±)。近 1 周发生上腹痛、胃灼热，最适合的处理为（　　）。

A. 停用泼尼松　　B. 加用雷尼替丁

C. 改用环磷酰胺　　D. 加用双嘧达莫（潘生丁）

E. 改用吲哚美辛

72. 患者，女，27 岁，诊断为原发性肾病综合征，病例类型微小病变。服用雷公藤多苷片 1mg（kg·d），不可能出现的副作用为（　　）。

A. 恶心、呕吐　　B. 闭经

C. 血清转氨酶水平升高　　D. 白细胞及血小板计数下降

E. 血压升高

73. 患者，男，18 岁，全身水肿、腹胀、尿少 2 个月余。查血压 140/90mmHg，腹水征阳性，尿蛋白(++++)，尿红细胞 1+/HP，ALB 25g/L，BUN 7mmol/L，Cr 180μmol/L。诊断为肾病综合征，最适合的治疗方式是（　　）。

A. 口服泼尼松　　B. 使用环磷酰胺

C. 口服泼尼松+环磷酰胺　　D. 口服雷公藤多苷片

E. 利尿消肿，改善消化道症状

74. 患者，男，15 岁，全身水肿，尿少 2 个月。检查：血压 100/65mmHg，血红蛋白 120g/L，尿蛋白 5.2g/24h，ALB 15/L，BUN 6.5mmol/L，Cr 100μmol/L，诊断为肾病综合征。以下处理不正确的是（　　）。

A. 做相关检查排除继发因素

B. 利尿消肿

C. 做好肾穿刺前的准备工作（包括凝血功能检查）

D. 可抗凝治疗

E. 立即使用激素

75. 患者，男，45 岁，患有肾病综合征，以每日 60mg 的剂量用泼尼松治疗两周后尿蛋白定量为 3.6g/24h。最适合的治疗为（　　）。

A. 改用地塞米松　　B. 改为隔日用药

C. 继续用药　　D. 加用免疫抑制剂

E. 将泼尼松加量至 80mg/d

76. 患者，女，34 岁，IgA 肾病病史 8 年，近半年来出现乏力，尿量减少，双下肢水肿，血红蛋白 11.0g/L，血压 145/95mmHg。下列检查中最先出现异常的是（　　）。

A. 血尿素氮升高　　B. 血肌酐升高

C. 尿浓缩试验异常　　D. 内生肌酐清除率降低

E. 血尿酸升高

77. 患者，男，28 岁，上呼吸道感染后 5 天见肉眼血尿，无皮疹水肿，血压 14.7/10.7kPa，最可能的诊断为（　　）。

A. 急性肾炎
B. 过敏性紫癜肾
C. 隐匿性肾炎、IgA 肾病
D. 泌尿系结石
E. 肾结核

78. 患者，男，55 岁，病毒性呼吸道感染后 5 天发现肉眼血尿，无皮疹与水肿，最可能的诊断为（　　）。

A. 急性肾小球肾炎
B. IgA 肾病
C. 过敏性紫癜肾损害
D. 肺肾综合征
E. 传染性单核细胞增多症

三、A3/A4 型题

（1~3 题共用题干）

患者，男，56 岁，患有慢性肾小球肾炎继发肾性高血压，入院进行血压控制。

1. 假设患者的尿蛋白 < 1g/24h，理想的血压控制目标是（　　）。

A. < 160/95mmHg
B. < 140/90mmHg
C. < 140/85mmHg
D. < 135/85mmHg
E. < 130/80mmHg

2. 假设患者的血肌酐 < 200μmol/L，控制高血压首选药物为（　　）。

A. 呋塞米（速尿）
B. 氢氯噻嗪（双氢克尿塞）
C. 哌唑嗪
D. 血管紧张素转换酶抑制剂
E. β 受体阻滞剂

3. 假设患者的血肌酐 >450μmol/L，为控制高血压不应选用（　　）。

A. 血管紧张素转换酶抑制剂
B. 哌唑嗪
C. 钙离子阻滞剂
D. 呋塞米（速尿）
E. β 受体阻滞剂

（4~10 题共用题干）

患者，女，14 岁，1 个月前皮肤感染，10 天后面部及下肢水肿，尿少，尿蛋白(+++)，沉渣 RBC 40~50 /HP，BUN 20mmol/L，Scr 250μmol/L，血清补体 C 30.6g/L，抗“O” 400U/L。

4. 根据上述表现，最可能的临床诊断为（　　）。

A. 急性肾炎
B. 慢性肾炎

C. 慢性肾衰竭　　　　D. 隐匿性肾小球肾炎
E. 肾病综合征

5. 急性肾炎多见于（　　）。
A. 青年女性　　　　B. 儿童，男性多于女性
C. 任何年龄　　　　D. 中年男性
E. 老年女性

6. 链球菌感染后急性肾炎与 IgA 肾病最根本的不同是（　　）。
A. 起病缓急　　　　B. 链球菌感染史
C. 病程长短　　　　D. 尿检异常
E. 肾脏组织病变

7. 急性肾炎与急进性肾炎的相同点为（　　）。
A. 肾功能急剧恶化　　　　B. 早期出现少尿、无尿
C. 慢性进展　　　　D. 急性肾炎综合征
E. 诱因为使用肾毒性药物

8. 下列关于急性肾炎的临床表现，哪项错误（　　）。
A. 尿渗透压降低　　　　B. 多有中等程度蛋白尿
C. 多有血压增高　　　　D. 肉眼或镜下血尿见于所有病例
E. 多有不同程度水肿

9. 急进性肾炎与急性肾炎临床表现的不同点（　　）。
A. 肾上腺激素治疗效果差　　　　B. 蛋白尿、血尿加重
C. 快速发展为肾功能不全　　　　D. 有显著高血压和心脏并发症
E. 链球菌感染后 3 天内发病

10. 急性肾炎与急进性肾小球肾炎临床相似之处为（　　）。
A. 预后欠佳　　　　B. 急性肾炎综合征
C. 中度贫血　　　　D. 肾功能急剧恶化
E. 早期出现少尿或无尿

（11~14 题共用题干）

患者，男，20 岁，上呼吸道感染后第 10 天发生全身水肿．尿少。查体：血压 150/95mmHg，血红蛋白 120g/L，尿蛋白(++)，红细胞 +/HP，白细胞 0~2 个/HP。

11. 根据上述表现，最可能的临床诊断是（　　）。
A. 慢性肾盂肾炎　　　　B. 慢性肾炎急性发作
C. 急性肾小球肾炎　　　　D. 急性肾盂肾炎
E. 急进性肾炎

12. 急性肾炎的典型尿液表现是（　　）。
   A. 红细胞管型　　B. 蛋白尿
   C. 镜下血尿　　D. 透明管型
   E. 颗粒管型

13. 急性肾炎最突出的临床表现是（　　）。
   A. 水肿　　B. 少尿或无尿
   C. 高血压　　D. 肾病综合征
   E. 心包摩擦音

14. 急性肾小球肾炎最常见的临床表现是（　　）。
   A. 水肿，血清白蛋白下降，蛋白尿　　B. 肾区叩痛，肉眼血尿，尿路刺激征
   C. 水肿，高血压，心力衰竭　　D. 血尿，蛋白尿，水肿，高血压
   E. 肾区叩痛，眼睑水肿，关节痛

（15～16 题共用题干）

患者，女，33 岁。2 周前低热，咽痛，1 周来眼睑及面部轻度水肿，3 天前突然剧烈头痛，抽搐，意识不清，数分钟后意识清醒，自诉剧烈头痛，呕吐 1 次为食物残渣，既往无高血压史。血压 180/110mmHg，血红蛋白 118g/L，尿常规蛋白 ++，红细胞 5～10 个/HP，尿比重 1.020，血尿素氮 9.4mmol/L，眼底视盘（视乳头）轻度水肿。

15. 最可能的诊断是（　　）。
   A. 慢性肾炎　　B. 尿毒症性脑病
   C. 急性肾炎并发高血压脑病　　D. 颅内占位性病变
   E. 化脓性脑膜炎

16. 诊断急性肾炎最重要的依据是（　　）。
   A. 高血压　　B. 血尿
   C. 水肿　　D. 中等量以上的蛋白尿
   E. 尿比重下降

（17～18 题共用题干）

患者，男，23 岁，主诉少尿、水肿、高血压 7 天。实验室检查发现贫血、血尿、蛋白尿，血清补体 C3 正常，血肌酐和尿素氮均升高，B 超示双肾增大，临床诊断为“肾衰竭”。

17. 如果血清抗肾小球基底膜（GBM）抗体阳性，最可能的诊断是（　　）。
   A. 急性肾炎　　B. 慢性肾炎
   C. 急进性肾炎Ⅱ型　　D. 急进性肾炎Ⅲ型
   E. 急进性肾炎Ⅰ型

18. 如果血清抗中性粒细胞胞质抗体（AN-CA）阳性，最可能的是（　　）。

A. 急进性肾炎Ⅰ型　　B. 急进性肾炎Ⅱ型

C. 狼疮性肾炎　　D. 过敏性紫癜肾

E. 急进性肾炎Ⅲ型

（19~20 题共用题干）

患者，男，15 岁，咽痛、发热 15 天后出现肉眼血尿，尿常规蛋白阴性，尿红细胞满视野。

19. 最可能的诊断是（　　）。

A. 急性肾小球肾炎　　B. IgA 肾病

C. 急进性肾小球肾炎　　D. 尿路感染

E. 尿路结石

20. 进一步的检查首选（　　）。

A. ASO　　B. 肾穿刺

C. 尿红细胞形态相差显微镜检查　　D. 中段尿培养

E. 静脉肾盂造影

（21~24 题共用题干）

患者，男，34 岁，因“下肢水肿 2 周”来诊。血肌酐 150μmol/L，血白蛋白 32g/L；尿蛋白(+++)，尿红细胞 10~15 个/HP。

21. 对诊断和鉴别诊断帮助最小的检查是（　　）。

A. 血常规　　B. 双肾 B 型超声

C. 自身抗体　　D. 血补体水平

E. 血脂

22. 进一步检查应首选（　　）。

A. 肾活检　　B. 排泄性肾盂造影

C. 肾 CT 或 MRI　　D. 放射性核素肾显影

E. 肾静脉造影术

23. 在病史和查体中，对本病诊断价值较小的是（　　）。

A. 近期感染史　　B. 婚育情况

C. 有无咯血　　D. 有无高血压家族史

E. 有无脱发、光过敏现象

24. 以下因素与本病预后关系最小的是（　　）。

A. 蛋白尿程度　　B. 血尿程度

C. 高血压情况　　D. 肾活检病理检查结果

E. 肾功能水平

(25~28 题共用题干)

患者，女，19 岁，因“上呼吸道感染后 2 周出现颜面水肿、肉眼血尿”来就诊，血压 135/94mmHg。实验室检查：尿蛋白(++)，尿红细胞满视野，尿白细胞 5~10 个/HP。

25. 起病半年后行肾穿刺病理检查，最可能的病理改变为（　　）。

A. 系膜组织和内皮组织增生　　B. 系膜增生

C. 明显肾小球增生　　D. 纤维性新月体

E. 毛细血管袢弥漫增厚

26. 对诊断帮助最小的检查是（　　）。

A. 抗链球菌溶血素“O”试验　　B. 咽拭子培养

C. 血清 C3 测定　　D. 肾功能测定

E. 红细胞沉降率

27. 检查结果符合急性链球菌感染后肾炎，对确诊最有价值的检查是（　　）。

A. 双肾 B 型超声　　B. 腹部 X 线片

C. 排泄性尿路造影　　D. 尿红细胞形态检查

E. 肾活检病理检查

28. 确诊为急性链球菌感染后肾炎，除休息、限盐、降压等处理外，还需要（　　）。

A. 口服泼尼松　　B. 使用细胞毒药物

C. 清除感染灶　　D. 透析治疗

E. 抗凝治疗

(29~30 题共用题干)

患者，男，20 岁，感冒后 2 周出现双下肢水肿伴乏力，血压 155/105mmHg，尿蛋白(++)，红细胞(++++)，颗粒管型 1~4/HP，血肌酐 106μmol/L，血红蛋白 122g/L。

29. 最有可能的诊断为（　　）。

A. 肾病综合征　　B. 慢性肾炎综合征

C. 急性肾炎综合征　　D. 急进性肾炎综合征

E. 隐匿性肾炎综合征

30. 以下检查中对诊断意义最大的是（　　）。

A. 血肌酐测定　　B. 补体 C3 测定

C. 抗“O”测定　　D. 循环免疫复合物测定

E. 尿红细胞镜检

（31~32 题共用题干）

患者，男，17 岁，急性肾炎 2 周，血压 160/110mmHg，化验尿红细胞满视野。

31. 治疗首选用（　　）。
A. 抗生素治疗
B. 糖皮质激素
C. 透析治疗
D. 止血药物
E. 降压治疗

32. 治疗急性肾炎活动最重要的措施是（　　）。
A. 休息和控制感染
B. 非特异性抗感染治疗
C. 低蛋白饮食
D. 透析治疗
E. 大量激素和免疫抑制剂

（33~36 题共用题干）

患者，男，16 岁，少尿、水肿 6 天，咳嗽气短不能平卧 1 天，起病前 2 周喉痛 3 天，血压 170/110mmHg，端坐呼吸，两肺底有散在湿啰音，尿比重 1.022，尿蛋白(+++)，红细胞 30~90 个/HP，血清补体 C3 水平降低。

33. 最可能的诊断为（　　）。
A. 急性肾炎并左心功能不全
B. 慢性肾炎急性发作
C. 高血压并左心功能不全
D. 急进性肾炎并左心功能不全
E. 肾病综合征并左心功能不全

34. 患者急性左心衰竭的原因是（　　）。
A. 心脏后负荷过重
B. 心脏前负荷过重
C. 高血压心脏病心力衰竭
D. 急性肾炎致心肌损害
E. 内分泌和代谢紊乱

35. 假设该患者经利尿、扩血管和强心等措施处理 2 小时后，症状不仅未能缓解，反而进行性加重。此时需紧急采取的处理措施是（　　）。
A. 继续强心治疗
B. 继续利尿治疗
C. 继续扩血管治疗
D. 急诊血液透析治疗
E. 急诊腹膜透析治疗

36. 采取血液透析的主要目的是（　　）。
A. 脱水
B. 纠正酸中毒
C. 清除血肌酐
D. 清除血清免疫复合物
E. 降低血压

(37~39 题共用题干)

患者，男，59 岁，1 个月前有皮肤感染史，水肿两周，尿少 1 周，血压 165/100mmHg，化验尿蛋白(+++)，尿沉渣镜检 BBC20~30/HP，血肌酐 300μmol/L，尿素氮 16. 7mmol/L，血清 C3 降低，肾穿刺病理证实为“急性肾小球肾炎”。

37. C3 恢复正常的时间是（　　）。

A. 小于 4 周　　B. 8 周

C. 3 个月　　D. 4 个月

E. 半年

38. 以下治疗原则错误的是（　　）。

A. 休息　　B. 对症治疗

C. 急性肾衰竭可透析　　D. 应用糖皮质激素

E. 不宜应用细胞毒药物

39. 与急性肾小球肾炎预后无关的是（　　）。

A. 大量蛋白尿　　B. 持续高血压

C. 肾功能损害　　D. 镜下血尿

E. 年龄大小

(40~42 题共用题干)

患者，女，25 岁，因“眼睑水肿，血压增高，少尿，呼吸困难，不能平卧 3 日”来诊。患者于 3 周前因急性化脓性扁桃体炎出现发热，治疗后好转。

40. 最可能的诊断是（　　）。

A. 急性肾小球肾炎合并左侧心力衰竭　　B. 急性上呼吸道感染

C. 急性心肌炎合并左侧心力衰竭　　D. 急进性高血压

E. 急进性肾小球肾炎

41. 治疗措施主要是（　　）。

A. 控制感染和利尿对症处理　　B. 给予激素和免疫抑制剂

C. 抗凝治疗　　D. 给予非甾体类抗炎药

E. 透析疗法

42. 有助于急性肾炎诊断的血液生化改变是（　　）。

A. 血浆蛋白明显下降

B. 血清胆固醇升高

C. 抗链球菌溶血素“O”试验效价升高

D. 血清免疫球蛋白升高

E. 血清补体 3（C3）暂时下降

（43~44 题共用题干）

患者，男，13 岁，因水肿、尿少4 天入院。血压160/100mmHg，尿比重1.023，尿蛋白(+++)，红细胞3~5 个/HP。入院后第二天凌晨突然出现气促，烦躁不安，心率160 次/分，双肺细湿啰音。

43. 最可能的诊断是（　　）。

A. 急性肾炎合并急性肺炎
B. 急性肺炎合并心力衰竭
C. 急性肾炎合并中毒性心肌炎
D. 急性肾炎合并心力衰竭
E. 急性肺炎合并高血压

44. 最适合的治疗方案是（　　）。

A. 硫酸镁 + 毛花苷丙（西地兰）
B. 甘露醇
C. 呋塞米（速尿） + 酚妥拉明
D. 利血平 + 毛花苷丙（西地兰）
E. 糖皮质激素 + 毛花苷丙（西地兰）

（45~46 题共用题干）

患者，女，29 岁，咽痛后 2 周出现肉眼血尿，血压 150/100mmHg，尿蛋白(+++)，尿红细胞满视野，白细胞 8~10 个/HP，血肌酐 180μmol/L。

45. 最可能的诊断是（　　）。

A. 肾病综合征
B. 慢性肾炎综合征
C. 急性肾炎综合征
D. 急进性肾炎综合征
E. 尿路感染综合征

46. 最正确的治疗方案是（　　）。

A. 卧床休息 2~3 周，直至肉眼血尿消失，水肿消退. 血压恢复正常
B. 积极抗感染治疗
C. 必要时加止血药物
D. 尽快把血压降到正常水平
E. 用抗生素 1 周后做扁桃体切除术

（47~48 题共用题干）

患者，男，35 岁，发热胸痛 2 周后，查尿蛋白(++)，红细胞 15~20/HP，Scr 180μmol/L，C3↓，肾活检符合急性肾小球肾炎。

47. 血清 C3 可能恢复的时间为（　　）。

A. 发病 2 周内
B. 发病 4 周内
C. 发病 6 周内
D. 发病 8 周内
E. 发病 10 周内

48. 以下治疗原则不正确的是（　　）。
A. 对症治疗　　B. 卧床休息
C. 不用细胞毒药　　D. 可用糖皮质激素治疗
E. 急性肾衰竭可透析

（49~52 题共用题干）

患者，男，25 岁。发热、咽痛 3 天后出现肉眼血尿，血压 130/70mmHg，扁桃体Ⅱ度大、充血，余查体未见异常，血肌酐正常。

49. 以下对患者最有利的措施是（　　）。
A. 积极控制感染　　B. 无治疗，定期复查尿常规、血压、肾功能
C. 扁桃体切除术　　D. 口服雷公藤多苷
E. 使用止血药

50. 是否使用糖皮质激素取决于（　　）。
A. 感染是否已经控制　　B. 肾组织中是否有新月体
C. 尿蛋白定量　　D. 血尿程度
E. 使用止血药

51. 以下关于患者的病理诊断说法，不正确的是（　　）。
A. 电镜在诊断中没有价值　　B. 必须进行免疫荧光或免疫组化检查
C. 光镜下可见系膜细胞和基质增生　　D. 肾组织中可能见到新月体
E. 光镜下可见肾间质呈灶性细胞增生

52. 以下与预后关系最小的是（　　）。
A. 肾小球病理类型　　B. 尿蛋白定量
C. 血压　　D. 肾间质纤维化
E. 血尿程度

（53~56 题共用题干）

患者，男，48 岁，上呼吸道感染后 2 周，出现肉眼血尿、颜面水肿入院，血压 150/100mmHg，尿蛋白(+)，红细胞满视野，血肌酐 180μmol/L。

53. 最可能诊断是（　　）。
A. 急性链球菌感染后肾炎　　B. 急进性肾炎
C. IgA 肾病　　D. 系膜毛细血管性肾炎
E. 系膜增生性肾炎

54. 最不可能的病理类型为（　　）。
A. 新月体肾炎　　B. 弥漫性内皮系膜细胞增生性肾炎

C. 系膜毛细血管性肾炎　　D. IgA 肾病

E. 膜性肾病

55. 此时收集的临床资料中诊断意义最小的是（　　）。

A. 血补体测定　　B. 咽拭子培养

C. 抗链球菌溶血素“O”测定　　D. 肾脏 B 超检查

E. 高血压家族史

56. 如果患者按上述诊断治疗 2 个月，尿检蛋白(++)，红细胞 15~20 个/HP，血压与原先相仿，但血肌酐增至 400μmol/L，B 超双肾大小增大，血红蛋白 110g/L，血白蛋白 40g/L。为进一步明确诊断首选的辅助检查是（　　）。

A. 中段尿培养　　B. 肾脏 CT 检查

C. 尿找抗酸杆菌　　D. 肾活检术

E. 尿找病理细胞

（57~59 题共用题干）

患者，男，40 岁，因“水肿、少尿 1 周”来诊。血压 160/100mmHg。实验室检查：血肌酐 600μmol/L，血循环免疫复合物(+)；24 小时尿蛋白定量 2g，尿红细胞 20~30 个/HP。肾病理检查：光镜下可见 11 个肾小球，部分毛细血管狭窄，6 个细胞新月体形成，3 个纤维新月体，免疫球蛋白 G（IgG）、血清 C3 呈颗粒样沉积于毛细血管壁和系膜区。

57. 最可能的诊断是（　　）。

A. 毛细血管内增生性肾炎　　B. 新月体性肾炎 Ⅰ 型

C. 新月体性肾炎 Ⅱ 型　　D. 系膜增生性肾炎

E. 系膜毛细血管性肾炎

58. 本病的发病机制主要是（　　）。

A. 与抗肾小球基膜抗体有关　　B. 与抗中性粒细胞胞质抗体有关

C. 与细胞免疫有关　　D. 与免疫复合物有关

E. 与原位免疫有关

59. 下一步治疗方案首选（　　）。

A. 强化血浆置换疗法

B. 给予泼尼松龙冲击治疗

C. 给予泼尼松龙冲击治疗 + 细胞毒类药物

D. 给予泼尼松龙冲击治疗 + 血液透析

E. 口服泼尼松 + 细胞毒类药物

（60~61 题共用题干）

患者，女，26 岁，4 周来低热、咳嗽，偶有痰中带血丝，伴乏力。胸透示“右肺炎症”，给予抗炎治疗。2周来晨起眼睑水肿，尿量逐渐减少。查体：血压150/105mmHg，右肺少许啰音，双下肢水肿，化验血红蛋白89g/L，尿沉渣检查红细胞20~35/HP，白细胞3~5/HP，血肌酐456μmol/L，尿素氮23mmol/L，血清抗肾小球基底膜抗体(+)。诊断为“急进性肾小球肾炎Ⅰ型。

60. 原发性急进性肾小球肾炎Ⅰ型好发于（　　）。

A. 青年
B. 中年
C. 少儿
D. 双高峰20~30岁及60~70岁
E. 老年

61. 原发性急进性肾小球肾炎Ⅰ型免疫病理是（　　）。

A. IgG、IgA、IgM、C3、Clq呈多部位沉积
B. IgG、C3呈线条状沉积于毛细血管壁
C. IgG、C3呈颗粒状沉积于细膜区及毛细血管壁
D. IgG、C3呈颗粒状沉积于毛细血管壁
E. 无或仅有微量免疫沉积物

（62~63题共用题干）

患者，男，41岁，以急进性肾炎综合征特征起病，1个月前血Cr为150μmol/L，现为320μmol/L，无咯血，既往无其他肾病及系统性疾病史，血清抗肾小球基底膜抗体检测(-)。

62. 为证实急进性肾炎的诊断，拟施肾活检，最可能的光镜检查结果是（　　）。

A. 弥漫性系膜细胞增生伴基质增多
B. 弥漫性系膜内皮细胞增生
C. 弥漫性系膜细胞增生，渗入到内皮下
D. 广泛新月体形成，超过50%
E. 局灶性节段性肾小球硬化

63. 荧光免疫病理检查最可能的结果是（　　）。

A. 线型IgG、C3沉积
B. 颗粒状IgA、C3沉积
C. IgM沉积，局灶分布
D. 系膜区IgG沉积
E. 毛细血管壁IgG颗粒状沉积

（64~65题共用题干）

患者，女，68岁，低热、四肢肌肉酸痛伴双下肢水肿25天，少尿3天，咯血1天，血红蛋白83g/L，尿常规蛋白阳性、尿红细胞满视野，白细胞20个/HP，24小时尿蛋白定量3.7g，血浆白蛋白29.6g/L，血肌酐524μmol/L。

64. 最可能的诊断是（　　）。

A. 皮肌炎
B. 系统性红斑狼疮

C. 急性肾小球肾炎
D. 溶血性尿毒症综合征
E. 慢性肾小球肾炎

65. 为明确病因，检查首选（ ）。
A. ENA 谱检测
B. 补体 C3 检测
C. 胸部 X 线片
D. 外周血破碎红细胞检查
E. ANCN 检测

（66~67 题共用题干）

患者，女，59 岁，血肌酐进行性上升 2 个月。实验室检查：血肌酐 955μmol/L，空腹血糖 13.5mmol/L，尿量仅 150ml/24h 左右。肾穿刺活检病理检查提示急进性肾小球肾炎（RPGN），抗肾小球基底膜抗体阳性。

66. 首选治疗方法是（ ）。
A. 常规激素治疗
B. 给予细胞毒药物
C. 隔日血浆置换直至血浆中抗基底膜抗体转阴
D. 甲泼尼龙冲击治疗＋强化血浆置换疗法
E. 积极抗凝治疗

67. 给予首选治疗后未见显著改善，则应选择的治疗方法是（ ）。
A. 常规激素治疗
B. 加用细胞毒药物
C. 隔日血浆置换直至血浆中抗基底膜抗体转阴
D. 血液透析
E. 积极抗凝治疗

（68~70 题共用题干）

患者，男，28 岁。蛋白尿、水肿、血压增高多年，1 年前曾查血肌酐 220μmol/L，B 超双肾缩小。近 2 周有恶心、呕吐，血压 188/105mmHg。

68. 患者肾功能不全最可能的病因是（ ）。
A. 慢性肾小球肾炎
B. 慢性肾盂肾炎
C. 慢性间质性肾炎
D. 多囊肾
E. 肾结核

69. 以下生化异常中，最不可能出现的是（ ）。
A. 高钾血症
B. 低钙血症
C. 代谢性酸中毒
D. 低钠血症
E. 低磷血症

70. 以下检查中最不必要的是（　　）。

A. 血红蛋白测定　　B. 复查 BUN 和 Cr

C. 血电解质测定　　D. 心电图检查

E. 静脉肾盂造影

（71~72 题共用题干）

患者，男，28 岁。拟诊为慢性肾炎多年，发热、咽痛 1 周，鼻出血 1 天入院。查体：血压 180/105mmHg 血红蛋白 50g/L，尿蛋白(++)，大便隐血（±），血肌酐 850μmol/L。

71. 患者乏力、食欲不振、活动后心悸，骨髓检查示有核细胞增生活跃，粒系、红系增生和形态未见明显异常，巨核细胞不少，血小板可见。患者贫血最主要的原因是（　　）。

A. 失血　　B. 缺铁

C. 维生素 B 缺乏　　D. 营养不良

E. 促红细胞生成素缺乏

72. 对诊断最有帮助的检查是（　　）。

A. 肾脏 B 超　　B. 肾脏 CT

C. 肾脏磁共振　　D. 肾脏核素检查

E. 排泄性尿路造影

（73~74 题共用题干）

患者，女，26 岁，平素体健，发现水肿、血尿、大量蛋白尿 1 年余，血压 165/95mmHg。

73. 最可能的诊断是（　　）。

A. 急性肾炎综合征　　B. 慢性肾炎综合征

C. 无症状性尿异常　　D. 急进性肾炎综合征

E. 慢性肾衰竭综合征

74. 发现患者有大量蛋白尿，则其 24 小时尿蛋白定量应该为（　　）。

A. >2.0g/d　　B. >1.5g/d

C. >3.0g/d　　D. >3.5g/d

E. >4.0g/d

（75~77 题共用题干）

患者，女，19 岁，发热咽痛 4 天后出现双下肢水肿伴尿量减少，血压 160/100mmHg，血红蛋白 92g/L，尿蛋白(++)，红细胞(+++)，颗粒管型 0~2/HP，血清白蛋白 32g/L。

75. 最可能的诊断是（　　）。

A. 急进性肾小球肾炎　　B. 急性肾小球肾炎

C. 慢性肾小球肾炎急性发作　　D. 隐匿性肾小球肾炎

E. 肾病综合征

76. 若诊断成立，则患者发生高血压的机制是（　　）。

A. 水钠潴留致血容量增加　　B. 交感神经兴奋

C. 去甲肾上腺素分泌过多　　D. 副交感神经兴奋

E. 全身小动脉痉挛

77. 对本例的诊断和治疗意义最大的检查是（　　）。

A. 肾活检　　B. 补体 C3

C. 腹部平片　　D. 双肾 B 超

E. 骨活检

（78~80 题共用题干）

患者，男，36 岁，因“感冒 2 日”来诊。既往实验室检查：尿蛋白持续(+)~(++)2 年，每当上呼吸道感染或劳累后，尿蛋白可增至(+++)；尿红细胞 5~10 个/HP。

78. 最可能的诊断为（　　）。

A. 急性肾炎　　B. 隐匿性肾炎

C. 慢性肾炎　　D. 慢性肾盂肾炎

E. 肾病综合征

79. 进一步检查中最有价值的是（　　）。

A. 腹部 X 线片　　B. 尿抗酸杆菌

C. 肾活检病理检查　　D. 逆行肾盂造影

E. 中段尿细菌培养

80. 治疗的主要目的是（　　）。

A. 消除蛋白尿　　B. 消除血尿

C. 控制感染　　D. 应用血小板解聚药

E. 防止或延缓肾衰竭

（81~84 题共用题干）

患者，男，41 岁，因“晨起眼睑水肿 2 年，腰酸”来诊。查体：双踝部压凹性水肿，血压 167/93mmHg。实验室检查：血红蛋白 101g/L，血白蛋白 34g/L，血肌酐 133. 8μmol/L，血尿素 10. 5mmol/L；尿蛋白(++)，尿红细胞 10~15 个/HP，尿白细胞 0~3 个/HP，24 小时尿蛋白定量 1. 8g。

81. 最可能的诊断是（　　）。

A. 缺铁性贫血　　B. 急性肾小球肾炎

C. 慢性肾小球肾炎　　D. 肾病综合征

E. 原发性高血压

82. 假设病理检查示肾小球轻度增生，部分肾小球有节段性硬化，肾小管萎缩，最可能的诊断为（　　）。

A. 系膜增生性肾小球肾炎　　B. 系膜毛细血管性肾小球肾炎

C. 微小病变肾病　　D. 局灶节段性肾小球硬化

E. 系膜肾病

83. 进一步检查首选（　　）。

A. 肾活检病理检查　　B. 肾 CT

C. 肾 MRI　　D. 静脉肾盂造影

E. 放射性核素肾图

84. 经足量糖皮质激素治疗 2 个月，病情无好转，进一步治疗方法是（　　）。

A. 延长激素疗程　　B. 加用中药雷公藤

C. 加用抗凝药肝素　　D. 加用解聚药双嘧达莫（潘生丁）

E. 加用环磷酰胺

(85~86 题共用题干)

患者，女，34 岁，因“体检发现肾功能损害”来诊。患者发现血尿、蛋白尿 3 年，高血压 1 年。数周前体检发现肾功能损害，血肌酐 135μmol/L，抗核抗体阴性，乙型病毒性肝炎标志物阴性，血糖正常。B 型超声：右肾长径 8.7cm，左肾长径 10.1cm。

85. 最可能的诊断是（　　）。

A. 肾血管性高血压　　B. 慢性肾盂肾炎

C. 恶性高血压肾损害　　D. 慢性肾炎

E. 良性小动脉性肾硬化

86. 可作为确诊依据的检查是（　　）。

A. 肾血管超声　　B. 放射性核素肾图

C. 肾血管造影　　D. 肾上腺磁共振

E. 肾组织活检

(87~89 题共用题干)

患者，女，46 岁，因“多尿伴夜尿增多，食欲减退，下肢踝部压凹性水肿 3 个月”来诊。既往史：血红蛋白 89g/L，血肌酐 204μmol/L，血尿酸 506μmol/L，血钾 4.8mmol/L。蛋白尿、血尿 2 年。查体：血压 160/95mmHg。实验室检查：尿比重 1.010，尿 pH 6.5，尿蛋白/肌酐比值 0.1，尿糖(-)，尿红细胞 38 个/HP，肾彩色多普勒超声示左肾长径 9.5cm，右肾长径 9.8cm，皮质回声增强。

87. 最可能的诊断为（　　）。

A. 慢性肾病 G2A2 期　　B. 尿崩症

C. 肾小管性酸中毒　　D. 慢性肾病 G3A2 期

E. 神经性多尿

88. 对于明确病因最有价值的检查是（　　）。

A. 肾活检　　B. 全部免疫学检查

C. 尿渗透压　　D. 静脉肾盂造影

E. 动脉血气分析

89. 对患者的蛋白摄入量建议为（　　）。

A. 每日 1.0g/kg　　B. 每日 0.8g/kg

C. 每日 0.6g/kg + 必需氨基酸　　D. 每日 0.4g/kg

E. 每日 0.5g/kg

（90~92 题共用题干）

患者，女，35 岁，因“间断颜面及双下肢水肿 1 年，食欲减退、头晕、乏力 1 个月”来就诊。否认慢性病史。血压 160/95mmHg，眼睑水肿，双下肢轻度压凹性水肿。

90. 患者入院后需首先进行的检查是（　　）。

A. 肾活检　　B. 肾发射单光子计算机断层扫描

C. 肾功能和肾超声　　D. 肝功能和肝超声

E. 24 小时动态血压监测

91. 患者的原发病诊断为（　　）。

A. 慢性肾小球肾炎　　B. 糖尿病

C. 良性小动脉性肾硬化症　　D. 系统性红斑狼疮

E. 慢性间质性肾炎

92. 假设血肌酐 305μmol/L，彩色多普勒超声示左肾 9.1cm×4.5cm×4.2cm，右肾 8.9cm×4.8cm×4.4cm。以下治疗措施不恰当的是（　　）。

A. 低蛋白、低磷饮食　　B. 积极控制血压

C. 毋需应用糖皮质激素　　D. 治疗目标为消除蛋白尿

E. 避免可能加重肾损害的因素

（93~94 题共用题干）

患者，男，35 岁，拟诊为慢性肾炎 10 年，发热、咽痛 1 周，鼻出血 3 天入院。查体：血压 150/90mmHg，血红蛋白 70g/L，尿蛋白(++)，便潜血(+)，血清肌酐 801μmol/L。

93. 对诊断最有帮助的是（　　）。

A. 肾脏 B 超
B. 肾脏 CT
C. 肾脏 MRI
D. 肾放射性核素检查
E. 排泄性尿路造影

94. 患者贫血的主要原因是（　　）。

A. 失血
B. 缺铁
C. 维生素 B
D. 红细胞寿命缩短
E. 尿毒症毒素作用

（95~97 题共用题干）

患者，女，33 岁，反复双眼睑水肿伴夜尿增多 2 年，血压 160/100mmHg，尿蛋白(+)，红细胞 5~10 个/HP，颗粒管型 1~2 个/HP，血肌酐 145μmol/L，血红蛋白 85g/L，血清白蛋白 32g/L。

95. 最可能的诊断为（　　）。

A. 良性小动脉性肾硬化症
B. 急进性肾小球肾炎
C. 慢性肾小球肾炎
D. 肾病综合征
E. 急性肾小球肾炎

96. 以下对诊断意义最小的是（　　）。

A. 高血压家族史
B. ASO 测定
C. 尿比重测定
D. 尿 β_2 微球蛋白测定
E. 双肾 B 超

97. 以下药物不宜应用的是（　　）。

A. 双嘧达莫
B. 呋塞米
C. 硝苯地平
D. 链霉素
E. 青霉素

（98~99 题共用题干）

患者，男，38 岁，15 年前曾发现蛋白尿，一直未检查和治疗。3 周前出现恶心、呕吐，血压 190/120mmHg，双下肢轻度水肿，血肌酐 360μmol/L，B 超双肾缩小。

98. 最可能的原发病是（　　）。

A. 慢性肾小球肾炎
B. 慢性肾盂肾炎
C. 慢性间质性肾炎
D. 糖尿病肾病
E. 高血压肾病

123. 下列假设患者确诊为狼疮性肾炎治疗中，错误的是（　　）。

A. 糖皮质激素　　B. 细胞毒药物

C. 环孢素　　D. 抗凝溶栓治疗

E. 庆大霉素

124. 患者尿蛋白转阴性后仍用泼尼松每日 40mg，至第 11 周蛋白尿又增至 6g/d，以下说法错误的是（　　）。

A. 可能有潜在感染灶　　B. 可能有肾静脉血栓形成

C. 可能对激素出现依赖　　D. 可能不规则服用激素或自行停用激素

E. 以上都不是

（125~128 题共用题干）

患者，男，69 岁，双下肢水肿 4 个月，4 个月前查血红蛋白 150g/L，尿常规蛋白阳性，24 小时尿蛋白定量 5.9g，血浆白蛋白 19.2g/L，血肌酐 108μmol/L。

125. 为明确病因，检查首选（　　）。

A. 肝脏 B 超　　B. 下腔静脉彩超

C. 腹水培养　　D. 大便虫卵检查

E. 腹部 X 线检查

126. 最可能的病理类型为（　　）。

A. 微小病变　　B. 膜性肾病

C. IgA 肾病　　D. FSGS

E. 新月体肾炎

127. 最可能的诊断为（　　）。

A. 急性肾小球肾炎　　B. 肾病综合征

C. 隐匿性肾小球肾炎　　D. IgA 肾病

E. 慢性肾小球肾炎

128. 患者双下肢无水肿，但腹水明显增加，血红蛋白 180g/L，血浆清蛋白 16.7g/L，血肌酐 268μmol/L。首先考虑的并发症是（　　）。

A. 肝硬化　　B. 腹膜炎

C. 血吸虫病　　D. 肠穿孔

E. 下腔静脉血栓栓塞

（129~131 题共用题干）

患者，女，37 岁，因“右侧腰部隐痛不适，尿色偏深 2 日”来诊。无明显尿频、尿急、尿痛。血白蛋白 15g/L；尿红细胞 20~40 个/HP，尿白细胞 0~2 个/HP。B 型超声：双肾输尿管未见异常。确诊为肾病综合征。

129. 肾病综合征患者发生血栓并发症的最常见部位是（　　）。

A. 肾静脉　　B. 下肢静脉

C. 肺静脉　　D. 下腔静脉

E. 冠状血管

130. 对肾病综合征合并肾静脉血栓形成的患者，治疗效果不确定的药物是（　　）。

A. 双嘧达莫　　B. 低分子肝素

C. 阿司匹林　　D. 氯吡格雷

E. 低分子右旋糖酐

131. 首先考虑的并发症是（　　）。

A. 急性肾盂肾炎　　B. 肾结核

C. 肾肿瘤　　D. 肾静脉血栓形成

E. 肾结石

（132～134 题共用题干）

患者，男，48 岁，有乙型肝炎病史，2 周前出现肾病综合征表现就诊。血压 165/98mmHg，肝脾未及，腹水(+)。化验：尿液检查蛋白(++++)，红细胞 10～15/HP，白细胞 0～2/HP，24h 尿蛋白 4.0g，非选择性蛋白尿，补体及肾功能正常。未发现恶性肿瘤证据。

132. 治疗过程中，患者突然发生肾区疼痛，肉眼血尿，水肿加重，尿蛋白增多。应首选考虑的可能原因是（　　）。

A. 尿路结石　　B. 泌尿系结核

C. 泌尿系恶性肿瘤　　D. 原有肾病加重恶化

E. 肾静脉血栓形成

133. 最可能的诊断是（　　）。

A. 膜性肾病　　B. 系膜增生性肾炎

C. 系膜毛细血管性肾炎　　D. 局灶节段性肾小球硬化症

E. 微小病变肾病

134. 假设行肾穿刺活检最可能呈现的病理特点是（　　）。

A. 系膜增生伴大量 IgA 沉积　　B. 足突肿胀、变性、融合

C. 广泛新月体形成　　D. 上皮下免疫复合物沉积，基底膜钉突样改变

E. 上皮下驼峰状电子致密物沉积

（135～136 题共用题干）

患者，女，64 岁，间断水肿 2 年，加重半月，伴气急、咯血 3 天，血压 150/90mmHg，

腹水征阳性，尿蛋白(++++)，红细胞0~2个/HP，血白蛋白20g/L，甘油三酯2.1mmol/L，双肾大，双肾静脉主干有血栓。

135. 最可能的诊断为（　　）。

A. 肺栓塞　　B. 心功能不全

C. 肺-肾综合征　　D. 肾病综合征

E. 高血压肾损害

136. 假设进行肾穿，最可能的病理类型为（　　）。

A. 毛细血管内增生性肾炎　　B. 系膜毛细血管性肾炎

C. 系膜增生性肾炎　　D. 毛细血管外增生性肾炎

E. 膜性肾病

（137~139题共用题干）

患者，男，64岁，双下肢水肿2周，血压130/80mmHg，尿蛋白8.2g/24h，红细胞10~15/HP，尿本-周蛋白(-)，血肌酐105μmol/L，血白蛋白21g/L。

137. 对诊断价值最大的检查是（　　）。

A. 血常规　　B. 肾超声

C. 肾穿刺活检　　D. 骨髓穿刺

E. 空腹血糖

138. 临床诊断首选（　　）。

A. 肾病综合征　　B. 糖尿病肾病

C. 多发性骨髓瘤肾损害　　D. 慢性肾小球肾炎

E. 肾脏淀粉样变

139. 假设病理为肾小球基底膜增厚，基底膜上皮侧有钉突形成（嗜银染色），IgG和C3沿肾小球毛细血管壁颗粒状沉积，电镜见足突广泛融合，最可能的诊断为（　　）。

A. 系膜增生性肾小球肾炎　　B. 系膜毛细血管性肾小球肾炎

C. 微小病变肾病　　D. 局灶性节段性肾小球硬化

E. 膜性肾病

（140~142题共用题干）

患者，女，18岁，2周来全身明显水肿、乏力，尿蛋白定量5g/d，尿沉渣镜检偶见红细胞和透明管型，血浆白蛋白22g/L，血脂高，血红蛋白正常，血肌酐正常，尿素氮10.4mmol/L，肝功能正常，乙肝两对半阴性。

140. 最可能的诊断是（　　）。

A. 急性肾炎　　B. 慢性肾炎

C. 乙肝病毒相关性肾炎　　D. 急进性肾炎
E. 肾病综合征

141. 诊断本病的主要依据是（　　）。
A. 全身明显水肿　　B. 尿沉渣偶见红细胞和透明管型
C. 血肌酐正常，尿素氮 10.4mmol/L　　D. 尿蛋白定量 5g/d，血浆白蛋白 22g/L
E. 血脂高

142. 用泼尼松 60mg/d 治疗 2 个月，病情未见好转，应采取的措施为（　　）。
A. 停用泼尼松　　B. 增加泼尼松用量，延长治疗时间
C. 改用环磷酰胺　　D. 改用阿司匹林和双嘧达莫
E. 继续泼尼松原剂量，加用环磷酰胺

（143～146 题共用题干）

患者，男，15 岁，下肢水肿 1 周。血压 110/65mmHg，尿蛋白 7.6g/24h，血肌酐 80μmol/L，血白蛋白 20g/L。

143. 假设病理为肾小球光镜下无明显异常，近曲肾小管上皮细胞轻度脂肪变，免疫荧光全部阴性，电镜见肾小球脏层上皮细胞广泛足突消失，最可能的诊断为（　　）。
A. 系膜增生性肾小球肾炎　　B. 系膜毛细血管性肾小球肾炎
C. 微小病变肾病　　D. 局灶性节段性肾小球硬化
E. 系膜肾病

144. 为协助诊断病因，可选择的检查为（　　）。
A. 抗“O”测定　　B. 补体 C3、C4
C. 免疫球蛋白全套　　D. 乙肝两对半
E. 以上全选

145. 确诊检查首选（　　）。
A. 肾活检　　B. 肾 CT
C. 肾 MRI　　D. IVP
E. 核素肾图

146. 首选的治疗措施是（　　）。
A. 糖皮质激素　　B. 雷公藤总苷
C. 抗凝药　　D. 解聚药
E. 环磷酰胺

（147～149 题共用题干）

患者，男，38 岁，上呼吸道感染后，以急性肾炎综合征起病，伴水肿，约 2 周后，水

肿加重，尿蛋白定量每日为4.0g，非选择性，时伴肉眼血尿，光镜检查红细胞在30~40个/HP，补体C3下降，血压未改变，血肌酐为200μmol/L，血液循环免疫复合物(+)。遂给予泼尼松治疗8周后，补体仍低下，ds-DNA和抗核抗体(-)，血清免疫球蛋白测定结果正常。

147. 临床诊断应考虑为（　　）。
A. 急性链球菌感染后肾小球肾炎　　B. 系膜增生性肾炎
C. IgA肾病　　D. 急进性肾炎
E. 系膜毛细血管性肾炎

148. 对患者施行肾活检，结果最可能的是（　　）。
A. 广泛新月体形成（>50%）
B. 弥漫性系膜内皮细胞增生性肾炎
C. 系膜严重增生，插入内皮下，形成“双轨征”
D. 系膜增生伴IgG为主的沉积
E. 系膜增生伴IgA为主的沉积

149. 最适合的治疗是（　　）。
A. 长期隔日泼尼松30~40mg口服　　B. 隔日泼尼松30~40mg治疗3~6个月
C. 血浆置换　　D. 对症治疗
E. 甲泼尼龙冲击治疗

(150~151题共用题干)

患者，男，23岁，水肿、少尿2周入院，血压120/70mmHg，尿蛋白(++++)，红细胞(++)，尿素氮8mmol/L，血肌酐47μmol/L。

150. 为明确诊断首选的检查为（　　）。
A. 血肌酐　　B. 血浆白蛋白
C. 血补体　　D. 尿蛋白定量
E. 尿红细胞形态

151. 肾活检报告符合系膜毛细血管性肾小球肾炎，治疗应首选（　　）。
A. 利尿消肿　　B. 雷公藤总苷
C. 糖皮质激素　　D. 环磷酰胺
E. 环孢素

(152~154题共用题干)

患者，男，36岁，水肿、尿少1周，血压130/80mmHg，尿蛋白(++++)，血浆白蛋白28g/L，尿蛋白定量为7g/d。

152. 最可能的临床诊断是（　　）。
A. 肝硬化　　B. 心力衰竭

C. 肾病综合征
D. 急进性肾小球肾炎
E. 急性肾小球肾炎

153. 最有意义的检查是（　　）。
A. 血脂
B. 肾脏 B 超
C. 24 小时尿蛋白定量，血浆白蛋白
D. 肾功能检查
E. 核素肾图

154. 首选的治疗措施是（　　）。
A. 糖皮质激素
B. 环磷酰胺
C. 呋塞米（速尿）
D. 白蛋白
E. 抗生素

（155～156 题共用题干）

患者，女，35 岁，因体检发现尿蛋白(++)入院。入院后检查血压 120/70mmHg，双肾 B 超未见明显异常，24 小时尿蛋白定量 1.2g。

155. 根据病情应该做的检查是（　　）。
A. 自身抗体、补体、免疫球蛋白测定
B. 乙肝全套
C. 肿瘤标志物
D. 肾活检
E. 以上检查均应做

156. 入院后的各项检查结合患者肾穿刺结果，诊断考虑原发性慢性肾小球肾炎，病理类型是轻度系膜增生性肾炎。以下治疗不正确的是（　　）。
A. 血管紧张素转换酶抑制剂
B. 双嘧达莫
C. 雷公藤总苷片
D. 大剂量激素冲击治疗
E. 血管紧张素Ⅱ受体拮抗剂

（157～159 题共用题干）

患者，女，57 岁，因“反复双下肢水肿 6 个月”来诊。查体：双眼睑压凹性水肿，颈静脉充盈，心率 100 次/分，律齐，双肺呼吸音无异常。腹水征(-)，双肾区叩击痛。尿常规：蛋白(+++)，红细胞 132/μl。

157. 最可能的临床诊断是（　　）。
A. 慢性肾炎综合征
B. 肾病综合征
C. 肝肾综合征
D. 膜性肾病
E. 肾性水肿

158. 最可能的肾病理诊断是（　　）。
A. 微小病变
B. 局灶阶段硬化性肾炎

C. IgA 肾病　　D. 不典型膜性肾病

E. 系膜毛细血管增生性肾炎

159. 对确诊无帮助的检查是（　　）。

A. 24 小时尿蛋白定量　　B. 尿红细胞相位

C. 胸部 CT　　D. 血生化

E. 肾穿刺活检

（160~162 题共用题干）

患者，男，38 岁，因“水肿，尿少 2 周”来诊。查体：血压 120/80mmHg。实验室检查：血白蛋白 23g/L；尿蛋白(++++)，24 小时尿蛋白定量 10g。

160. 对明确诊断最有价值的实验室检查是（　　）。

A. 血脂　　B. 肾 B 型超声

C. 肾功能　　D. 24 小时尿蛋白定量，血浆蛋白

E. 蛋白电泳

161. 最可能的诊断是（　　）。

A. 右侧心力衰竭　　B. 肝硬化

C. 急性肾炎综合征　　D. 肾病综合征

E. 重度营养不良

162. 主要的治疗方法是（　　）。

A. 环孢素　　B. 静脉滴注大剂量青霉素

C. 血浆置换术　　D. 糖皮质激素

E. 环磷酰胺

（163~165 题共用题干）

患者，男，36 岁，因“双下肢水肿 2 周”来诊。血压 130/80mmHg，双下肢轻度水肿。实验室检查：血肌酐 122μmol/L，血白蛋白 28g/L；尿蛋白(++++)，尿红细胞(++)。

163. 肾活检病理检查示肾小球系膜轻度增生，系膜区可见免疫球蛋白沉积。最可能的诊断为（　　）。

A. 微小病变性肾病　　B. 局灶节段性肾小球硬化

C. 膜性肾病　　D. 系膜增生性肾小球肾炎

E. 膜增生性肾小球肾炎

164. 按照上述诊断应选择的药物为（　　）。

A. 环磷酰胺　　B. 环孢素

C. 霉酚酸酯　　D. 硫唑嘌呤

E. 糖皮质激素

165. 以下检查最不必要的是（　　）。

A. 双肾 B 型超声　　B. 肾活检

C. 肾 CT　　D. 24 小时尿蛋白定量

E. 血脂

（166～168 题共用题干）

患者，女，21 岁，全身水肿、尿少半月。查体：血压 110/70mmHg，尿蛋白(++++)，尿红细胞 0～1 个/HP，尿白细胞 0～2 个/HP，血红蛋白 130g/L，白细胞计数 4.5×10^9/L，N 62%，BUN 6.5mmol/L。

166. 最可能的诊断是（　　）。

A. 慢性肾炎　　B. 隐匿性肾炎

C. 肾病综合征　　D. 急性肾炎

E. 急进性肾炎

167. 为明确诊断，下列检查中最有价值的是（　　）。

A. 血肌酐　　B. 血 K^+、Na^+、Cl^- 测定

C. 二氧化碳结合力测定　　D. 血脂测定

E. 血清 Tp 与 ALB

168. 以下药物选择错误的是（　　）。

A. 呋塞米（速尿）　　B. 氨苯蝶啶

C. 硝苯地平　　D. 双嘧达莫（潘生丁）

E. 螺内酯（安体舒通）

（169～171 题共用题干）

患者，男，36 岁，体重 55kg，全身水肿，尿少 1 周，血压 120/80mmHg，尿常规：蛋白 ++++，血浆清蛋白 25g/L，24 小时尿蛋白定量为 3g。

169. 最可能的诊断是（　　）。

A. 右心衰竭　　B. 肝硬化

C. 重度营养不良　　D. 肾病综合征

E. 急性肾炎综合征

170. 对诊断最有价值的检查是（　　）。

A. 血脂　　B. 肾功能检查

C. 肾 B 超　　D. 24 小时尿蛋白定量，血浆蛋白

E. 蛋白电泳

171. 最主要的治疗是（　　）。

A. 大剂量青霉素静脉滴注　　B. 环孢素

C. 血浆置换术　　D. 肾上腺皮质激素

E. 环磷酰胺

（172~174 题共用题干）

患者，男，18 岁，以肾病综合征 I 型表现就诊，查 24 小时尿蛋白为 4.5g，尿圆盘电泳示中分子蛋白尿，水肿明显，血压及肾功能正常，幼年时有类似发作史，经正规激素治疗后完全缓解，至本次发病前尿检均阴性。

172. 正确处理数月后，症状及实验室检查提示完全缓解，最可能的诊断应是（　　）。

A. 系膜增生性肾炎　　B. 膜性肾病

C. 微小病变肾病　　D. 系膜毛细血管肾炎

E. 局灶节段性肾小球硬化症

173. 本例目前治疗宜选（　　）。

A. 泼尼松每日 1mg/kg，口服

B. 甲泼尼龙冲击

C. 泼尼松每日 1mg/kg，口服和环磷酰胺每日 0.2g 静脉注射

D. 泼尼松每日 1mg/kg 和雷公藤多苷片每日 60mg 口服

E. 症状治疗

174. 治疗 2 个月以后．蛋白尿仅稍有减少，其余无多大改善，此时最好应予以（　　）。

A. 继续原方案治疗　　B. 肾活检，待报告后决定治疗方案

C. 改用环磷酰胺　　D. 改用甲泼尼龙冲击

E. 加强运动

（175~176 题共用题干）

患者，男，41 岁，眼睑及双下肢水肿 20 天，尿常规蛋白(++++)，血浆白蛋白 22g/L，血肌酐 72μmol/L。

175. 为明确诊断首选的检查为（　　）。

A. ASO　　B. 肾脏 B 超检查

C. ANCA 检测　　D. 流行性出血热抗体检测

E. 24 小时尿蛋检测

176. 首先考虑的诊断是（　　）。

A. 急性肾小球肾炎　　B. 急进性肾小球肾炎

C. 肾病综合征　　D. 流行性出血热肾损害

E. 肝硬化

（177～179 题共用题干）

患者，男，10 岁，上感 1 天后出现突发肉眼血尿，持续 4 天后肉眼血尿消失，无水肿。查尿常规尿蛋白阴性，红细胞(+)，血压 90/60mmHg，血红蛋白 144g/L，肌酐 77μmol/L。

177. 假设患者为 IgA 肾病，主要和下列哪种疾病鉴别（　　）。

A. 过敏性紫癜　　B. Alport 综合征

C. 糖尿病肾病　　D. 多发性骨髓瘤

E. 肾小管酸中毒

178. 假设患者做尿红细胞位相以变形红细胞为主，患者血尿的原因最可能是（　　）。

A. 肾结石　　B. IgA 肾病

C. 急性肾小球肾炎　　D. 隐匿性肾小球肾炎

E. 急进性肾小球肾炎

179. 如要确诊，最好做哪些检查（　　）。

A. 血 IgA 测定　　B. 肾超声

C. 肾活检　　D. 静脉肾盂造影

E. 血补体测定

（180～184 题共用题干）

患者，男，19 岁，既往体健，3 天来发热、咽痛、全程肉眼血尿伴腰痛，稍感尿频。查体：T 39℃，扁桃体Ⅱ度肿大，有脓苔，尿常规蛋白(++)，红细胞满视野。

180. 最适宜的检查是（　　）。

A. 尿 RBC 相差显微镜检查　　B. 静脉肾盂造影

C. X 线腹平片　　D. 肾及膀胱 B 超

E. 中段尿培养

181. 最有诊断价值的方法是（　　）。

A. 抗体包裹细菌试验　　B. 尿路超声波检查

C. 肾活检　　D. 血 IgA 测定

E. 血补体测定

182. 假设尿培养为阴性，最可能的诊断为（　　）。

A. 急性肾盂肾炎　　B. 急性肾炎

C. 急性膀胱炎　　D. IgA 肾病

E. 慢性肾炎急性发作

183. 首选的治疗方法是（　　）。

A. 环孢素　　B. 肝素

C. 吲哚美辛（消炎痛）　　D. 泼尼松

E. 静脉滴注青霉素，积极治疗扁桃体炎

184. 2个月后患者又因扁桃体炎发生血尿，应采用的治疗措施是（　　）。

A. 复行以上治疗　　B. 扁桃体炎控制后可行扁桃体切除术

C. 长期应用雷公藤多苷　　D. 长期应用抗生素

E. 使用止血药

（185~186题共用题干）

患者，男，36岁。上呼吸道感染后即出现肉眼血尿。查体：血压正常，肾功能正常。

185. 对诊断和鉴别诊断帮助最小的检查是（　　）。

A. 红细胞形态分析　　B. 肾B超检查

C. 血清免疫球蛋白测定　　D. 肾功能检查

E. 血清补体C3测定

186. 影响预后诸因素中，作用最小的是（　　）。

A. 血压高低　　B. 年龄

C. 蛋白尿量多少　　D. 血尿的程度

E. 肾活检中肾小球硬化和间质受损程度

（187~189题共用题干）

患者，男，28岁，因“上呼吸道感染后3日发现肉眼血尿”来诊。患者常自感咽喉部不适。查体：无水肿。血压140/90mmHg。尿沉渣检查示尿红细胞满视野，尿蛋白(++)。

187. 最有助于明确诊断的检查是（　　）。

A. 红细胞沉降率及血清补体3（C3）　　B. 肝、肾功能

C. 肾B型超声　　D. 肾活检病理检查

E. 静脉肾盂造影

188. 首先考虑的诊断是（　　）。

A. 急性肾小球肾炎　　B. IgA肾病

C. 急进性肾小球肾炎　　D. 肾病综合征

E. 高血压肾病

189. 以下处理方法不正确的是（　　）。

A. 给予血管紧张素转换酶抑制剂/血管紧张素受体拮抗剂控制蛋白尿

B. 头孢克肟胶囊抗感染

C. 择期行腭扁桃体摘除术

D. 氨氯地平降血压

E. 大剂量糖皮质激素

（190~192 题共用题干）

患者，男，28 岁，低热、咽痛 1 周，肉眼血尿 3 天，伴腰痛、全身不适。查体：T 37.6℃，血压 150/100mmHg，咽部充血，扁桃体肿大，双下肢轻度水肿。化验：尿沉渣镜检红细胞满视野，尿蛋白定量 1.5g/d，肝功能正常，乙肝两对半阴性，血脂正常，血肌酐 171μmol/L，血 IgA 升高，血清 C3 正常，无高血压家族史。

190. 最可能的诊断是（　　）。

A. 急性肾小球肾炎　　B. 慢性肾小球肾炎

C. 肾病综合征　　D. 乙肝病毒相关性肾炎

E. IgA 肾病

191. 对确诊有帮助的检查方法是（　　）。

A. 双肾超声　　B. 肾活检标本免疫病理学检查

C. 肾小管功能检查　　D. 肾静脉造影

E. 尿细菌学检查

192. 下列治疗措施中不正确的是（　　）。

A. 休息　　B. 低盐饮食

C. 糖皮质激素　　D. 控制高血压

E. 止血药物

（193~195 题共用题干）

患者，女，22 岁，因“发现尿红细胞 1 年”来诊。患者 1 年前体检时发现尿红细胞 25 个/μl，变异型红细胞 0.70，均一型红细胞 0.30，尿蛋白(-)，无水肿，血压正常，乙型肝炎病毒表面抗体(+)。每 3 个月复查 1 次尿沉渣，均显示镜下血尿。

193. 为明确诊断，应行的检查是（　　）。

A. 红细胞沉降率及血清补体 C3　　B. 肝、肾功能

C. 肾 B 型超声　　D. 肾活检

E. 静脉肾盂造影

194. 最可能的诊断是（　　）。

A. 急性肾小球肾炎　　B. 肾病综合征

C. IgA 肾病　　D. 乙型病毒性肝炎相关性肾小球肾炎

E. 慢性肾小球肾炎

195. 患者肾活检病理检查表现为轻微病变，应予以的处理是（　　）。

A. 临床观察，长期随访

B. 给予血管紧张素转换酶抑制剂/血管紧张素受体拮抗剂

C. 口服小剂量糖皮质激素

D. 环磷酰胺冲击治疗

E. 抗生素预防感染

(196~197 题共用题干)

患者，男，20 岁。以上呼吸道感染症状起病，发热之当日出现肉眼血尿伴腰痛，血压在正常范围内，无水肿，血肌酐正常。4 天后热退，尿检呈镜下血尿，无明显不适。

196. 此时最可能的诊断是（　　）。

A. 急性链球菌感染后肾炎
B. 尿路结石
C. 慢性肾炎
D. IgA 肾病
E. 尿路感染

197. 需进一步检查首选（　　）。

A. ASO
B. 蛋白电泳
C. 尿红细胞形态相差显微镜检查
D. 中段尿培养
E. 静脉肾盂造影

(198~199 题共用题干)

患者，女，29 岁，因“发现血尿、蛋白尿 2 年”来诊。肾活检：光镜下 13 个肾小球，3 个球性硬化，4 个节段硬化伴球囊粘连，余肾小球系膜细胞、基质轻中度增生，可见嗜复红物沉积，基底膜不厚，毛细血管腔开放尚可。免疫荧光：IgA（++），IgG（+），血清 C3（+），C3 沉积于肾小球系膜区及毛细血管袢，余阴性。

198. 最可能的诊断为（　　）。

A. IgA 肾病（轻微病变）
B. IgA 肾病（系膜增生型）
C. IgA 肾病（新月体形成）
D. IgA 肾病（局灶节段性硬化）
E. IgA 肾病（增生硬化型）

199. 最需要与本病进行鉴别的疾病是（　　）。

A. 薄基底膜肾病
B. 狼疮性肾炎
C. 肝病相关性肾损害
D. 系膜增生性肾小球肾炎
E. 膜增生性肾小球肾炎

四、B 型题

(1~5 题共用备选答案)

A. Ⅰ级
B. Ⅱ级
C. Ⅲ级
D. Ⅳ级
E. Ⅴ级

IgA 肾病 WHO 组织学分类中：

1. 光镜下肾小球正常，极少部分区域有轻度系膜区增宽，伴或不伴系膜细胞增多的情况属于（　　）
2. 50%以上肾小球正常，少部分肾小球可见系膜细胞增多，肾小球硬化、粘连等改变，新月体罕见的情况属于（　　）
3. 系膜细胞弥漫增生，系膜区增宽，病变呈局灶节段性改变，偶尔可见粘连及新月体的情况属于（　　）
4. 几乎所有的肾小球都可以见到系膜细胞呈弥漫性增生性改变，系膜区明显增宽，肾小球硬化，常见到废弃的肾小球的情况属于（　　）
5. 可见肾小球呈节段性和（或）全球性硬化，透明样变及球囊粘连等改变较为突出的情况属于（　　）

五、X 型题

1. 诊断抗肾小球基底膜型肾小球肾炎（Goodpasture 综合征）应具备的条件有（　　）。
   A. 肺出血　　B. 肾小球肾炎的临床表现
   C. 急性肾衰竭　　D. 血清抗 GBM 抗体(+)
   E. ANCA (+)
2. 有关 Goodpasture 综合征说法正确的是（　　）。
   A. 即肺出血-肾炎综合征
   B. 常见于儿童
   C. 主要临床表现为咯血、贫血及肾小球肾炎
   D. 多数患者肾功能急剧进展，短期内发展至尿毒症
   E. 约 30% 患者同时合并抗中性粒细胞胞质抗体阳性
3. 对鉴别急性肾炎和慢性肾炎有意义的是（　　）。
   A. 有无水肿　　B. 低蛋白血症和贫血程度
   C. 少尿与血尿素氮、肌酐升高　　D. 肾脏大小
   E. 眼底有高血压视网膜动脉硬化及絮状渗出物
4. 急性肾炎综合征的临床表现是（　　）。
   A. 少尿　　B. 水肿
   C. 高血压　　D. 高热
   E. 血尿、蛋白尿
5. 急性肾炎的临床特点为（　　）。
   A. 血尿、蛋白尿、水肿、高血压　　B. 多见于链球菌感染后
   C. 急性起病　　D. 为自限性疾病
   E. 伴有一过性氮质血症

6. 急性肾小球肾炎多见于（　　）感染后。

A. 葡萄球菌　　B. 肺炎双球菌

C. 链球菌　　D. 伤寒杆菌

E. 变形杆菌

7. 以下关于急性肾炎的说法，正确的是（　　）。

A. 最常见的原因为链球菌感染后　　B. 血液循环中免疫复合物增加

C. 血清补体降低　　D. 肾小球基膜上有抗原抗体复合物沉积

E. 尿沉渣中有白细胞管型

8. 急进性肾炎与急性肾炎临床表现的相同点有（　　）。

A. 链球菌感染后 3 天内发病　　B. 蛋白尿，血尿加重

C. 快速发展为肾功能不全　　D. 有显著高血压和心脏并发症

E. 肾上腺激素治疗效果差

9. 肾小球肾炎时血尿特点是（　　）。

A. 常有蛋白尿　　B. 可伴有红细胞管型

C. 全程血尿　　D. 常有疼痛

E. 多有水肿

10. 以下关于急性肾炎的临床表现说法，正确的是（　　）。

A. 尿渗透压低　　B. 多有中等程度的蛋白尿

C. 多有血压增高　　D. 肉眼或镜下血尿见于所有病例

E. 多有不同程度的水肿

11. 急性弥漫性毛细血管内增生性肾小球肾炎患者的尿的特点是（　　）。

A. 管型尿　　B. 脓尿

C. 血尿　　D. 蛋白尿

E. 少尿

12. 急性肾炎综合征进行肾活检明确诊断的指征为（　　）。

A. 抗链球菌溶血素“O”效价明显升高者

B. 严重高血压者

C. 少尿 1 周以上或进行性尿量减少伴肾功能恶化者

D. 病程超过两个月而无好转趋势者

E. 急性肾炎综合征伴肾病综合征者

13. 急性肾盂肾炎患者尿培养细菌出现假阴性的原因在于（　　）。

A. 5 天内使用了有效的抗菌药物

B. 尿频、尿急使尿在膀胱停留时间过短

C. 留取中段尿时，不严格执行无菌操作规程

D. 取尿标本后，常温 2 小时才培养

E. 出现污染或不良反应

14. 急性肾盂肾炎的临床表现有（　　）。

A. 发热，血白细胞计数增多等全身感染症状

B. 尿路刺激征

C. 大量蛋白尿

D. 脓尿和血尿，白细胞管型

E. 双肾缩小

15. 诊断急性肾小球肾炎应具备（　　）。

A. 病情于发病 8 周内逐渐减轻至完全恢复正常

B. 血清 C3 下降

C. 急性肾炎综合征表现

D. 进行性肾功能恶化

E. 发病前 1~3 周链球菌感染史

16. 引起失钾的利尿剂是（　　）。

A. 氢氯噻嗪　　B. 螺内酯

C. 呋塞米　　D. 氨苯蝶啶

E. 泼尼松

17. 肾脏疾病的治疗原则包括（　　）。

A. 祛除病因　　B. 保守治疗为主

C. 延缓肾脏疾病进展和肾脏替代治疗　　D. 防治并发症

E. 抑制免疫及炎症反应

18. 急性肾炎的治疗措施是（　　）。

A. 利尿消肿、降血压　　B. 中医药治疗

C. 透析治疗　　D. 卧床休息

E. 治疗感染灶

19. 以下有关毛细血管内增生性肾炎的治疗，说法正确的是（　　）。

A. 合并急性肾衰竭时应做血液透析

B. 如大量尿蛋白可用激素及细胞毒药物

C. 如有反复发作的慢性扁桃体炎，待病情稳定后可做扁桃体切除术

D. 急性期应卧床休息、给予低盐饮食

E. 当伴有肾病综合征时可做肾活检

20. 急进性肾小球肾炎的临床表现为（　　）。

A. 伴有中度贫血　　B. 前驱呼吸道感染

C. 蛋白尿、血尿、水肿、高血压　D. 肾功能急骤减退

E. 早期出现尿路刺激征

21. 慢性肾小球肾炎的主要病理类型是（　　）。

A. 系膜毛细血管性肾小球肾炎　B. 新月体肾小球肾炎

C. 硬化性肾小球肾炎　D. 膜性肾病

E. 系膜增生性肾小球肾炎

22. 以下有关慢性肾炎的说法正确的是（　　）。

A. 多数患者有急性肾炎史　B. 病程 1 年以上，可达几十年

C. 有血尿、蛋白尿、高血压、水肿等　D. 成人多见

E. 晚期肾萎缩，肾衰竭

23. 加重慢性肾炎肾损害的因素有（　　）。

A. 高龄　B. 感染

C. 妊娠　D. 应用肾毒性药物

E. 劳累

24. 慢性肾小球肾炎中血尿的特点为（　　）。

A. 常伴蛋白尿　B. 多伴红细胞管型

C. 全程血尿　D. 常伴尿频、尿急、尿痛

E. 相差显微镜检查 70% 以上的红细胞异常多变

25. 对慢性肾炎的诊断和鉴别诊断有帮助的检查是（　　）。

A. 血清补体测定　B. 尿纤维蛋白降解产物（FDP）测定

C. 肾组织病理检查　D. 静脉肾盂造影

E. 放射性核素肾图及肾扫描

26. 以下属于慢性肾小球肾炎临床表现的是（　　）。

A. 血 IgA 升高　B. 肾功能不全

C. 尿蛋白定量 2. 1g/d　D. 肉眼血尿

E. 肾性高血压

27. 下列符合慢性肾盂肾炎诊断的是（　　）。

A. 静脉肾盂造影有肾盂肾盏狭窄变形

B. 血生化检查 Scr 139μmol/L，BUN 8. 9mmol/L

C. 持续性肾小管功能受损

D. 伴有肾结石

E. 血红蛋白 80g/L

28. 以下关于原发性慢性肾炎的说法正确的是（　　）。

A. 尿蛋白常大于 3. 5g/d

B. 病变累及单侧或双侧肾脏的肾小球
C. 多数慢性肾炎是由急性肾炎发展所致
D. 可有不同程度肾功能减退，渐进性发展为慢性肾衰竭
E. 凡尿化验异常、水肿及高血压病史达1年以上者可诊断慢性肾炎

29. 血压明显增高的慢性肾炎与高血压肾损害鉴别在于后者（　　）。
A. 远曲小管功能损伤多较肾小球功能损伤早
B. 常伴有高血压的其他靶器官并发症
C. 先有较长期高血压，其后出现肾损害
D. 尿改变轻微
E. 肾损害较心脑损害突出

30. 以下属于慢性肾炎高血压的治疗措施的是（　　）。
A. 低钠饮食
B. 噻嗪类药物常用作基本治疗药物
C. 可联合应用几种降压药物
D. 可用钙通道阻断药
E. 血压降至（150~160）/（80~90）mmHg为宜

31. 慢性肾小球肾炎治疗的主要目的是（　　）。
A. 消除管型
B. 减少蛋白尿
C. 消除血尿
D. 延缓肾功能减退
E. 控制高血压

32. 下列药物中适于双侧肾动脉狭窄治疗的是（　　）。
A. 钙拮抗药
B. 利尿剂
C. 血管紧张素转换酶抑制剂
D. β受体阻断药
E. α受体阻断药

33. 慢性肾炎的治疗目标是（　　）。
A. 延缓肾功能恶化
B. 缓解临床症状
C. 防治严重并发症
D. 消除血尿
E. 消除蛋白尿

34. 以下关于慢性肾炎处理原则的说法正确的是（　　）。
A. 防止或延缓肾功能进行性恶化
B. 改善或缓解临床症状
C. 防止严重并发症
D. 积极消除尿红细胞或轻微蛋白尿
E. 均可使用激素或细胞毒药物

35. 慢性肾小球肾炎的综合治疗包括（　　）。
A. 积极控制高血压
B. 积极使用激素和免疫抑制剂
C. 使用抗血小板药物
D. 使用抗凝药物
E. 严格控制蛋白质摄入量

36. 双侧肾动脉狭窄患者禁服的降压药是（ ）。

A. 钙通道阻滞剂
B. ARB
C. 利尿药
D. ACEI
E. 血管扩张剂

37. 促使肾衰竭恶化的因素是（ ）。

A. 感染
B. 肾毒性药物
C. 尿路梗阻
D. 血容量不足
E. 心力衰竭和严重心律失常

38. 以下关于隐匿性肾炎的说法正确的是（ ）。

A. 好发于20~30岁，上呼吸道感染后1~4天发作
B. 多是无症状蛋白尿，尿蛋白<1.5g/d
C. 诱因后突然出现血尿，呈肉眼血尿，1~2天后自愈
D. 无水肿、高血压、贫血
E. 预后良好，不会发展成尿毒症

39. 以下关于肾病综合征的典型表现说法正确的是（ ）。

A. 尿蛋白>3.5g/d
B. 血白蛋白<30g/L
C. 高脂血症
D. 水肿
E. 高凝状态

40. 诊断肾病综合征的基本要点是（ ）。

A. 肾功能正常
B. 血浆白蛋白低于30g/L
C. 尿蛋白定量超过3.5g/d
D. 面部水肿
E. 血尿

41. 关于肾病综合征的发病机制，叙述正确的是（ ）。

A. 血浆胶体渗透压下降
B. 激活肾素-血管紧张素-醛固酮系统（RAAS）
C. 肾小管重吸收减少
D. 肾小球滤过率上升
E. 抗利尿激素分泌增加

42. 继发性肾病综合征的常见原因有（ ）。

A. 感染
B. 高血压
C. 免疫系统疾病
D. 糖尿病
E. 药物及毒物损伤

43. 原发性肾病综合征的主要病理类型为（ ）。

A. 局灶性节段性肾小球硬化
B. 微小病变型肾病

C. 膜性肾病　　D. 过敏性紫癜肾炎

E. 系膜毛细血管性肾小球肾炎

44. 与肾病综合征感染有关的因素是（　　）。

A. 应用利尿剂　　B. 蛋白质营养不良

C. 免疫功能紊乱　　D. 有效血容量不足

E. 应用糖皮质激素

45. 中老年肾病综合征常见的病因有（　　）。

A. 膜性肾病　　B. 糖尿病肾病

C. 肾淀粉样变　　D. 骨髓瘤性肾病

E. 过敏性紫癜肾炎

46. 关于肾病综合征的治疗叙述，正确的有（　　）。

A. 只要血肌酐不升高，应给予高蛋白饮食

B. 限制食盐和水的摄入

C. 免疫抑制剂与糖皮质激素可联合使用

D. 可用抑制血小板聚集药物治疗

E. 因血浆胶体渗透压降低所致的水肿、尿量减少，不能用利尿剂治疗

47. 糖皮质激素使用的原则和方案是（　　）。

A. 累积量后停药　　B. 长期维持

C. 缓慢减量　　D. 起始足量

E. 起始小量

48. 改善 IgA 肾病预后主要措施包括（　　）。

A. 积极寻找并控制导致疾病加重的各种诱因

B. 严格控制高血压

C. 定期进行尿沉渣及肾功能检查

D. 补充钾

E. 控制尿检异常并降低其发生的频率

49. 治疗原发性肾病综合征的药物有（　　）。

A. 静脉滴注白蛋白　　B. 泼尼松

C. 吲哚美辛（消炎痛）　　D. 环磷酰胺

E. 青霉素

50. 糖皮质激素的作用机制是（　　）。

A. 抑制醛固酮分泌　　B. 抑制抗利尿激素分泌

C. 抑制炎症反应　　D. 抑制免疫反应

E. 抑制钠、氯的重吸收

51. 肾病综合征可选用的利尿消肿药物有（　　）。
A. 降低血浆胶体渗透压药物
B. 袢利尿药
C. 渗透性利尿药
D. 噻嗪类利尿药
E. 潴钾利尿药

52. 治疗肾病综合征常用的细胞毒药物有（　　）。
A. 苯丁酸氮芥
B. 环孢素
C. 雷公藤总苷
D. 氮芥
E. 环磷酰胺

53. 环磷酰胺的不良反应有（　　）。
A. 恶心、呕吐及中毒性肝损害
B. 抑制骨髓及性腺
C. 出血性膀胱炎
D. 脱发
E. 眩晕、嗜睡

54. 肾病综合征的并发症有（　　）。
A. 感染
B. 神经性耳聋
C. 急性肾衰竭
D. 蛋白质和脂肪代谢紊乱
E. 血栓栓塞

55. 肾病综合征易发生血栓、栓塞的原因是（　　）。
A. 血液浓缩及高脂血症造成血液黏稠度增高
B. 血小板功能亢进
C. 免疫功能紊乱
D. 蛋白质从尿中丢失及肝代偿性合成蛋白增加，引起机体凝血、抗凝和纤溶系统失衡
E. 应用利尿药和糖皮质激素加重高凝状态

56. 关于 IgA 肾病的流行病学叙述，正确的有（　　）。
A. 黄种人发病率高于白种人和黑种人
B. 中非发病率最低
C. 多见于中老年起病
D. 初次发病年龄 4~60 岁
E. 男性患者多于女性

57. 关于 IgA 肾病的叙述，正确的有（　　）。
A. IgA 肾病的特征是肾活检免疫病理显示在肾小球系膜区以 IgA 为主的免疫复合物沉积，以肾小球系膜增生为基本组织学改变
B. IgA 肾病发病具有明显的地域差异
C. IgA 肾病可发生于任何年龄，16~25 岁居多，女性多于男性
D. 肉眼血尿是 IgA 肾病的最初表现
E. 过敏性紫癜性肾炎导致肾小球系膜区 IgA 沉积，称为原发性 IgA 肾病

58. IgA 肾病发病前常有（　　）。

A. 消化道感染
B. 泌尿道感染
C. 上呼吸道感染
D. 肺部感染
E. 皮肤感染

59. IgA 肾病肾脏病理检查的表现为（　　）。

A. 病变主要累及肾小管及间质
B. 肾小球系膜细胞及系膜基质增多
C. 系膜增生严重时插入内皮下形成毛细血管袢节段性双轨征，常伴有肾小球分叶或弥漫性双轨征
D. 可见几乎所有类型的肾小球免疫复合物损伤
E. 肾小管内可见红细胞和（或）红细胞管型

60. IgA 肾病的特点为（　　）

A. 单纯 IgA 沉积
B. 补体成分沉积
C. IgA 为主的免疫球蛋白在肾小球系膜区和毛细血管袢弥漫沉积
D. 纤维素沉积
E. 蛋白质沉积

61. 提示预后不良的肾病理表现包括（　　）。

A. 中重度系膜增生
B. 肾小球硬化及节段性肾小球硬化的比例较低
C. 新月体形成的数目较少
D. 小管间质炎症及纤维化范围较大
E. 血管炎症损伤较重

62. 以下属于 IgA 肾病临床表现的是（　　）。

A. 无症状性尿异常
B. 高血压
C. 肉眼血尿发作
D. 肾病综合征
E. 恶心、呕吐

63. IgA 肾病血尿的特点是（　　）。

A. 尿检尿红细胞增多，以变形红细胞为主
B. 肉眼血尿可反复发作
C. 肉眼血尿发生后可转为镜下血尿
D. 可呈持续性或间发性镜下血尿
E. 可为突发性肉眼血尿，持续数小时至数日

64. (　　) 是 IgA 肾病确诊的必备手段。

A. 肾组织病理检查　　B. 免疫病理检查

C. 光学显微镜检查　　D. 化学显微镜检查

E. 物理显微镜检查

65. 以下关于 IgA 肾病的临床诊断叙述，正确的是（　　）。

A. 存在单纯性血尿　　B. 血尿伴有蛋白尿

C. 单纯性蛋白尿　　D. 咽喉部不适

E. 明显水肿

66. 诊断原发性 IgA 肾病时，必须排除（　　）。

A. 过敏性紫癜肾炎　　B. 薄基底膜肾病

C. 膜性肾病　　D. 链球菌感染后急性肾小球肾炎

E. 慢性酒精性肝硬化

67. 治疗原发性 IgA 肾病应遵循的原则有（　　）。

A. 清淡饮食，低脂高蛋白饮食　　B. 去除诱因

C. 控制血尿和蛋白尿　　D. 降低尿液检查异常的发生频率

E. 保护肾功能，延缓肾功能恶化的进展

68. ACEI 对于表现为慢性肾炎的 IgA 肾病的作用是（　　）。

A. 延缓肾功能恶化　　B. 减少肉眼血尿

C. 减少尿蛋白　　D. 抑制免疫反应

E. 控制血压

69. IgA 肾病表现为单纯性血尿或轻度蛋白尿（<18g/L）的治疗为（　　）。

A. 避免劳累　　B. 避免使用肾毒药物

C. 应用糖皮质激素和细胞毒药物　　D. 扁桃体反复感染者应做手术摘除

E. 预防感冒

70. 以下关于 IgA 肾病的治疗原则说法，正确的是（　　）。

A. 饮食应以清淡为主

B. 建议患者加强运动

C. 感染可以刺激和诱发 IgA 肾病急性发作

D. 严格控制血压

E. 尽可能的积极控制蛋白尿水平

71. 对于蛋白尿超过 0.5g/d 以上患者或存在血压 >130/80mmHg 的 IgA 肾病患者均应当加（　　）。

A. ACEI　　B. ARB

C. 激素治疗　　D. 环磷酰胺

E. 泼尼松

72. 影响 IgA 肾病预后的主要临床因素包括（　　）。
A. 尿检异常的程度和复发频率
B. 发病时的年龄
C. 是否合并高血压
D. 发病时肾功能情况
E. 是否发热

六、案例分析题

（1~4 题共用题干）

患者，男，15 岁，因“少尿、水肿 5 日，咳嗽、气促，不能平卧 1 日”来诊。患者于起病前 2 周曾喉痛 3 日。查体：血压 170/110mmHg，端坐呼吸，两肺底闻及散在湿啰音。实验室检查：尿比重 1.022，尿蛋白(+++)，尿红细胞 30~90 个/HP。

1. 临床诊断为（　　）。
A. 急性肾炎并左侧心力衰竭
B. 慢性肾炎急性发作
C. 高血压并左侧心力衰竭
D. 急进性肾炎并左侧心力衰竭
E. 肾病综合征并左侧心力衰竭

2. 对诊断急性肾小球肾炎最有价值的检查是（　　）。
A. 红细胞沉降率
B. 血抗链球菌溶血素“O”试验
C. 血生化检测
D. 血免疫球蛋白测定
E. 24 小时尿蛋白定量

3. 以下治疗措施不正确的是（　　）。
A. 对症抗感染
B. 给予激素和免疫抑制剂
C. 限制钠盐和水摄入
D. 必要时透析治疗
E. 给予利尿剂
F. 卧床休息

4. 以下关于急性肾炎的预后说法正确的是（　　）。
A. 血清 C3 在 8 周内恢复正常
B. 肾组织增生病变重，伴有较多新月体形成者预后差
C. 女性预后优于男性，治疗缓解率高
D. 大多预后良好，常可在数月内临床自愈
E. 有持续高血压，大量蛋白尿或肾功能损害者预后较差
F. 多数转变为不可逆性肾损害
G. 多数于 1~4 周内出现利尿、消肿、降压

（5~7 题共用题干）

患者，男，66 岁，发热、咳嗽 3 个月，咯血 1 周，伴乏力、关节痛，体重下降 10kg。既往咽鼓管炎 8 年，听力有所下降，经常发作眼结膜炎。查体：BP 140/90mmHg，双肺呼吸

音粗，肺底可闻及湿啰音。辅助检查示贫血，红细胞沉降率增快，血清 c-ANCA (+)，PR (+++)，抗 GBM 抗体(-)。

5. 最可能的诊断为（　　）。
   A. 韦格纳肉芽肿　　B. 变应性肉芽肿性血管炎
   C. 显微镜下多动脉炎　　D. 原发性冷球蛋白血症性血管炎
   E. 皮肤白细胞碎裂性血管炎　　F. 巨细胞动脉炎
   G. 结节性多动脉炎

6. 假设患者肾穿病理示光镜下 26 个肾小球，肾小球毛细血管严重破坏，其中 1 个节段性纤维素样坏死，3 个细胞性新月体，7 个细胞纤维性新月体，7 个纤维性新月体，3 个小细胞性新月体，4 个肾小球系膜细胞和基质轻度增生，肾小管萎缩，间质弥漫水肿；免疫荧光示 IgG (-)，IgA (-)，IgM (++)，C3 (-)，Clq (-)，Alb (-)，可确诊为（　　）。
   A. 急进性肾小球肾炎Ⅰ型　　B. 急进性肾小球肾炎Ⅱ型
   C. 急进性肾小球肾炎Ⅲ型　　D. 急进性肾小球肾炎Ⅳ型
   E. 急进性肾小球肾炎Ⅴ型

7. 假设患者肌酐 566μmol/L，24 小时尿量 300～500ml，咯血内科治疗无效，应该给予哪些治疗（　　）。
   A. 甲泼尼龙冲击　　B. CTX 冲击
   C. 血浆置换　　D. 抗生素治疗
   E. 血液透析　　F. 静脉滴注泼尼松

参考答案

一、A1 型题

1. D	2. B	3. E	4. D	5. D	6. A	7. D	8. B	9. D	10. D
11. D	12. D	13. A	14. B	15. D	16. D	17. C	18. D	19. A	20. D
21. A	22. E	23. C	24. B	25. C	26. A	27. E	28. B	29. C	30. A
31. A	32. E	33. C	34. A	35. B	36. E	37. B	38. C	39. C	40. C
41. D	42. E	43. B	44. D	45. A	46. A	47. B	48. C	49. E	50. B
51. E	52. E	53. E	54. D	55. C	56. A	57. B	58. B	59. B	60. C
61. D	62. B	63. E	64. A	65. C	66. E	67. D	68. A	69. E	70. D
71. B	72. B	73. A	74. C	75. C	76. B	77. A	78. A	79. A	80. D
81. D	82. D	83. D	84. A	85. D	86. E	87. B	88. E	89. E	90. A
91. D	92. B	93. D	94. E	95. E	96. E	97. C	98. C	99. C	100. D

101. D	102. D	103. D	104. D	105. A	106. A	107. A	108. E	109. D	110. D
111. C	112. C	113. E	114. E	115. C	116. A	117. D	118. C	119. C	120. B
121. C	122. B	123. C	124. A	125. C	126. A	127. C	128. D	129. D	130. C
131. C	132. B	133. A	134. D	135. E	136. A	137. D	138. D	139. A	140. B
141. A	142. C	143. C	144. C	145. B	146. D	147. D	148. C	149. D	150. E
151. D	152. B	153. A	154. C	155. E	156. B	157. D	158. E	159. C	160. B
161. E	162. D	163. B	164. D	165. E	166. D	167. E	168. D	169. A	170. E
171. A	172. C	173. A	174. E	175. D	176. A	177. A	178. E	179. D	180. C
181. E	182. E	183. C	184. B	185. C	186. C	187. A	188. A	189. D	190. B
191. C	192. A	193. A	194. E	195. D	196. C	197. B	198. D	199. B	200. A

二、A2 型题

1. B	2. B	3. A	4. A	5. B	6. C	7. A	8. E	9. A	10. D
11. D	12. D	13. A	14. D	15. B	16. C	17. B	18. D	19. D	20. C
21. D	22. C	23. C	24. D	25. A	26. B	27. E	28. A	29. D	30. C
31. C	32. D	33. D	34. C	35. D	36. C	37. C	38. B	39. C	40. D
41. C	42. A	43. C	44. D	45. C	46. C	47. C	48. C	49. D	50. C
51. D	52. C	53. D	54. C	55. B	56. D	57. B	58. C	59. A	60. D
61. A	62. D	63. B	64. B	65. A	66. C	67. D	68. C	69. B	70. B
71. B	72. E	73. E	74. E	75. C	76. D	77. C	78. B		

三、A3/A4 型题

1. E	2. D	3. A	4. A	5. B	6. E	7. D	8. A	9. C	10. B
11. C	12. A	13. B	14. D	15. C	16. B	17. E	18. E	19. A	20. B
21. E	22. A	23. B	24. B	25. A	26. E	27. E	28. C	29. C	30. B
31. E	32. A	33. A	34. B	35. D	36. A	37. B	38. D	39. D	40. A
41. A	42. E	43. D	44. C	45. C	46. A	47. D	48. D	49. A	50. C
51. A	52. E	53. A	54. E	55. E	56. D	57. C	58. D	59. C	60. D
61. B	62. D	63. B	64. C	65. E	66. D	67. D	68. A	69. E	70. E
71. E	72. A	73. B	74. D	75. C	76. A	77. A	78. C	79. C	80. E
81. C	82. D	83. A	84. E	85. D	86. E	87. D	88. A	89. C	90. C
91. A	92. D	93. A	94. E	95. C	96. B	97. D	98. A	99. D	100. A
101. D	102. D	103. E	104. C	105. A	106. B	107. A	108. C	109. C	110. E
111. C	112. A	113. B	114. D	115. B	116. B	117. E	118. E	119. A	120. B
121. D	122. B	123. E	124. C	125. B	126. B	127. B	128. E	129. A	130. E

131. D	132. E	133. A	134. D	135. D	136. E	137. C	138. A	139. E	140. E
141. D	142. E	143. C	144. E	145. A	146. A	147. E	148. C	149. A	150. B
151. C	152. C	153. C	154. A	155. E	156. D	157. A	158. D	159. B	160. D
161. D	162. D	163. D	164. E	165. C	166. C	167. E	168. C	169. D	170. D
171. D	172. C	173. A	174. B	175. E	176. C	177. A	178. B	179. B	180. A
181. C	182. D	183. E	184. B	185. D	186. B	187. D	188. B	189. E	190. E
191. B	192. E	193. D	194. C	195. A	196. D	197. C	198. D	199. B	

四、B 型题

1. A　2. B　3. C　4. D　5. E

五、X 型题

1. ABD	2. ACDE	3. BCDE	4. ABCE	5. ABCDE
6. CD	7. ABCD	8. BD	9. ABC	10. BCDE
11. ACDE	12. CDE	13. AB	14. ABD	15. ABCE
16. AC	17. ACDE	18. ABCDE	19. ACDE	20. ABCD
21. ACDE	22. BCDE	23. BCDE	24. ABE	25. ABDE
26. BCE	27. ACD	28. BDE	29. ABCD	30. ABCD
31. BDE	32. ABD	33. ABC	34. ABCD	35. ACD
36. BD	37. ABCDE	38. ABDE	39. ABCD	40. BC
41. ABE	42. ACDE	43. ABCE	44. BCE	45. ABCD
46. BCD	47. BCD	48. ABCE	49. BD	50. ABCD
51. BCDE	52. ADE	53. ABCD	54. ACDE	55. ABDE
56. ABDE	57. ABD	58. ABCD	59. BDE	60. AC
61. ADE	62. ABCD	63. ABCDE	64. AB	65. ABCD
66. ABDE	67. BCDE	68. ACE	69. ABDE	70. ACDE
71. AB	72. ABCD			

六、案例分析题

1. A	2. B	3. ACDEF	4. ABDEG	5. A
6. C	7. ABCE			

第六章　肾小管–间质疾病

一、A1 型题

1. 以下关于药物过敏性急性间质性肾炎的全身变态反应表现，说法错误的是（　　）。

A. 发热　B. 关节疼痛及淋巴结肿大

C. 外周血嗜酸性粒细胞增多　D. 皮疹

E. 呕吐、嗜睡

2. β–内酰胺抗生素中，最易引起急性间质性肾炎的是（　　）。

A. 苯唑西林　B. 甲氧西林

C. 氨苄西林　D. 邻氯苯唑西林

E. 氨曲南（噻肟单酰胺菌素）

3. 磺胺类药物中最易引起急性间质性肾炎的是（　　）。

A. 磺胺嘧啶　B. SMZ

C. 复方增效磺胺　D. TMP

E. 噻肟单酰胺菌素

4. 急性药物性间质性肾炎最常见的病因是（　　）。

A. 含马兜铃酸的药物　B. 四环素

C. 抗生素、磺胺及非甾体抗炎药　D. 镇痛药

E. 环孢素

5. 可致急性间质性肾炎，同时可引起肾小球微小病变性肾病的药物是（　　）。

A. 非甾体抗炎药　B. 磺胺类药物

C. 抗肿瘤药物　D. 利尿剂

E. 利福平

6. 可致急性间质性肾炎可见 IgG 及血清补体 3（C3）沿肾小球基底膜呈线样沉积的药物是（　　）。

A. 呋塞米　B. 西咪替丁

C. 甲氧苯青霉素　D. 庆大霉素

E. 非甾体抗炎药

7. 以下关于慢性肾盂肾炎的描述正确的是（　　）。

A. 双肾弥漫受累

B. 间质化脓性炎

C. 肾周围组织不受累

D. 不引起肾功能不全

E. 血源性感染占多数

8. 急性间质性肾炎的病变主要位于（　　）。

A. 肾间质

B. 肾间质及肾小管

C. 肾间质及肾小球

D. 肾血管

E. 肾小球

9. 抗生素所致的急性间质性肾炎患者的免疫反应为（　　）。

A. 细胞免疫反应

B. 体液免疫反应

C. 细胞及体液免疫反应

D. 神经反应

E. 感染诱发免疫反应

10. 急性间质性肾炎患者出现急性肾损害时的尿液渗透压表现为（　　）。

A. 正常渗透压尿

B. 高渗透压尿

C. 低渗透压尿

D. 高渗透压尿、低渗透压尿均可出现

E. 低比重尿

11. 细菌感染所致的急性间质性肾炎患者的肾间质常以（　　）浸润为主。

A. 淋巴细胞

B. 中性粒细胞

C. 嗜酸性粒细胞

D. 单核细胞

E. 嗜碱性粒细胞

12. 药物所致的急性间质性肾炎患者，其肾间质中较少发现的细胞为（　　）。

A. 单核细胞

B. 淋巴细胞

C. 浆细胞

D. 多核嗜酸性粒细胞

E. 中性粒细胞

13. 急性药物性间质性肾炎全身过敏表现不明显的是（　　）。

A. 镇痛药

B. 抗生素

C. 磺胺药

D. 非甾体类抗炎药

E. 含马兜铃酸的药物

14. 急性药物性间质性肾炎大量蛋白尿常见于（　　）。

A. 环孢素

B. 含马兜铃酸的药物

C. 非甾体类抗炎药

D. 抗生素

E. 磺胺药

15. 急性间质性肾炎的病理特征是（　　）。

A. 系膜增生

B. 间质水肿及细胞浸润

C. 肾小血管纤维样坏死　　D. 肾小球硬化

E. 间质纤维化

16.（　　）所致的急性间质性肾炎可见 IgG 及 C3 沿肾小球基膜呈线样沉积。

A. 呋塞米　　B. 西咪替丁

C. 甲氧苯青霉素　　D. 喹诺酮类

E. 非甾体抗炎药

17. 非甾体类抗炎药所引起肾小球微小病变型肾病的电镜表现为（　　）。

A. 脏层细胞足突融合　　B. 壁层细胞足突融合

C. 脏层、壁层细胞足突融合　　D. 脏层、壁层细胞足突均不融合

E. 肾小管上皮细胞足突融合

18. 急性间质性肾炎光镜下可见间质水肿伴炎症细胞浸润，其中不常见的炎症细胞为（　　）。

A. 淋巴细胞　　B. 中性粒细胞

C. 嗜酸性粒细胞　　D. 单核细胞

E. 嗜碱性粒细胞

19. 急性间质性肾炎肾小管病变表现为（　　）。

A. 肾小管退行性变、肾小球正常　　B. 肾小管萎缩、肾小球正常

C. 肾小管退行性变、肾小球异常　　D. 肾小管萎缩、肾小球异常

E. 肾小管上皮细胞变性、肾小球异常

20. 急性间质性肾炎肾脏病理免疫荧光通常为阴性，但偶尔可以见到的沉积物是（　　）。

A. IgA 及 IgG　　B. IgE 及 IgG

C. IgE 及补体 C3　　D. IgG 及补体 C3

E. 补体 C3

21. 急性间质性肾炎偶尔可以见到免疫复合物沉积于（　　）。

A. 肾小管基底膜　　B. 肾小球毛细血管内膜

C. 系膜区　　D. 肾小球毛细血管基底膜

E. 毛细血管

22. 慢性间质性肾炎光镜下可见弥漫性肾间质纤维化，伴炎症细胞浸润，常见的炎症细胞为（　　）。

A. 淋巴细胞及嗜酸性粒细胞　　B. 中性粒细胞及淋巴细胞

C. 嗜酸性粒细胞及单核细胞　　D. 单核细胞及淋巴细胞

E. 淋巴细胞及中性粒细胞

23. 急性药物性间质性肾炎出现肾性糖尿的原因是（　　）。

A. 代谢性酸中毒　　B. 肾动脉狭窄

C. 钠水潴留　　D. 肾小球滤过功能受损

E. 肾小管功能损害

24. 急性间质性肾炎表现为大量蛋白尿的病理类型为（　　）。

A. 局灶性节段性肾小球硬化　　B. 肾小球微小病变型肾病

C. 膜性肾病　　D. 系膜增生性肾小球肾炎

E. 系膜毛细血管性肾小球肾炎

25. 以下关于急性间质性肾炎的光镜表现叙述，错误的是（　　）。

A. 急性间质性肾炎的病理特点主要是肾间质炎症细胞浸润伴水肿

B. 药物过敏性急性间质性肾炎患者，肾间质中的浸润细胞均以单核细胞、淋巴细胞和浆细胞为主

C. 恶性血液肿瘤肾脏浸润时肾间质见大量形态复杂的肿瘤细胞

D. 肾间质中还可见上皮样细胞肉芽肿

E. 肾小管亦可有不同程度的退行性变，可见刷状缘脱落，细胞扁平

26. 以下关于急性间质性肾炎的免疫荧光表现叙述，错误的是（　　）。

A. ATIN 的免疫荧光染色均为阴性　　B. 肾小球、肾小管区域无补体

C. ATIN 的免疫荧光染色均为阳性　　D. 免疫球蛋白或免疫复合物的沉积

E. 可见少量 IgG 及补体成分沿肾小管和肾小球基底膜呈线样或颗粒样沉积

27. 以下关于急性间质性肾炎的电镜表现叙述，错误的是（　　）。

A. 肾小管基底膜不连续，部分增厚

B. 基底膜分层

C. 非甾体类抗炎药引起的 ATIN，可伴随出现肾小球微小病变

D. 肾小球脏层上皮细胞足突广泛融合

E. 肾小管基底膜连续，部分增厚

28. 临床诊断急性药物过敏性间质性肾炎的辅助检查是（　　）。

A. 双肾 B 超　　B. 血糖

C. 血、尿嗜酸性粒细胞计数　　D. 肾有效血浆流量

E. 肾动脉造影

29. 急性间质性肾炎的尿常规一般表现为（　　）。

A. 大量蛋白尿　　B. 无菌性白细胞尿、蛋白尿及血尿

C. 少量血尿　　D. 肉眼血尿

E. 少量蛋白尿

30. 关于急性间质性肾炎的临床诊断，包括以下几方面的依据：①近期有用药史；②药物过敏表现；③尿检验异常；④肾小管及肾小球功能损害，正确的是（　　）。

A. 同时具备①②③可以诊断　　B. 同时具备①②可以诊断

C. 同时具备①③④可以诊断　　D. 同时具备②③④可以诊断

E. 同时具备③④可以诊断

31. （　　）是诊断急性间质性肾炎的金标准。

A. 感染或药物应用史　　B. 典型临床表现

C. 实验室检查　　D. 影像学检查

E. 肾脏病理检查

32. 以下不符合急性肾小管坏死的表现是（　　）。

A. 尿常规检查尿蛋白多为(±~ +)，常以小分子蛋白为主

B. 尿沉渣检查可见肾小管上皮细胞、上皮细胞管型和颗粒管型及少许红、白细胞等

C. 由重金属中毒所造成的急性肾小管坏死常有大量蛋白尿和肉眼血尿

D. 部分患者并没有明显的肾小管上皮细胞坏死

E. 可存在代谢性酸中毒、低钠血症、高钾血症、高钙血症和高磷血症等

33. 以下关于急性肾小管坏死发生高钾血症特点说法，错误的是（　　）。

A. 尿量减少，排出钾少，钾在体内蓄积

B. 热量不足使体内蛋白分解，释放钾离子

C. 代谢性酸中毒，细胞内钾离子移向细胞外导致高血钾

D. 由输入库存血引起

E. 血钾越高，心电图表现越严重

34. 急性药物过敏性间质性肾炎治疗的关键是（　　）。

A. 停用致敏药物　　B. 使用激素

C. 使用细胞毒药物　　D. 血液透析

E. 纠正贫血

35. 以下关于慢性间质性肾炎的治疗说法，错误的是（　　）。

A. 对慢性间质性肾炎晚期的病例应积极去除致病的病因

B. 对合并肾小管酸中毒的，给予相应的处理

C. 合并高血压及贫血的，同时给予降压、纠正贫血等对症处理

D. 合并肾功能不全进入尿毒症期的可以行肾移植

E. 合并肾功能不全进入尿毒症期的可以行血液透析治疗

36. 药物过敏性急性间质性肾炎患者每日使用糖皮质激素的常用剂量为（　　）。

A. 5~10mg　　B. 15~20mg

C. 30~40mg　　D. 50~60mg

E. >60mg

37. 急性间质性肾炎的治疗原则是（　　）。

A. 尽早明确诊断，及时治疗　　B. 寻找原发病，治疗原发病

C. 手术治疗　　D. 药物治疗
E. 激素治疗

38. 感染引起的急性间质性肾炎的治疗是（　　）。
A. 停用有关药物　　B. 糖皮质激素治疗
C. 手术治疗　　D. 免疫抑制治疗
E. 抗感染治疗

39. 慢性间质性肾炎最常见于（　　）。
A. 糖尿病肾病　　B. 痛风
C. 低钾　　D. 尿路梗阻
E. 肾盂肾炎

40. 对于早期慢性间质性肾炎的治疗正确的是（　　）。
A. 肾移植　　B. 抗炎治疗
C. 透析　　D. 积极去除致病因子
E. 降血压

41. 慢性间质性肾炎出现尿毒症治疗应予（　　）。
A. 甲泼尼龙冲击治疗　　B. 细胞毒药物
C. 糖皮质激素　　D. 环磷酰胺冲击治疗
E. 透析或肾移植

42. 在间质性肾炎中出现大量（　　），提示发生肾小球硬化，预后差。
A. 蛋白尿　　B. 血尿
C. 脓尿　　D. 乳糜尿
E. 红细胞

43. 慢性肾小管间质性肾炎，晚期出现明显的（　　），引起肾小球硬化。
A. 肾间质纤维化　　B. 肾小管纤维化
C. 肾血管纤维化　　D. 肾小体纤维化
E. 集合管纤维化

44. 以下有关经典型肾小管酸中毒的说法不正确的是（　　）。
A. 中青年女性多见　　B. 常出现多尿和肌无力，肌麻痹
C. 低血钙、低血磷　　D. 高氯性代谢性酸中毒
E. 尿 pH 值小于 5.5

45. 肾小管性酸中毒最常见的类型是（　　）。
A. 低血钾型远端肾小管性酸中毒　　B. Fanconi 综合征
C. 近端肾小管性酸中毒　　D. 高血钾型远端肾小管性酸中毒
E. 肾功能不全型肾小管性酸中毒

46. 远端型肾小管酸中毒不会出现的临床表现是（　　）。
A. 尿液碱性，血 pH 值减低
B. 低钙血症，低磷血症
C. 高钾血症
D. 肾钙化
E. 多尿

47. 与远端肾小管酸中毒的发病机制关系最密切的是（　　）。
A. 肾小管 Na^{+} 转运异常
B. 肾小管 K^{+} 重吸收障碍
C. 排泌 H^{+} 减少
D. 肾小管 Cl^{-} 分泌减少
E. 肾小管 Ca^{2+} 重吸收减少

48. Ⅰ型肾小管酸中毒的发病机制是（　　）。
A. 远端肾小管酸化功能障碍
B. 近端肾小管酸化功能障碍
C. 醛固酮分泌减少
D. 近端肾小管复合性功能缺陷
E. 远端肾小管对醛固酮反应减弱

49. 符合肾小管酸中毒Ⅰ型实验室检查特点的是（　　）。
A. 高氯性代谢性酸中毒
B. 高血钾
C. 高血钙
D. 尿 pH 值 <5.5
E. 高血钠

50. 慢性间质性肾炎时肾小球的病理表现为（　　）。
A. 节段性纤维素样坏死
B. 细胞性新月体形成
C. 弥漫性增生
D. 缺血性皱缩或硬化
E. 纤维性新月体形成

51. 急性间质性肾炎出现大量蛋白尿的是（　　）。
A. 肾小管急性坏死
B. 细胞新月体形成
C. 肾小球脏层壁细胞足突融合
D. 肾间质严重水肿
E. 远端肾小管浓缩功能减退

52. 慢性间质性肾炎首先出现（　　）。
A. 全身过敏表现
B. 肾小管功能损害
C. 肾性贫血
D. 高血压
E. 肾小球功能损害

53. 慢性间质性肾炎出现肾性糖尿的原因是（　　）。
A. 肾小球功能受损
B. 近端或远端肾小管酸化功能障碍
C. 近端肾小管重吸收功能障碍
D. 血糖升高
E. 远端肾小管浓缩功能障碍

54. 慢性间质性肾炎的确诊依据（　　）。
A. 肾活检病理检查
B. 临床表现

C. 尿液检查　　D. 病史

E. 肾功能检查

55. 慢性肾小管间质性肾炎的检查，24 小时尿蛋白定量不超过 15g，蛋白电泳提示呈（　　）。

A. 小分子蛋白尿　　B. 大分子蛋白尿

C. 血红蛋白尿　　D. 肌红蛋白尿

E. 微球蛋白尿

56. 以下关于慢性肾小管间质性肾炎检查的叙述，错误的是（　　）。

A. 晚期血尿素、血肌酐升高，提示肾衰竭

B. 慢性间质性肾炎患者清洁中段尿培养阴性

C. 慢性间质性肾炎患者常常有代谢性酸中毒

D. 慢性肾衰竭者血红蛋白水平下降，外周血红细胞计数下降

E. 慢性间质性肾炎患者清洁中段尿培养阳性

57. 对低血钾型远端肾小管性酸中毒诊断最有帮助的检查是（　　）。

A. 硫酸钠试验　　B. 中性磷酸盐试验

C. 氯化铵负荷试验　　D. 碳酸氢盐重吸收试验

E. 尿与血二氧化碳分压比值测定

58. Ⅰ型肾小管性酸中毒患者尿铵排泄量为（　　）。

A. >40mmol/d　　B. <50mmol/d

C. <40mmol/d　　D. <60mmol/d

E. <70mmol/d

59. 近端肾小管酸中毒的致病本质为（　　）。

A. 重金属盐中毒　　B. 碳酸酐酶缺乏

C. Na^+-K^+-ATP 酶活性降低　　D. 包括上皮细胞受损

E. 近曲小管重吸收HCO_3^-功能缺陷

60. 确诊近端肾小管性酸中毒需进行（　　）检查。

A. 氯化铵负荷试验　　B. 碳酸氢盐重吸收

C. 硫酸钠试验　　D. 尿与血二氧化碳分压比值

E. 中性磷酸盐试验

61. 在肾盂肾炎的治疗中，用碳酸氢钠可增强（　　）的疗效。

A. 庆大霉素、红霉素　　B. 青霉素

C. 氨基糖苷类抗生素　　D. 磺胺药

E. 呋喃类药

62. 不适合用于治疗Ⅱ型肾小管性酸中毒的药物为（　　）。

A. 氢氯噻嗪　　B. 碳酸氢钠

C. 维生素 D　　D. 呋塞米

E. 无机磷合剂

63. 常染色体隐性遗传和合并眼病的常染色体隐性遗传近端肾小管酸中毒需终身补（　　）。

A. 酸　　B. 盐

C. 碱　　D. 钾

E. 磷

64. 混合型肾小管酸中毒，治疗同Ⅰ型，但应补充（　　）。

A. 重碳酸钠　　B. 重碳酸钙

C. 重碳酸盐　　D. 重碳酸钾

E. 重碳酸磷

65. 以下关于混合型肾小管酸中毒的特点叙述，错误的是（　　）。

A. Ⅰ、Ⅱ两型混合存在

B. 混合型只被作为肾小管性酸中毒Ⅱ型中的一个亚型

C. “Ⅲ型肾小管酸中毒”则是Ⅰ型的一个亚型

D. 患者也兼有Ⅰ、Ⅱ两型的临床表现

E. 酸中毒程度比Ⅰ、Ⅱ型为轻

66. Ⅳ型肾小管酸中毒的主要特征是（　　）。

A. 高血氯性代谢性酸中毒（AG 正常）及低血磷症

B. 肾性糖尿病、全氨基酸尿

C. 高血氯性代谢性酸中毒（AG 正常）及低钾血症

D. 高血氯性代谢性酸中毒（AG 正常）及高钾血症

E. 高血氯性代谢性酸中毒（AG 正常）及低血钙症

67. Ⅳ型肾小管性酸中毒的病因，儿童中多为（　　）。

A. 遗传性　　B. 继发性

C. 原发性　　D. 感染性

E. 细菌性

68. 氯化铵负荷试验用于诊断（　　）。

A. 近端小管酸中毒　　B. 远端小管酸中毒

C. 混合性酸中毒　　D. 高钾酸中毒

E. 低钾酸中毒

69. （　　）适用于低肾素、低醛固酮血症以及肾小管对肾素和醛固酮反应性低者。

A. 多巴胺拮抗剂　　B. 盐皮质激素

C. 利尿剂　　D. 糖皮质激素

E. 补充碳酸氢钠

70. 范可尼综合征（Fanconi 综合征）是指（　　）。
A. 远端肾小管酸中毒
B. 近端肾小管酸中毒
C. 近端小管复合性功能缺陷疾病
D. 高血钾型肾小管酸中毒
E. 高氯性代谢性酸中毒

71. Fanconi 综合征的主要受累部位为（　　）。
A. 远端肾小管
B. 髓袢升支对氯离子转运异常
C. 髓袢升支对水通透性异常
D. 近端肾小管
E. 肾小球

72. 儿童 Fanconi 综合征常见的病因为（　　）。
A. 胱氨酸尿症
B. Alport 综合征
C. 胱氨酸沉积病
D. 糖原贮积病
E. 肾病综合征

73. Fanconi 综合征时骨病的发生主要是由于（　　）。
A. 尿中丢失磷酸盐
B. 肾脏产生活性维生素 D 减少
C. 甲状旁腺功能亢进
D. 肠道对钙及蛋白质吸收不良
E. 尿中丢失 ALP 过多

74. Fanconi 综合征表现中的轻微蛋白尿以（　　）为主。
A. 肌红蛋白尿
B. 血性性蛋白尿
C. 低分子选择性蛋白尿
D. 大分子蛋白尿
E. 高分子选择性蛋白尿

二、A2 型题

1. 患者，男，35 岁，2 周来明显少尿、血尿、高血压，1 个月后发生肾衰竭。那么患者做免疫荧光检查时会出现（　　）。
A. 基底膜致密层内免疫复合物沉积
B. 基底膜呈线形荧光
C. 系膜间免疫复合物沉积
D. 系膜与毛细血管区呈颗粒状荧光
E. 肾小球毛细血管壁表面呈颗粒状荧光

2. 患者，男，65 岁，上呼吸道感染后 2 周出现血尿、高血压、水肿，数日后发生少尿型急性肾衰竭样表现，肾活检为弥漫性系膜内皮细胞增生性肾炎，临床诊断为急性链球菌感染后肾炎。下列与本病预后无关的是（　　）。
A. 高龄
B. 持续高血压
C. 大量蛋白尿（>3g/d）
D. 持续少尿，氮质血症 1 周以上不缓解者
E. 血尿的严重程度

3. 患者，男，45 岁，诊断为低血钾型远端肾小管性酸中毒，最常用的补钾方法是（　　）。
A. 摄入含钾食物
B. 口服氯化钾

C. 口服枸橼酸钾　　D. 口服碳酸氢钠

E. 静脉滴注氯化钾

4. 患者，女，25 岁，因发热服用解热镇痛药后出现关节痛，皮疹。尿蛋白(++)，白细胞 3~6 个/HP，红细胞 5~8 个/HP，血常规：血红蛋白 108g/L，白细胞计数 4.7×10^9/L，分类：中性粒细胞 0.62，淋巴细胞 0.28，嗜酸性粒细胞 0.10，血小板计数 120×10^9/L，最可能的诊断是（　　）。

A. 急性肾炎　　B. 急性肾小管坏死

C. 急性间质性肾炎　　D. 急进性肾小球肾炎

E. 紫癜肾

5. 患者，男，45 岁，3 个月前因劳累受凉后发热，自服过期四环素片若干，数日后热退。随后尿量渐少，门诊尿检为蛋白(++)，红细胞 15~20/HP，白细胞 5~10/HP，染色见 70% 为嗜酸性粒细胞。血液检查白细胞 15.2×10^9/L，分类见嗜酸性粒细胞占 0.55（55%），血肌酐 250μmol/L，B 超示双肾稍增大。3 天来尿量每日仅 100ml，来院急诊。血、尿常规检查与前相似，血肌酐为 650μmol/L，B 超见双肾轮廓增大，最可能的诊断是（　　）。

A. 急进性肾炎　　B. 急性肾炎

C. 慢性肾炎急性发作期　　D. 急性间质性肾炎

E. 急性肾小管坏死

6. 患者，女，35 岁，发热不退，使用氨苄西林等抗生素治疗 2 周后突然发生少尿，肾功能明显减退，肾活检示肾小球和肾小管大致正常，间质水肿，大量炎症细胞浸润，见有大量嗜酸性粒细胞，最可能的诊断是（　　）。

A. 急性肾盂肾炎　　B. 急性肾小管坏死早期

C. 急性间质性肾炎　　D. 肾化脓性感染

E. 肾乳头坏死

7. 患者，女，48 岁，因高钾血症多次发生严重心律失常，查血钾 6.0mmol/L，血氯 110mmol/L，二氧化碳结合力 16mmol/L，尿 pH 5.5，纠正酸中毒后测尿碳酸氢钠排泄分数为 30%，内生肌酐清除率为 45ml/min。最可能的诊断是（　　）。

A. 慢性肾功能不全氮质血症期　　B. 慢性肾功能不全尿毒症期

C. 肾小管酸中毒Ⅳ型　　D. 代谢性酸中毒伴高钾血症

E. 肾小管酸中毒Ⅲ型

8. 患者，男，35 岁，高血压 2 年，近 1 年来夜尿多、口渴多饮、乏力，尿常规检查示尿比重低于 1.010。最有助诊断的检查是（　　）。

A. 肾功能及肾脏 B 超　　B. 血尿渗透压测定、血 AVP 测定

C. 肾上腺 CT 检查、血醛固酮测定　　D. 血尿钾、钠、氯测定

E. 禁水试验

9. 患者，女，18 岁，水肿、尿少 3 天。血压 160/95mmHg，血红蛋白 120g，尿蛋白(++)，红细胞 +++/HP，红细胞管型 1~2 个/HP。为降低血压，首选治疗（　　）。

A. 卡托普利（巯甲丙脯酸）　　B. 限盐和用噻嗪类利尿剂
C. 硝苯地平　　D. 肼屈嗪
E. 甲基多巴

10. 患者，女，49 岁，多尿 2 年，腰痛、肉眼血尿 1 天。因头痛长期服用镇痛剂 10 余年。血压 135/85mmHg，红细胞沉降率 10mm/h，尿常规：尿蛋白(+)，白细胞(+)，少量颗粒管型，X 线光片可见肾乳头坏死征象。血糖、肝肾功能、电解质、血常规结果均在正常范围内。最可能的诊断是（　　）。

A. 慢性肾盂肾炎、肾乳头坏死　　B. 慢性间质性肾炎、肾乳头坏死
C. 急性肾小球肾炎、肾乳头坏死　　D. 慢性肾小球肾炎、肾乳头坏死
E. 急性间质性肾炎、肾乳头坏死

11. 患者，女，37 岁，患肾炎 5 年，近 1 周来无力、呼吸深大，检查双肺无啰音。应采取的措施是（　　）。

A. 静脉注射呋塞米　　B. 静脉缓慢注射毛花苷丙
C. 低盐饮食　　D. 肌内注射二羟丙茶碱
E. 静脉滴注碳酸氢钠

12. 患者，女，66 岁，少尿 1 周入院，血压 180/120mmHg，嗜睡，贫血，颜面及双下肢水肿，血尿素氮 42mmol/L，肌酐 1380μmol/L，血钾 6.2mmol/L，血钙 2.0mmol/L，二氧化碳结合力 12mmol/L。在纠正酸中毒的过程中突然出现手足搐搦，意识清楚，病理征阴性。其手足搐搦的原因是（　　）。

A. 高血压引起　　B. 尿毒症脑病
C. 高钾血症引起　　D. 补碱引起
E. 脑出血

13. 患者，男，21 岁，因骨骼疼痛 1 年就诊。尿 pH 8.0，血钾 3.0mmol/L，血钙 2.0mmol/L，血氯 110mmol/L，B 超示双肾结石。最可能的诊断为（　　）。

A. 低血钾型远端肾小管性酸中毒　　B. 近端肾小管性酸中毒
C. Ⅳ型肾小管性酸中毒　　D. Ⅲ型肾小管性酸中毒
E. Ⅱ型肾小管性酸中毒

14. 患者，女，42 岁，长期关节痛，类风湿关节炎 10 年，近 1 个月来乏力，烦渴，伴有腰痛；化验尿 pH 6.0，WBC 4/μl，RBC 1/μl，PRO 阴性；血肌酐 94μmol/L，尿素氮 7.2mmol/L，钙 2.0mmol/L，钠 138mmol/L，钾 3.2mmol/L，氯 108mmol/L，HCO_3^- 27mmol/L，最可能的诊断是（　　）。

A. 泌尿系感染　　B. Ⅰ型肾小管酸中毒

C. Ⅱ型肾小管酸中毒

D. Fanconi 综合征

E. Bartter 综合征

三、A3/A4 型题

（1~3 题共用题干）

患者，男，26 岁，2 周前感冒，自服环丙沙星 3 天后恶心，乏力、低热、关节痛，查尿糖阳性，尿蛋白阳性，尿红细胞 15~20 个/HP，血清肌酐 360μmol/L，血钾低、血磷低，尿渗透压低，双肾大。

1. 最可能的诊断是（　　）。

A. 糖尿病

B. 关节炎

C. 急性肾炎

D. 急性肾小管坏死

E. 急性过敏性间质性肾炎

2. 该病的病理特征是（　　）。

A. 系膜增生

B. 间质水肿及细胞浸润

C. 肾小血管纤维样坏死

D. 肾小球硬化

E. 间质纤维化

3. 临床诊断的辅助检查是（　　）。

A. 双肾 B 超

B. 尿肌酐

C. 血、尿嗜酸性粒细胞计数

D. 肾有效血浆流量

E. 肾图

（4~6 题共用题干）

患者，男，49 岁，因“使用氨苄西林后 2 日出现肉眼血尿”来诊。患者因下肢蜂窝织炎，使用氨苄西林治疗，2 日后出现肉眼血尿，少尿，尿量约 200ml/24h。实验室检查：尿素 25. 3mmol/L，血肌酐 546μmol/L。

4. 为明确诊断，最主要的检测是（　　）。

A. 尿钠

B. 尿渗透压

C. 24 小时尿蛋白定量

D. 尿红细胞管型

E. 尿嗜酸性粒细胞

5. 最可能的诊断是（　　）。

A. 急性肾小球肾炎合并急性肾衰竭

B. 急进性肾小球肾炎合并急性肾衰竭

C. 肾病综合征合并急性肾衰竭

D. 急性间质性肾炎合并急性肾衰竭

E. 败血症合并急性肾衰竭

6. 首先应采取的治疗是（　　）。

A. 停用氨苄西林　　B. 泼尼松

C. 利尿　　D. 透析治疗

E. 局部物理治疗

（7~9 题共用题干）

患者，男，66 岁，咽痛，发热，服吲哚美辛及肌内注射青霉素。第 4 天双下肢出现紫斑，尿少，查尿蛋白(++)，尿 RBC 20~30 个/HP，尿嗜酸性粒细胞增多，血红蛋白 110g/L，血 ALB 31g/L，血肌酐 756μmol/L。B 超：左肾 11.0cm×5.6cm×4.8cm，右肾 11.5cm×5.8cm×4.9cm。

7. 最可能的诊断是（　　）。

A. 急性肾小球肾炎　　B. 急性肾小管坏死

C. 急性过敏性间质性肾炎　　D. 急进性肾小球肾炎

E. 紫癜性肾炎

8. 确定诊断的检查是（　　）。

A. 肾小管功能检查　　B. 内生肌酐清除率

C. 肾活检　　D. 尿红细胞形态学

E. I-邻碘马尿酸肾图

9. 确诊后的治疗原则是（　　）。

A. 抗生素　　B. 血液透析

C. 利尿　　D. 激素

E. 激素+透析

（10~11 题共用题干）

患者，男，61 岁，因“发热 3 日，体温 38.2℃~38.6℃，咳嗽、咳痰，右下肺小片状阴影”来诊。予头孢唑啉 2g，3 次/日，静脉滴注，连续给药 1 周后尿量 600~1000ml/24h。实验室检查：血肌酐 289μmol/L。

10. 患者肾损害的主要类型可能是（　　）。

A. 急性肾小管坏死　　B. 急性间质性肾炎

C. 肾前性急性肾衰竭　　D. 系统性血管炎

E. 溶血性尿毒症综合征

11. 患者急性肾损害的主要处理方法是（　　）。

A. 停用头孢唑啉，立即予以血液透析

B. 停用头孢唑啉，立即予以血液滤过

C. 停用头孢唑啉，立即予以连续肾替代治疗

D. 停用头孢唑啉，密切观察水与电解质平衡状况，对症治疗

E. 停用头孢唑啉，立即予以腹膜透析

（12~14 题共用题干）

患者，男，46 岁，因“发热 3 日，体温 38.0~39.2℃，咳嗽、咳痰”来诊。予青霉素 320 万 U，2 次/日，静脉滴注，连续给药 8 日后出现全身皮疹、尿量减少（尿量 <600ml/24h），有时意识模糊、幻觉、语无伦次、烦躁，无抽搐。实验室检查：血肌酐 495μmol/L（3 个月前血肌酐 72μmol/L）。

12. 患者出现意识模糊、幻觉、语无伦次、烦躁的原因可能是（　　）。

A. 尿毒症脑病

B. 急性脑膜炎

C. 青霉素脑病

D. 脑血栓形成

E. 溶血尿毒症综合征

13. 患者肾损害的主要类型是（　　）。

A. 急性肾小管坏死

B. 急性间质性肾炎

C. 肾前性急性肾衰竭

D. 系统性血管炎

E. 溶血尿毒症综合征

14. 患者急性肾损害的主要处理方法是（　　）。

A. 停用青霉素，立即予以血液透析

B. 停用青霉素，立即予以血液滤过

C. 停用青霉素，立即予以连续肾替代治疗

D. 停用青霉素，密切观察水与电解质平衡状况，做好急诊透析准备

E. 停用青霉素，立即予以腹膜透析

（15~17 题共用题干）

患者，男，54 岁。因感冒发热，使用感冒通及庆大霉素治疗 3 天后症状好转。数日后尿量增多，每日 2500ml 左右，查血肌酐 360μmol/L，血红蛋白 110g/L，尿常规蛋白（±），红细胞 0~4 个/HP，白细胞 2~3 个/HP。

15. 最可能的诊断是（　　）。

A. 急性肾炎

B. 急进性肾炎

C. 慢性肾炎急性发作

D. 急性肾功能不全

E. 慢性肾功能不全

16. 此时应采用的最重要处置是（　　）。

A. 停止庆大霉素治疗

B. 停止感冒通和庆大霉素治疗

C. 继续感冒通和庆大霉素治疗　　D. 改用其他抗生素治疗

E. 限制入液量

17. 除此之外，还应采用的最重要治疗措施是（　　）。

A. 利尿　　B. 维持水、电解质和酸碱平衡

C. 使用促红细胞生成素　　D. 使用肾病用氨基酸

E. 使用活性维生素 D_3 制剂

（18～20 题共用题干）

患者，女，60 岁，因“关节痛超过 20 年，乏力、食欲减退、血压升高、全身多处骨骼疼痛 1 年，偶突发腰部剧痛伴血尿”来诊。患者 20 多年来反复服用镇痛药，其中非那西丁总量约为 1000g。尿量无减少（1500～2500ml/24h）。实验室检查：血红蛋白 82g/L，血肌酐 345μmol/L（1 年前血肌酐 172μmol/L），血钾 3.2mmol/L，血钠 139mmol/L，血氯 116mmol/L，血钙 1.9mmol/L，血磷 0.7mmol/L，血 HCO_3^- 15mmol/L，碱性磷酸酶（AKP）356U/L。

18. 患者有时突然腰部剧痛伴有血尿，原因可能是（　　）。

A. 溶血尿毒症综合征　　B. 肾乳头坏死

C. 肾结石　　D. 急性膀胱炎

E. 肾肿瘤

19. 患者肾损害的主要类型是（　　）。

A. 急性间质性肾炎　　B. 溶血尿毒症综合征

C. 慢性间质性肾炎　　D. 慢性间质性肾炎伴肾小管性酸中毒

E. 肾小管性酸中毒

20. 患者急性肾损害的主要处理方法是（　　）。

A. 停用镇痛剂，立即予以血液透析

B. 停用镇痛剂，立即予以血液滤过

C. 停用镇痛剂，立即予以连续肾替代治疗

D. 停用镇痛剂，密切观察水与电解质平衡状况，对症治疗，纠正贫血、高血压、酸中毒和电解质紊乱

E. 停用镇痛剂，立即予以腹膜透析

（21～23 题共用题干）

患者，女，45 岁，以低血钾性周期性麻痹样表现就诊，有尿量增多，骨痛症状。查尿常规正常，血二氧化碳结合力 18mmol/L，尿 pH 6.5，血钾 3.5mmol/L，血氯 108mmol/L。

21. 对本例诊断最有帮助的检查是（　　）。

A. 肌酐清除率　　B. 骨骼 X 线摄片检查

C. 氯化铵负荷试验
D. 碳酸氢钠负荷试验
E. 血尿素氮

22. 假设患者出现 Ca^{2+} 2.02mmol/L，血磷 0.80mmol/L，B 超提示有肾结石。最可能的诊断是（　　）。
A. 肾小管酸中毒Ⅳ型
B. 肾小管酸中毒Ⅲ型
C. 肾小管酸中毒Ⅱ型
D. 肾小管酸中毒Ⅰ型
E. 肾小管酸中毒Ⅴ型

23. 用钾盐纠正低钾血症，最佳选用（　　）。
A. 氯化钾
B. 枸橼酸钾
C. 谷氨酸钾
D. 葡萄糖酸钾
E. 草酸钾

（24~25 题共用题干）

患者，男，57 岁，夜尿增多 3 年，平素血压一直正常。尿常规：蛋白(+)，WBC 5~7 个/HP，尿 GLU（+），24 小时尿蛋白 0.5g/24h，血肌酐 82μmol/L，尿酸 625μmol/L，血压 130/80mmHg。

24. 最可能的诊断（　　）。
A. 急性间质性肾炎
B. 慢性间质性肾炎
C. 泌尿系感染
D. 慢性肾小球肾炎
E. 肾结核

25. 下列辅助检查中结果最可能存在异常的是（　　）。
A. 尿浓缩稀释试验
B. 红细胞沉降率
C. 血清白蛋白
D. 血清补体
E. 免疫球蛋白

（26~28 题共用题干）

患者，女，50 岁，因反复心前区疼痛间断服用“冠心苏合丸”近 10 年，近 1 年来出现夜尿增多，乏力，尿常规示蛋白(+)，葡萄糖(+)，WBC 3~5 个/HP，RBC 2~3 个/HP，血常规示中到重度贫血，肾功示 BUN 10.6mmol/L，Cr 220μmol/L。

26. 最可能的诊断是（　　）。
A. 急性间质性肾炎
B. 慢性间质性肾炎
C. 急性肾小管坏死
D. 慢性肾炎
E. 中毒性肾病

27. 假设 2 年后患者因镜下血尿复查尿常规示蛋白(+)，WBC 3~5 个/HP，RBC 15~25 个/

HP。要重点排除哪些病（　　）。

A. 急性间质性肾炎　　B. 急性肾小管坏死

C. 泌尿系感染　　D. 泌尿系肿瘤

E. 慢性肾炎

28. 1周前患者因上呼吸道感染、发热给予青霉素静脉滴注后出现全身皮疹，复查肾功 BUN 17.6mmol/L，Cr 350μmol/L，应给予的治疗是（　　）。

A. 泼尼松 30~40mg　　B. 甲泼尼龙冲击治疗

C. CTX 冲击治疗　　D. 停用青霉素

E. 血液透析

（29~31 题共用题干）

患儿，男，出生2个月，因“多饮多尿1个月，发热6小时”就诊。体温38.5℃，血压112/68mmHg，脱水貌，双肺呼吸音无异常。实验室检查：血常规、电解质、随机血糖正常，血红蛋白3.2mmol/L，尿白细胞5个/μl，尿比重1.005。

29. 最简便又有价值的诊断线索是（　　）。

A. 胸部X线表现　　B. 家族史

C. 血C反应蛋白水平　　D. 中段尿细菌培养

E. 尿电解质水平

30. 如患儿父亲自幼有类似情况，应考虑（　　）。

A. 范可尼综合征　　B. 先天性肾性尿崩症

C. 家族性肾性糖尿　　D. 泌尿系统结核

E. 垂体疾病

31. 最适合的治疗方案为（　　）。

A. 氢氯噻嗪

B. 去氨加压素为特效药物

C. 无特殊治疗，主要对症纠正水、电解质紊乱

D. 控制饮水有助于减轻多尿

E. 发热时短期使用抗生素

（32~33 题共用题干）

患者，男，55岁。因溃疡病伴出血经胃大部切除术后第4天，补液3000ml，尿量突然减少至15ml/h，尿比重1.014。蛋白尿(+)，红细胞5个/HP，血肌酐309μmol/L，尿素氮5.3mmol/L，尿钠80mmol/L，血 K^+ 7mmol/L，血 Na^+ 130mmol/L。既往无肾炎病史。

32. 最可能的诊断是（　　）。

A. 术后水钠潴留状态　　B. 失血性肾前性少尿

C. 急性肾小管坏死　　D. 急进性肾炎

E. 慢性肾衰竭急性加剧

33. 以下处理最适合的是（　　）。

A. 静滴高渗葡萄糖 + 胰岛素　　B. 血液透析

C. 静注 10% 葡萄糖酸钙 10~20ml　　D. 腹膜透析

E. 静注 20% 葡萄糖酸钙 10~20ml

四、B 型题

（1~4 题共用备选答案）

A. 外周血白细胞中胱氨酸含量　　B. 红细胞内半乳糖 1-磷酸尿苷酰转移酶

C. 血浆或尿中升高的琥珀酰丙酮　　D. 尿，肝脏、血浆铜含量及血清游离铜检测

E. DNA 检查或肝穿刺

1. 儿童 Fanconi 综合征的诊断依据是（　　）。
2. Wilson 病的诊断依据是（　　）。
3. 糖原贮积症的诊断依据是（　　）。
4. 酪氨酸血症的诊断依据是（　　）。

（5~7 题共用备选答案）

A. 无半乳糖饮食　　B. 果糖和蔗糖饮食

C. 低苯丙氨酸和酪氨酸饮食　　D. 乳糖饮食

E. 高苯丙氨酸饮食

5. Fanconi 综合征患者需要特殊饮食治疗，半乳糖血症患者需进食（　　）。
6. Fanconi 综合征患者需要特殊饮食治疗，遗传性果糖不耐受者需限制（　　）。
7. Fanconi 综合征患者需要特殊饮食治疗，酪氨酸血症患者应给予（　　）。

（8~10 题共用备选答案）

A. 近端肾小管重吸收功能障碍　　B. 远端肾小管浓缩功能减退

C. 肾小管上皮细胞损伤　　D. 肾小管酸中毒

E. 肾小管下皮细胞损伤

8. 肾小管损伤指标及肾小管功能检查，患者尿 N-乙酰-β-氨基葡萄糖苷酶（NAG）、γ-谷氨酰转肽酶（γ-GT）及亮氨酸氨基肽酶（LAP）增多，可以诊断为（　　）。
9. 肾小管损伤指标及肾小管功能检查，患者尿 β_2 微球蛋白、α_1 微球蛋白、视黄醇结合蛋白及溶菌酶常增多，可以诊断为（　　）。
10. 肾小管损伤指标及肾小管功能检查，尿比重和尿渗透压减低，可以诊断为（　　）。

五、X 型题

1. 以下关于全身急性感染引起的急性间质性肾炎的说法，正确的是（　　）。
   A. 都是由细菌、病毒或其毒素直接侵犯肾脏引起的间质性炎症
   B. 肾间质可见局灶性或弥漫性炎症
   C. 有全身急性感染症状及肾脏损害的表现
   D. 中段尿培养可无细菌生长
   E. 治疗原则为积极治疗全身感染，适当给予糖皮质激素
2. 急性药物性间质性肾炎的病理改变为（　　）。
   A. 肾间质弥漫性淋巴细胞及单核细胞浸润
   B. 肾间质水肿
   C. 肾小管上皮细胞退行性变
   D. 肾小球缺血性硬化
   E. 肾小管萎缩
3. 最常见的引起急性间质性肾炎的药物有（　　）。
   A. 非甾体类抗炎药　　B. 含马兜铃酸药物
   C. 环孢素　　D. 磺胺药
   E. 抗生素
4. 导致急性间质性肾炎的主要原因有（　　）。
   A. 药物　　B. 感染
   C. 自身免疫性损伤　　D. 年龄
   E. 高血压
5. 急性间质性肾炎是以（　　）为基本特征的一组临床病理综合征。
   A. 肾间质炎症水肿　　B. 炎症细胞浸润
   C. 肾小管呈不同程度变性　　D. 肾肿瘤
   E. 肾结核
6. 急性间质性肾炎肾功能损害的临床表现是（　　）。
   A. 肾小管酸中毒　　B. 肾性糖尿
   C. 低比重及低渗透压尿　　D. 严重贫血
   E. 少尿
7. 急性间质性肾炎的临床表现包括（　　）。
   A. 起病急，进展快　　B. 尿量减少
   C. 肉眼血尿　　D. 排尿困难
   E. 腰部疼痛

8. 急性间质性肾炎与原发病相关的临床表现（　　）。
A. 有可疑药物接触史
B. 有过敏样症状
C. 起病前有尿路感染的症状
D. 排尿困难
E. 腰部疼痛
9. 急性间质性肾炎的辅助检查，尿常规常表现为（　　）。
A. 轻度蛋白尿
B. 镜下血尿
C. 无菌性白细胞尿
D. 管型尿
E. 脓尿
10. 急性间质性肾炎的临床诊断依据有（　　）。
A. 病史药物
B. 毒物接触史
C. 感染病史
D. 肾功能异常无明显原因突然出现肾功能上升
E. 过敏样症状发病前有发热
11. 以下关于缺血所致的急性肾小管坏死的发病机制说法，正确的是（　　）。
A. 肾血浆流量下降，肾内血流重新分布
B. 肾小管上皮脱落，管腔中管型形成
C. 肾小管上皮细胞代谢障碍
D. 一氧化氮产生过多，内皮素产生相对过少
E. 肾血浆流量上升，肾内血流重新分布
12. 急性间质性肾炎预后良好，少数严重病例可出现（　　）。
A. 肾小管间质纤维化
B. 肾小管萎缩
C. 慢性肾脏病
D. 肾小管性酸中毒
E. 急性肾衰竭
13. 与急性间质性肾炎预后有关的因素是（　　）。
A. 肾小管间质炎症反应程度
B. 肾衰竭程度
C. 持续时间
D. 肾小管性酸中毒
E. 慢性肾衰竭
14. 治疗药物引起的急性间质性肾炎时，需要给予糖皮质激素的是（　　）。
A. 明确诊断为药物引起的急性间质性肾炎，停用致病药物 1 周后肾功能仍不能恢复者
B. 感染引起的急性间质性肾炎
C. 系统性自身免疫性疾病引起的急性间质性肾炎
D. 发病时即表现肾功能减退严重、需要血液净化治疗的患者
E. 肾活检见弥漫性炎细胞浸润伴间质水肿

15. 原发性慢性间质性肾炎的病因是（　　）。
A. 放射线
B. 尿路感染
C. 含马兜铃酸药物
D. 镇痛药、环孢素
E. 巴尔干肾病

16. 继发性慢性间质性肾炎常见的病因是（　　）。
A. 巴尔干肾病
B. 非甾体抗炎药
C. 高尿酸血症
D. 含马兜铃酸药物
E. 干燥综合征

17. 以下属于慢性肾小管间质性肾炎临床特点的是（　　）。
A. 肾小管间质炎症反应程度
B. 肾衰竭程度
C. 持续时间
D. 肾小管功能异常
E. 进展性慢性肾衰竭

18. 慢性肾小管间质性肾炎的病因是（　　）。
A. 干燥综合征
B. 囊性肾病
C. 放射性肾炎
D. 自身免疫性疾病
E. 尿路梗阻包括梗阻性肾病和反流性肾病

19. 慢性肾小管间质性肾炎的治疗包括（　　）。
A. 尽早明确诊断，及时治疗
B. 寻找致敏药物，停止接触可疑药物
C. 纠正水、电解质和酸碱平衡紊乱
D. 补充氨基酸和维生素 B
E. 预防肾小管酸中毒的各种并发症

20. 肾小管性酸中毒的病理生理学基础为（　　）。
A. 近端肾小管对HCO_3^-的重吸收障碍
B. 远端肾小管排泌H^+障碍
C. 纠正水、电解质和酸碱平衡紊乱
D. 远端肾小管对HCO_3^-的重吸收障碍
E. 近端肾小管排泌H^+障碍

21. 肾小管性酸中毒临床表现为（　　）。
A. 少尿
B. 多饮
C. 肾性佝偻病
D. 骨软化症
E. 肾结石

22. 肾小管性酸中毒实验室检查提示（　　）。
A. 高氯性酸中毒
B. 血钾改变
C. 高血钾症
D. 低钠血症
E. 高钙血症

23. 根据发病部位和肾小管功能障碍的特点，肾小管性酸中毒可分为（　　）。
A. Ⅰ型
B. Ⅱ型

C. Ⅲ型　　D. Ⅳ型

E. Ⅴ型

24. 以下关于低血钾型远端肾小管性酸中毒发病机制的说法正确的是（　　）。

A. 由远端肾小管酸化功能障碍引起

B. 管腔与管周液间无法形成高 H^+ 梯度

C. 肾小管上皮细胞 H^+ 泵衰竭

D. 肾小管上皮细胞通透性异常使泌入腔内的 H^+ 主动扩散至管周液

E. 由近端肾小管酸化功能障碍引起

25. 在肾小管间质损害中起作用的细胞因子包括（　　）。

A. IFN-α　　B. IFN-β

C. IFN-γ　　D. PDGF-B

E. FGF-2

26. 慢性间质性肾炎发病机制主要与（　　）有关。

A. 细胞免疫为主的免疫异常　　B. 肾间质慢性缺血

C. 肾小管间质炎症反应程度　　D. 肾小管功能异常

E. 进展性慢性肾衰竭

27. 慢性肾小管间质性肾炎的光镜检查时，肾间质纤维化可以局灶性或弥漫性出现，表现为（　　）。

A. 间质区域增宽　　B. 大量细胞外基质堆积

C. 肾小管基底膜增厚、皱缩、分层　　D. 肾小管上皮细胞扁平

E. 灶状萎缩的肾小管聚集在一起

28. 慢性肾小管间质性肾炎的光镜检查时，肾小管呈灶状萎缩的经典型，表现为（　　）。

A. 间质区域增宽　　B. 大量细胞外基质堆积

C. 肾小管基底膜增厚、皱缩、分层　　D. 肾小管上皮细胞扁平

E. 灶状萎缩的肾小管聚集在一起

29. 慢性肾小管间质性肾炎的光镜检查时，肾小管呈灶状萎缩的内分泌型，表现为（　　）。

A. 间质区域增宽　　B. 大量细胞外基质堆积

C. 肾小管基底膜变薄　　D. 管腔狭窄或闭塞

E. 灶状萎缩的肾小管聚集在一起

30. 慢性肾小管间质性肾炎的光镜检查时，间质和小管周围可以见到的浸润炎性细胞是（　　）。

A. 中性粒细胞　　B. 嗜酸性粒细胞

C. B 细胞　　D. 巨噬细胞

E. 淋巴细胞

31. 慢性肾小管间质性肾炎的光镜检查时，免疫荧光可见（　　）。

A. 多数慢性间质性肾炎免疫荧光检查为阳性

B. 部分可见到少量 IgG 和（或）补体 C3 在萎缩的肾小管基底膜上呈非特异性沉积
C. 肾小管呈囊样扩张
D. 肾小管上皮细胞扁平
E. 多数慢性间质性肾炎免疫荧光检查为阴性

32. 慢性间质性肾炎早期的临床表现为（　　）。
A. 肾小管性酸中毒
B. 夜尿多，低比重及低渗透压尿
C. 无菌性白细胞尿
D. 尿糖阳性，血糖正常
E. 肾性贫血及高血压

33. 慢性肾小管间质性肾炎的临床表现包括（　　）。
A. 酸碱平衡紊乱
B. 浓缩稀释功能障碍
C. 电解质紊乱
D. 内分泌功能异常
E. 输尿管功能障碍

34. 慢性间质性肾炎诊断要点包括（　　）。
A. 滥用镇痛药史或其他特殊药物
B. 起病隐袭，多尿、夜尿突出
C. 尿检提示低比重尿
D. 尿溶菌酶及尿 β_2 微球蛋白增多
E. 输尿管功能障碍

35. 慢性肾小管间质性肾炎的检查，尿常规检查可见（　　）。
A. 血尿
B. 蛋白尿
C. 白细胞尿
D. 管型尿
E. 尿比重高

36. 下列支持Ⅰ型肾小管酸中毒的是（　　）。
A. 高氯性代谢性酸中毒
B. 伴有低血钙、低血钠及心律失常
C. 患有舍格伦综合征的中年女患者
D. 碳酸钠再吸收试验中 HCO_3^- 大于 15%
E. 患者曾长期服用含汞制剂

37. Ⅰ型远端型肾小管酸中毒常伴有（　　）。
A. pH 值下降，尿液碱性
B. 低血钙、低血磷和软骨病
C. 高钾血症
D. 肾结石
E. 周期型麻痹

38. 对低血钾型远端肾小管性酸中毒确诊有帮助的检查是（　　）。
A. 尿与血二氧化碳分压比值测定
B. 氯化铵负荷试验
C. 碳酸氢钠重吸收试验
D. 硫酸钠实验及呋塞米试验
E. 中性磷酸盐试验

39. Ⅰ型远端肾小管酸中毒的血液生化检查可见（　　）。
A. 血肌酐和血尿素氮一般异常
B. 血浆 pH 值、HCO_3^- 或 CO_2 结合力降低

C. 血氯升高，血钾、血钠降低　　D. 血 ALP 升高

E. 血浆 pH 值、HCO_3^- 或 CO_2结合力升高

40. 诊断Ⅰ型肾小管酸中毒必须具备（　　）。

A. 血 pH <7.35　　B. 血 CO 结合力下降

C. 血氧饱和度 <65%　　D. 尿比重下降固定

E. 尿 pH 7

41. Ⅰ型肾小管酸中毒的治疗措施是（　　）。

A. 应用肾上腺盐皮质激素　　B. 补充碱剂纠正酸中毒

C. 补充钾盐　　D. 防治肾结石、肾钙化及骨病

E. 去除病因

42. 以下关于近端肾小管性酸中毒发病机制的说法正确的是（　　）。

A. 由近端肾小管酸化功能障碍引起

B. HCO_3^- 重吸收障碍

C. 肾小管上皮细胞管腔侧 K^+–H^+ 交换障碍

D. 肾小管上皮细胞基底侧 Na^+–HCO_3^- 协同转运障碍

E. 由肾小球酸化功能障碍引起

43. 原发性近端肾小管酸中毒原因包括（　　）。

A. 常染色体显性遗传　　B. 常染色体隐性遗传

C. X 连锁遗传　　D. 性染色体隐性遗传疾病

E. Y 连锁遗传性疾病

44. 继发性近端肾小管酸中毒可继发于（　　）。

A. 重金属盐中毒　　B. 四环素中毒

C. 甲减　　D. 高球蛋白血症

E. 半乳糖血症

45. Ⅱ型近端肾小管酸中毒的临床特点是（　　）。

A. 尿 pH 值常在 5.5 以下　　B. 尿液可滴定酸及 NH_4^+ 正常，HCO_3^- 增多

C. 低钾血症常较明显　　D. 常引起骨病、肾结石及肾钙化

E. 低钙血症及低磷血症较轻

46. Ⅱ型近端肾小管酸中毒临床表现的骨病，在儿童中（　　）较常见。

A. 佝偻病　　B. 骨质疏松

C. 维生素 D 代谢异常　　D. 维生素 B 代谢异常

E. 骨软化症

47. Ⅱ型近端肾小管酸中毒的临床表现包括（　　）。

A. 骨病　　B. 继发性甲状旁腺功能亢进症

C. 维生素 B 代谢异常　　D. 继发性醛固酮增多症

E. 肾间质中毒

48. 近端肾小管酸中毒影像学检查的意义包括（　　）。

A. 帮助了解近端肾小管性酸中毒对骨骼、肾脏的损害

B. 纠正酸中毒

C. 调节阴离子间隙异常

D. 帮助诊断引起近端肾小管性酸中毒的肾脏疾病

E. 纠正血氯显著降低，血钾显著升高

49. 近端肾小管酸中毒进行自身抗体等免疫学检查有助于原发病的诊断，如（　　）。

A. 抗核抗体　　B. 抗 SS-A 抗体

C. 抗 SS-B 抗体　　D. α_2微球蛋白

E. 血浆免疫球蛋白

50. 近端肾小管酸中毒与尿毒症性代谢性酸中毒的鉴别要点包括（　　）。

A. 原发肾脏病病史　　B. 原发肾脏病的临床表现

C. 尿 pH 值 >6.0　　D. 血钾正常或血钾降低

E. 肾小球滤过率严重下降

51. 对于纠正Ⅱ型近端肾小管酸中毒的治疗，以下正确的是（　　）。

A. 治疗所需碱较Ⅰ型肾小管性酸中毒更大

B. 剂量 10~20mmol/(kg·d)

C. 目前推荐复方枸橼酸溶液口服

D. 重症者可给予低钠饮食

E. 严重酸中毒可动脉给予碳酸氢钠

52. 下列不符合Ⅳ型肾小管酸中毒的是（　　）。

A. 高氯性代谢性酸中毒

B. 尿 pH 值 5.3

C. 低钙血症及低钠血症

D. 老年患者，有慢性肾功能不全，血肌酐 421μmol/L

E. 血钾 5.9mmol/L

53. 高血钾型肾小管酸中毒最常见的病因是（　　）。

A. 先天性肾小管功能缺陷　　B. 糖尿病肾病

C. 移植肾　　D. 慢性间质性肾炎

E. 干燥综合征

54. 下列关于肾小管酸中毒，正确的有（　　）。

A. 不完全性肾小管性酸中毒无酸中毒表现

B. Ⅱ型肾小管性酸中毒较Ⅰ型肾小管性酸中毒低钙血症及低磷血症为重

C. Ⅰ型肾小管性酸中毒可见低钾血症、低血磷

D. Ⅱ型肾小管性酸中毒与HCO_3^-重吸收障碍有关

E. 高血钾型肾小管性酸中毒因醛固酮分泌增加导致

55. Ⅳ型高钾型肾小管酸中毒的特点是（　　）。

A. 高氯性代谢性酸中毒　　B. 持续性高血钠

C. 持续性高血钾　　D. 高氯性代谢性碱中毒

E. 高血压

56. Ⅳ型高钾型肾小管酸中毒的病理生理学基础是（　　）。

A. 远端肾小管对醛固酮拮抗　　B. 持续性高血钠

C. 间歇性高血钾　　D. 醛固酮分泌不足

E. 高血压

57. Ⅳ型肾小管性酸中毒多数伴有慢性肾小管间质疾病，包括（　　）。

A. 引起低肾素性低醛固酮血症的疾病　　B. 持续性高血钠疾病

C. 肾对醛固酮反应性降低　　D. 醛固酮分泌过盛

E. 醛固酮分泌不足

58. 高钾型肾小管酸中毒的血电解质、酸碱检查表现为（　　）。

A. 代谢性酸中毒　　B. CO_2结合力下降

C. HCO_3^-浓度下降　　D. 高钾血症

E. 贫血

59. 高钾型肾小管酸中毒的尿常规检查表现为（　　）。

A. 尿 pH 值常常大于 5.5　　B. 尿蛋白可阴性或少量

C. 尿红细胞阳性　　D. 尿比重高

E. 尿渗透压高

60. 高钾型肾小管酸中毒的肾小管功能检查表现为（　　）。

A. 尿 NH_4^+ 排出明显减少　　B. 昼夜尿比重差值小于 0.009

C. 尿HCO_3^-排出正常或者轻度增多　　D. 昼夜尿比重差值大于 0.009

E. 尿钾排出减少

61. 下述不符合Ⅳ型肾小管酸中毒的是（　　）。

A. 尿 pH 值 5.3

B. 高氯性代谢性酸中毒

C. 低钙血症及低钠血症

D. 老年患者，有慢性肾功能不全，血肌酐值为 421μmol/L

E. 血钾 5.9mmol/L

62. 慢性肾功能不全时，代谢性酸中毒的原因包括（　　）。

A. 肾小管重吸收碳酸氢盐能力降低　B. 酸性代谢产物潴留

C. 肾小管泌氢功能受损　D. 肾小管制造铵的能力下降

E. 水、钠潴留

63. 肾功能不全所致的酸中毒需与Ⅳ型肾小管性酸中毒鉴别，诊断要点有（　　）。

A. 后者的酸中毒程度与肾小球滤过率下降呈正比

B. 后者肾小球滤过率常为轻度降低，酸中毒程度与肾小球滤过率下降不成比例

C. 尿液酸化功能障碍出现得更早更明显

D. 肾小球功能衰竭患者的基础病多为肾小球疾病，而Ⅳ型肾小管性酸中毒常见于小管间质疾病

E. Ⅳ型肾小管性酸中毒常见低肾素、低醛固酮血症

64. 慢性肾功能不全时，代谢性酸中毒的原因包括（　　）。

A. 酸性代谢产物潴留　B. 肾小管重吸收碳酸氢盐能力降低

C. 肾小管制造铵的能力下降　D. 肾小管泌氢功能受损

E. 肾素、醛固酮升高

65. Ⅱ型肾小管性酸中毒与Ⅳ型肾小管性酸中毒鉴别的诊断要点有（　　）。

A. Ⅳ型肾小管重吸收功能障碍明显

B. Ⅳ型肾小管性酸中毒患者尿HCO_3^-排量可增多，但常小于10%的滤过量；Ⅱ型肾小管性酸中毒尿HCO_3^-排量大于15%

C. Ⅱ型肾小管性酸中毒尿铵排出明显减少，尿钾减少

D. Ⅳ型骨小管性酸中毒以伴高血钾为特点疾病

E. Ⅳ型肾小管性酸中毒高血钾少见

66. 远端肾小管性酸中毒与Ⅳ型肾小管性酸中毒鉴别的诊断要点有（　　）。

A. 远端肾小管性酸中毒患者骨病和尿路结石发生率高

B. Ⅳ型肾小管性酸中毒以伴高血钾为特点

C. 远端肾小管性酸中毒常伴低钾血症

D. 氯化铵负荷试验阳性

E. 氯化铵负荷试验阴性

67. 血钾超过6.5mmol/L，心电图表现为QRS波增宽时的正确处理是（　　）。

A. 50%葡萄糖加普通胰岛素10U缓慢静脉注射

B. 5%碳酸氢钠100~200ml静脉滴注

C. 10%葡萄糖酸钙20ml快速静脉注射

D. 口服离子交换树脂

E. 单纯血液超滤

68. 高血钾型肾小管性酸中毒的治疗措施是（　　）。

A. 补充钾盐　　B. 纠正酸中毒

C. 去除病因　　D. 肾上腺盐皮质激素治疗

E. 降低高血钾

69. 急性肾衰竭高血钾的处理措施是（　　）。

A. 50% 葡萄糖溶液 50ml 加普通胰岛素 10M 缓慢静脉注射

B. 10% 葡萄糖酸钙 10～20ml 稀释后静脉缓慢注射

C. 口服离子交换树脂

D. 透析治疗

E. 11.2% 乳酸钠或 5% 碳酸氢钠 100～200ml 静脉滴注

70. Ⅳ型高钾型肾小管酸中毒的一般治疗包括（　　）。

A. 限制饮食中钾的含量　　B. 避免应用易致高钾的药物

C. 限制饮食中钠的含量　　D. 限制饮食中钙的含量

E. 大量食用饮食中钾的含量

71. 成人 Fanconi 综合征的病因是（　　）。

A. 干燥综合征　　B. 糖尿病肾病

C. 重金属肾损害　　D. 慢性间质性肾炎

E. 移植肾

72. Fanconi 综合征可导致（　　）合并肾小管性酸中毒。

A. 氨基酸尿　　B. 磷酸盐尿

C. 葡萄糖尿　　D. 低分子蛋白尿

E. 高分子蛋白尿

73. Fanconi 综合征的遗传性病因包括（　　）。

A. Ⅰ型酪氨酸血症　　B. 恶性肿瘤

C. 胱氨酸沉积病　　D. 半乳糖血症

E. Ⅰ型糖原贮积症

74. Fanconi 综合征的获得性病因包括（　　）。

A. 副蛋白血症　　B. 肾病综合征

C. 肾移植　　D. 半乳糖血症

E. 恶性肿瘤

75. Fanconi 综合征的外源性病因包括（　　）。

A. 重金属　　B. 药物

C. 肾移植　　D. 半乳糖血症

E. 化学物质

76. 关于胱氨酸沉积症的检查，以下叙述正确的是（　　）。

A. 儿童范科尼综合征应检查外周血白细胞中胱氨酸含量

B. 进行裂隙灯检查

C. 发现胱氨酸水平降低有助于诊断胱氨酸沉积症

D. 发现角膜结晶有助于诊断胱氨酸沉积症

E. 发现半胱氨酸水平升高有助于诊断胱氨酸沉积症

77. 以下关于半乳糖血症的检查叙述，正确的是（　　）。

A. 尿葡萄糖氧化实验中，半乳糖不发生反应

B. 细胞内半乳糖-1-磷酸尿苷酰转移酶检查有诊断意义

C. 发现胱氨酸水平降低有助于诊断胱氨酸沉积症

D. 尿葡萄糖氧化实验中，乳糖发生强烈反应

E. 细胞内乳糖-3-磷酸尿苷酰转移酶检查有诊断意义

78. 以下关于 Wilson 病的检查叙述，正确的是（　　）。

A. 应行裂隙灯检查角膜色素沉着　　B. 检测尿、肝、血浆铜含量

C. 检测血清游离铜　　D. 检测血清游离磷

E. 检测细胞内乳糖-3-磷酸尿苷酰

79. Fanconi 综合征的临床表现包括（　　）。

A. 肾性尿糖　　B. 肾性氨基酸尿

C. 低氯性代谢性酸中毒　　D. 低钠低钾可继发高醛固酮血症

E. 血容量增加

80. 半乳糖血症的诊断依据是（　　）。

A. 外周血白细胞中胱氨酸含量

B. 红细胞内半乳糖 1-磷酸尿苷酰转移酶

C. 尿半乳糖检查

D. 尿、肝脏、血浆铜含量及血清游离铜检测

E. DNA 检查或肝穿刺

81. Fanconi 综合征的治疗包括（　　）。

A. 调节水、电解质平衡　　B. 补充维生素 D

C. 针对特殊氨基酸紊乱补充氨基酸　　D. 肾功能不全者按慢性肾脏病原则治疗

E. 补充维生素 B

82. 以下关于急性肾小管-间质疾病临床综合征的叙述，正确的是（　　）。

A. 起病急，一般有药物过敏或感染史

B. 临床上可以出现发热、皮疹及血尿

C. 临床上可以出现发热、皮疹及血尿

D. 短时间内肾功能出现急剧减退

E. 起病缓慢历时长久

83. 以下关于慢性肾小管–间质性疾病临床综合征的叙述，正确的是（　　）。

A. 轻度蛋白尿、白细胞尿、偶有白细胞管型

B. 肾小球功能障碍不相称的较严重肾小管功能障碍

C. 临床上可以出现发热、皮疹及血尿

D. 短时间内肾功能出现急剧减退

E. 肾可有非对称性瘢痕形成和肾盏变形

六、案例分析题

（1~5 题共用题干）

患者，男，49 岁，因“慢性肾炎 10 年，高血压 5 年，血肌酐逐渐升高 2 年”来就诊。实验室检查：肾小球滤过率（GFR）50ml/min（体表面积 1.73㎡）。

1. 患者慢性肾病（CKD）的分期是（　　）。

A. CKD1 期　　B. CKD2 期

C. CKD3 期　　D. CKD4 期

E. CKD5 期

2. 假设患者血红蛋白 85g/L，以下叙述正确的是（　　）。

A. 应该皮下或静脉注射促红细胞生成素，每周 6000~10000U

B. 贫血治疗的目标值是血红蛋白 110~120g/L，血细胞比容 33%~35%

C. 注意补充叶酸和铁剂，应使转铁蛋白饱和度（TSAT）>20%，血清铁蛋白（SF）>100μg/L

D. 患者贫血最主要的原因是肾促红细胞生成素分泌不足

E. 红细胞生存时间缩短、各种原因的失血和继发性甲状旁腺功能亢进也是导致贫血的原因

F. 血细胞比容和血红蛋白越高患者生存质量越好

3. 患者此期治疗的原则是（　　）。

A. 治疗原发病　　B. 饮食和营养治疗

C. 适当加强运动　　D. 控制高血压、高血脂、高血糖和高尿酸

E. 避免应用肾毒性药物　　F. 规律复查

4. 假设复查肾小球滤过率降至 10ml/min（体表面积 1.73）。急症透析的指征包括（　　）。

A. 血钾≥6.5mmol/L，并有心电图改变

B. 急性左侧心力衰竭或肺水肿

C. 急性脑水肿

D. 重度代谢性酸中毒

E. 重度继发性甲状旁腺功能亢进

F. 高钙血症，血钙≥3.75mmol/L

5. 透析充分性的评估标准是（　　）。

A. 患者睡眠效果好

B. 透析并发症较少，程度较轻

C. 患者血压和容量状态控制较好

D. 血电解质和酸碱平衡指标基本维持在正常范围

E. 营养状况良好

F. 血液透析溶质清除较好

参考答案

一、A1 型题

1. E	2. B	3. C	4. C	5. A	6. C	7. B	8. B	9. C	10. C
11. B	12. C	13. D	14. C	15. B	16. C	17. A	18. E	19. A	20. D
21. A	22. D	23. E	24. B	25. C	26. C	27. E	28. C	29. B	30. A
31. E	32. E	33. E	34. A	35. A	36. C	37. A	38. E	39. E	40. D
41. E	42. A	43. A	44. E	45. A	46. C	47. C	48. A	49. A	50. D
51. C	52. B	53. C	54. A	55. A	56. E	57. C	58. C	59. E	60. B
61. A	62. D	63. C	64. C	65. E	66. D	67. A	68. B	69. B	70. C
71. D	72. C	73. A	74. C						

二、A2 型题

1. B	2. E	3. C	4. C	5. D	6. C	7. C	8. D	9. B	10. B
11. E	12. D	13. A	14. B						

三、A3/A4 型题

1. E	2. B	3. C	4. E	5. D	6. A	7. C	8. C	9. E	10. A
11. D	12. C	13. B	14. D	15. D	16. B	17. B	18. B	19. D	20. D
21. C	22. D	23. B	24. B	25. A	26. B	27. D	28. A	29. B	30. B
31. C	32. C	33. B							

四、B 型题

1. A	2. D	3. E	4. C	5. A	6. B	7. C	8. C	9. A	10. B

五、X 型题

1. BCDE	2. ABC	3. ADE	4. ABC	5. ABC
6. BCE	7. ABCE	8. ABC	9. ABCD	10. ABCE
11. ABC	12. ABCD	13. ABC	14. ADE	15. ACDE
16. ACDE	17. DE	18. BCDE	19. ABCE	20. AB
21. BCDE	22. ABCD	23. ABCD	24. ABC	25. ABCE
26. AB	27. AB	28. CD	29. CDE	30. CDE
31. BE	32. ABD	33. ABCD	34. ABCD	35. ABCD
36. ACD	37. ABDE	38. ABDE	39. BCD	40. ABDE
41. BCDE	42. ABD	43. ABC	44. ABDE	45. ABCE
46. ABC	47. ABD	48. AD	49. ABCE	50. ABE
51. ABCD	52. ABD	53. BD	54. ACD	55. AC
56. AD	57. ACE	58. ABCD	59. ABC	60. ACDE
61. AD	62. ABCD	63. BCDE	64. ABCD	65. BD
66. ABCD	67. ABD	68. BCDE	69. ABCDE	70. ABC
71. ACDE	72. ABCD	73. ACDE	74. ABCE	75. ABE
76. ABDE	77. AB	78. ABC	79. ABD	80. BC
81. ABCD	82. ABCD	83. ABE		

六、案例分析题

1. C	2. ABCDE	3. ABDEF	4. ABCDF	5. BCDEF

第七章　尿路感染与梗阻性肾病

一、A1 型题

1. 以下不属于慢性肾盂肾炎反复发作诱因的是（　　）。

A. 尿路畸形
B. 尿路梗阻
C. 机体免疫功能降低
D. 尿道口炎症
E. 遗传因素

2. 有症状的尿路感染最常见于（　　）。

A. 生育年龄的已婚女性
B. 老年女性
C. 儿童
D. 老年男性
E. 未婚少女

3. 最常见的尿路感染是（　　）。

A. 肾结核
B. 急性肾盂肾炎
C. 慢性肾盂肾炎
D. 急性膀胱炎
E. 无症状细菌尿

4. 非复杂性尿路感染常见于（　　）。

A. 老年男性
B. 青年男性
C. 妇女
D. 中年男性
E. 儿童

5. 以下关于尿路感染流行病学的叙述，正确的是（　　）。

A. 男性患者多于女性
B. 儿童患者多于成年人
C. 已婚女性发病率比未婚女性高
D. 50 岁以下成年男性也易发生尿路感染
E. 50 岁以上男性尿路感染发病率降低

6. 尿路感染女性发病率高于男性的主要原因是（　　）。

A. 肾上腺解剖差异
B. 尿道解剖差异
C. 膀胱差异
D. 肾脏差异
E. 输尿管解剖差异

7. 以下不属于尿路感染途径的是（　　）。

A. 上行性
B. 血行性

C. 直接感染　　D. 淋巴管感染
E. 遗传

8. 尿路器械检查后急性肾盂肾炎常见致病菌为（　　）。
A. 大肠杆菌　　B. 铜绿假单胞菌
C. 变形杆菌　　D. 克雷伯菌
E. 粪链球菌

9. 尿路感染最常见的致病菌是（　　）。
A. 厌氧菌　　B. 葡萄球菌
C. 结核杆菌　　D. 肠道革兰阴性杆菌
E. 粪链球菌

10. 以下关于尿路感染的叙述，不正确的是（　　）。
A. 通常尿路感染是上行感染引起
B. 由于遗传而致尿路黏膜局部防御能力降低，可增加尿路的易感性
C. 尿路有复杂情况而致尿流不通畅，为最主要的易感因素
D. 尿路器械的使用将细菌带入尿路，且使尿路黏膜损伤，而易引起尿路感染
E. 细菌进入膀胱，即引起尿路感染

11. 尿路感染罕见的感染是（　　）。
A. 凝固酶阴性葡萄球菌　　B. 大肠埃希菌
C. 铜绿假单胞菌　　D. 变形杆菌
E. 厌氧菌

12. 肾盂肾炎患者伴有肾功能不全，尿细菌培养为大肠埃希菌，药物敏感试验仅对氨基糖苷类抗生素高敏，治疗方案应为（　　）。
A. 禁用氨基糖苷类药，选用中药治疗
B. 根据内生肌酐清除率调整氨基糖苷类抗生素的用量
C. 选用广谱抗生素
D. 先护肾治疗，待肾功能恢复后再用氨基糖苷类抗生素治疗
E. 增强患者自身抵抗力

13. 尿路感染的最常见致病细菌是（　　）。
A. 金黄色葡萄球菌　　B. 大肠埃希菌
C. 铜绿假单胞菌　　D. 肺炎链球菌
E. 军团菌

14. 中段尿培养大肠杆菌菌落计数为多少，考虑为有意义的细菌尿（　　）。
A. >1/ml　　B. >1000/ml
C. >10 万/ml　　D. >20 万/ml
E. >100 万/ml

15. 金黄色葡萄球菌所致的尿路感染途径多为（　　）。

A. 上行性感染　　B. 呼吸道飞沫感染
C. 血行感染　　D. 直接感染
E. 淋巴道感染

16. 以下关于大肠埃希菌的致病力叙述，正确的是（　　）。

A. 大肠埃希菌所有菌株均可导致症状性尿路感染
B. 只有少数菌株，如 O^{2-}、K^{+}、H^{+} 血清型菌株能引起症状性尿路感染
C. 大肠埃希菌可通过细胞壁附着于特殊的上皮细胞受体
D. 大肠埃希菌不能产生对人体杀菌作用具有抵抗力的物质
E. 大肠埃希菌进入膀胱后，能否引起尿路感染，与其致病力无关

17. 血行性尿路感染常见的病原菌为（　　）。

A. 铜绿假单胞菌　　B. 金黄色葡萄球菌
C. 变形杆菌　　D. 屎肠球菌
E. 衣原体

18. 肾盂肾炎患者做尿路培养时，清洁留尿后多长时间送培养效果最佳（　　）。

A. 3 小时　　B. 2 小时
C. 1 小时　　D. 4 小时
E. 6 小时

19. 沙眼衣原体尿路感染常发生于（　　）。

A. 抵抗力低的患者　　B. 青少年男性患者
C. 有不洁性交史的患者　　D. 有尿路畸形和尿路梗阻的患者
E. 妊娠患者

20. 以下关于尿路感染病原学的叙述，错误的是（　　）。

A. 最常见的致病菌为大肠埃希菌
B. 变形杆菌感染常见于伴尿路结石的患者
C. 铜绿假单胞菌常见于行尿路器械检查的患者
D. 沙眼衣原体感染主要见于有不洁性交史的患者
E. 金黄色葡萄球菌感染主要见于上行性感染的患者

21. 以下关于尿路感染途径的叙述错误的是（　　）。

A. 血行感染最常见
B. 血行感染的常见病原体为金黄色葡萄球菌
C. 上行性感染的常见病原体为大肠埃希菌
D. 血行感染多见于有慢性疾病或接受免疫抑制剂治疗的患者
E. 上行性感染指病原菌经由尿道上行至膀胱，甚至输尿管、肾盂引起的感染

22. 下列不属尿路感染范畴的是（　　）。
A. 肾盂肾炎　　B. 肾小球肾炎
C. 膀胱炎　　D. 尿道炎
E. 前列腺炎

23. 肾盂肾炎最常见的感染途径是（　　）。
A. 血行感染　　B. 淋巴道感染
C. 上行感染　　D. 直接感染
E. 邻近组织感染

24. 下列改变不影响尿液排泄、不增加尿路感染机会的是（　　）。
A. 前列腺肥大　　B. 尿路结石
C. 瘢痕缩窄使输尿管狭窄　　D. 输尿管痉挛使其管腔狭窄
E. 神经功能紊乱使尿液反流

25. 以下可导致急性肾盂肾炎的是（　　）。
A. 葡萄球菌　　B. 大肠杆菌
C. 变形杆菌　　D. 肠球菌
E. 铜绿假单胞菌（绿脓杆菌）

26. 真菌性尿路感染最常见的病原菌是（　　）。
A. 隐球菌　　B. 白色念珠菌
C. 酵母菌　　D. 曲菌
E. 组织胞质菌

27. 青年男性尿路感染最常见的诱发病因是（　　）。
A. 慢性肾脏疾患　　B. 糖尿病
C. 包皮炎及慢性前列腺炎　　D. 尿路结石
E. 长期使用免疫抑制剂

28. 肾炎常见的感染途径是（　　）。
A. 血源性感染　　B. 外伤性感染
C. 上行性感染　　D. 下行性感染
E. 多途径感染

29. 以下不属于细菌进入膀胱后易引起尿路感染原因的是（　　）。
A. 存在尿路畸形　　B. 膀胱镜检查前
C. 合并有肾输尿管结石　　D. 伴有老年性阴道炎
E. 局部使用杀精化合物避孕引发阴道菌群改变

30. 尿路感染的易感因素不包括（　　）。
A. 尿道短而宽且尿道口距肛门近的女患者

B. 长期大量应用免疫抑制剂
C. 合并重度尿路梗阻
D. 女性同时伴发附件炎
E. 男性患者伴发细菌性前列腺炎

31. 尿路感染的血行感染绝大多数发生于（　　）。
A. 性生活活跃期妇女
B. 老年妇女
C. 原先已有严重尿路梗阻者或机体免疫力极差者
D. 未婚少女
E. 尿路器械检查后

32. 凝固酶阴性葡萄球菌多见于（　　）。
A. 老年女性
B. 青年男性
C. 留置导尿管者
D. 未婚少女
E. 性生活活跃期妇女

33. 变形杆菌所致的尿路感染多见于（　　）。
A. 伴尿路结石患者
B. 尿路器械检查后的患者
C. 免疫力低下患者
D. 泌尿系统畸形患者
E. 妇女及儿童

34. 泌尿系统结构异常的病因不包括（　　）。
A. 肾发育不良
B. 肾盂及输尿管畸形
C. 留置导尿管
D. 移植肾
E. 多囊肾

35. 以下关于尿路感染易感因素的叙述，错误的是（　　）。
A. 尿路有复杂情况而致尿流不通畅是最主要的易感因素
B. 泌尿系统畸形和结构异常易导致尿路感染
C. 导尿很少引起尿路感染
D. 尿道内或尿道口周围有炎症反应易导致尿路感染
E. 长期使用免疫抑制剂易导致尿路感染

36. 尿路感染最主要的易感因素是（　　）。
A. 慢性肾脏疾病
B. 尿路器械的使用
C. 尿流不畅
D. 尿道或尿道口周围有炎性病灶
E. 长期使用免疫抑制剂

37. 女性尿路感染发病率最高的时期是（　　）。
A. 婴儿期
B. 月经期

C. 新婚期　　D. 妊娠期
E. 绝经期

38. 以下关于妊娠引起的尿路梗阻叙述，错误的是（　　）。
A. 妊娠早期雌激素和孕酮水平升高引起输尿管平滑肌松弛
B. 随着妊娠月份的增加，子宫增大压迫输尿管造成尿路梗阻
C. 妊娠期肾小球滤过率增加
D. 葡萄糖、氨基酸、水溶性维生素滤出也减少
E. 妊娠期肾小管对这些葡萄糖、氨基酸的重吸收减少

39. 以下对肾盂肾炎的描述不正确的是（　　）。
A. 肾盂肾炎病史超过一年即为慢性期
B. 无症状性菌尿也应该及时系统治疗
C. 容易再次复发
D. 诊断慢性肾盂肾炎时，过去可无明确病史
E. 判定急性期或慢性期有困难时，可作短期治疗以利鉴别

40. 鉴别尿路感染与尿道综合征的关键在于（　　）。
A. 尿白细胞的多少　　B. 尿红细胞的多少
C. 尿白细胞管型的有无　　D. 真性细菌尿的有无
E. 尿路刺激症状的有无

41. 上尿路感染主要指（　　）。
A. 膀胱炎　　B. 尿道炎
C. 肾盂肾炎　　D. 附件炎
E. 前庭大腺炎

42. 非复杂性尿路感染是指（　　）。
A. 慢性肾实质性疾病基础上的尿路感染
B. 伴尿路引流不畅的尿路感染
C. 伴膀胱输尿管反流的尿路感染
D. 伴结石、畸形、肿瘤及其他尿路结构或功能异常的尿路感染
E. 不伴有上述情况的尿路感染

43. 复杂性尿路感染是指（　　）。
A. 慢性肾实质性疾病基础上发生的，或伴尿路结构异常或伴功能异常的尿路感染
B. 细菌性尿路感染
C. 无症状性尿频、尿急、尿痛
D. 急性肾盂肾炎
E. 慢性膀胱炎

44. 膀胱炎属于（　　）。

A. 下尿路感染　　B. 细菌性尿路感染

C. 上尿路感染　　D. 复杂性尿路感染

E. 非复杂性尿路感染

45. 以下不属于复杂性尿路感染原因的是（　　）。

A. 尿路结石　　B. 尿路肿瘤

C. 尿路畸形　　D. 膀胱输尿管反流

E. 育龄妇女

46. 以下不属于无症状细菌尿特点的是（　　）。

A. 隐匿性经过肾盂肾炎　　B. 多见于糖尿病患者

C. 需要及时治疗　　D. 多由反复应用抗生素引起

E. 尿路刺激征可缺如

47. 慢性肾盂肾炎的主要病变特点是（　　）。

A. 肾小球硬化　　B. 肾小球新月体形成

C. 肾小管坏死　　D. 肾间质弥漫性淋巴细胞和单核细胞浸润

E. 肾盂、肾盏变形，肾外形凸凹不平、两肾大小不等，尿浓缩功能减退

48. 以下关于急性肾盂肾炎临床表现及特点描述，错误的是（　　）。

A. 突发一侧或双侧腰痛　　B. 可有明显全身症状

C. 尿镜检可见白细胞管型　　D. 部分患者可完全没有症状

E. 老年患者均有尿路局部症状

49. 下列不属于急性膀胱炎常见临床表现的是（　　）。

A. 尿急　　B. 尿频

C. 全身发热，低血压　　D. 排尿时烧灼样痛

E. 排尿困难

50. 急性肾盂肾炎的临床表现一般不具备（　　）。

A. 全身感染性症状　　B. 急性起病

C. 腰部、肋脊角压痛或叩痛　　D. 高血压及氮质血症

E. 血培养可能阳性

51. 尿路感染根据部位可分为（　　）。

A. 上行性感染和血行感染　　B. 非复杂性尿路感染和复杂性尿路感染

C. 急性肾盂肾炎和慢性肾盂肾炎　　D. 上尿路感染和下尿路感染

E. 直接感染和淋巴道感染

52. 在各类尿路感染中，肾盂肾盏粘连、变形主要见于（　　）。

A. 急性肾盂肾炎　　B. 急性膀胱炎

C. 慢性膀胱炎　　D. 慢性肾盂肾炎
E. 无症状性细菌尿

53. 急性膀胱炎和急性肾盂肾炎的主要鉴别点为（　　）。
A. 前者有尿频、尿急、尿痛症状；后者一般没有
B. 前者有发热、寒战、头痛、全身酸痛等全身中毒症状；后者一般没有
C. 前者一般无发热、寒战、头痛、全身酸痛等全身中毒症状；后者有
D. 前者一般无尿频、尿急、尿痛症状；后者有
E. 前者主要见于育龄患者，女，后者主要见于老年女性

54. 上尿路感染与下尿路感染的鉴别要点不包括（　　）。
A. 上尿路感染常有发热、寒战，下尿路感染少见
B. 上尿路感染有明显腰痛，下尿路感染少见
C. 膀胱冲洗后尿细菌培养阳性，提示上尿路感染
D. 有尿频、尿急、尿痛症状，一定是下尿路感染
E. 上尿路感染可出现尿渗透压降低，下尿路感染无

55. 不属于急性膀胱炎临床表现的是（　　）。
A. 尿频、尿急、尿痛　　B. 高热、寒战、全身乏力
C. 尿沉渣检查可见白细胞　　D. 真性细菌尿
E. 肉眼血尿

56. 以下关于泌尿系统沙眼衣原体感染的叙述，错误的是（　　）。
A. 患者有脓尿但无细菌尿
B. 性生活活跃、有多个性伴侣的女性多见
C. 抗生素首选四环素或磺胺嘧啶，疗程 7~14 日
D. 性伴侣需同时接受治疗
E. 存在明显发热、寒战等感染中毒症状

57. 以下关于急性肾盂肾炎临床表现的说法正确的是（　　）。
A. 血尿型——肉眼血尿或镜下血尿为主
B. 高热型——以高热为唯一症状，而无明显膀胱刺激症状
C. 急性肾炎型——水肿、蛋白尿、镜下血尿及血压升高
D. 隐匿型——乏力、疲倦、无明显膀胱刺激症状
E. 低热型——镜下血尿及血压升高

58. 急性肾盂肾炎并发急性肾衰竭主要是由于（　　）。
A. 炎症严重使肾乳突坏死　　B. 炎症严重使肾实质广泛坏死
C. 炎症严重使尿路梗阻　　D. 炎症严重毒素吸收入血
E. 炎症严重引起大量脓性分泌物

59. 下述有助于鉴别肾盂肾炎与膀胱炎的临床表现是（　　）。
A. 尿中菌落的多少
B. 尿内白细胞的多少
C. 尿中有无红细胞
D. 尿中有无少量蛋白
E. 尿中有无白细胞管型

60. 以下不属于慢性肾盂肾炎特征的是（　　）。
A. 患病肾脏大小正常
B. 间质慢性炎症细胞浸润
C. 部分肾小管管腔扩张
D. 肾盂、肾盏高度变形
E. 肾小管多萎缩、坏死

61. 以下关于慢性肾盂肾炎的说法，不正确的是（　　）。
A. 可反复急性发作
B. 可有高血压
C. 可有低热
D. 尿路刺激症状可不明显
E. 肾小管功能正常

62. 以下关于慢性肾盂肾炎的描述，错误的是（　　）。
A. 肾盂扩张变形
B. 可形成厚壁脓肿
C. 肾间质慢性炎症细胞浸润和纤维化
D. 肾小球内皮细胞和系膜细胞增生
E. 肾实质萎缩

63. 急性膀胱炎的病理改变不包括（　　）。
A. 膀胱黏膜血管扩张、充血
B. 膀胱黏膜上皮细胞肿胀
C. 膀胱黏膜下组织充血
D. 膀胱黏膜溃疡
E. 膀胱黏膜瘢痕形成

64. 急性膀胱炎的治疗首选的抗生素是（　　）。
A. 氧氟沙星
B. 利福平
C. 头孢拉定
D. 青霉素 V 钾
E. 红霉素

65. 急性膀胱炎的常见致病菌为（　　）。
A. 克雷伯杆菌
B. 铜绿假单胞菌
C. 大肠杆菌
D. 凝固酶阴性葡萄球菌
E. 变形杆菌

66. 目前国内、外学者均推荐用（　　）治疗无复杂因素存在的膀胱炎。
A. 单剂抗生素
B. 多剂抗生素
C. 3 天抗菌疗法
D. 碳酸氢钠
E. 氟喹诺酮类

67. 对于复杂性急性肾盂肾炎患者如未得到致病菌的药物敏感试验结果之前，常选用的抗生素不包括（　　）。
A. 喹诺酮类
B. 头孢菌素类

C. 大环内酯类　　D. 氨基糖苷类
E. 部分合成青霉素类

68. 急性肾盂肾炎常用抗生素不包括（　　）。
A. 喹诺酮类　　B. 头孢菌素类
C. 氨基糖苷类　　D. 半合成青菌素类
E. 碳青霉烯类

69. 急性肾盂肾炎应用抗菌药物治疗的疗程为（　　）。
A. 2 周　　B. 3 天
C. 半年　　D. 1 周
E. 4 周

70. 急性肾盂肾炎治愈的标准为（　　）。
A. 疗程结束后症状消失，尿细菌培养转阴，第 2、6 周复查尿细菌培养结果可为阳性
B. 疗程结束后症状消失，但尿细菌培养仍为阳性
C. 疗程结束后症状消失，尿细菌培养转阴，且第 2、6 周复查尿细菌培养结果仍为阴性
D. 疗程结束后症状未消失，且尿细菌培养仍为阳性
E. 疗程未结束症状即消失，但尿细菌培养持续阳性

71. 急性肾盂肾炎的病理改变不包括（　　）。
A. 局限性或广泛的肾盂肾盏黏膜充血、水肿
B. 病灶内可见不同程度的肾小管上皮细胞肿胀、坏死、脱落
C. 肾小球病变严重
D. 肾间质水肿
E. 可见大小不一、尖端指向肾乳头、基底伸向肾皮质的楔形炎症病灶

72. 慢性肾盂肾炎患者经系统治疗尿细菌培养转为阴性，为防止复发而采取的措施错误的是（　　）。
A. 停药后，复查尿常规和细菌培养　　B. 寻找并排除尿路梗阻等不利因素
C. 多饮水，定时排尿　　D. 增加营养，提高免疫功能
E. 联合应用大剂量抗生素

73. 以下关于肾盂肾炎治疗的叙述错误的是（　　）。
A. 首选碳青霉烯类抗生素
B. 留取尿标本后，立即开始治疗
C. 首选对革兰阴性杆菌有效的抗生素
D. 72 小时显效者毋需换药
E. 72 小时无效者根据药物敏感试验结果更换抗生素

74. 以下关于尿路感染诊断依据的叙述，错误的是（　　）。

A. 有典型的尿路刺激征和感染中毒症状

B. 尿沉渣检查可见白细胞

C. 可有易感因素

D. 真性细菌尿

E. 必须有蛋白尿、血尿

75. 急性肾盂肾炎治疗中，症状不缓解，多长时间内考虑更换抗生素（　　）。

A. 单纯抗菌治疗无效可换药

B. 24 小时内无效可换药

C. 48 小时内无效可换药

D. 36 小时内无效可换药

E. 72 小时内无效可换药

76. 急性肾盂肾炎正确的治疗措施是（　　）。

A. 口服环丙沙星 3 天

B. 根据细菌药物敏感试验选用有效的抗生素治疗 2 周

C. 口服复方磺胺甲基异噁唑 7 天

D. 联合应用 2 种以上抗生素进行治疗

E. 应用中药治疗

77. 急性肾盂肾炎的临床治愈标准为（　　）。

A. 症状消失，尿常规正常，疗程完后 1~2 周尿培养阴性

B. 症状消失，尿常规正常，疗程完后 2~6 周尿培养阴性

C. 临床症状消失，体力恢复正常

D. 尿常规连续 3 次阴性

E. 肾小管功能恢复正常

78. 以下适合慢性肾盂肾炎尿毒症患者的药物是（　　）。

A. 卡那霉素

B. 呋喃类药物

C. 新霉素

D. 头孢哌酮

E. 青霉素

79. 治疗急性肾盂肾炎的关键是使用（　　）。

A. 单剂抗生素

B. 多剂抗生素

C. 3 天抗菌疗法

D. 血浓度高及对致病微生物敏感的抗生素

E. 氟喹诺酮类

80. 经 3 天疗法治疗失败的尿路感染，治疗宜（　　）。

A. 抗菌药联合治疗

B. 口服有效抗菌药物 7 天

C. 长疗程低剂量抑菌疗法

D. 静脉输注抗菌药物

E. 口服有效抗菌药物 14 天疗程

81. 尿路感染常再发者，治疗宜（　　）。
A. 静脉输注抗菌药物
B. 长疗程低剂量抑菌疗法
C. 抗菌药物联合治疗
D. 抗菌药物 7 天疗法
E. 口服有效抗菌药物 14 天疗程

82. 长疗程低剂量抑菌疗法，疗程通常为（　　）。
A. 12 周
B. 14 天
C. 4 周
D. 1~2 年
E. 半年

83. 治疗后症状消失，尿细菌培养阴性，但在停药 6 周后再次出现真性细菌尿，菌株与上次不同，称为（　　）。
A. 重新感染
B. 复发
C. 新发尿路感染
D. 重叠感染
E. 潜伏感染

84. 再发性尿路感染是指治疗后症状消失，尿细菌培养阴性，但停药一段时间后复查尿细菌培养再次出现真性细菌尿，停药时间为（　　）。
A. 2 周
B. 6 周
C. 4 周
D. 8 周
E. 1 周

85. 尿路感染复发的可能原因不包括（　　）。
A. 尿流不畅
B. 抗菌药物选用不当
C. 病灶内抗菌药浓度不足
D. 未持续使用免疫增强剂
E. 抗生素剂量、疗程不足

86. 低剂量抑菌疗法治疗肾盂肾炎的正确方法是（　　）。
A. 减少用药剂量，分次口服
B. 用全天剂量的 1/2，睡前一次服
C. 用常规一次量，睡前一次服
D. 用常规一次量，清晨一次服
E. 用常规一次量，中餐后一次服

87. 慢性肾盂肾炎抗生素长程抑菌治疗的常用方法是（　　）。
A. 常规剂量，使用半年以上
B. 常规剂量，使用 1 年以上
C. 正常一天剂量的 1/3~1/2，每晚一次，连续 3~6 个月，必要时 1 年以上
D. 常规剂量的 1/3~1/2，3 次/日，半年
E. 常规剂量的 1/3~1/2，3 次/日，一年

88. 定性诊断尿路感染的公认方法是（　　）。
A. 清洁中段尿细菌定量培养
B. 尿液培养

C. 血液培养　　D. 清洁上段尿细菌定量培养
E. 清洁下段尿细菌定量培养

89. 定性诊断尿路感染的菌落数必须是（　　）。
A. 菌落数≥10^5/ml　　B. 菌落数≤10^5/ml
C. 菌落数≥20^5/ml　　D. 菌落数≥30^5/ml
E. 菌落数≥15^5/ml

90. 定性诊断尿路感染，若致病菌为球菌，菌落数必须（　　）。
A. ≥200/ml　　B. ≤200/ml
C. ≥300/ml　　D. ≥400/ml
E. ≥500/ml

91. 有助于肾盂肾炎诊断的是（　　）。
A. 颗粒管型　　B. 白细胞管型
C. 上皮细胞管型　　D. 细胞管型
E. 透明管型

92. 有慢性肾小管和肾小球功能损害，可诊断为（　　）。
A. 急性肾盂肾炎　　B. 慢性肾盂肾炎
C. 急性膀胱炎　　D. 尿道炎
E. 慢性膀胱炎

93. 真性细菌尿伴持续尿比重下降，主要见于（　　）。
A. 急性肾盂肾炎　　B. 慢性肾盂肾炎
C. 急性膀胱炎　　D. 尿道炎
E. 慢性膀胱炎

94. 真性细菌尿伴肾小管性酸中毒，可能的诊断为（　　）。
A. 急性肾盂肾炎　　B. 慢性肾盂肾炎
C. 急性膀胱炎　　D. 尿道炎
E. 慢性膀胱炎

95. 提示上尿路感染的指标不包括（　　）。
A. 膀胱冲洗后尿细菌培养阳性
B. 尿沉渣检查可见白细胞管型，且排除间质性肾炎、狼疮性肾炎等疾病
C. 尿N-乙酰-β-D-氨基葡萄糖苷酶和尿β微球蛋白均升高
D. 尿渗透压降低
E. 血红蛋白下降

96. 急性肾盂肾炎的诊断依据不包括（　　）。
A. 膀胱冲洗后尿细菌培养阳性

B. 尿沉渣检查可见白细胞管型，且排除间质性肾炎、狼疮性肾炎等疾病

C. 尿 N-乙酰-β-D-氨基葡萄糖苷酶和尿 β 微球蛋白均升高

D. 尿渗透压降低

E. 静脉肾盂造影提示肾盂肾盏变形、缩窄

97. 诊断急性膀胱炎的依据不包括（　　）。

A. 尿频、尿急、尿痛症状

B. 可有发热，体温一般不超过 38℃

C. 致病菌多为变形杆菌

D. 可有下腹部疼痛

E. 部分患者迅速出现排尿困难

98. 以下不属于诊断肾盂肾炎正确步骤的是（　　）。

A. 明确患者发病年龄

B. 明确是否达到尿路感染诊断标准

C. 明确是上尿路感染还是下尿路感染

D. 明确是急性肾盂肾炎还是慢性肾盂肾炎

E. 与常见的易误诊的疾病相鉴别

99. 以下关于泌尿路感染的诊断治疗不正确的是（　　）。

A. 检查抗体包裹细菌鉴别肾盂肾炎和膀胱炎

B. 尿高渗培养，可检查尿原浆型菌株

C. 急性肾盂肾炎的治愈标准是体温下降、尿中脓细胞减少

D. 青少年男性患肾盂肾炎者常有尿路阻塞的原因

E. 放留置导尿管 4 天以上者，90% 的患者有泌尿路感染

100. 急性肾盂肾炎在下列哪种情况最易并发急性肾衰竭（　　）。

A. 肾盂小脓肿形成

B. 肾乳头坏死

C. 血行感染

D. 肾间质有小脓肿形成

E. 肾小管上皮细胞肿胀、变性

101. 最简单、迅速、阳性率又高的诊断尿路感染的方法是（　　）。

A. 尿普通细菌培养

B. 尿高渗细菌培养

C. 尿沉渣涂片作革兰染色镜检

D. 亚硝酸盐还原试验

E. 确定尿中细菌的血清型

102. 以下关于尿路感染的输尿管导管法叙述错误的是（　　）。

A. 膀胱镜检查是无创性检查方法

B. 通过膀胱镜插入输尿管导管，收集输尿管尿行培养

C. 不仅诊断准确性高，而且可以区分是哪一侧肾脏感染

D. 膀胱镜检查是创伤性检查方法

E. 患者比较痛苦，操作复杂

103. 以下关于尿道综合征的叙述，正确的是（　　）。

A. 与抵抗力下降有关

B. 与衣原体等非细菌感染无关

C. 与精神心理因素无关

D. 患者有尿频、尿急、尿痛及排尿不适等尿路症状，但多次检查均无真性细菌尿

E. 常见于青年男性

104. 慢性肾盂肾炎的肾小管功能异常表现不包括（　　）。

A. 尿比重下降　　B. 尿渗透压下降

C. 肾性糖尿　　D. 血尿

E. 肾小管性酸中毒

105. 慢性肾盂肾炎的特征不包括（　　）。

A. 反复发作尿路感染病史　　B. 肾外观凹凸不平

C. 双肾大小不等　　D. 发热

E. 静脉肾盂造影提示肾盂肾盏变形、缩窄

106. 关于泌尿系统结核的诊断叙述，错误的是（　　）。

A. 泌尿系统结核的膀胱刺激症状往往更为明显

B. 尿沉渣涂片找到抗酸杆菌提示泌尿系统结核

C. 尿细菌培养结核分枝杆菌阳性提示泌尿系统结核

D. 静脉肾盂造影发现肾实质虫蚀样缺损提示泌尿系统结核

E. 必须同时合并肾外结核才可诊断泌尿系统结核

107. 以下关于慢性肾盂肾炎的治疗叙述正确的是（　　）。

A. 常规用长程抑菌疗法　　B. 长期使用足量的抗生素

C. 抗生素用至尿常规转阴时停药　　D. 预防复发均应联用两种以抗生素

E. 首先应找寻不利因素，并设法纠正

108. 慢性肾盂肾炎早期肾功能减退的主要指标是（　　）。

A. 血尿素氮升高　　B. 血肌酐升高

C. 尿浓缩功能减退　　D. 内生肌酐清除率下降

E. 血 β 微球蛋白升高

109. 慢性肾盂肾炎最严重的并发症是（　　）。

A. 败血症　　B. 肾周围脓肿

C. 肾性高血压　　D. 肾结石

E. 尿毒症

110. 尿沉渣涂片革兰染色可见杆菌的临床意义是（　　）。

A. 相当于尿培养菌落计数阳性

B. 正常尿中就可有小量细菌，所以没有临床意义

C. 常为假阳性，因而无临床意义

D. 若为新鲜清洁中段尿沉渣菌落计数 >10 万/ml 为阳性

E. 排除有大量密集的细菌，否则无临床意义

111. 慢性肾盂肾炎肾小管管腔中的大量管型是（　　）。

A. 透明管型　　B. 尿酸或尿酸盐管型

C. 轻链管型　　D. 颗粒管型

E. 细胞管型

112. 以下不属于慢性肾盂肾炎表现的是（　　）。

A. 酚红排泄率降低　　B. 晨尿 pH 值降低

C. 晨尿渗透浓度降低　　D. 夜尿增多、尿HCO_3^-增多

E. 尿浓缩稀释试验减退

113. 除尿常规外，慢性肾盂肾炎治疗后应密切注意（　　）。

A. 症状是否消除　　B. 肾区有无叩击痛

C. 血沉　　D. 尿蛋白定量

E. 尿培养

114. 在排除尿路结核的检查中，既简便又直接反映结核菌感染的方法是（　　）。

A. 胸片排除肾外结核　　B. 腹部平片了解肾脏有无钙化

C. 静脉肾盂造影　　D. 作膀胱镜检查

E. 尿结核菌培养

115. 以下关于慢性肾盂肾炎的病理改变说法，错误的是（　　）。

A. 肾盂、肾盏黏膜除有炎症改变外可形成瘢痕

B. 肾盂和肾盏变形、狭窄，肾实质内有明显炎症病灶

C. 晚期可有一侧或双侧肾脏体积缩小

D. 肾小管上皮萎缩、退化，管腔内有渗出物

E. 肾小球伴有不同程度纤维化

116. 下列无症状细菌尿患者中不需要治疗的是（　　）。

A. 老年人　　B. 学龄前儿童

C. 妊娠妇女　　D. 肾移植者

E. 有尿路梗阻者

117. 尿路感染患者在未有药物敏感试验结果时，应选用（　　）。

A. 对革兰阴性杆菌有效的抗菌药物　　B. 对革兰阳性球菌有效的抗菌药物

C. 对真菌有效的抗菌药物　　D. 对病毒有效的抗菌药物

E. 对结核杆菌有效的抗菌药物

118. 尿路感染急性期不宜做（　　）。
A. X 线静脉肾盂造影
B. 尿沉渣镜检细菌
C. 尿细菌定量培养
D. B 超检查
E. 硝酸盐试验

119. 进行尿标本培养，结果最可靠的取样方法是（　　）。
A. 导尿
B. 膀胱穿刺尿
C. 清洁中段尿
D. 晨尿
E. 随机尿

120. 可称为真性细菌尿的是（　　）。
A. 清洁中段尿细菌定量培养≥10^3/ml
B. 膀胱穿刺尿细菌定性培养阳性
C. 晨尿细菌定性培养阳性
D. 清洁中段尿细菌定性培养阳性
E. 尿沉渣检查示白细胞 >5 个/HP

121. 关于尿白细胞排泄率叙述，错误的是（　　）。
A. 要准确留取 3 小时尿液
B. 留尿液后，要在室温下放置 3 小时才进行尿白细胞计数，所得白细胞数按每小时折算
C. 所得白细胞计数 $<2\times10^9$/h 为阴性
D. 所得白细胞计数 $>3\times10^9$/h 为阳性
E. 所得白细胞计数（2~3）$\times10^9$/h 为可疑

122. 一小时尿白细胞计数法，阳性标准为（　　）。
A. >10 万/h
B. >5 万/h
C. >1 万/h
D. >20 万/h
E. >40 万/h

123. 慢性肾盂肾炎治疗后随访和判断疗效和主要内容是（　　）。
A. 尿常规 + 临床症状
B. 尿常规 + 体征
C. 临床症状 + 体征
D. 尿常规 + 尿培养
E. 体征 + 尿培养

124. 尿白细胞一小时计数法阳性标准是（　　）万每小时。
A. 1~3
B. 3~10
C. 10~20
D. 20~40
E. >40

125. 对于尿感常再发者应考虑用长疗程低剂量抑菌疗法做预防性治疗，如左氧氟沙星通常服用（　　）。
A. 1 个月
B. 3 个月

C. 6 个月　　D. 2 个月

E. 半个月

126. 孕妇患急性肾盂肾炎，首选药物是（　　）。

A. 青霉素或头孢菌素　　B. 氨苄西林

C. 红霉素　　D. 四环素

E. 庆大霉素

127. 关于无症状性细菌尿叙述，错误的是（　　）。

A. 有真性细菌尿　　B. 无尿路感染症状

C. 致病菌多为铜绿假单胞菌　　D. 可在病程中出现急性尿路感染症状

E. 尿常规可无明显异常

128. 关于妊娠期尿路感染叙述，错误的是（　　）。

A. 宜选用毒性小的抗菌药物

B. 阿莫西林、呋喃妥因或头孢菌素等相对安全

C. 反复发生尿路感染者，可用呋喃妥因行长程低剂量抑菌治疗

D. 喹诺酮类也可作为治疗选择

E. 急性膀胱炎的治疗时间一般为 3~7 日

129. 禁忌使用喹诺酮类的情况是（　　）。

A. 妊娠期尿路感染　　B. 无症状性尿路感染

C. 复发性尿路感染　　D. 复杂性尿路感染

E. 男性尿路感染

130. 妊娠期尿路感染的治疗，妊娠期一般不宜做静脉肾盂造影，必要时应于产后（　　）个月才检查。

A. 1 个月　　B. 3 个月

C. 6 个月　　D. 2 个月

E. 半个月

131. 妊娠期急性肾盂肾炎的治疗，发热时应静脉给药，退热 48h 后可改口服治疗，疗程至少（　　）天。

A. 5 天　　B. 8 天

C. 11 天　　D. 21 天

E. 3 天

132. 妊娠期急性肾盂肾炎的治疗，在妊娠期反复发生尿路感染者，可给予抗生素（　　）周。

A. 1 周　　B. 2 周

C. 3 周　　D. 6 周

E. 4 周

133. 肾盂肾炎患者伴有肾功能不全，尿培养为大肠杆菌，药物敏感试验仅对氨基糖苷类抗生素高敏。宜采用的方法是（　　）。

A. 禁用氨基糖苷类药，选用中药治疗

B. 根据内生肌酐清除率调整氨基糖苷类抗生素的用量

C. 选用广谱抗生素

D. 先护肾治疗，待肾功能恢复后再用氨基糖苷类抗生素治疗

E. 加强培补、增强患者自身抵抗力

134. 凡是小儿尿路感染，均应做（　　）检查。

A. 动脉肾盂造影检查　　B. 膀胱输尿管造影

C. 膀胱镜检查　　D. 输尿管检查

E. 静脉肾盂造影检查

135. 对于急性非复杂性小儿尿路感染，建议仍按传统的（　　）治疗。

A. 1~3 天　　B. 3~5 天

C. 7~14 天　　D. 5~7 天

E. 4~9 天

136. 儿童尿感的治疗一般不选用氟喹诺酮类抗生素，因为可能会影响儿童的（　　）发育。

A. 大脑　　B. 心脏

C. 软骨　　D. 脾胃

E. 肾脏

137. 医源性尿路感染最常见的原因为（　　）。

A. 尿路手术　　B. 尿路有创检查

C. 使用导尿管　　D. 尿路无创检查

E. 肾穿刺活检病理检查

138. 关于尿路感染的预防措施叙述，错误的是（　）。

A. 坚持多饮水、勤排尿　　B. 注意会阴清洁

C. 尽量避免使用尿路器械　　D. 膀胱输尿管反流者，不需要“二次排尿”

E. 如必须留置尿管，提前 3 日给予抗生素可延迟尿路感染的发生

139. 预防导尿管相关感染的原则不包括（　　）。

A. 必要时才使用导尿管，且应尽早拔除

B. 拔尿管时需注意无菌操作

C. 留取尿标本时应在消毒后抽取

D. 保持尿袋在膀胱水平以上

E. 有症状的尿路感染应及时拔除或更换导尿管

140. 神经源性膀胱的病因不包括（　　）。

A. 脊髓损伤　　B. 糖尿病
C. 多发性硬化　　D. 脑血管意外
E. 肾与输尿管畸形

141. 离心后尿沉渣镜检白细胞（　　）是尿感诊断的一个较为敏感的指标。

A. >1 个/HP　　B. >4 个/HP
C. >2 个/HP　　D. >3 个/HP
E. >5 个/HP

142. 尿路感染的尿白细胞排泄率方法是所得白细胞数按（　　）折算。

A. 5 小时　　B. 3 小时
C. 4 小时　　D. 2 小时
E. 1 小时

143. 仅主诉为尿频、尿急、尿痛的妇女患者，初诊时的处理是（　　）。

A. 尿细菌培养　　B. X 线静脉肾盂造影
C. 14 天抗菌药物疗程　　D. 抗菌药物用 3 天疗法
E. 暂不予治疗

144. 对于无症状性细菌尿患者，可暂不考虑治疗的是（　　）。

A. 学龄前儿童　　B. 妊娠期妇女
C. 曾出现感染症状者　　D. 肾移植患者
E. 无尿路复杂因素的健康老年女性

145. 下列关于尿路感染，不正确的是（　　）。

A. 急性肾盂肾炎的致病菌多为大肠杆菌
B. 急性肾盂肾炎肾浓缩功能可下降，但治疗后恢复正常
C. 隐匿型尿路感染发病率随年龄增大而增长
D. 非复杂性尿路感染可导致永久性肾损害
E. 复杂性尿路感染其致病菌对抗菌药常不敏感

146. 慢性肾盂肾炎的诊断依据是（　　）。

A. 清洁中段尿细菌定量培养尿含菌数≥10^5/ml
B. 尿路感染病史长
C. 明显脊肋角疼痛和叩痛，血白细胞计数增加
D. 明显尿频、尿急、尿痛
E. 影像学检查有局灶粗糙的肾皮质瘢痕，伴有相应肾盏变形

147. （　　）细菌培养均为同一菌种的真性细菌尿才可诊断无症状性细菌尿。

A. 2 次　　B. 3 次

C. 4 次　　D. 5 次

E. 6 次

148. 尿白细胞排泄率阳性的标准为（　　）。

A. 准确留取 3 小时尿液，立即进行尿白细胞计数，$>3\times10^2$/h

B. 准确留取 5 小时尿液，立即进行尿白细胞计数，$>3\times10^3$/h

C. 准确留取 4 小时尿液，立即进行尿白细胞计数，$>3\times10^4$/h

D. 准确留取 3 小时尿液，立即进行尿白细胞计数，$>3\times10^5$/h

E. 准确留取 3 小时尿液，立即进行尿白细胞计数，$>3\times10^6$/h

149. 慢性肾盂肾炎患者经系统治疗，尿常规已正常，为判断治疗效果，应做的检查是（　　）。

A. 定期复查尿常规　　B. 尿白细胞计数

C. 静脉肾盂造影　　D. 尿细菌培养

E. 检查肾区有无叩痛

150. 尿细菌定量培养假阴性的原因不包括（　　）。

A. 近 7 日内使用过抗生素

B. 尿液在膀胱内停留时间不足 6 小时

C. 收集中段尿时，消毒药混入尿标本内

D. 感染灶间歇排菌

E. 中段尿收集不规范，标本被污染

151. 关于尿细菌定量培养的假阳性和假阴性叙述，错误的是（　　）。

A. 中段尿收集不规范，标本被污染，可出现假阳性

B. 检验技术错误时可出现假阳性

C. 感染灶间歇性排菌，也不会出现假阴性

D. 近 7 日内使用过抗生素，会出现假阴性

E. 收集中段尿时，消毒药混入尿标本内，可出现假阴性

152. 不属于尿路感染诊断标准的项目为（　　）。

A. 中段尿培养杆菌 $>10^5$/ml　　B. 膀胱穿刺尿培养细菌 >1 个/ml

C. 尿沉渣涂片细菌 >1 个/油镜视野。　　D. 尿沉渣白细胞 >10 个/HP

E. 尿沉渣发现白细胞管型

二、A2 型题

1. 患者，男，46 岁，急性肾盂肾炎治疗疗程结束后第 6~7 周尿培养均为大肠杆菌，为鉴别急性肾盂肾炎属复发或再感染，应选何种方法鉴别（　　）。

A. 分别测定两种细菌血清型是否一致　B. 再继续尿培养 3 次

C. 荧光鉴别是否为抗体包裹细菌　　D. 尿沉渣涂片染色显微镜下区别

E. 作尿沉渣计数，细胞数量是否有异常

2. 患者，男，46 岁，患有慢性肾盂肾炎，尿培养为变形杆菌，尿沉渣白细胞 5～12/HP，经严格内科治疗，症状可暂时缓解。但选用敏感抗生素后实验室检查结果均无改善，应采取的处理方法为（　　）。

A. 再次做药物敏感试验选择敏感抗生素

B. 做静脉肾盂造影，了解是否有尿路梗阻

C. 做病毒分离

D. 做结核菌培养

E. 做高渗培养

3. 患者，女，38 岁，因：突发畏寒、发热（T 39℃），伴腰痛、尿频、尿痛来诊。查体：双肋脊角压痛与肾区叩痛。实验室检查：血常规示肌酐 89μmol/L，白细胞 15.6×10^9/L，中性粒细胞 0.85；尿常规示尿蛋白(+)，尿白细胞(+++)，白细胞管型 1～3 个/HP。本例最可能的诊断是（　　）。

A. 急性肾盂肾炎　　B. 急性膀胱炎

C. 慢性肾盂肾炎　　D. 肾结核

E. 慢性肾盂肾炎急性发作

4. 患者，女，79 岁，因“尿频、尿急、尿痛 1 日”来诊。可能性最小的诊断是（　　）。

A. 尿道炎　　B. 急性膀胱炎

C. 急性肾盂肾炎　　D. 慢性肾盂肾炎急性发作

E. 盆腔炎

5. 患者，女，71 岁，有糖尿病病史，反复尿频、尿急、尿痛 1 年，再次发作 2 周。叙述错误的是（　　）。

A. 可能为慢性肾盂肾炎急性发作

B. 最常见的致病菌为金黄色葡萄球菌

C. 治疗尿路感染的同时，应积极控制血糖

D. 清洁中段尿细菌定量培养≥10^3/ml

E. 尿沉渣检查可见白细胞

6. 患者，女，34 岁，平素身体健康，2 周前腹痛腹泻时验尿有白细胞 20 个/HP，红细胞 3 个/HP，诊断为泌尿系感染，感染途径可能为（　　）。

A. 邻近脏器直接感染引起　　B. 通过淋巴管感染

C. 血行感染　　D. 上行性感染

E. 尿路梗阻反流引起感染

7. 患者，女，42 岁，1 周来高热，腰痛伴尿频、尿痛、尿急，曾口服环丙沙星两天不见好转。既往无类似发作史，1 个月前曾发现肾盂结石未积极治疗。查体：体温 39℃，右肾

区有叩击痛，尿蛋白(+)，WBC 20~30 个/HP，偶见白细胞管型，尿比重 1.025。最可能的诊断是（　　）。

A. 非复杂性膀胱炎　　B. 非复杂性急性肾盂肾炎
C. 复杂性膀胱炎　　D. 复杂性急性肾盂肾炎
E. 慢性肾盂肾炎

8. 患者，女，31 岁。中段尿培养检出铜绿假单胞菌，菌落计数 $>10^5$/ml。对羧苄青霉素耐药，下列抗生素中较敏感的是（　　）。

A. 吡哌酸　　B. 头孢菌素Ⅳ
C. 氨苄西林　　D. 诺氟沙星（氟哌酸）
E. 卡那霉素

9. 患者，男，48 岁，患有慢性肾盂肾炎，近 2 月水肿，血压 170/110mmHg，血肌酐 296μmol/L，肌酐清除率 30ml/min，最适宜的治疗方法是（　　）。

A. 氢氯噻嗪，阿莫西林克拉维酸，卡托普利
B. 呋塞米，硝苯地平，头孢呋辛
C. 利血平，头孢拉定，复方降压片
D. 普萘洛尔（心得安），复方新诺明，降压灵
E. 布美他尼（丁尿胺），四环素，哌唑嗪

10. 患者，女，20 岁，1 年来反复踝部水肿，血压 120/80mmHg，尿蛋白定量为 3.0g/24h，RBC 10~15 个/HP，最可能的诊断为（　　）。

A. 急性肾小球肾炎　　B. 肾病综合征
C. 隐匿性肾小球肾炎　　D. 慢性肾小球肾炎
E. 尿路感染

11. 患者，女，56 岁，反复出现尿频、尿急伴右腰阵发性隐痛，且放射至下腹部，近 1 个月来 2 次全程血尿，尿涂片发现革兰阴性杆菌。对确诊最有意义的检查是（　　）。

A. 尿结核菌培养　　B. 尿高渗培养
C. 内生肌酐清除率测定　　D. 膀胱镜检
E. KUB + IVP 检查

12. 患者，男，28 岁，3 年来反复低热、腰痛、伴尿频、尿痛，血压 160/100mmHg，多次尿常规尿比重为 1.000，尿蛋白(+)，红细胞 0~2 个/HP，白细胞 15~20 个/HP，血尿素氮 6.5mmol/L，内生肌酐清除率 80ml/L，尿培养大肠杆菌一次阳性，二次阴性。最可能的诊断为（　　）。

A. 慢性肾小球肾炎　　B. 慢性间质性肾炎
C. 肾结核　　D. 慢性肾盂肾炎
E. 肾病综合征

13. 患者，男，50岁，尿频、尿急伴腰痛半年。尿常规可见成堆脓细胞，尿培养为枸橼酸杆菌1万/ml。经用庆大霉素、青霉素治疗，症状无明显缓解，尿常规无改变，最可能的病因是（　　）。

A. 铜绿假单胞菌（绿脓杆菌）感染　B. 真菌感染
C. 结核菌感染　D. 病毒感染
E. 滴虫感染

14. 患者，女，38岁。反复出现低热，腰酸，夜间尿频4年。近几月来伴轻度眼睑水肿。血压150/100mmHg，尿蛋白(+)，红细胞1~3/HP，白细胞5~10/HP，偶见白细胞管型。尿白细胞计数>40万/h，FDP(-)，血红蛋白80g/L。ESR 50mm/h，血肌酐177μmol/L，尿素氮1.77mmol/L，静脉肾盂造影示肾盏边缘不规则，杯口变钝。最可能的诊断是（　　）。

A. 慢性肾炎普通型　B. 慢性肾炎高血压型
C. 慢性肾炎急性发作　D. 慢性肾盂肾炎
E. 肾结核

15. 患者，女，43岁，反复发生尿频、尿急，尿细菌培养阴性，经正规抗菌药物治疗无效。静脉肾盂造影：一侧肾萎缩，另一侧肾代偿性增大。患者慢性肾功能不全的原因是（　　）。

A. 慢性肾小球肾炎　B. 慢性肾盂肾炎
C. 肾结核　D. 过敏性紫癜肾炎
E. 糖尿病肾病

16. 患者，女，22岁，反复尿频、尿急、尿痛1年，尿培养细菌阴性，尿白细胞计数0~4个/HP。最可能的诊断是（　　）。

A. 尿道综合征　B. 膀胱炎
C. 肾盂肾炎　D. 肾小球肾炎合并尿路感染
E. 膀胱结核

17. 患者，男，31岁，反复发作腰痛，伴间歇性眼睑轻度水肿4年，2天前又发作。查体：血压170/110mmHg，尿蛋白(+)，尿WBC 20~25个/HP，尿红细胞0~2个/HP，BUN 7.6mmol/L，ESR 25mm/h。尿培养一次为大肠杆菌阳性，3次为阴性。尿比重1.012。最可能的诊断是（　　）。

A. 慢性肾炎普通型　B. 慢性肾炎急性发作
C. 慢性肾盂肾炎　D. 慢性肾炎高血压型
E. 肾结核

18. 患者，女，35岁。因低热、乏力、消瘦半年入院。两年来，尿频、尿急、尿痛反复发作，有时伴肉眼血尿。每次发作经使用青、链霉素6~8天痊愈。体温37.5℃。血红蛋白100g/L，白细胞5.2×10^9/L、中性46%，淋巴54%。尿蛋白(+)，红细胞(+++)，白细胞(+++++)。多次尿普通细菌培养(-)，尿沉渣找抗酸杆菌(-)，胸片心肺正常，静脉肾盂造影示左肾显影正常，右上肾盏有虫蚀样缺损。最可能的诊断是（　　）。

A. 慢性肾盂肾炎　　B. 肾结核

C. 肾结核伴尿路感染　　D. 肾肿瘤

E. 肾肿瘤伴尿路感染

19. 患者，女，28 岁，因“宫内妊娠12 周，尿频、尿急、尿痛 7 日”来诊。如使用抗生素，禁忌使用的药物是（　　）。

A. 哌拉西林-三唑巴坦　　B. 头孢曲松钠

C. 左氧氟沙星　　D. 呋喃妥因

E. 青霉素

20. 患者，女，20 岁，发热，尿急、尿频，伴腰痛 1 周。尿沉渣白细胞 10~20 个/HP，可见白细胞管型。最可能的诊断是（　　）。

A. 急性膀胱炎　　B. 急性肾盂肾炎

C. 慢性肾盂肾炎急性发作　　D. 急性肾小球肾炎

E. 尿道炎

21. 患者，女，29 岁，怀孕 3 个月，2 周来尿频、尿急、尿痛，尿白细胞(++)，白细胞管型(+)，尿蛋白(++)，清洁中段尿培养粪链球菌为 10000/ml。最可能诊断为（　　）。

A. 膀胱炎　　B. 肾盂肾炎

C. 尿道综合征　　D. 妊娠中毒性肾病合并感染

E. 慢性肾小球肾炎

22. 患者，男，25 岁，反复水肿、蛋白尿，最近 1 周出现发热、腰痛、尿频、尿急，尿蛋白 3g/d，尿红细胞 5~10 个/HP，尿白细胞 6~12 个/HP，尿培养为肠道球菌。最适合的治疗是（　　）。

A. 先按肾小球肾炎治疗　　B. 先按肾盂肾炎治疗

C. 肾小球肾炎、肾盂肾炎治疗　　D. 只用支持治疗

E. 只用对症疗法

23. 患者，女，27 岁，因“经期结束后第 2 日出现尿频、尿急、尿痛和肉眼血尿”来诊。患者无发热、腰痛。实验室检查：血白细胞 5.8×10^9/L，尿白细胞 10~20 个/HP，尿红细胞满视野。以下叙述正确的是（　　）。

A. 多饮水　　B. 勤排尿

C. 给予复方磺胺甲噁唑 3 日　　D. 静脉滴注氧氟沙星，连用 2 周

E. 碱化尿液

24. 患者，女，65 岁，慢性肾盂肾炎病史超过 8 年，发热、腰痛 1 周，尿常规蛋白（±），

白细胞++/HP，红细胞4~6个/HP，血肌酐219μmol/L，抗菌药物应首选（　　）。

A. 喹诺酮类　　B. 头孢类

C. 氨基糖苷类　　D. 磺胺类

E. 大环内酯类

25. 患者，女，35岁，产后3天突然寒战、高热，尿频、尿急、尿痛，腰酸、乏力，耻骨上压痛，白细胞 13×10^9/L，中性85%，淋巴15%，ESR60mm/h，ASO < 500U，Ca^{2+} 280mg/dl，尿蛋白(+)，红细胞(++)，白细胞(++)，偶见白细胞管型，最可能的诊断为（　　）。

A. 产褥热　　B. 急性附件炎

C. 急性肾小球肾炎　　D. 急性肾盂肾炎

E. 慢性肾炎急性发作

26. 患者，女，23岁，突发尿频、尿急、尿痛1周，加重伴肉眼血尿1天。尿常规白细胞(++)，红细胞(+++)，清洁中段尿培养(+)。最可能的诊断为（　　）。

A. 急性肾盂肾炎　　B. 急性膀胱炎

C. 急性肾小球肾炎　　D. 膀胱肿瘤

E. 女性尿道综合征

27. 患者，女，42岁，近年来月经期间出现面部及下肢水肿、腰痛、疲乏无力，经常感排尿不尽，并有烧灼感，尿培养为肠间球菌 10^3/ml，半年来一直不转阴，内生肌酐清除率80ml/min，PSP试验总量2小时45%，15分钟为10%，最可能的诊断是（　　）。

A. 慢性肾盂肾炎　　B. 急性肾盂肾炎

C. 无症状性菌尿　　D. 肾小球肾炎伴尿路感染

E. 尿道综合征

28. 患者，女，42岁，尿频、尿急、腰痛10余年，低热。尿沉渣WBC 15~20/HP，尿蛋白(+)，静脉肾盂造影可见左侧肾盂肾盏变形，其他无异常，最可能的诊断是（　　）。

A. 慢性肾炎　　B. 肾结核

C. 多囊肾　　D. 肾盂积水

E. 慢性肾盂肾炎

29. 患者，女，35岁，因“突然畏寒、发热、腰痛、尿频、尿急、尿痛3日”来诊。患者已自服抗菌药物。实验室检查：尿白细胞10~20个/HP，清洁中段尿细菌培养阴性。其尿细菌培养阴性的原因最不可能是（　　）。

A. 尿液在膀胱停留时间短于6小时　　B. 尿液中混入消毒液

C. 7日内用过抗生素　　D. 尿白细胞增多

E. 病灶间歇性排菌

30. 患者，女，25岁，尿频、尿急、尿痛伴发热腰痛，尿常规白细胞4~10个/HP，尿培养

2 次为产气杆菌，10^4/ml，不能作为尿菌减少的理由是（　　）。

A. 尿污染　　B. 尿在膀胱内停留时间过短
C. 服过抗生素　　D. 下尿路感染
E. 喝水多使尿菌稀释

31. 患者，女，25 岁，反复发作尿频、尿急、尿痛，中段尿培养多次为大肠杆菌 $>10^5$/ml，3 年来用多种抗生素，尿菌不转阴，最恰当的处理（　　）。

A. 作中段尿培养，并作药敏试验　　B. 作尿高渗培养
C. 尿结核菌培养　　D. 用广谱抗生素
E. 静脉滴注抗生素

32. 患者，女，50 岁，畏寒、发热伴剧烈腰痛 5 天，体温 39℃，左肾区明显叩痛，血 WBC 11.8×10^9/L，N80%，尿常规提示尿蛋白(+)，WBC 10/HP。下列检查中最能协助诊断的是（　　）。

A. 肾脏 B 超　　B. 尿中白细胞管型
C. 静脉肾盂造影　　D. 尿培养
E. 膀胱镜检查

33. 患者，男，23 岁，近 3 年反复出现尿频、尿急伴左腰部疼痛，肉眼血尿，曾多次服用环丙沙星，服药后症状减轻，但反复发作，为彻底治疗应做的检查是（　　）。

A. X 线静脉肾盂造影　　B. 结核菌素试验
C. 膀胱镜检查　　D. 肾脏 B 超
E. 尿细菌学检查

34. 患者，女，21 岁，因“高热、畏寒、尿频、尿急、尿痛 2 日”来诊。对诊断意义不大的检查是（　　）。

A. 血常规　　B. 尿常规
C. 尿细菌培养　　D. 粪常规
E. 泌尿系统彩色多普勒超声

35. 患者，女，28 岁，因腰痛、发热伴尿频、尿痛 3 天入院，尿常规蛋白(-)，白细胞 +/HP，临床考虑急性肾盂肾炎，拟行清洁中段尿培养进一步确诊，为保证检查结果准确性。以下注意事项说法错误的是（　　）。

A. 收集清晨清洁中段尿　　B. 检查前避免大量饮水
C. 检查前避免应用抗菌药物　　D. 避免送检标本被污染
E. 检查前应保持膀胱充盈

36. 患者，女，44 岁，因尿频、尿痛 1 周入院，尿常规蛋白(-)，白细胞 ++/HP，红细胞 3~4 个/HP，尿培养有大肠杆菌生长，临床考虑急性尿路感染，对进一步鉴别上下尿路感染具有一定参考价值的是（　　）。

A. 连续测定尿渗透压　　B. 内生肌酐清除率

C. 酚红排泄试验　　D. V-PCO 试验

E. NHC 试验

37. 患者，女，53 岁，患 2 型糖尿病 10 年，发热 3 天，测血压 80/60mmHg，尿常规蛋白 +/HP，内细胞 ++/HP，尿培养示大肠杆菌生长，心电图示窦性心动过速，超声心动图及双肾 B 超正常。临床诊断应考虑糖尿病合并（　　）。

A. 上呼吸道感染　　B. 心脏病变

C. 血管病变　　D. 糖尿病肾病

E. 急性肾盂肾炎

38. 患者，女，61 岁，反复尿频、尿急、尿痛 10 余年，尿常规白细胞(+++)，蛋白(+)，中段尿培养(+)，尿浓缩稀释试验异常，血 Gr 107μmol/L。最可能的诊断为（　　）。

A. 急性肾盂肾炎　　B. 急性肾盂肾炎反复发作

C. 慢性肾盂肾炎　　D. 慢性肾小球肾炎合并尿路感染

E. 肾结核

39. 患者，女，25 岁，反复发作尿频、尿急、尿痛 1 个月，无发热，肾区无叩痛，尿检白细胞(+)/HP，尿培养发现大肠杆菌计数 10000 个/ml。最可能的诊断为（　　）。

A. 急性肾盂肾炎　　B. 慢性肾盂肾炎急性发作

C. 单纯下尿路感染　　D. 肾结核

E. 肾结石合并上尿路感染

40. 患者，男，56 岁，因“发热伴尿频、尿急、尿痛 7 日”来诊，以下叙述错误的是（　　）。

A. 应注意有无前列腺炎　　B. 应注意有无尿路梗阻等复杂因素

C. 应先使用短疗程抗菌治疗　　D. 尿沉渣检查可见白细胞

E. 清洁中段尿细菌定量培养≥10^3/ml

41. 患者，男，75 岁，发热、腰痛 1 周，有肾结石病史，以下处理措施错误的是（　　）。

A. 留取尿常规及尿细菌培养检查后，给予抗生素治疗

B. 立即手术处理结石

C. 首选对革兰阴性杆菌有效的抗生素

D. 除治疗尿路感染外，应尽可能去除复杂因素

E. 抗生素疗程往往需要延长

三、A3/A4 型题

（1~3 题共用题干）

患者，女，28 岁。因尿频、尿急、尿痛 3 天就诊。已自服用抗菌药物，尿液检查白细胞 15~20/HP，中段尿培养(-)。

1. 最可能的诊断是（　　）。

A. 急性下尿路感染　　B. 尿道综合征

C. 急性肾盂肾炎　　D. 慢性肾盂肾炎

E. 慢性间质性肾炎

2. 中段尿培养阴性最不可能的原因是（　　）。

A. 尿液在膀胱停留时间短于6h　　B. 消毒液混入留尿盛器

C. 已施抗生素治疗　　D. 因L型细菌感染

E. 混合感染

3. 患者进行正规治疗后，症状消失，尿检阴性，随访追踪时间为（　　）。

A. 3~4周　　B. 2~3周

C. 6周　　D. 8周

E. 4个月

（4~5题共用题干）

患者，女，35岁。因发热寒战，腰痛5天入院。右肾区有叩击痛，尿常规：红细胞5~6/HP，白细胞20~30/HP，中段尿培养大肠埃希菌>10/ml。经抗生素治疗3天后体温正常。

4. 最适合的治疗方案为（　　）。

A. 停用抗生素　　B. 青霉素巩固治疗1周

C. 继续用抗生素14天　　D. 碱化尿液

E. 如尿培养阴性，停用抗生素

5. 患者住院2周，出院时尿常规正常，尿培养阴性，不发热，仍感腹痛，肾区无叩痛，出院后应注意（　　）。

A. 定时复查尿培养　　B. 继续用抗生素治疗

C. 长期服用碳酸氢钠　　D. 每晚服抗生素1次

E. 卧床休息至腰痛消失

（6~8题共用题干）

患者，女，21岁，受凉劳累后突发寒战高热、肾区疼痛，尿频、尿急、尿痛1天来院就诊。2个月前有类似发作史，当时中段尿培养为大肠杆菌生长，服药3天后症状消失停药。

6. 患者2个月前中段尿培养为大肠杆菌生长，自行停药，现再次出现肾区疼痛，尿频、尿急、尿痛。最有诊断意义的检查为（　　）。

A. 尿蛋白定量　　B. 肾功能测定

C. 中段尿培养和菌落计数　　D. 尿L型细菌培养

E. 膀胱穿刺尿细菌培养

7. 为进一步明确诊断，需要积极寻找细菌学依据。鉴别尿路感染复发或再感染最有意义的方法是（　　）。

A. 中段尿培养　　B. 致病菌血清型测定

C. 抗体包裹细菌检查　　D. 尿沉渣涂片染色检查

E. 药物敏感试验

8. 患者中段尿培养仍为大肠杆菌生长，适宜的治疗方案是（　　）。

A. 选用对革兰阳性球菌有效的抗生素　　B. 选用对革兰阴性菌有效的抗生素

C. 使用药物酸化尿液　　D. 对症处理，选用氟康唑治疗

E. 选用肾毒性小的抗菌药物

（9~10 题共用题干）

患者，女，35 岁。尿频、尿急、尿痛 5 天。体温 39.5℃，左肾区有叩击痛，尿常规蛋白(++)，白细胞满视野，红细胞 5~10/HP。

9. 抗生素治疗方案应是（　　）。

A. 多种抗生素轮流使用　　B. 3 日疗法

C. 低剂量抑菌疗法　　D. 2 周治疗

E. 系统联合用药

10. 追问病史发现患者在 20 天前有类似发作，中段尿细菌培养为变形杆菌，细菌计数 $>10^5$/ml。本次培养结果尚未报告，那么应考虑的诊断是（　　）。

A. 重新感染　　B. 复发

C. 慢性肾盂肾炎　　D. 慢性间质性肾炎

E. 急性膀胱炎

（11~13 题共用题干）

患者，女，37 岁。突然寒战高热、腰痛、尿急、尿频、尿痛 2 天入院。尿常规：蛋白(±)，白细胞满视野，红细胞 5~10/HP，中段尿培养为粪链球菌生长。

11. 宜选用的抗生素应为（　　）。

A. 氨苄西林静滴　　B. 庆大霉素肌注

C. 头孢氨苄口服　　D. 羧苄西林静滴

E. 阿米卡星静滴

12. 患者的菌落计数在什么范围内有意义（　　）。

A. 10^2~10^3/ml　　B. 10^3~10^4/ml

C. 10^4~10^5/ml　　D. 10^5~10^6/ml

E. 10^7~10^9/ml

13. 患者抗菌治疗的疗程应为（　　）。

A. 单剂治疗　　B. 治疗至症状好转即可

C. 治疗至症状好转，尿检阴性　　D. 治疗至症状消失，尿检阴性后 3~5 天

E. 10~14 天

(14~16 题共用题干)

患者，男，38 岁，劳累后突然出现酱油色尿，伴乏力，无尿频尿急尿痛，无肾绞痛，无发热。查体：血压 120/70mmHg，血红蛋白 109g/L。

14. 首选的检查为（　　）。

A. 尿三杯试验　　B. 尿隐血试验

C. 膀胱镜检　　D. 静脉肾盂造影检查

E. 尿沉渣红细胞形态检查

15. 最不可能的诊断是（　　）。

A. 肾结核　　B. 肾盂肾炎

C. 肾小球肾炎　　D. 多囊肾

E. 膀胱癌

16. 患者若为泌尿系统疾病，最合适的进一步处理是（　　）。

A. 静脉给予抗生素治疗　　B. 静脉或肌内注射止血药

C. 肾脏 B 超检查　　D. 肾脏 ECT 检查

E. 放射性核素肾图检查

(17~18 题共用题干)

患者，女，45 岁，反复低热，尿急、尿痛、尿频，腰痛 10 余年。每次发病尿沉渣镜检白细胞 10~20 个/HP，抗菌药物治疗有效。

17. 确诊必需的检查是（　　）。

A. 尿细菌学检查　　B. 肾 B 超

C. 结核菌素试验　　D. X 线静脉肾盂造影

E. 血沉

18. 最可能的诊断是（　　）。

A. 急性膀胱炎　　B. 急性肾盂肾炎

C. 慢性肾盂肾炎　　D. 慢性肾小球肾炎

E. 急性肾小球肾炎

(19~21 题共用题干)

患者，女，37 岁，因“腰痛、尿频、尿急”来诊。血压 160/100mmHg。实验室检查：

尿蛋白(+)，尿红细胞 8～10 个/HP，尿白细胞 15～20 个/HP。肾盂静脉造影示右肾缩小，肾盏扩张。

19. 最可能的诊断是（　　）。
A. 慢性肾炎
B. 慢性肾盂肾炎
C. 多囊肾
D. 肾结核
E. 肾盂积水

20. 最容易发生泌尿系统感染的疾病是（　　）。
A. 原发性高血压
B. 大叶性肺炎
C. 缺铁性贫血
D. 慢性肝炎
E. 糖尿病

21. 患者尿细菌培养细菌数为 10^5/ml，治疗方法应为（　　）。
A. 多饮水
B. 口服碱性药物
C. 口服维生素
D. 不必治疗
E. 应用抗生素

（22～24 题共用题干）

患者，女，30 岁，因“突发畏寒，发热 39℃，伴腰痛、尿频、尿痛”来诊。查体：双肋脊角压痛与肾区叩痛。实验室检查：血常规示肌酐 89μmol/L，白细胞 15.6×10^9/L，中性粒细胞 0.85；尿常规示尿蛋白(+)，尿白细胞(+++)，白细胞管型 1～3 个/HP。

22. 为明确诊断及指导治疗，首选检查是（　　）。
A. 静脉肾盂造影
B. 泌尿系统彩色多普勒超声
C. 泌尿系统水成像
D. 尿细菌培养+药物敏感试验
E. 24 小时尿蛋白定量

23. 最可能的诊断是（　　）。
A. 急性膀胱炎
B. 急性肾盂肾炎
C. 慢性肾盂肾炎
D. 肾结核
E. 慢性肾盂肾炎急性发作

24. 如需抗感染治疗，疗程至少为（　　）。
A. 2 周
B. 3 周
C. 4 周
D. 5 周
E. 1 周

（25～27 题共用题干）

患者，女，27 岁，产后第 4 天出现寒战、高热、腰痛、尿痛、下腹痛，肾区有叩击痛，耻骨上压痛(+)，尿白细胞 30 个/HP，尿蛋白(+)，血常规：WBC 18×10^9/L，N 0.86。

25. 以下检查最有价值的是（　　）。
    A. 测血肌酐、尿素氮　　B. 作 PSP 排泄试验
    C. 作尿浓缩稀释功能测定　　D. 作静脉肾盂造影检查
    E. 作尿细菌培养及菌落计数加药物敏感试验

26. 下列处理最恰当的是（　　）。
    A. 先观察体温热型查明病因后再作处理
    B. 暂不用抗生素待细菌培养结果及药物敏感试验结果出来后再选用抗生素
    C. 治疗应在取尿标本送检后立即进行
    D. 首先选用广谱抗生素进行治疗
    E. 用抗生素治疗时应少饮水，以免稀释尿中药物浓度，降低疗效

27. 应考虑产后并发（　　）。
    A. 败血症　　B. 产褥热
    C. 急性肾盂肾炎　　D. 急性膀胱炎
    E. 急性肾小球肾炎

（28~30 题共用题干）

患者，女，34 岁。尿频、尿急、尿痛 5 天，体温 39.5℃，左肾区有叩击痛，尿常规蛋白(++)，白细胞满视野，红细胞 5~10/HP。

28. 最可能的诊断是（　　）。
    A. 尿道综合征　　B. 急性膀胱炎
    C. 急性间质性肾炎　　D. 慢性间质性肾炎
    E. 急性肾盂肾炎

29. 首先应予何种处理（　　）。
    A. 做清洁中段尿细菌培养后立即给抗革兰阴性杆菌药物
    B. 立即给抗革兰阴性杆菌药物
    C. 立即做中段尿细菌培养，待报告后处理
    D. 先做肾 B 超和肾功能检查
    E. 先给抗革兰阳性球菌药物

30. 中段尿培养结果为大肠杆菌生长，细菌计数 $>10^5$/ml，此时应考虑（　　）。
    A. 慢性肾盂肾炎　　B. 复发
    C. 慢性间质性肾炎　　D. 重新感染
    E. 慢性膀胱炎

（31～33 题共用题干）

患者，女，46 岁，因“反复尿频、尿急、尿痛、腰痛 5 年，再次发作 1 周”来诊。患糖尿病 10 年，血糖控制欠佳。实验室检查：尿白细胞(++)，尿比重 1.005，清洁中段尿细菌培养可见大肠埃希菌。X 线静脉肾盂造影发现有局灶粗糙的肾皮质瘢痕，伴有相应的肾盏变形。

31. 首先考虑的诊断是（　　）。

A. 急性膀胱炎　　B. 急性肾盂肾炎

C. 急性尿道炎　　D. 肾结核

E. 慢性肾盂肾炎

32. 诊断的最主要依据为（　　）。

A. 反复尿频、尿急、尿痛、腰痛多年　　B. 尿比重下降

C. 尿白细胞(++)　　D. 有糖尿病病史

E. 反复尿路感染 + 静脉肾盂造影结果

33. 为防止复发，最重要的措施是（　　）。

A. 积极控制血糖　　B. 长期使用免疫增强剂

C. 定期补充免疫球蛋白　　D. 加强运动

E. 多喝水，勤排尿

（34～35 题共用题干）

患者，女，31 岁，腰痛，尿频尿多，血压 160/100mmHg，尿蛋白(+)，RBG 8～10 个/HP，白细胞 15～20 个/HP，静脉肾盂造影提示右肾缩小，肾盂扩张。

34. 最可能的诊断是（　　）。

A. 慢性肾炎　　B. 慢性肾盂肾炎

C. 多囊肾　　D. 肾结核

E. 肾盂积水

35. 以下不属于慢性肾盂肾炎病理改变的是（　　）。

A. 肾盂纤维化　　B. 肾盏变形

C. 大量泡沫巨噬细胞　　D. 新月体形成

E. 慢性间质性肾炎改变

（36～37 题共用题干）

患者，女，50 岁，畏寒，发热伴剧烈腰痛 5 天，体温 39℃，左肾区明显叩痛，血 WBC 11.8×10^9/L，N 80%，尿蛋白(+)，尿 WBC 10/HP。

36. 假设经敏感抗生素治疗 2 周后，体温虽下降，但仍为 38℃左右。最可能的诊断是（　　）。

A. 急性肾盂肾炎　　B. 急性膀胱炎

C. 肾结核　　D. 急性肾盂肾炎并乳头坏死

E. 急性肾盂肾炎并肾周围脓肿

37. 患者尿培养为大肠埃希菌，抗感染治疗后效果不明显，最合理的治疗措施（　　）。

A. 积极对症治疗　　B. 口服抗生素

C. 口服抗生素 + 碱性药物　　D. 静脉联合抗生素 + 局部处理

E. 肌注抗生素 5 天，再口服 3 天

（38~39 题共用题干）

患者，女，25 岁，新婚，突然有尿频、尿急、尿痛即来院就诊。尿蛋白微量、尿沉渣镜检白细胞多数。

38. 最可能的诊断是（　　）。

A. 急性尿道炎　　B. 急性膀胱炎

C. 急性肾盂肾炎　　D. 慢性膀胱炎急性发作

E. 泌尿系结核

39. 最适合的处理方式为（　　）。

A. 庆大霉素 8 万 U，肌内注射，每日 2 次

B. 庆大霉素 16 万 U，肌内注射，即刻

C. 氧氟沙星 0.2g 每日 3 次，连续 3 天

D. 氧氟沙星 0.2g 每日 3 次、连续 7 天

E. 用药期间少饮水

（40~41 题共用题干）

患者，女，38 岁，尿频、尿急、尿痛伴腰痛，发热 39℃，畏寒，外周血白细胞及分类正常。尿蛋白(+)，尿沉渣白细胞 10~15/HP，红细胞多数，白细胞管型 1~3/HP。

40. 最可能的诊断（　　）。

A. 慢性肾盂肾炎　　B. 急性膀胱炎

C. 急性肾盂肾炎　　D. 过敏性间质性肾炎

E. 慢性膀胱炎

41. 以下处理最恰当的是（　　）。

A. 立即选用抗生素治疗

B. 待细菌培养及药敏结果出来后选用敏感抗生素

C. 先给予口服抗生素治疗，择时留尿做细菌，学检查

D. 口服抗生素治疗时应少饮水，以免降低疗效

E. 留尿送细菌学及尿常规检查，立即给予对革兰阴性杆菌有效的抗生素

（42~43 题共用题干）

患者，男，59 岁，因“排尿困难 5 年，不能排尿 2 日”来诊。查体：下腹部扪及囊性包块，直肠指诊前列腺Ⅱ度肿大，质地韧，表面光滑，中央沟消失。实验室检查：血前列腺特异抗原 2. 2μg/L，血尿素 14. 5mmol/L，血肌酐 267mmol/L。

42. 最可能的诊断是（　　）。

A. 前列腺癌　　B. 良性前列腺增生症

C. 前列腺肉瘤　　D. 前列腺炎

E. 尿路感染

43. 首选治疗措施是（　　）。

A. 前列腺癌根治术　　B. 经尿道前列腺切除术

C. 抗炎治疗　　D. 置尿管或行耻骨上膀胱造瘘术

E. 双侧睾丸切除

四、B 型题

（1~3 题共用备选答案）

A. 无症状细菌尿　　B. 再发性尿感

C. 上尿路感染　　D. 下尿路感染

E. 复杂性尿感

1. （　　）是指患者有真性细菌尿而无尿感的临床症状，即无症状尿感。

2. （　　）是指伴有尿路梗阻、尿流不畅、结石、尿路先天畸形及膀胱输尿管反流等解剖和功能上的异常，或在慢性肾脏疾病基础上发生的尿感。

3. （　　）是指 6 个月内尿感发作≥2 次或 1 年内≥3 次。

（4~6 题共用备选答案）

A. 2 日　　B. 4 日

C. 6 日　　D. 3 日

E. 7 日

4. 急性膀胱炎短疗程疗法的用药时间为（　　）。

5. 急性膀胱炎需进行尿细菌定量培养以判断抗生素疗效，培养前应停用抗生素的时间为（　　）。
6. 急性肾盂肾炎患者经静脉抗生素治疗，热退一段时间后可改为口服抗生素，该时间为（　　）。

（7~9 题共用备选答案）

A. 细菌尿　　B. 下尿感

C. 上尿路感染　　D. 脓尿

E. 血尿

7. 膀胱冲洗后尿培养法，如 0 号标本细菌数 $>10^5$/d，表明当时仍存在着（　　）。
8. 膀胱冲洗后尿培养法，如膀胱灭菌后的全部标本均无菌，则表示为（　　）。
9. 膀胱冲洗后尿培养法，如 2~5 号尿标本的含菌量 $>10^5$/ml，同时比 1 号标本的细菌数超过 10 倍，则表示为（　　）。

（10~11 题共用备选答案）

A. 急性肾盂肾炎　　B. 慢性肾盂肾炎

C. 急性膀胱炎　　D. 慢性膀胱炎

E. 复杂性膀胱炎

10. 复发是指治疗后症状消失，尿菌转阴，在 4 周内再出现，病原体与原感染菌株相同，常见于（　　）。
11. 重新感染是指治疗后症状消失，尿菌转阴，一段时间后由不同菌株再次感染而发病，多见于（　　）。

（12~13 题共用备选答案）

A. 先天性泌尿系统畸形　　B. 结石

C. 肿瘤　　D. 前列腺增生症

E. 神经源性膀胱

12. 儿童肾梗阻性肾病的原因以（　　）多见。
13. 成人肾梗阻性肾病的原因以（　　）多见。

（14~15 题共用备选答案）

A. 肾盂积液量大患者　　B. 伴肾衰竭病情严重患者

C. 外科手术风险高的患者　　D. 双侧梗阻者

E. 单侧急性梗阻而肾功能又较好者

14. 梗阻性肾病的治疗，手术治疗适用于（　　）。

15. 梗阻性肾病的治疗，对症治疗适用于（　　）。

（16～19 题共用备选答案）

A. 解除后即难以全部恢复
B. 肾脏可完全恢复其原有功能
C. 即使解除梗阻，肾功能极难恢复
D. 肾功能几乎完全丧失
E. 肾功没有梗阻

16. 梗阻性肾病的治疗，一般认为 1 周以内的完全性梗阻解除后，肾功能可恢复的程度为（　　）。
17. 梗阻性肾病的治疗，超过 1 周的完全性梗阻，肾功能可恢复的程度为（　　）。
18. 梗阻性肾病的治疗，超过 6 周的完全性梗阻，肾功能可恢复的程度为（　　）。
19. 梗阻性肾病的治疗，超过 8 周的完全性梗阻，肾功能可恢复的程度为（　　）。

（20～21 题共用备选答案）

A. 病原菌经由尿道上行至膀胱，甚至是由输尿管、肾盂引起的感染
B. 病原菌通过血运到达肾和尿路其他部位引起的感染
C. 泌尿系统周围器官、组织发生感染时，病原菌直接侵入泌尿系统导致的感染
D. 盆腔和下腹部的器官感染时，病原菌从淋巴道进入泌尿系统导致的感染
E. 病原菌通过尿路器械进入泌尿道导致的感染

20. 直接感染是指（　　）。
21. 淋巴道感染是指（　　）。

（22～26 题共用备选答案）

A. 下尿路感染
B. 上尿路感染
C. 急性肾盂肾炎
D. 慢性肾盂肾炎
E. 慢性膀胱炎

22. 膀胱冲洗后尿细菌培养阳性，可诊断为（　　）。
23. 排除间质性肾炎、狼疮性肾炎等疾病，尿沉渣检查可见白细胞管型，可诊断为（　　）。
24. 真性细菌尿、发热、肾区叩击痛阳性，可诊断为（　　）。
25. 真性细菌尿，伴尿 N－乙酰－β－D－氨基葡萄糖苷酶和尿 β 微球蛋白升高，可诊断为（　　）。
26. 真性细菌尿，伴双肾大小不等，可诊断为（　　）。

五、X 型题

1. 与尿路感染相关的机体抗病能力包括（　　）。

A. 尿路黏膜有杀菌能力

B. 细菌对尿路上皮细胞有吸附能力

C. 尿路通畅时，尿液可冲走绝大部分细菌

D. 尿液的尿素浓度高、渗透压高、有机酸含量多、pH 低，均不利于细菌生长

E. 男性在排尿终末时，前列腺收缩，排泄前列腺于后尿道，有杀菌作用

2. 尿路感染的临床症状较为复杂，严重并发症包括（　　）。

A. 急、慢性肾盂肾炎　　B. 急、慢性膀胱炎

C. 败血症　　D. 感染性休克

E. 肾衰竭

3. 下列关于尿路感染，正确的是（　　）。

A. 感染途径以上行感染最多见　　B. 致病菌以大肠杆菌最多见

C. 血行感染以金黄色葡萄球菌最多见　　D. 中段尿培养出两种以上细菌皆为污染

E. 阑尾炎、结肠炎、盆腔炎时，细菌可经血液或淋巴管侵入尿路引起感染

4. 促使肾盂肾炎发病的因素包括（　　）。

A. 尿路感染　　B. 尿路畸形或结构异常

C. 人体抵抗力低　　D. 长期留置导尿

E. 妇科炎症

5. 促使尿路感染发病的因素有（　　）。

A. 机体免疫力差

B. 有肾病综合征病史

C. 尿道内或尿道口周围有炎症病灶

D. 尿路器械的使用及局部使用杀精化合物避孕

E. 尿路有复杂情况而致尿流不通畅

6. 下列肾脏病理中不符合急性肾盂肾炎的是（　　）。

A. 肾盂肾盏黏膜瘢痕形成，黏膜下浆细胞浸润

B. 肾盂肾盏黏膜充血水肿，黏膜下浆细胞浸润

C. 肾小管萎缩、纤维化、黏膜下淋巴细胞浸润

D. 肾小管节段性扩张、纤维组织增多

E. 肾小球周围有纤维组织增生，白细胞浸润

7. 非复杂性尿路感染在下列哪些情况时会发生慢性肾盂肾炎（　　）。

A. 多囊肾　　B. 糖尿病肾病

C. 肾结石　　D. 膀胱-输尿管反流

E. 肾发育不良

8. 复杂性尿路感染常见于（　　）。

A. 尿路有功能性梗阻　　B. 有肾实质病变

C. 尿路有异物存在　　D. 尿路器械使用后
E. 尿路有器质性梗阻

9. 无症状细菌尿的临床表现是（　　）。
A. 细菌尿不会影响老人的寿命
B. 有细菌尿而无任何尿路感染症状
C. 有尿痛、尿频、尿急，多次检查均无真性细菌尿
D. 发病率随年龄增长而增加
E. 致病菌多为大肠杆菌

10. 复杂性尿路感染的临床特点是（　　）。
A. 严重者可发生败血症　　B. 男性不易患此病
C. 其致病菌对抗菌药敏感　　D. 可发展为严重肾损害
E. 常为肾盂肾炎

11. 根据临床症状的有或无，尿感可分为（　　）。
A. 无症状细菌尿　　B. 有症状尿感
C. 上尿路感染　　D. 下尿路感染
E. 复杂性尿感

12. 根据感染发生的部位，尿感可分为（　　）。
A. 无症状细菌尿　　B. 有症状尿感
C. 上尿路感染　　D. 下尿路感染
E. 复杂性尿感

13. 根据有无尿路功能上或解剖上的异常等，尿感可分为（　　）。
A. 无症状细菌尿　　B. 有症状尿感
C. 上尿路感染　　D. 非复杂性尿感
E. 复杂性尿感

14. 根据尿感是初发还是再发，尿感可分为（　　）。
A. 无症状细菌尿　　B. 初发尿感
C. 上尿路感染　　D. 再发性尿感
E. 复杂性尿感

15. 在肾盂肾炎的上行感染中属于诱发因素的有（　　）。
A. 尿道局部抵抗力下降　　B. 外阴肛周皮肤炎症
C. 女性月经期　　D. 尿液过度浓缩
E. 未养成按时排尿习惯

16. 下尿路感染主要表现为（　　）。
A. 尿频、尿急、尿痛　　B. 白细胞尿

C. 偶可有血尿　　D. 肉眼血尿
E. 腰痛

17. 上尿路感染全身感染表现为（　　）。
A. 寒战　　B. 发热
C. 头痛　　D. 恶心
E. 呕吐

18. 慢性尿感的患者的临床症状相对较轻，主要表现为（　　）。
A. 腰背部不适感　　B. 膀胱刺激症状
C. 膀胱区　　D. 贫血
E. 高血压

19. 尿路感染的治疗目标是以（　　）获得最佳的治疗效果。
A. 最低廉的费用　　B. 最小的副作用
C. 最少的细菌耐药　　D. 姑息治疗
E. 热疗

20. 尿路感染的治疗，联合用药的指征是（　　）。
A. 单一药物治疗失败　　B. 严重感染
C. 混合感染　　D. 耐药菌株出现
E. 微小感染

21. 尿路感染的治疗方法包括（　　）。
A. 预防或治疗败血症　　B. 限制水的摄入量
C. 碱化尿液　　D. 预防远期后遗症
E. 对合并症进行治疗

22. 下列情况中不宜用抗菌药物 3 天疗法的有（　　）。
A. 妊娠期尿路感染　　B. 男性尿路感染
C. 急性膀胱炎初诊的妇女　　D. 拟诊为肾盂肾炎
E. 复杂性尿路感染

23. 急性膀胱炎的主要临床表现为（　　）。
A. 白细胞尿　　B. 明显的全身感染症状
C. 尿频、尿急、尿痛　　D. 耻骨弓上不适
E. 肋脊角压痛、叩痛

24. 急性膀胱炎的治疗，单剂抗菌疗法的优点是（　　）。
A. 方法简便，患者易于接受　　B. 能治愈尿感
C. 医疗费用低　　D. 极少发生药物副作用
E. 极少产生耐药菌株

25. 急性肾盂肾炎的治疗目的是（　　）。
A. 控制和预防败血症
B. 清除进入秘尿道的致病菌
C. 防止复发
D. 防止高血压
E. 纠正高钾症

26. 急性肾盂肾炎的治疗，一般来说，治疗主要分为两个阶段（　　）。
A. 静脉给药迅速控制败血症
B. 继而口服给药清除病原体
C. 防止复发
D. 静脉给药迅速控制高血压
E. 纠正高钾症

27. 急性肾盂肾炎的治疗，药物选择的基本原则是（　　）。
A. 药物不敏感，血药浓度足够低
B. 患者退热 2 小时后，继续胃肠外给药无特别好处
C. 药物敏感，血药浓度足够高
D. 症状较轻，无恶心呕吐的患者可口服复方新诺明和氟喹诺酮
E. 患者退热 24 小时后，继续胃肠外给药无特别的好处

28. 以下关于肾盂肾炎的说法正确的是（　　）。
A. 孕妇易感染
B. 多为上行感染
C. 大肠杆菌感染最常见
D. 尿大肠杆菌菌落计数超过 10000/ml
E. 尿沉渣涂片找细菌对及时选择用药有意义

29. 尿路感染的诊断依据是（　　）。
A. 尿急、尿频、尿痛，尿白细胞增多
B. 两次细菌培养为相同细菌且尿细菌定量培养≥10^5/ml
C. 清洁尿标本尿沉渣的白细胞≥5 个/HP
D. 膀胱穿刺细菌定性培养有细菌生长
E. 清洁中段尿细菌定量培养≥10^2/ml

30. 关于肾结核和肾盂肾炎的鉴别要点，下列正确的是（　　）。
A. 肾结核膀胱刺激征明显
B. 肾结核尿一般细菌培养阴性
C. ECT 对肾结核无诊断意义
D. X 线检查可发现肾区结核钙化影
E. 肾结核尿亚硝酸盐还原试验阳性

31. 肾结核与肾盂肾炎不同的临床表现是（　　）。
A. 尿沉渣可找到乳酸杆菌
B. 静脉肾盂造影可发现肾区钙化影
C. 结核菌素试验阳性，血清结核菌抗体测定阳性
D. 尿急、尿频、尿痛更突出
E. 可有肺、附睾等肾外结核表现

32. 与尿感相鉴别疾病包括（　　）。
A. 发热性疾病　　B. 尿道综合征
C. 腹部器官炎症　　D. 肺结核
E. 慢性肾盂肾炎

33. 尿路感染在临床易误诊为其他疾病，分析误诊或漏诊的原因包括（　　）。
A. 临床表现的多样化认识不足　　B. 流行病学及诱发因素认识不够
C. 未及时做有关的实验室检查　　D. 医生技术不成熟
E. 医疗条件缺陷

34. 肾盂肾炎的并发症有（　　）。
A. 肾盂积脓　　B. 尿路感染
C. 肾周围脓肿　　D. 败血症
E. 肾乳头坏死

35. 长疗程低剂量抑菌疗法，常用的药物是（　　）。
A. TMP　　B. 氧氟沙星
C. 复方磺胺甲噁唑　　D. 呋喃妥因
E. 阿莫西林

36. 预防慢性肾盂肾炎复发的措施有（　　）。
A. 长期、大剂量应用抗菌药物　　B. 多饮水、及时排尿
C. 联合应用两种以上抗菌药物　　D. 低剂量药物抑菌疗法连续半年
E. 尽量避免使用尿路器械

37. 治疗妊娠期尿路感染可选用的抗生素是（　　）。
A. 氯霉素　　B. 喹诺酮类
C. 阿莫西林　　D. 头孢拉定
E. 呋喃妥因

38. 妊娠期急性膀胱炎的治疗药物有（　　）。
A. 头孢拉定　　B. 阿莫西林
C. 头孢唑林　　D. 复方磺胺甲噁唑
E. 氨苄西林钠

39. 妊娠期急性肾盂肾炎的治疗药物有（　　）。
A. 头孢拉定　　B. 阿莫西林
C. 头孢菌素类　　D. 氯唑西林钠
E. 氨苄西林钠

40. 男性没有尿路异常的尿感多发生在（　　）。
A. 男性同性恋者　　B. 性伴侣带有尿路的致病性病原体

C. 获得性免疫缺陷综合征患者
D. 解剖异常太严重
E. 反复插尿管

41. 男性尿路感染治疗失败的原因有（　　）。
A. 贫血
B. 金黄色葡萄球菌感染
C. 粪肠球菌感染
D. 解剖异常太严重
E. 铜绿假单胞菌感染

42. 男性尿路感染的治疗效果欠佳，可选择的治疗方法有（　　）。
A. 长程抑菌疗法
B. 复发时重新治疗
C. 有效的抗生素治疗以后，外科手术切除感染的前列腺
D. 短期抑菌疗法
E. 纠正尿路功能异常

43. 男性尿路感染的治疗，决定选用哪种治疗措施的因素包括（　　）。
A. 年龄
B. 性功能
C. 膀胱流出道梗阻的程度
D. 前列腺癌的可能性程度决定
E. 膀胱

44. 绝经后女性尿路感染的发生率明显增高，主要原因有（　　）。
A. 雌激素水平的下降使尿道内皮和阴道对致病菌的敏感性增高
B. 泌尿生殖系统逐渐萎缩，骨盆张力减退
C. 老年人常有肾集合管憩室，易使细菌存留
D. 老年人常有肾间质憩室，易使细菌存留
E. 雌激素水平的上升使尿道内皮和阴道对致病菌的敏感性降低

45. 老年女性的尿路感染，临床表现差异包括（　　）。
A. 有些患者的尿路感染症状可自行缓解
B. 有些则表现为高热
C. 出现严重的感染中毒症状
D. 甚至短时间内发生休克，危及生命
E. 有些则表现为低热，出现严重的碱中毒症状

46. 老年女性尿路感染的治疗的药物有（　　）。
A. 多西环素（强力霉素）
B. 替勃龙
C. 盖福润
D. 己烯雌酚
E. 红霉素

47. 以下关于尿路感染的诊断治疗说法，正确的是（　　）。
A. 检查抗体包裹细菌鉴别肾盂肾炎和膀胱炎

B. 尿高渗培养，可检查尿原浆性菌株

C. 急性肾盂肾炎的治愈标准是体温下降、尿中脓细胞减少

D. 青少年男性患肾盂肾炎者常有尿路阻塞的原因

E. 留置尿管 4 天以上者，90% 的患者有尿路感染

48. 防止导尿管相关感染的原则包括（　　）。

A. 确保导尿管的使用　　B. 插尿管时无菌操作及保持无菌非常重要

C. 无菌封闭系统，避免开放　　D. 留取尿标本时应在消毒后抽取

E. 保持尿袋在膀胱水平以上及引流通畅

49. 导尿管使用而引起的尿感是医源性尿感的原因，主要包括（　　）。

A. 尿道周围的革兰阴性杆菌进入泌尿道

B. 引流袋内繁殖的细菌易于进入泌尿道

C. 留置尿管后尿路上皮受损

D. 泌尿生殖系统逐渐萎缩

E. 留置尿管后尿路上皮受损

50. 导尿管使用而引起的尿感是医源性尿感的最常见原因，下列患者尤易发生尿感（　　）。

A. 女性　　B. 糖尿病

C. 机体抵抗力下降　　D. 男性

E. 肾结核病

51. 以下关于梗阻性肾病叙述，正确的是（　　）。

A. 各种原因引起的尿路梗阻　　B. 梗阻常为单侧性

C. 也可双侧发生　　D. 是急慢性肾衰竭的常见原因之一

E. 梗阻下方压力增高，产生肾功能障碍和实质损害

52. 梗阻性肾病的严重程度与（　　）有关。

A. 梗阻的程度　　B. 梗阻的部位

C. 梗阻的持续时间　　D. 有无并发感染

E. 梗阻的位置

53. 梗阻性肾病的病理生理改变包括（　　）。

A. 梗阻上部尿液淤滞　　B. 肾盂扩张

C. 尿液肾内反流　　D. 肾小管及肾小球囊液压降低

E. 肾小球有效滤过压增高

54. 导致下尿路梗阻的原因有（　　）。

A. 下尿路狭窄　　B. 前列腺病变

C. 膀胱颈梗阻　　D. 神经源性膀胱

E. 结石

55. 下尿路梗阻常表现为（　　）。
A. 排尿困难
B. 尿流变细
C. 尿后淋漓不尽
D. 肾绞痛
E. 血尿

56. 下尿路梗阻合并感染者，可出现（　　）。
A. 尿频
B. 蛋白尿
C. 尿痛
D. 脓尿
E. 血尿

57. 导致上尿路梗阻的原因有（　　）。
A. 下尿路狭窄
B. 前列腺病变
C. 血块堵塞
D. 输尿管狭窄
E. 结石

58. 上尿路梗阻常表现为（　　）。
A. 排尿困难
B. 尿流变细
C. 尿后淋漓不尽
D. 肾绞痛
E. 血尿

59. 上尿路梗阻合并感染者，可出现（　　）。
A. 贫血
B. 尿路刺激征
C. 胃肠道症状
D. 寒战
E. 高热

60. 梗阻性肾病的尿常规检查可见（　　）。
A. 出现蛋白或管型
B. 早期尿渗透压降低
C. 晚期尿比重低且固定
D. 早期尿比重低且固定
E. 合并感染者可见红、白细胞

61. 梗阻性肾病的血生化检查可见（　　）。
A. 梗阻早期血生化可无明显改变
B. 血磷增高降低
C. 梗阻晚期致肾功能不全时
D. 二氧化碳结合力及血钙增高
E. 血肌酐、血尿素氮增高

62. 梗阻性肾病的 X 线检查可见（　　）。
A. 尿路平片可发现有无结石的阴影
B. 了解肾脏大小
C. 了解肾脏位置
D. 有无骨转移
E. 了解肾脏形态

63. 梗阻性肾病的 B 超检查可见（　　）。
A. 发现梗阻以上部位扩张、积水的图像

B. 相邻的组织和器官亦可了解

C. 了解肾脏的大小

D. 有无骨转移

E. 了解肾脏形态

64. 梗阻性肾病的检查，关于核素肾图或 γ 显像，以下叙述正确的是（　　）。

A. 了解有无尿路梗阻及梗阻侧肾脏血液循环、分泌尿液功能

B. 利尿性核素肾图有助于区别功能性梗阻和机械性梗阻

C. 有助于判断是否需要手术治疗

D. 核素肾图在肾梗阻性疾病时，c 段下降延缓或不下降甚至继续上升

E. 核素肾图在肾梗阻性疾病时，b 段下降延缓或不下降甚至继续上升

65. 为诊断尿路梗阻，放射性核素常用（　　）。

A. ^{99m}Tc-DTPA　　B. ^{131}I-hippuran

C. ^{313}I-hippuran　　D. ^{33m}Tc-DTPA

E. ^{55m}Tc-DTPA

66. 梗阻性肾病的 CT 及磁共振查可见（　　）。

A. 了解尿路梗阻部位　　B. 梗阻原因

C. 了解肾脏的大小　　D. 肾脏瘢痕形成

E. 了解肾脏位置

67. 梗阻性肾病典型病例诊断并不困难，但确切了解（　　）需做系统检查才能确定。

A. 梗阻的性质　　B. 梗阻的部位

C. 梗阻的病因　　D. 梗阻的程度

E. 梗阻的形状

68. 需与梗阻性肾病相鉴别的疾病有（　　）。

A. 急性梗阻性肾病　　B. 肾结核

C. 慢性梗阻性肾病　　D. 肾肿瘤

E. 输尿管肿瘤

69. 梗阻性肾病的治疗原则是（　　）。

A. 及早解除梗阻　　B. 尽可能地保护肾功能

C. 姑息治疗　　D. 根治性手术治疗

E. 毋需治疗

70. 梗阻性肾病的治疗，解除梗阻前的治疗药物包括（　　）。

A. 血管紧张素转换酶抑制剂　　B. 血管紧张素Ⅱ受体拮抗剂

C. T 通道钙离子阻滞剂　　D. β 离子阻滞剂

E. α 离子阻滞剂

71. 梗阻性肾病的治疗，肾盂穿刺造瘘引流术适用于（　　）。
A. 肾盂积液量大患者　　B. 伴肾衰竭病情严重患者
C. 外科手术风险高的患者　　D. 双侧梗阻者
E. 单侧急性梗阻而肾功能又较好者

72. 肾功能不能完全恢复的患者按延缓慢性肾衰竭进展的策略进行治疗的主要方法有（　　）。
A. 治疗高血压　　B. 低蛋白饮食
C. 应用 ACEI 和 ARB 类药物　　D. 高蛋白饮食
E. 治疗酸中毒

73. 以下关于白细胞尿的说法，正确的是（　　）。
A. 12 小时尿中白细胞数超过 100 万
B. 白细胞尿可诊断为尿路感染
C. 1 小时新鲜尿液白细胞数超过 40 万
D. 尿中蜕变的白细胞为脓尿
E. 新鲜离心尿液白细胞超过 5 个/HP

74. 尿路感染的尿常规检查可见（　　）。
A. 肉眼观察尿色可清或混浊　　B. 有腐败气味
C. 大部分患者有肉眼血尿　　D. 尿蛋白多为阳性
E. 尿红细胞数多为 20 个/HP

75. 以下尿路感染的尿细菌学检查叙述，正确的是（　　）。
A. 尽量在使用抗生素治疗前进行
B. 尿细菌学检查是诊断尿感的关键性手段
C. 凡是清洁中段尿定量细菌培养 $\geq 10^5$/ml 均可称有意义的细菌尿
D. 无症状者，则要求连续培养两次，且菌落计数均 $\geq 10^5$/ml，而且两次的菌种相同
E. 凡是清洁中段尿定量细菌培养 $\leq 10^5$/ml 均可称有意义的细菌尿

76. 尿路感染的 X 线检查，X 线检查项目包括（　　）。
A. 腹部 X 线平片　　B. 静脉肾盂造影
C. 排尿期膀胱输尿管反流造影　　D. 逆行肾盂造影
E. 胸腔部 X 线平片

77. 尿路感染的检查，如果连续 2 次清洁中段尿培养结果可疑，则可以考虑进行膀胱穿刺尿细菌培养。其他适应证还有（　　）。
A. 中段尿结果是混合感染
B. 临床上高度怀疑尿感，但尿含菌量低者
C. 高度怀疑尿感，而无条件做细菌定量培养时
D. 上段尿结果是混合感染
E. 下段尿结果是混合感染

78. 小儿尿感的治疗原则及方法同成人，但特别要注意（　　）。

A. 抗感染　　B. 纠正贫血

C. 纠正尿路功能异常　　D. 纠正酸中毒

E. 器质性梗阻

参考答案

一、A1 型题

1. E	2. A	3. D	4. C	5. C	6. B	7. E	8. B	9. D	10. E
11. E	12. C	13. B	14. C	15. C	16. B	17. B	18. C	19. C	20. E
21. A	22. E	23. C	24. D	25. B	26. B	27. C	28. C	29. B	30. D
31. C	32. E	33. A	34. C	35. C	36. C	37. C	38. D	39. A	40. D
41. C	42. E	43. A	44. A	45. E	46. D	47. E	48. E	49. C	50. D
51. D	52. D	53. C	54. D	55. B	56. E	57. B	58. B	59. E	60. A
61. E	62. D	63. E	64. A	65. C	66. A	67. C	68. E	69. A	70. C
71. C	72. E	73. A	74. E	75. C	76. B	77. B	78. B	79. D	80. E
81. B	82. E	83. A	84. B	85. D	86. C	87. C	88. A	89. A	90. A
91. B	92. B	93. B	94. B	95. E	96. E	97. C	98. A	99. C	100. B
101. C	102. A	103. D	104. D	105. D	106. E	107. E	108. C	109. E	110. D
111. E	112. B	113. E	114. E	115. E	116. A	117. A	118. A	119. B	120. B
121. B	122. E	123. D	124. E	125. C	126. A	127. C	128. D	129. A	130. C
131. D	132. D	133. C	134. E	135. C	136. C	137. C	138. D	139. D	140. E
141. E	142. E	143. D	144. E	145. D	146. E	147. A	148. D	149. D	150. E
151. C	152. E								

二、A2 型题

1. A	2. B	3. A	4. E	5. B	6. D	7. D	8. D	9. B	10. D
11. E	12. C	13. C	14. D	15. C	16. A	17. C	18. B	19. C	20. B
21. B	22. B	23. D	24. B	25. D	26. B	27. A	28. E	29. D	30. E
31. A	32. A	33. A	34. D	35. E	36. A	37. E	38. C	39. C	40. C
41. B									

三、A3/A4 型题

1. A	2. D	3. A	4. C	5. A	6. C	7. B	8. B	9. D	10. B

11. A	12. D	13. E	14. E	15. E	16. C	17. D	18. C	19. B	20. E
21. E	22. D	23. B	24. A	25. E	26. C	27. C	28. E	29. A	30. D
31. E	32. E	33. A	34. B	35. D	36. E	37. D	38. B	39. C	40. C
41. E	42. B	43. D							

四、B 型题

1. A	2. E	3. B	4. D	5. E	6. D	7. A	8. B	9. C	10. A
11. C	12. A	13. B	14. D	15. E	16. B	17. A	18. C	19. D	20. C
21. D	22. B	23. B	24. C	25. B	26. D				

五、X 型题

1. ACDE	2. CDE	3. ABCD	4. BCDE	5. ACDE
6. ACDE	7. CD	8. ABCE	9. ABDE	10. ADE
11. AB	12. CD	13. DE	14. BD	15. ABCD
16. ABCDE	17. ABCDE	18. ABC	19. ABC	20. ABCD
21. ACDE	22. ABDE	23. ACD	24. ACDE	25. ABC
26. AB	27. CDE	28. ABCE	29. BD	30. ABCD
31. BCDE	32. ABCE	33. ABC	34. ACDE	35. ABCD
36. BDE	37. CDE	38. ABCD	39. CDE	40. ABC
41. CDE	42. ABC	43. ABCD	44. ABC	45. ABCD
46. BCD	47. ABDE	48. BCD	49. ABC	50. ABC
51. ABCD	52. ABCD	53. ABC	54. ABCD	55. ABC
56. ACDE	57. CDE	58. DE	59. BCDE	60. ACE
61. ACE	62. ABD	63. ABC	64. ABCD	65. AB
66. ABCD	67. ABC	68. AC	69. AB	70. ABC
71. ABC	72. ABC	73. ACDE	74. AB	75. ABCD
76. ABCD	77. ABC	78. CE		

第八章　自身免疫性疾病

一、A1 型题

1. 在系统性红斑狼疮（SLE）的肺受累中，最常见的为（　　）。

A. 胸膜炎　　B. 间质性肺炎
C. 急性狼疮肺炎　　D. 肺动脉高压
E. 肺栓塞

2. 下列哪种疾病主要累及肾小球（　　）。

A. 多发性肌炎　　B. 类风湿关节炎
C. 骨关节炎　　D. 系统性红斑狼疮
E. 干燥综合征

3.（　　）是系统性红斑狼疮最常见且严重的临床表现之一。

A. 狼疮性肾炎　　B. 原发性血管炎
C. 过敏性紫癜肾炎　　D. 干燥综合征
E. 硬皮病

4. 下列不能作为系统性红斑狼疮临床活动指标的是（　　）。

A. 血白细胞计数降低、低补体血症、抗 dsDNA 抗体阳性
B. 皮肤黏膜损害
C. 血管炎
D. 明显血尿
E. 大量蛋白尿

5. 以下关于系统性红斑狼疮的临床表现说法，错误的是（　　）。

A. 可出现腹水，为渗出液
B. 可与类风湿关节炎同时存在
C. 可出现急进性肾炎、肾病综合征，但不引起尿毒症
D. 可有心肌炎、心包炎或二尖瓣赘生物形成
E. 可出现脑膜炎或精神分裂症

6. 在育龄女患者中，能引起继发性肾病综合征的常见疾病是（　　）。

A. 过敏性紫癜肾炎　　B. 原发性肾小球肾病

C. 系统性红斑狼疮
D. 糖尿病肾病
E. 肾淀粉样变

7. 系统性红斑狼疮最具有标志性意义的抗体是（　　）。
A. 抗核糖核蛋白（RNP）抗体
B. 抗双链 DNA 抗体
C. 抗 Scl-70 抗体
D. 抗 Sm 抗体
E. 抗 Jo-1 抗体

8. 下列不属于抗核抗体谱的是（　　）。
A. 抗磷脂抗体
B. 抗单链 DNA 抗体
C. 抗双链 DNA 抗体
D. 抗 RNP 抗体
E. 抗 Jo-1 抗体

9. 关于抗核抗体（ANA）的叙述不正确的是（　　）。
A. 可见于正常人
B. >1∶20 即有诊断意义
C. 可见于系统性红斑狼疮
D. 可见于慢性活动性肝炎
E. 其效价与病情活动程度不平行

10. 在下列肾脏疾病中，哪种用包括皮质激素在内的免疫抑制剂治疗可获得改善（　　）。
A. 微小病变，局灶节段性肾小球硬化，低补体的系膜毛细血管性肾小球肾炎
B. 局灶节段性肾小球硬化，急性链球菌感染后肾小球肾炎，系统性红斑狼疮
C. 系统性红斑狼疮，急性肾的同种异体移植物的排斥反应，微小病变
D. Wegener 肉芽肿，薄基底膜肾病，进行性系统性硬化症
E. 急性肾的同种异体移植物的排斥反应，局灶节段性肾小球硬化，遗传性肾炎（Alport 综合征）

11. 下列自身抗体中，对诊断系统性红斑狼疮的特异性最高的是（　　）。
A. 抗 Sm 抗体
B. 抗 ds-DNA 抗体
C. ANA
D. 抗 SSA 抗体
E. 抗 Jo-1 抗体

12. 下列描述中不是系统性红斑狼疮的典型临床表现的为（　　）。
A. 蝶形红斑
B. 多发性口腔溃疡
C. 雷诺现象
D. 光过敏
E. 肾小管酸中毒

13. 成人系统性红斑狼疮的典型表现是（　　）。
A. 发热，白细胞计数低，皮疹
B. 不发热，白细胞计数低，皮疹
C. 发热，白细胞计数高，皮疹
D. 不发热，白细胞计数高，皮疹
E. 发热，白细胞计数高，无皮疹

14. 系统性红斑狼疮的诊断标准包括（　　）。
A. 发热
B. 口腔溃疡

C. 类风湿因子(+)
D. 脱发
E. 抗 RNP 抗体(+)

15. 系统性红斑狼疮免疫异常的核心是（　　）的产生。
A. 自身抗体
B. 免疫抗体
C. 非自身抗体
D. 复杂抗体
E. 细胞抗体

16. 狼疮性肾炎的特征性病理改变是（　　）。
A. 内皮细胞增生
B. 呈“满堂亮”现象
C. 上皮细胞增生
D. 中性粒细胞浸润
E. 巨噬细胞浸润

17. 对狼疮性肾炎具有诊断价值的形态特征是（　　）。
A. 免疫球蛋白沉积
B. 补体沉积
C. 系膜细胞增生
D. 电子致密物沉积
E. 苏木素小体

18. 狼疮性肾炎的非活动性病理指标为（　　）。
A. 肾小球细胞弥漫增生
B. 肾小球毛细血管袢节段性坏死
C. 肾小球基底膜增厚
D. 大量免疫复合物呈“白金耳”现象
E. 微血栓形成

19. 狼疮性肾炎慢性化病理指标不包括（　　）。
A. 肾小球硬化
B. 纤维性新月体
C. 肾小管萎缩
D. 肾间质纤维化
E. 肾间质水肿

20. 对于细胞性新月体性狼疮性肾炎首先采用的治疗是（　　）。
A. 甲泼尼龙冲击治疗
B. 环磷酰胺冲击治疗
C. 泼尼松口服
D. 环磷酰胺口服
E. 休息

21. 下列不能作为狼疮性肾炎活动性指标的是（　　）。
A. 间质炎症细胞浸润
B. 存在“白金耳”现象
C. 核碎裂，苏木素小体
D. 微血栓形成
E. 肾小动脉壁玻璃样变性

22. 不属于活动期狼疮性肾炎肾病理改变的是（　　）。
A. 毛细血管内皮细胞增生
B. 核碎裂
C. 内皮下嗜复红蛋白沉积
D. 球囊粘连
E. 间质炎症细胞浸润

23. 下列是确诊系统性红斑狼疮和判断活动性有参考价值的标记性抗体的是（　　）。
A. 抗 SSA（Ro）抗体
B. 抗 RNP 抗体
C. 抗 Sm 抗体
D. 抗 dsDNA 抗体
E. 抗磷脂抗体

24. 下列不是狼疮性肾炎的肾组织慢性病变的是（　　）。
A. 肾小球硬化
B. 透明血栓
C. 纤维性新月体
D. 肾间质纤维化
E. 肾小管萎缩

25. WHO 将狼疮性肾炎分为六型，预后较差的是（　　）。
A. Ⅰ型正常或轻微病变型，Ⅱ型系膜病变型
B. Ⅲ型局灶节段增殖型，Ⅱ型系膜病变型
C. Ⅴ型膜性病变型，Ⅳ型弥漫增殖型
D. Ⅳ型膜性病变型，Ⅵ型肾小球硬化型
E. Ⅵ型肾小球硬化型，Ⅴ型膜性病变型

26. 下述不符合狼疮性肾炎表现的是（　　）。
A. 多见于年轻女性
B. 常有心、肝、关节、皮肤等多系统损害
C. 肾炎综合征
D. 血浆球蛋白增高，蛋白电泳以 α 球蛋白增高为主
E. 血中可找到狼疮细胞

27. 肾炎性肾病与单纯性肾病的区别是（　　）。
A. 水肿明显
B. 胆固醇增高
C. 血浆白蛋白降低明显
D. 有血尿、高血压
E. 大量蛋白尿

28. 狼疮性肾炎一般不表现为（　　）。
A. 肾病综合征
B. 肾盂肾炎
C. 慢性肾炎综合征
D. 急进性肾炎
E. 慢性肾衰竭

29. 能引起肾病综合征的疾病是（　　）。
A. 隐匿性肾炎
B. 间质性肾炎
C. 急性肾盂肾炎
D. 慢性肾盂肾炎
E. 狼疮性肾炎

30. 系统性红斑狼疮可检测到的自身抗体中与新生儿狼疮有关的是（　　）。
A. 抗 SSA 抗体
B. 抗 SSB 抗体

C. 抗 ACL 抗体　　D. 抗 Sm 抗体
E. 抗 RNP 抗体

31. 关于狼疮带试验的叙述，不正确的是（　　）。
A. 用间接免疫荧光法　　B. 取腕上方伸侧的正常皮肤
C. 取红斑皮损部位的皮肤　　D. 真皮与表皮交界处可见 IgG 沉积带
E. 真皮与表皮交界处可见 IgM 沉积带

32. 系统性红斑狼疮可检测到的自身抗体中与习惯性流产有关的是（　　）。
A. 抗 RNP 抗体　　B. 抗 Sm 抗体
C. 抗 SSA 抗体　　D. 抗 ACL 抗体
E. 抗 dsDNA 抗体

33. 目前临床应用较多的抗磷脂抗体有（　　）。
A. 抗心磷脂抗体　　B. 抗肝磷脂抗体
C. 抗肺磷脂抗体　　D. 抗肾磷脂抗体
E. 抗脑磷脂抗体

34. 目前系统性红斑狼疮不常进行的检查是（　　）。
A. 肾穿刺　　B. 找 SLE 细胞
C. 抗核抗体（ANA）　　D. 抗双链脱氧核糖核酸（ds-DNA）抗体
E. 抗 Sm 抗体

35. 对诊断类风湿关节炎最有意义的关节外表现是（　　）。
A. 胸膜炎和心包炎　　B. 肺间质病变
C. 贫血　　D. 皮肤血管炎及溃疡
E. 皮下结节

36. 系统性红斑狼疮的诊断标准包括（　　）。
A. 发热　　B. 网状青斑
C. 癫痫　　D. 雷诺现象
E. 脱发

37. 狼疮危象是指急性的危及生命的重症（　　）。
A. 系统性红斑狼疮　　B. 狼疮性肾炎
C. 原发性血管炎　　D. 梗阻性肾病
E. 过敏性紫癜

38. 类风湿关节炎（RA）的早期手和腕的 X 线检查表现有（　　）。
A. 早期的 X 线表现包括软组织肿胀、关节周围骨质脱钙、关节间隙均匀变窄
B. 指关节和近端指间关节间隙消失
C. 关节面的边缘由于骨质吸收及早期的侵蚀性损伤而变模糊不清

D. 磁共振检查可以发现更早期的侵蚀性病变

E. 多有骨骼受累，呈大小不等、穿凿样溶骨性损害

39. 有关类风湿关节炎（RA）晨僵描述，不正确的是（　　）。

A. 晨僵常为 RA 非常突出的临床表现

B. 出现晨僵的原因可能由于在睡眠或活动减少时，水肿液蓄积在炎性组织中的缘故

C. 随着肌肉的收缩、水肿液被淋巴管和小静脉所吸收，晨僵也随着缓解

D. 当 RA 病情缓解时，晨僵渐渐消失，它是评估 RA 活动的指标之一

E. RA 晨僵多出现于青少年患者

40. 对类风湿结节描述错误的是（　　）。

A. 类风湿结节是类风湿关节炎的一个最具特征的关节外病理损害

B. 最常见于前臂受压的伸面

C. 几乎所有伴有类风湿结节的类风湿关节炎患者均为 RF 阳性

D. 类风湿结节形成初期的组织形态不具有肉芽组织的特征

E. 结节存在表示类风湿关节炎活动

41. 以下不属于类风湿关节炎临床特征的是（　　）。

A. 对称性关节肿痛　　B. 近端指间关节肿痛

C. 腕关节肿痛　　D. 远端指间关节肿痛

E. 掌指关节肿痛

42. 以下不是风湿性疾病关节、脊柱 X 线摄片检查目的的是（　　）。

A. 各种关节炎的诊断、鉴别诊断　　B. 疾病严重性分期

C. 治疗效果的判断　　D. 随访病情演变

E. 发现关节周围软组织病变

43. 类风湿关节炎最常见的起病方式是（　　）。

A. 急性多关节炎　　B. 慢性多关节炎

C. 急性单关节炎　　D. 慢性单关节炎

E. 低热、乏力及关节痛

44. 下列不会导致药物性狼疮的是（　　）。

A. 普鲁卡因胺　　B. 硝苯地平

C. 异烟肼　　D. 肼屈嗪

E. 苯妥英钠

45. 以下关于类风湿结节特点的说法，错误的是（　　）。

A. 直径数毫米至数厘米

B. 质硬

C. 有压痛

D. 常出现在关节伸侧受压部位的皮下组织

E. 对称性

46. 雷诺现象的皮肤颜色变化顺序为（　　）。

A. 红-白-紫　　B. 紫-红-白

C. 紫-白-红　　D. 红-紫-白

E. 白-紫-红

47. 类风湿关节炎的诊断标准不包括（　　）。

A. 晨僵至少 1 小时、（>6 周）和 2、3 个或 3 个以上关节肿（>6 周）

B. 腕、掌指关节或近端指间关节（>6 周）和对称性关节肿（>6 周）

C. 皮下结节和手 X 线片改变

D. 类风湿因子阳性（效价 >1：32）

E. 形成初期的组织形态不具有肉芽组织的特征

48. 类风湿关节炎常见三种肺部病变是（　　）。

A. 肺间质病变、肺类风湿结节、胸膜炎

B. 肺实质病变、肺类风湿结节、胸膜炎

C. 肺炎、肺脓肿、胸膜炎

D. 支气管扩张、肺类风湿结节、胸膜炎

E. 肺类风湿结节、胸膜炎、肺炎

49. 以下关于类风湿关节炎治疗目的的说法，错误的是（　　）。

A. 减轻症状

B. 控制病情的发展，减少关节破坏，以达到较长时间的临床缓解

C. 尽可能保持受累关节的功能

D. 促进已破坏的关节骨的修复，并改善其功能

E. 控制和预防败血症

50. 以下哪种疾病伴有肾损害时最不适合做肾活检确定诊断（　　）。

A. 系统性红斑狼疮　　B. 结节性多动脉炎

C. 多发性骨髓瘤　　D. 淀粉样变性

E. 类风湿关节炎

51. 类风湿关节炎中与疾病活动性密切相关的关节外表现是（　　）。

A. 肺间质纤维化　　B. 类风湿结节

C. 脾大　　D. 胸痛

E. 上腹不适

52. 类风湿关节炎的诊断标准中关于 X 线表现的最低要求是（　　）。

A. 骨质疏松和关节间隙变窄　　B. 滑膜炎

C. 血管　　D. 骨质疏松

E. 骨性强直

53. 甲氨蝶呤治疗类风湿关节炎的剂量和用法正确的是（　　）。

A. 10mg，每周一天，分一次或两次服

B. 50mg，每周一天，分一次或两次服

C. 10mg，每日，分一次或两次服

D. 50mg，每日，分一次或两次服

E. 100mg，每日，每四周静脉注射一次

54. 对类风湿关节炎血管炎描述，正确的是（　　）。

A. 类风湿关节炎血管炎是常见的关节外病变，血管炎是类风湿关节炎严重的表现

B. 类风湿关节炎血管炎主要累及小动脉，亦可侵犯微静脉

C. 病理特征为坏死性全层动脉炎，病变有时与典型的结节性多动脉炎无区别

D. 血管炎的发生认为是免疫复合物在血管沉积所致

E. 血管炎可发生在类风湿关节炎患者关节外的任何组织

55. 类风湿关节炎引起的贫血（　　）。

A. 不经常发生，但很严重　　B. 常常需要输血

C. 血清铁增加　　D. 25% 为缺铁性，铁剂治疗无效

E. 骨髓为再障表现

56. 以下通过胎盘时不可被灭活的糖皮质激素是（　　）。

A. 泼尼松　　B. 甲泼尼松

C. 氢化可的松　　D. 可的松

E. 地塞米松和倍他米松

57. 环磷酰胺治疗狼疮性肾炎时应采取以下措施，除了（　　）。

A. 密切注意肝功变化　　B. 白细胞减少时应停药

C. 年轻男性慎用此药物　　D. 补充大量液体防止静脉炎发生

E. 有消化道反应时可对症治疗

58. 狼疮性肾炎的病理表现中（　　）对药物治疗反应不佳。

A. 细胞性新月体　　B. 纤维性新月体

C. 透明血栓　　D. 肾间质炎性浸润

E. 肾小球坏死

59. 轻型肾外狼疮活动的治疗，使用抗疟药的主要不良反应是（　　）。

A. 消化性溃疡　　B. 肾、肝功能不良反应

C. 眼底病变　　D. 出血

E. 高血脂

60. 重型肾外狼疮活动的治疗，维持巩固治疗目的在于（　　）。

A. 迅速控制病情　　B. 阻止或逆转内脏损害

C. 力求疾病完全缓解　　D. 抗感染

E. 用最少的药物防止疾病复发

61. 妊娠大概率诱发系统性红斑狼疮活动发生在（　　）。

A. 妊娠早期　　B. 妊娠中期

C. 妊娠晚期　　D. 妊娠早期或产后 6 周

E. 妊娠晚期或产后 6 周

62. 满足下列哪些条件，系统性红斑狼疮可以安全妊娠（　　）。

A. 无重要脏器严重损害　　B. 病情稳定一年或以上

C. 细胞毒免疫抑制停药半年　　D. 激素仅用小剂量维持

E. 同时符合以上条件

63. 狼疮性肾炎妇女妊娠时正在使用激素或硫唑嘌呤，妊娠期间或至少妊娠前（　　）药物不要减量。

A. 1 周　　B. 半个月

C. 1 个月　　D. 2 个月

E. 3 个月

64. 原发性小血管炎常见的肾脏病理改变为（　　）。

A. 毛细血管内增生性肾小球肾炎

B. 局灶性节段性肾小球硬化

C. 系膜毛细血管性肾小球肾炎

D. 节段性纤维素样坏死性和（或）新月体肾小球肾炎

E. 系膜增生性肾小球肾炎

65. 原发性小血管炎不包括（　　）。

A. 显微镜下多血管炎　　B. 韦格纳肉芽肿

C. 变应性肉芽肿性血管炎　　D. 结节性多动脉炎

E. 局灶节段坏死性肾小球肾炎

66. 原发性小血管炎肾损害的特征性病理表现为（　　）。

A. 寡免疫复合物性局灶节段坏死性肾小球肾炎

B. 系膜增生性肾小球肾炎

C. 膜增生性肾小球肾炎

D. 膜性肾病

E. 局灶性肾小球硬化

67. 目前认为多血管炎（MPA）的发生与接触或吸入含（　　）物质密切相关。
A. 磷
B. 铁
C. 硅
D. 金
E. 银

68. 以下原发性小血管炎的病理表现叙述，错误的是（　　）。
A. 免疫病理无或仅有少量免疫球蛋白或补体成分在病变处沉积
B. 光学显微镜检查表现为小血管节段性纤维素样坏死
C. 病变静止期或慢性期则可见小血管壁纤维化而引起管腔狭窄
D. 在急性期，病变常伴有小血管细胞浸润和（或）小血管细胞核碎裂
E. 在急性期，病变常伴有中性粒细胞浸润和（或）中性粒细胞核碎裂

69. 原发性小血管炎的临床表现复杂多样，表现多为（　　）。
A. 贫血
B. 高血压
C. 多器官系统受累
D. 免疫性炎症
E. 弥漫性结缔组织病

70. 肉芽肿性多血管炎（GPA）最常见的皮肤表现为（　　）。
A. 红斑
B. 斑疹
C. 瘀点
D. 紫癜
E. 丘疹

71. 嗜酸性肉芽肿性多血管炎的特征性表现是（　　）。
A. 上呼吸道病变
B. 肺病变
C. 肾病变
D. 呼吸道过敏性症状
E. 发热

72. 以下原发性小血管炎的肾脏表现叙述，错误的是（　　）。
A. 常在清晨起床时眼睑水肿
B. 下肢及阴囊部水肿也常较显著
C. 常表现为不同程度的肾功能不全
D. 低血压
E. 少尿或无尿

73. 有助于诊断原发性小血管炎肾损害的检查是（　　）。
A. 抗核抗体
B. 类风湿因子
C. 冷球蛋白
D. 抗中性粒细胞胞质抗体
E. 抗心磷脂抗体

74. 抗中性粒细胞核周抗体（p-ANCA）的靶抗原为（　　）。
A. 蛋白酶-3
B. 髓过氧化物酶
C. 人白细胞弹力蛋白酶
D. 乳铁蛋白
E. 抗杀菌/通透性增高蛋白

75. 常用于检测抗核抗体（ANA）的实验方法为（　　）。

A. 酶联免疫吸附法（ELISA）　　B. 间接免疫荧光法

C. 胶体金标记和快速膜渗滤技术　　D. 乳胶颗粒凝集实验

E. Western Blot 法检测

76. 以下关于原发小血管炎肾损害血常规检查的叙述错误的是（　　）。

A. 伴或不伴正常细胞性贫血　　B. 常有血白细胞数增多

C. 中性粒细胞比例增高　　D. 常有血红细胞数增多

E. 易误诊为细菌感染

77. 以下关于原发小血管炎肾损害尿液检查的叙述，错误的是（　　）。

A. 血尿、蛋白尿、细胞管型

B. 显微镜检查可见多数畸形红细胞

C. 肾小球源性血尿

D. 血尿的程度常常与肾脏炎症反应的程度呈反比

E. 尿蛋白的量通常达不到肾病综合征范围

78. 以下关于原发小血管炎肾损害的血生化检查的叙述错误的是（　　）。

A. 血尿素氮、肌酐升高　　B. 高钾血症

C. 高磷血症　　D. 高钙血症

E. 酸中毒

79. 肉芽肿性多血管炎的病变中呈现肉芽肿性炎性的特征性是（　　）。

A. 坏死带在病变组织中分布不均　　B. 光镜低倍镜下呈地图样

C. 边缘呈波状或锯齿状　　D. 中性粒细胞及单核细胞浸润

E. 嗜碱性坏死周围环绕栅栏状细胞

80. 下列关于显微镜下多血管炎的叙述，错误的是（　　）。

A. 最常见累及肾脏　　B. 可累及肺

C. 可累及皮肤和关节　　D. 约 80% 患者 cANCA 阳性

E. cANCA 和 pANCA 的比例大于 2∶1

81.（　　）适用于有重要脏器受损的原发小血管炎肾损害重症患者诱导治疗初期。

A. 硫唑嘌呤　　B. 甲泼尼龙冲击疗法

C. 血浆置换　　D. 糖皮质激素联合甲氨蝶呤

E. 小剂量糖皮质激素联合静脉 CTX

82.（　　）的出现是决定原发小血管炎肾损害患者生存的最重要因素。

A. 血肌酐水平降低　　B. 肺出血

C. 红细胞计数增加　　D. 肾脏病变的严重程度

E. 白细胞计数增加

83. 影响原发小血管炎肾损害预后的关键是（　　）。

A. 及早治疗　　B. 保护受累脏器

C. 防止后遗症　　D. 抗感染

E. 切除病原体

84. 过敏性紫癜肾炎属于（　　）免疫反应。

A. Ⅰ型　　B. Ⅱ型

C. Ⅲ型　　D. Ⅳ型

E. Ⅴ型

85. 下列属于继发性肾脏疾病的是（　　）。

A. 急性肾小球肾炎　　B. 急进性肾小球肾炎

C. 过敏性紫癜性肾炎　　D. 隐匿性肾小球肾炎

E. 慢性肾小球肾炎

86. 慢性肾炎与过敏性紫癜肾炎的鉴别点是（　　）。

A. 高血压程度　　B. 血尿程度

C. 肾功能损害程度　　D. 水肿程度

E. 既往过敏性紫癜史

87. 以下病变可引起补体下降，除了（　　）。

A. 系统性红斑狼疮　　B. 急性链球菌感染后肾小球肾炎

C. 感染性心内膜炎　　D. 过敏性紫癜

E. 乙肝相关肾炎

88. 与 IgA 肾病临床表现、免疫病理完全相同的病变为（　　）。

A. 系膜增生性肾炎　　B. 系膜毛细血管性肾炎

C. 过敏性紫癜　　D. 肝硬化性肾小球病变

E. 系统性红斑狼疮

89. 以下哪一种是引起儿童继发性肾病综合征的常见原因（　　）。

A. 微小病变肾病　　B. 过敏性紫癜肾炎

C. 肾静脉血栓　　D. 糖尿病肾病

E. 狼疮性肾炎

90. 紫癜性肾炎患者应强调（　　）以判断病情和指导治疗。

A. 临床与病理相结合　　B. 临床表现

C. 组织学表现　　D. 血液表现

E. 尿液表现

91. 抗中性粒细胞胞质抗体胞质型（c-ANCA）与下列哪一种疾病最相关（　　）。

A. Wegener 肉芽肿　　B. 结节性多动脉炎

C. Churg-Strauss 综合征
D. 特发性新月体肾小球肾炎
E. 肺肾综合征

92. 下列最适合糖皮质激素冲击治疗的是（　　）。
A. 肾病综合征
B. 急性肾小球肾炎，尿蛋白<1.0g/24h
C. 糖尿病肾病
D. 慢性肾小球肾炎，尿蛋白<1.0g/24h
E. 急性肾盂肾炎

93. 下列对于过敏性紫癜肾炎的治疗说法，不正确（　　）。
A. 有过敏症状者，可予抗过敏治疗
B. 停用一切可疑的过敏药物及食物，避免接触可疑过敏原
C. 即使肾脏病变轻微，也需予糖皮质激素联合细胞毒药物治疗
D. 达到新月体肾炎诊断标准者，予强化免疫抑制疗法
E. 终末期肾衰竭患者可予透析及肾移植治疗

94. 干燥综合征可累及肾脏，以（　　）为主。
A. 肾小体间质损害
B. 肾小管间质损害
C. 集合管间质损害
D. 小血管炎肾损害
E. 肾小管损害

95. 在裂隙灯下观察角膜表面出现第一个泪膜缺损的时间，正常人大于（　　）。
A. 20s
B. 10s
C. 30s
D. 40s
E. 50s

96. 正常人 15 分钟内收集自然流出的涎液量为（　　）。
A. <1.5ml
B. >1.5ml
C. >0.5ml
D. >1ml
E. <1ml

97. 风湿性疾病活检组织病理改变对诊断有决定性意义，并有指导治疗的作用。如唇腺活检有助于（　　）。
A. 诊断干燥综合征
B. 诊断系统性红斑狼疮
C. 诊断类风湿关节炎
D. 诊断皮肌炎
E. 辅助诊断狼疮性肾炎

98. 干燥综合征的预后不良，（　　）的发生率较高。
A. 血管坏死
B. 肉芽肿性坏死
C. 淋巴瘤
D. 细胞瘤
E. 肿瘤

99. 下列有关硬化性肾小球肾炎的描述，错误的是（　　）。
    A. 75% 的肾小球球性硬化
    B. 大部分肾单位硬化和萎缩，部分肾单位代偿性肥大
    C. 颗粒性固缩肾
    D. 肾盂扩张，肾实质萎缩
    E. 肾间质纤维化、肾小动脉硬化

100. 以下关于硬皮病叙述，错误的是（　　）。
    A. 以局限性或弥漫性皮肤增厚和纤维化为特征的
    B. 可影响心、肺、肾
    C. 局限性硬皮病的病变主要局限在皮肤，内脏不受累
    D. 系统性硬化症中的弥漫性硬皮病累及多系统
    E. 局限性硬皮病中的弥漫性硬皮病累及多系统

101. 硬化性肾小球肾炎的主要病理特点是（　　）。
    A. 肾间质纤维化
    B. 肾小管萎缩
    C. 部分肾小球硬化、肾小管萎缩和肾间质纤维化
    D. 大部分肾小球硬化、肾小管萎缩和肾间质纤维化
    E. 入球小动脉玻璃样变性

102. 肾盂肾炎与慢性硬化性肾炎光镜下病变主要的区别是（　　）。
    A. 肾小球代偿性肥大
    B. 肾小囊周围纤维化
    C. 肾小动脉硬化
    D. 肾小管扩张
    E. 肾间质纤维化

103. 硬皮病的诊断条件是（　　）。
    A. 手指及掌指关节近端皮肤增厚
    B. 双肺基底部纤维化
    C. 由于缺血导致指尖凹陷性瘢痕或指垫消失
    D. 发热
    E. 血尿

104. ACEI 治疗硬皮病肾危象成功的关键在于（　　）。
    A. 阻止皮肤和脏器受累
    B. 尽早用药，持续用药
    C. 防止后遗症
    D. 抗感染
    E. 挽救生命

105. 硬皮病预后与（　　）有关。
    A. 病变的类型
    B. 病变的大小

C. 病变的位置
D. 病变的形状
E. 病变的速度

106. 多发性肌炎、皮肌炎的特异性抗体是（　　）。
A. 抗组蛋白抗体
B. 抗 Sm 抗体
C. 抗干燥综合征 B 抗原（SSB）抗体
D. 抗 Scl-70 抗体
E. 抗 Jo-1 抗体

107. 风湿性疾病的概念是指（　　）。
A. 系统性红斑狼疮
B. 类风湿关节炎
C. 风湿性关节炎
D. 累及关节及软组织的一组病因各异的疾病
E. 风寒痹症

108. 类风湿关节炎的遗传易感基因是（　　）。
A. HLA-DR4
B. HLA-DQ52
C. Jo-1
D. HLA-DR
E. PM

109. 下列哪种自身抗体属合成酶抗体（　　）。
A. 抗核抗体
B. 抗心磷脂抗体
C. 抗 Jo-1 抗体
D. 抗 SSA 抗体
E. 抗 SSB 抗体

110. 部分多发性肌炎、皮肌炎患者可有特征性抗自身抗体（　　）。
A. Jo-3 阳性
B. Jo-1 阴性
C. Jo-1 阳性
D. PM-Scl 阴性
E. 抗双链 DNA 阴性

111. 鉴别多发性肌炎与其他风湿性疾病引起的肌炎的最可靠方法是（　　）。
A. 病因学分析
B. 病理学检查
C. 临床症状特点
D. 特异性抗体检测
E. 肌电图检查

112. 多发性肌炎、皮肌炎的首先治疗方案是（　　）。
A. 钙通道阻滞药
B. 血管扩张药哌唑嗪
C. 质子泵抑制药
D. 足量糖皮质激素
E. 四环素

113. 足量糖皮质激素治疗多发性肌炎、皮肌炎有效后（　　）应缓慢减量维持治疗以防复发。

A. 1~2 周
B. 2~3 周
C. 3~4 周
D. 4~8 周
E. 8~10 周

114. 足量糖皮质激素治疗多发性肌炎、皮肌炎无效或不能减量者需及早合用（　　）。

A. 钙通道阻滞药
B. 血管扩张药哌唑嗪
C. 质子泵抑制药
D. 免疫抑制剂
E. 四环素

115. 贝赫切特病（白塞病）基本病理改变为（　　）。

A. 血管炎
B. 中性粒细胞浸润
C. 红细胞破碎
D. 肉芽肿性坏死性
E. 大量嗜酸性粒细胞组织浸润

116. 白塞病好发于（　　）。

A. 年轻人
B. 老年人
C. 儿童
D. 中年人
E. 婴儿

117. 白塞病的主要诊断依据（　　）。

A. 典型的临床表现
B. HLA-B27（+）
C. 抗 Sm 抗体(+)
D. ANA（+）
E. 抗 RNP 抗体(+)

118.（　　）是诊断混合性结缔组织病必不可少的条件。

A. 高效价斑点型 ANA
B. 高效价抗 UIRNP 抗体阳性
C. 抗 dsDNA
D. 抗 Sm
E. 抗 Ro

119. 混合性结缔组织病死亡原因中最重要的是（　　）。

A. 血管受累
B. 冠状动脉
C. 肺动脉高压
D. 硬皮病肾危象
E. 慢性肾衰竭

二、A2 型题

1. 患者，女，29 岁，反复口腔溃疡、颜面部皮疹 5 年。实验室检查外周血白细胞及血小板减少，尿蛋白(+)，ANA 1 : 640。C3 减低，最可能的诊断为（　　）。

A. 系统性红斑狼疮
B. 混合结缔组织病

C. 重叠综合征　　D. 复发性口腔溃疡

E. 白塞病

2. 成年男尸，双肾明显缩小。表面呈细颗粒状，质硬，切面皮质明显变薄。病理诊断最大可能是（　　）。

A. 慢性肾盂肾炎　　B. 膜性肾炎

C. 膜性增生性肾炎　　D. 慢性硬化性肾炎

E. IgA 肾病

3. 患者，女，50 岁，7 天来双下肢肿、尿少、恶心、呕吐、视物模糊。血压 190/138mmHg，面部表情呆板，手皮肤厚，ESR 48mm/第 1 小时末。尿蛋白(+++)，尿沉渣红细胞 5~8/HP，血清肌酐 600μmol/dl，双肾大。最可能的诊断为（　　）。

A. 急性肾小管坏死　　B. 骨髓瘤肾病

C. 急性肾炎　　D. 肾淀粉样变性病

E. 硬皮病肾危象

4. 患者，男，15 岁，因腹痛来院就诊，双下肢出现对称性成片状小出血点，尿常规发现血尿(+++)。最可能的诊断为（　　）。

A. 肾血管畸形　　B. 过敏性紫癜性肾炎

C. 肾绞痛　　D. 急性肾盂肾炎

E. 肾下垂

5. 患者，女，18 岁，突起腹痛、腹泻，伴双下肢关节痛．水肿及尿量减少。查体：血压 145/90mmHg，双下肢有多数出血点，尿蛋白(++)，红细胞(+++)/HP，尿比重 1.022，血尿素氮 12mmol/L，血肌酐 220μmol/L。最可能的诊断为（　　）。

A. 急性肾炎　　B. 急进性肾炎

C. 狼疮性肾炎　　D. 遗传性肾炎

E. 过敏性紫癜性肾炎

6. 患者，男，28 岁，2 个月来反复出现紫癜，以双下肢为多，对称，稍隆起，束臂试验阴性，血小板计数 160×10^9/L，尿蛋白(++)，红细胞满视野，颗粒管型偶见。最可能的诊断为（　　）。

A. 急性肾炎　　B. 血小板减少性紫癜肾损害

C. 过敏性紫癜肾损害　　D. Evans 综合征

E. 血栓性血小板减少性紫癜

7. 患者，男，16 岁，起病前曾有上呼吸道感染，继而双下肢出现红色针尖状出血性皮疹。约 1 个月以后出现蛋白尿(++++)，符合肾病综合征诸项表现。肾活检显示弥漫性系膜细胞增生和基质增多，伴 IgA 为主的沉积物。最可能的诊断为（　　）。

A. 紫癜性肾炎　　B. IgA 肾病

C. 系膜增生性肾炎　　D. Sjgren 综合征

E. 多动脉炎

8. 患者，女，20 岁。上呼吸道感染后 1 周，出现腹痛和便血，经治疗后好转。在病程第 3 周出现蛋白(+++)，红细胞满视野，肾功能正常，血清补体正常。查体：未发现皮损。最可能的诊断为（　　）。

A. 链球菌感染后肾炎　　B. IgA 肾病

C. 紫癜性肾炎　　D. 急进性肾炎

E. 系膜毛细血管性肾炎

9. 患者，女，23 岁，反复关节疼痛、红肿，并出现黑便。尿红细胞满视野，尿蛋白(+)，ANA 阴性。最可能的诊断为（　　）。

A. 结节性多动脉炎　　B. 痛风

C. 系统性红斑狼疮　　D. 类风湿关节炎

E. 过敏性紫癜

10. 患者，男，67 岁，间断发热超过 1 个月，最高体温 38℃，伴关节痛、腹痛、双下肢皮疹，2 周前出现双下肢水肿，伴恶心、呕吐、胸闷。化验：血红蛋白 75g/L；尿 PRO (+++)，RBC 许多/HP；生化：Cr 560μmol/L，ALB 30g/L，p-ANCA (+)，ANA (-)。最可能的诊断为（　　）。

A. 结节性多动脉炎　　B. 显微镜下结节性多血管炎

C. 韦格纳肉芽肿　　D. 过敏性紫癜性肾炎

E. 狼疮性肾炎

11. 患者，女，26 岁，系统性红斑狼疮病史 4 年，病情不稳定。近来无明显诱因下出现持续性严重头痛，血压正常，不发热，神志清楚，头颅 CT 未见异常，各种镇痛治疗无效。最佳的治疗方案为（　　）。

A. 大剂量激素冲击　　B. 大剂量 CTX 冲击

C. 口服激素加量　　D. 甘露醇静滴

E. NSAID

12. 患者，女，32 岁，面部蝶形红斑、多关节痛、口腔溃疡 4 个月，发热 2 周。ANA +，抗 Sm 抗体 +，抗 SSA 抗体 +，血尿常规正常，胸片正常，目前无感染证据。最适合的治疗方案是（　　）。

A. 泼尼松 1mg/kg + NSAID　　B. 泼尼松 2mg/kg 以上

C. 泼尼松 1mg/kg + CTX　　D. 泼尼松 1mg/kg + NSAID + CTX

E. 泼尼松 1mg/kg + NSAID + 抗生素

13. 患者，男，18 岁，面部红斑，眼睑水肿 1 个月。化验：尿蛋白(+++)，尿白细胞 20 个/高倍视野，24 小时尿蛋白定量为 3.5g，肾穿刺活检提示为Ⅲ型狼疮性肾炎。最适合的治疗方案为（ ）。

A. NSAIDs + 环磷酰胺　　B. 羟氯喹 + 抗生素

C. 泼尼松 + 羟氯喹　　D. 泼尼松 + 环磷酰胺

E. 甲泼尼龙 1g/d 冲击治疗

14. 患者，男，19 岁，全身高度水肿，尿蛋白(++++)，红细胞 0~2/HP，ESR 40mm/h，尿 FDP (-)，内生肌酐清除率 120ml/min，血压 120/80mmHg，经应用泼尼松 30mg/d 治疗 2 周，病情未见改善，最适合的治疗方案为（ ）。

A. 改用地塞米松　　B. 改用泼尼龙

C. 泼尼松加量至 60mg/d　　D. 加用抗凝疗法

E. 加用环磷酰胺

15. 患者，女，20 岁，确诊系统性红斑狼疮超过 2 年。近日出现高热、乏力，外周血白细胞计数 $3.0\times10^9/L$，血小板计数 $40\times10^9/L$，血红蛋白 60g/L，尿蛋白(++++)，ALT、AST 明显增高，ANA 1∶640，血清球蛋白 40g/L，Coombs’试验(+)。目前较合适的治疗方案是（ ）。

A. 输血小板和洗涤红细胞

B. 输新鲜全血

C. 甲泼尼龙冲击加静脉注射大剂量丙种球蛋白 0.4g/(kg·d)，连用 3~5 天

D. CTX 冲击

E. 血浆置换

16. 患者，女，12 岁，畏寒发热伴咽痛 1 周，继而出现膝腕踝关节疼痛。查体：示咽红，扁桃体Ⅱ度肿大，心肺(-)，膝关节红肿，压痛明显，外周血白细胞 $17\times10^9/L$。ESR48mm/h，抗“O”效价 1∶1250，ANA 阳性。最可能诊断为（ ）。

A. 风湿性关节炎　　B. 坏死性血管炎

C. 系统性红斑狼疮　　D. 少年型类风湿关节炎

E. 创伤性关节炎

17. 患者，男，69 岁，近半年来右膝关节隐痛，白天活动后加重，X 线片示双膝关节间隙变窄，关节边缘有骨赘形成。最可能的诊断为（ ）。

A. 痛风　　B. 类风湿关节炎

C. 风湿性关节炎　　D. 骨关节炎

E. 感染

18. 患者，女，52 岁，类风湿关节炎 20 余年。双手花束样畸形，双髋关节严重屈曲畸形，肌肉萎缩，卧床不起，反复多关节疼痛，无肿胀，X 线示双髋关节融合，血尿常规，肝肾功能，ESR，CRP 均正常。最适合的治疗为（ ）。

A. NSAIDs　　B. 雷公藤多苷片

C. 外科治疗如髋关节置换术　　D. MTX + 氯喹 + SASP
E. MTX + 激素 + 青霉胺

19. 患者，男，61 岁，间断双膝关节痛 1 年，加重 3 个月，下楼时疼痛明显，走平地时疼痛不明显，休息后疼痛可缓解。查体：双膝轻度肿胀，浮髌试验(+)，可触及摩擦感。首选的检查为（　　）。
A. 双膝关节的 X 线片　　B. ESR
C. RF　　D. 肝功能
E. 关节腔穿刺抽液化验

20. 患者，女，33 岁，双手指关节疼痛伴晨僵半年。查体：双手第 2、3 近端指间关节呈梭形肿胀，活动受限。最可能的诊断是（　　）。
A. 风湿性关节炎　　B. 类风湿关节炎
C. 腱鞘炎　　D. 滑膜炎
E. 舍格伦综合征

21. 患者，男，56 岁，患类风湿关节炎 5 年，服用双氯芬酸（扶他林）50mg，每日 3 次。甲氨蝶呤（MTX）10mg/周和柳氮磺吡啶（SASP）0.75g，每日 3 次。治疗后病情稳定，已停用扶他林 2 个月。1 周前受凉后咽部不适，低热 37.5℃左右，双手关节肿痛，双肘部伸侧面出现蚕豆大小的结节，压痛明显。最可能的诊断是（　　）。
A. 急性上呼吸道感染，类风湿关节炎　　B. 类风湿关节炎活动期
C. 结节性红斑　　D. 药物性皮疹，类风湿关节炎
E. 骨关节炎

22. 患者，女，62 岁，间断双手远端指间关节疼痛 3 年，晨僵 30 分钟。查体：可见双手指的远端指间关节肿大结节。最可能的诊断为（　　）。
A. 类风湿关节炎　　B. 痛风
C. 骨关节炎　　D. 银屑病关节炎
E. 系统性红斑狼疮

23. 患者，女，50 岁，近 1 年来双手小关节反复肿痛，早晨起床时有僵硬感，约 10 分钟。查体：双手近端指间关节、远端指间关节伸侧可见皮下结节，有轻度压痛，无红肿。双手 X 线片：第Ⅱ、Ⅲ、Ⅳ近端指间关节、远端指间关节边缘骨赘形成。RF 阴性，ESR、CRP 均正常。最可能的诊断为（　　）。
A. 类风湿关节炎　　B. 骨性关节炎
C. 风湿性关节炎　　D. 系统性红斑狼疮
E. 反应性关节炎

24. 患者，女，23 岁，半年来水肿、少尿、贫血貌，血压 120/80mmHg，尿蛋白定量 3.6g/24h，红细胞 10~15/HP，白细胞 5~10/HP，1~2 颗粒管型，血红蛋白 60g/L，血白细胞

计数 3×10^9/L，血小板计数 60×10^9/L，血清蛋白电泳，γ 球蛋白升高，BUN 及 HCO_3^-。可能的诊断是（　　）。

A. 肾病综合征　　B. 慢性肾小球肾炎，急性发作

C. 慢性间质性肾炎　　D. 肾淀粉样变

E. 狼疮性肾炎

25. 患者，女，38 岁，间断皮疹、关节痛 2 年。化验：尿蛋白(++)，尿红细胞 5~10 个/HP，最可能的诊断是（　　）。

A. 急性肾小球肾炎　　B. 狼疮性肾炎

C. 慢性肾小球肾炎　　D. 原发性肾病综合征

E. IgA 肾病

26. 患者，女，20 岁，因“反复关节痛、眼睑水肿 2 年余”就诊。既往习惯性流产 2 次，娩出胎儿正常。查体：BP 140/90mmHg，颜面及双下肢水肿，双膝关节有肿胀，胸片示双侧胸腔积液。尿常规：蛋白 3+，红细胞 10/HP，ANA 1∶1000。如 ds-DNA (+)，最可能的诊断是（　　）。

A. 原发性肾病综合征　　B. 硬皮病肾损害

C. 类风湿关节炎肾损害　　D. 狼疮性肾炎

E. 妊娠相关性肾炎

27. 患者，女，53 岁，反复发作关节痛年余，水肿 1 个月入院。查体：血压 150/90mmHg，颜面及下肢明显水肿，双膝关节有肿胀及轻度压痛。血红蛋白 78g/L，白细胞计数 3.0 $\times10^9$/L，血小板计数 50×10^9/L，尿液检查蛋白(++++)，红细胞 10~20 个/HP，白细胞 5~10 个/HP，24 小时尿蛋白定量多 5.6g，为非选择性蛋白尿。ALT 50U，A/G = 30/40g/L，血清，IgG 22g/L。对诊断最有帮助的检查应是（　　）。

A. 肾功能检查　　B. 抗核抗体和 ds-DNA

C. 骨髓涂片　　D. HBV、HCV 血清标志及肝穿刺病理检查

E. 尿红细胞形态分析

28. 患者，女，26 岁，上呼吸道感染后 2 周出现水肿就诊。贫血外貌，尿检：蛋白(++++)，红细胞 5~10/HP，白细胞 3~8/HP，24h 尿蛋白定量 4.0g。血压及肾功能正常，血清补体明显下降，B 超示双肾大小正常，血清 ASO 正常，抗核抗体阳性，A/G：25/35g/L。此时应首先考虑的疾病为（　　）。

A. 急性链球菌感染后肾炎　　B. IgA 肾病

C. 慢性肾炎急性发作期　　D. 急进性肾炎

E. 狼疮性肾炎

29. 患者，女，30 岁，有反复流产史，近 2 个月月经量增多，下肢皮肤出现出血点。化验：血 WBC 3.8×10^9/L，PLT 50×10^9/L，ANA 1∶640，抗心磷脂抗体 ACL (+)，最可能的

诊断是（　　）。

A. 系统性红斑狼疮、继发抗磷脂综合征

B. 子宫肌瘤

C. 原发性抗磷脂综合征

D. 特发性血小板减少性紫癜

E. 重叠综合征

30. 患者，女，21 岁，四肢关节疼痛 7 个月，近 2 个月出现面颊部对称性红斑，反复发作口腔溃疡。外周血白细胞计数 $2.4\times10^9/L$，ESR 47mm/h。最可能的诊断是（　　）。

A. 类风湿关节炎　　B. 系统性红斑狼疮

C. 皮肌炎　　D. 白塞病

E. 风湿性关节炎

31. 患者，女，35 岁，反复口腔溃疡、雷诺现象 3 年，近 1 个月乏力、脱发、低热。化验：血小板计数 $38\times10^9/L$，ANA、抗 SSA、SSB 抗体阳性。最可能的诊断为（　　）。

A. 系统性红斑狼疮　　B. 白塞病

C. 干燥综合征　　D. 过敏性紫癜

E. 混合性结缔组织病

32. 患者，女，43 岁，反复口腔溃疡，乏力，口干，间断心悸。超声心动图提示心包积液，24 小时尿蛋白 0.5g，抗核抗体阳性。最可能的诊断为（　　）。

A. 干燥综合征　　B. 系统性硬化症

C. 类风湿关节炎　　D. 系统性红斑狼疮

E. 混合结缔组织病

33. 患者，女，28 岁，高热，口腔溃疡，多关节酸痛，盘状红斑，抗核抗体阳性，抗双链 DNA 抗体阳性，最可能的诊断为（　　）。

A. 系统性红斑狼疮活动期　　B. 类风湿关节炎

C. 白塞病　　D. 混合性结缔组织病

E. 紫癜性肾炎

34. 患者，男，39 岁，系统性红斑狼疮复诊，自感病情稳定，无异常症状和体征，ESR 10mm/h，抗核抗体 1∶160 阳性，抗 RNP 抗体阳性。最可能的诊断为（　　）。

A. 病情未稳定　　B. 病情活动

C. 轻度活动　　D. 病情稳定

E. 病情严重

35. 患者，女，23 岁，以肾病综合征起病入院。查体：血压正常，血 C3 低下，尿圆盘电泳为高分子蛋白尿，血清抗核抗体(+)，抗 ds-DNA 抗体(+)。最可能的诊断是（　　）。

A. 微小病变肾病　　B. 系膜毛细血管性肾炎

C. 局灶节段性肾小球硬化症　　D. 狼疮性肾炎

E. 系膜增生性肾炎

36. 患者，女，26岁，间断发热、关节痛半年。一周来皮疹、双下肢水肿。血压120/70mmHg，心界向左扩大，心尖部可闻及Ⅱ级收缩期吹风样杂音，肝脾不大。尿蛋白(+++)，红细胞6~8/HP。血浆蛋白25g/L，血蛋白电泳γ球蛋白30%，BUN12mmol/L。最可能的诊断是（　　）。

A. 慢性肾小球肾炎急性发作　　B. 过敏性紫癜伴肾损害

C. 类风湿关节炎伴肾损害　　D. 狼疮性肾炎

E. 风湿性心脏病，心力衰竭，肾淤血

37. 患者，女，28岁，水肿、关节痛2个月。化验：血ALB 25g/L，IgG低于正常，血沉120mm/h，ANA（±），尿蛋白(++++)，尿糖(+)，尿红细胞10~25个/HP，白细胞5~10个/HP。最可能的诊断为（　　）。

A. 慢性肾小球肾炎　　B. 急性肾小球肾炎

C. 糖尿病肾病　　D. 狼疮性肾炎

E. 紫癜性肾炎

38. 患者，女，26岁。反复口腔溃疡、关节痛2年，伴光敏感，2周前出现双下肢水肿。尿常规：PRO(+++)，RBC10~20/HP，血ANA(+)。肾穿刺病理：系膜细胞及基质轻度增生，内皮细胞增生，内皮下及上皮下嗜复红蛋白沉积，部分新月体形成。免疫荧光检查：IgA(++)，IgG(+++)，IgM(+++)，C1q(++)，C3(++)。最可能的诊断为（　　）。

A. 狼疮性肾炎Ⅲ型　　B. 狼疮性肾炎Ⅳ型

C. 狼疮性肾炎Ⅴ型　　D. 乙型肝炎病毒相关性肾炎

E. 特发性膜性肾病

39. 患者，女，28岁，因多次左下肢深静脉血栓就诊，既往有两次自然流产史。实验室检查显示PT延长。最可能的诊断是（　　）。

A. 抗磷脂抗体综合征　　B. 网状青斑

C. 多发性大动脉炎　　D. 结节性多动脉炎

E. 显微镜下多动脉炎

40. 患者，女，69岁，确诊类风湿关节炎20余年。近年来出现干咳，活动后呼吸困难，肺功能提示弥散功能障碍。最可能合并的疾病是（　　）。

A. 肺间质纤维化　　B. 胸膜炎

C. 肺炎　　D. 肺结核

E. 慢性心功能不全

三、A3/A4 型题

(1~4 题共用题干)

患者，女，31 岁，因“中度发热，全身肌痛，四肢关节肿痛，口腔溃疡 3 个月”来诊。实验室检查：血白细胞计数 $2.8\times10^9/L$，血红蛋白 92g/L；尿常规示红细胞 13 个/HP，尿蛋白(++)。

1. 最可能的诊断是（　　）。
   A. 类风湿关节炎　B. 败血症
   C. 皮肌炎　D. 系统性红斑狼疮
   E. 急性肾小球肾炎
2. 最需要进行的检查是（　　）。
   A. 腹部 CT
   B. 抗核抗体、抗双链 DNA 抗体、抗 Sm 抗体水平
   C. 抗 Scl-70 抗体水平
   D. 类风湿因子检测
   E. 尿细菌培养
3. 最可能出现的抗体是（　　）。
   A. 抗核抗体　B. 抗 Jo-1 抗体
   C. 抗 Scl-70 抗体　D. 类风湿因子
   E. 抗中性粒细胞胞质抗体
4. 为缓解病情，首选的药物是（　　）。
   A. 抗生素　B. 糖皮质激素联合环磷酰胺
   C. 非甾体抗炎药　D. 镇痛药
   E. 单用糖皮质激素

(5~7 题共用题干)

患者，女，18 岁，近 1 年来反复发作口腔溃疡，半年来双手遇冷时苍白，伴有疼痛，继之发紫，阳光照射后面部皮肤易出现红斑并伴瘙痒。医生怀疑其患有系统性红斑狼疮。

5. 确诊系统性红斑狼疮还需要的检查结果是（　　）。
   A. ESR (+)，RF (+)
   B. 狼疮细胞阳性
   C. 尿蛋白(+++)，ANCA (+)
   D. Coombs 试验(+)，PLT $8\times10^9/L$，WBC $3.0\times10^9/L$
   E. ANA 阳性，抗 ds-DNA 抗体阳性

6. 下列哪一项自身抗体与系统性红斑狼疮精神状况有关（　　）。

A. 抗 RNP 抗体　　B. PCNA

C. 抗 Hu 抗体　　D. 抗 SSA 抗体

E. 抗 Jo-1 抗体

7. 下列哪一项检查提示系统性红斑狼疮处于活动期（　　）。

A. ANA 呈斑点型阳性　　B. 抗 SSA 抗体

C. C3、CH50 降低，CIC 升高　　D. 抗 Sm 抗体阳性

E. RNP 抗体高效价阳性

（8~11 题共用题干）

患者，女，29 岁，因“反复关节痛、眼睑水肿 2 年余”就诊。既往习惯性流产 2 次，娩出胎儿正常。查体：血压 140/90mmHg，颜面及双下肢水肿，双膝关节有肿胀。胸片示双侧胸腔积液。尿常规示蛋白(+++)，RBC 10/HP，ANA 1：1000。

8. 假设肾穿刺活检结果如下：免疫荧光示 IgG (++)，IgA (+++)，IgM (++)，C3 (++)，C1q (++)，光镜示肾小球系膜细胞和基质轻度增生，基底膜增厚，系膜区、基底膜和上皮下嗜复红蛋白沉积，弥漫钉突及节段性链环状结构形成，其中 1 个细胞纤维性小新月体形成。最可能的诊断为（　　）。

A. 狼疮性肾炎Ⅰ型　　B. 狼疮性肾炎Ⅱ型

C. 狼疮性肾炎Ⅲ型　　D. 狼疮性肾炎Ⅳ型

E. 狼疮性肾炎Ⅴ型

9. 假设患者正规治疗 1 年后突发胸痛、胸闷，查血常规示中度贫血，血小板低，尿蛋白 1g/L，肾功正常，CK-MB、TnT 正常，D 二聚体升高。最可能的诊断为（　　）。

A. 急性左心衰竭　　B. 胸腔积液

C. 肺栓塞　　D. 急性肺水肿

E. 气胸

10. 假设患者被确诊为肺栓塞，查血 ACL 为 36RU/ml，最可能的诊断为（　　）。

A. 血栓性微血管病　　B. 原发性抗磷脂抗体综合征

C. 继发性抗磷脂抗体综合征　　D. 冷球蛋白血症性肾损害

E. 恶性抗磷脂抗体综合征

11. 对诊断最有帮助的检查（　　）。

A. 血常规　　B. ds-DNA

C. 血沉　　D. 骨髓穿刺

E. 肾穿刺

（12~14 题共用题干）

患者，女，46 岁，自觉晨起双手指间关节和掌指关节发僵半年。近 2 个月出现关节肿胀及疼痛。给予阿司匹林、吲哚美辛（消炎痛）等非甾体类抗炎药治疗，效果不明显，并逐渐出现乏力、食欲不振及低热，双腕、肘关节肿痛，活动受限，查血清 γ-球蛋白升高，类风湿因子阳性，ESR 60mm/h，CRP 升高。

12. 最可能的诊断为（　　）。

A. 痛风　　B. 风湿性关节炎

C. 骨关节炎　　D. 类风湿关节炎

E. 系统性红斑狼疮

13. 目前首选的治疗是（　　）。

A. 小剂量糖皮质激素　　B. 青霉胺

C. MTX + 小剂量糖皮质激素　　D. 关节手术治疗

E. 卧床休息

14. 若患者经过治疗半年，全身状况明显好转，关节疼痛缓解，仅右膝关节仍持续肿痛，不能负重行走。查体：右膝关节肿胀明显，浮髌试验阴性。X 线示关节端骨质疏松，关节面下囊性变，关节间隙正常。目前适宜的治疗是（　　）。

A. 可以停用慢作用抗炎药　　B. 加强右膝关节物理治疗及功能锻炼

C. 继续原有治疗，定期随访　　D. 右膝关节置换术

E. 右膝关节滑膜切除

（15~17 题共用题干）

患者，女，54 岁，间断关节疼痛半年，加重 1 周，伴关节肿胀、活动受限。

15. 为明确诊断，收集病史时，应特别询问以下内容，除了（　　）。

A. 关节疼痛的部位、性质、伴随症状　　B. 有无晨僵

C. 使关节疼痛加重或缓解的因素　　D. 受累关节是否对称

E. 配偶的健康状况

16. 查体时的重点应是（　　）。

A. 关节局部有无肿胀、压痛，注意关节的活动度

B. 体温、脉搏、血压

C. 有无皮下结节

D. 下肢有无水肿

E. 全身有无皮疹、形态如何

17. 最有价值的辅助检查是（　　）。

A. 血、尿、便常规　　B. 血生化

C. 血沉　　D. 疼痛关节 X 线片

E. CRP

(18~20 题共用题干)

患者，男，42 岁，两年前曾有双手指关节肿痛，经对症治疗后症状缓解。3 个月前关节肿痛加重，并间断发热，体温 37~38℃，伴乏力、气短，咳嗽不明显。查体：双手中指近指关节梭形肿胀，双腕压痛(+)，活动受限，右肘关节不能完全伸直，伸面有一个 1cm×1cm 皮下结节，胸部 X 线片示右侧胸腔中等量积液，左侧胸腔少量积液，下肺纹理略粗，ESR 78mm/h，CRP 增高，RF 高效价阳性，ANA 阴性。

18. 患者双侧胸腔积液最可能的病因是（　　）。

A. 类风湿关节炎　　B. 系统性红斑狼疮

C. 结核性胸膜炎　　D. 恶性肿瘤

E. 甲状腺功能减退

19. 下列关于胸腔积液的性质，最可能的是（　　）。

A. 为漏出液　　B. CEA 含量很高

C. 为血性胸腔积液　　D. ADA 含量高

E. 葡萄糖含量很低

20. 最适合的治疗方案是（　　）。

A. 优甲乐替代治疗　　B. 胸腔穿刺，注射化疗药物

C. 非甾体抗炎药　　D. 肾上腺皮质激素+甲氨蝶呤

E. 异烟肼+利福平+乙胺丁醇

(21~23 题共用题干)

患者，女，45 岁，反复多关节肿痛 10 余年，伴有明显的晨僵，活动后症状可有所减轻，怀疑为类风湿关节炎。

21. 关于类风湿关节炎的说法，不正确的是（　　）。

A. 发病和免疫反应有关

B. 类风湿关节炎最基本病理变化是滑膜炎

C. 类风湿因子阴性可以除外类风湿关节炎的诊断

D. 类风湿因子阳性具有诊断价值

E. 高效价 RF 提示预后较差

22. 下列关于类风湿关节炎的关节病变，不正确的是（　　）。

A. 可累及全身所有关节，呈游走性

B. 受累以双手小关节、腕关节多见

C. 发作时关节有肿胀、疼痛、压痛并伴有晨僵

D. 关节周围组织常同时受累

E. 反复发作常导致关节畸形甚至强直

23. 若患者体检时发现脾肋下 4cm，双下肢可见皮肤溃疡，双手腕、肩、膝关节肿胀并压痛(+)，化验白细胞计数 2.50×10^9/L，类风湿因子效价 1∶1280，血白细胞分类可能显示（　　）。

A. 中性粒细胞增多　　B. 中性粒细胞减少

C. 淋巴细胞减少　　D. 单核细胞增多

E. 嗜酸性粒细胞增多

(24~26 题共用题干)

患者，男，47 岁，对称性小关节肿痛伴晨僵 4 年。近 2 个月来症状加重，晨僵时间明显延长，并出现干咳，气短，活动后呼吸困难，无夜间阵发性呼吸困难。查体：双手腕关节，掌指关节肿胀，压痛(+)，双手握力下降，双肘部发现无痛性皮下结节，两下肺可闻及 Velcro 啰音，肺底及腋下区可闻及爆裂性啰音。

24. 最可能的诊断是（　　）。

A. 类风湿关节炎活动　　B. 类风湿关节炎活动伴肺间质病变

C. 类风湿关节炎活动 + 心功能不全　　D. 类风湿关节炎

E. 系统性红斑狼疮

25. 还需哪些检查进一步明确诊断（　　）。

A. 抗核抗体谱

B. ESR，CRP，RF，皮下结节活检

C. 摄双手 X 线片，胸部 HRCT，肺功能测定，ESR，CRP，RF，CIC，补体

D. 摄双手及胸部 X 线片，RF，ESR，CRP，肺功能测定

E. 胸部 X 线片，肺功能测定，RF

26. 最佳的治疗方案是（　　）。

A. 慢作用抗风湿药 + NSAID　　B. 慢作用抗风湿药 + NSAID + 小剂量激素

C. 小剂量激素 + 免疫抑制剂　　D. 慢作用抗风湿药 + 泼尼松 1mg/kg

E. 慢作用抗风湿药 + NSAID + 抗生素

(27~28 题共用题干)

患者，女，56 岁，原有类风湿关节炎 11 年。近 1 个月来，关节症状加重，发热，乏力，体重减轻。查体：双手呈花束样畸形，脾大。RF 1∶320 (+)，WBC 2.0×10^9/L，RBC 2.5×10^{12}/L，Hb 60g/L，血小板计数 55×10^9/L。血培养(-)，骨髓涂片呈增生像。

27. 最可能的诊断是（　　）。
    A. 类风湿关节炎 + 再障
    B. 类风湿关节炎 + 脾功能亢进
    C. 类风湿关节炎 + 系统性红斑狼疮
    D. 关节炎-粒细胞减少-脾大综合征、类风湿关节炎-脾大综合征
    E. 类风湿关节炎 + 感染
28. 最佳的治疗方案是（　　）。
    A. 慢作用抗风湿药 + NSAID
    B. 慢作用抗风湿药 + NSAID + 小剂量激素
    C. 小剂量激素 + 免疫抑制剂
    D. 慢作用抗风湿药 + 泼尼松 1mg/kg
    E. 慢作用抗风湿药 + NSAID + 抗生素

（29~33 题共用题干）

患者，女，25 岁，因颜面部皮疹、双下肢水肿 2 年，尿量减少 2 周入院。查体：血压 150/90mmHg，颜面部斑丘疹呈蝶翼样分布，双下肢可凹性水肿。化验：尿沉渣镜检 RBC 满视野，尿蛋白定量 6.5g/d，血清白蛋白 27.8g/L，血肌酐 254μmol/L。血 C3 下降，ANA（+），ds-DNA（+），BUS：双肾稍大。

29. 下列不是病理活动指标的是（　　）。
    A. 新月体形成
    B. 肾小球内炎症细胞浸润
    C. 肾间质中炎症细胞浸润
    D. 核碎裂
    E. 肾小球基底膜弥漫增厚
30. 最可能的诊断是（　　）。
    A. 系统性红斑狼疮，伴慢性肾小球肾炎
    B. 系统性红斑狼疮，伴急进性肾小球肾炎
    C. 系统性红斑狼疮，伴原发肾病综合征
    D. 系统性红斑狼疮，狼疮性肾炎，急性肾衰竭
    E. 系统性红斑狼疮，狼疮性肾炎，慢性肾衰竭
31. 下列不是狼疮活动指标的是（　　）。
    A. 明显血尿
    B. 急性肾衰竭
    C. 大量蛋白尿
    D. C3 下降
    E. ds-DNA（+）
32. 假设肾活检病理为新月体型肾炎，最主要的治疗方案应为（　　）。
    A. 口服泼尼松 + 环磷酰胺
    B. 口服泼尼松 + 霉酚酸酯
    C. 先静脉甲泼尼龙冲击 1~2 个疗程，再口服泼尼松及环磷酰胺

D. 优质低蛋白饮食，控制血压等对症治疗

E. 单纯用环磷酰胺治疗

33. 以下治疗措施不正确的是（　　）。

A. 口服泼尼松　　B. 利尿

C. 甲泼尼龙冲击　　D. 输入血白蛋白

E. 环磷酰胺冲击

（34~35 题共用题干）

患者，女，23 岁，反复发作关节痛年余，水肿 1 个月入院。查体：血压 150/90mmHg，颜面及下肢明显水肿，双膝关节有肿胀及轻度压痛。血红蛋白 78g/L，白细胞计数 3.0×10^9/L，血小板计数 50×10^9/L，尿液检查蛋白(++++)，红细胞 10~20 个/HP，白细胞 5~10 个/HP，24 小时尿蛋白定量多 5.6g，为非选择性蛋白尿，ALT50U，A/G = 30/40g/L，血清，IgG 22g/L。

34. 假设患者为弥漫增生型狼疮性肾炎，除给予泼尼松和抗凝治疗外，还应选用（　　）。

A. 利尿剂　　B. 环磷酰胺口服

C. 环磷酰胺冲击　　D. 环孢素

E. 硫唑嘌呤

35. 治疗过程中患者发生肺部感染，可以选用的抗生素为（　　）。

A. 青霉素　　B. 庆大霉素

C. 林可霉素　　D. 头孢唑啉

E. 妥布霉素

（36~37 题共用题干）

患者，女，53 岁，因“牙齿块状脱落 5 年，夜尿增多 2 年”来诊。疑为原发性干燥综合征。

36. 原发性干燥综合征的表现不包括（　　）。

A. 紫癜样皮疹　　B. 关节痛

C. Ⅰ型肾小管性酸中毒　　D. 肺间质病变

E. 肌力亢进

37. 原发性干燥综合征的肾损害主要累及（　　）。

A. 远端肾小管　　B. 近端肾小管

C. 肾小球　　D. 肾间质

E. 肾盂

（38~39 题共用题干）

患儿，男，10 岁，水肿、尿少、肉眼血尿 3 天。3 周前开始反复发作，双下肢出血性皮疹，对称性分布，伴关节肿痛。

38. 要明确病因，首选的检查为（　　）。

A. 肾脏 B 超
B. 血清抗链球菌溶血素“O”
C. 肾功能
D. 肾穿刺活检
E. 血清 C3

39. 最可能的诊断是（　　）。

A. 狼疮性肾炎
B. 急性肾小球肾炎
C. 过敏性紫癜肾炎
D. 乙肝病毒相关性肾炎
E. IgA 肾病

（40~42 题共用题干）

患者，女，35 岁，反复双手近端指间、腕、肘、膝关节疼痛伴晨僵 3 年，1 个月前发热，体温 38℃，伴脱发、口腔溃疡。查体：双腕关节轻度肿胀，血 WBC 2.5×10^9/L，PLT 74×10^9/L，尿蛋白(++)，血沉 80mm/h，CRP 升高，RF 1∶64，ANA 1∶320。双手腕 X 线片线未见异常。

40. 最可能的诊断是（　　）。

A. 系统性红斑狼疮
B. 多发性肌炎
C. 类风湿关节炎
D. 白塞病
E. 混合结缔组织病

41. 首选的治疗是（　　）。

A. 非甾体抗炎药
B. 非甾体抗炎药 + 甲氨蝶呤
C. 非甾体抗炎药 + 糖皮质激素
D. 糖皮质激素 + 甲氨蝶呤
E. 糖皮质激素 + 环磷酰胺

42. 假设患者服用 3 个月泼尼松（15mg/d），较少出现的副作用是（　　）。

A. 肥胖
B. 高血压
C. 高血糖
D. 骨质疏松
E. 溃疡病

（43~44 题共用题干）

患者，女，25 岁，半年来持续低热。3 周前血尿，尿沉渣 RBC 满视野 CHP，80% 为变形红细胞，尿蛋白(++)，面部及四肢有皮疹，血压 150/90mmHg。白细胞计数 3.0×10^9/L，血浆 ALB 3.6g/L，SCr 80pmol/L，IgG 18.2s/L，C3 0.58g/L，ANA 1∶640。患者临床首先考

虑的是系统性红斑狼疮。

43. 对狼疮肾病性质的诊断，最有帮助的检查是（　　）。
　A. 尿常规　　B. 肾穿刺活组织检查
　C. 尿红细胞计数　　D. 尿三杯试验
　E. 尿红细胞位相显微镜检查形态

44. 假设此病例为Ⅳ型狼疮性肾炎，其治疗的原则是（　　）。
　A. 用抗生素　　B. 止血药
　C. 升白细胞药　　D. 激素加 CTX
　E. 细胞毒药物

（45~47 题共用题干）

患者，女，38 岁，日晒后出现面部红斑，无痛痒感觉，无发热。化验：血常规提示：WBC $3.0\times10^9/L$，PLT $65\times10^9/L$，血沉 55mm/h，尿蛋白 0.3g/L。

45. 为明确诊断，下一步首选的检查是（　　）。
　A. 抗核抗体　　B. 血清补体
　C. 骨髓穿刺　　D. 肾穿刺活检
　E. 胸片检查

46. 最可能的诊断是（　　）。
　A. 白血病　　B. 系统性红斑狼疮
　C. 肾小球肾炎　　D. 过敏性紫癜
　E. 盘状狼疮

47. 诊断明确后，最恰当的治疗是（　　）。
　A. 静脉环磷酰胺冲击治疗　　B. 口服糖皮质激素 1mg/(kg·d)
　C. 利血生 112mg，tid　　D. 雷公藤多苷 20mg，tid
　E. 羟氯喹 0.2g，bid

（48~50 题共用题干）

患者，女，48 岁，皮疹半年，加重伴高热 2 周，伴活动后轻度的呼吸困难。辅助检查提示：尿蛋白 1.0g/L，超声心动检查提示肺动脉高压。患者 1 日前无明显诱因突发抽搐，10 分钟后自行缓解，头颅 CT 检查未见异常表现。

48. 为进一步明确诊断，首选的化验是（　　）。
　A. 脑脊液及血清中自身抗体检测　　B. 胸片
　C. 冠状动脉造影　　D. 血常规
　E. 心肌显像

49. 最可能的诊断是（　　）。

A. 中枢神经系统感染
B. 结核性脑膜脑炎
C. 系统性红斑狼疮伴中枢神经受累
D. 肥厚型心肌病伴心功能不全
E. 原发性血管炎

50. 最佳的治疗方案是（　　）。

A. 大剂量糖皮质激素口服治疗
B. 甲泼尼龙静脉冲击加鞘内 MTX 注射治疗
C. 抗结核药物治疗
D. 大剂量抗生素治疗
E. 抗病毒治疗

(51~53 题共用题干)

患者，女，35 岁，双手近端指间关节疼痛、轻度肿胀 3 个月，伴不规则低热，体温波动在 37.8~38.5℃。有光过敏 1 年。化验：血 PLT 56×10^9/L、WBC 2.9×10^9/L。尿蛋白(++)，ANA 1∶80。

51. 为明确诊断首选的检查是（　　）。

A. 双手 X 线片
B. 抗 dsDNA 抗体
C. HLAB27
D. RF
E. 骨髓涂片

52. 最可能的诊断是（　　）。

A. 类风湿关节炎
B. 系统性红斑狼疮
C. 急性白血病
D. 反应性关节炎
E. 皮肌炎

53. 如果患者出现心包积液，目前首选的治疗（　　）。

A. 非甾体抗炎药
B. 阿司匹林 + 中药
C. 免疫抑制剂
D. 糖皮质激素，血象正常后加用环磷酰胺
E. 非甾体抗炎药 + 糖皮质激素

(54~56 题共用题干)

患者，女，30 岁，关节痛反复发作年余，伴血沉增快，间断服用泼尼松后好转，停用泼尼松半年后，出现低热，面部蝶形红斑，下肢水肿就诊。实验室检查：血红蛋白 70g/L，尿液检查蛋白(++++)，红细胞 5~10 个/HP，24 小时尿蛋白定量 3.5g，为非选择性蛋白尿，A/G = 35/42g/L，超声提示心包、双胸腔少量积液和少量腹水，心电图有 ST 段和 T 波改变（缺血样改变）。

54. 对诊断帮助最大的检查是（　　）。

A. 抗链球菌溶血素“O”测定
B. 抗核抗体测定

C. 抗 ds-DNA 抗体测定
D. 补体成分 C3 测定
E. 肾功能测定

55. 患者不可能出现的表现是（　　）。
A. 多发性栓塞
B. 自体免疫性溶血
C. 雷诺现象
D. 主动脉瓣关闭不全
E. 赘疣性非细菌性心内膜炎

56. 最适合的治疗方案是（　　）。
A. 泼尼松治疗
B. 泼尼松及 CTX 冲击治疗
C. CTX 冲击治疗
D. 甲泼尼龙冲击治疗
E. 雷公藤总苷治疗

（57～60 题共用题干）

患者，男，53 岁，反复多关节肿痛伴晨僵 6 年。初诊为类风湿关节炎，长期服中药和“芬必得”等消炎止痛药治疗，仍逐渐出现双手掌指关节半脱位和尺侧偏斜，近 1 年关节疼痛加重并出现反复上腹疼痛，空腹及夜间明显，半年前曾呕吐过咖啡样物。查体：上腹部轻压痛，右手第 3 及左手第 2、3 近指关节肿，右膝关节肿胀、屈曲畸形。X 线示右膝关节多处骨质缺损，关节间隙消失。化验便隐血(-)。

57. 以下关于患者上腹疼痛说法，不正确的是（　　）。
A. 不属于类风湿关节炎的关节外表现
B. 与长期使用非甾体抗炎药无关
C. 不可能是慢性胰腺炎
D. 胃癌的可能性小
E. 影响患者本病治疗

58. 为明确上腹痛病因，首选的检查是（　　）。
A. 上消化道造影
B. 腹部 CT
C. 胃镜
D. 血尿淀粉酶
E. 纤维结肠镜

59. 患者经内科正规治疗后仍行走困难，生活不能自理，家属要求手术治疗，最好采用（　　）。
A. 右膝关节镜下清洗术
B. 右膝关节滑膜切除术
C. 右膝人工关节置换术
D. 右膝关节融合术
E. 骨髓移植术

60. 假设患者经检查提示为慢性浅表性胃炎，下列关于非甾体抗炎药治疗正确的选择是（　　）。
A. 目前非甾体抗炎药属禁忌证
B. 最好选用苯乙酸加强镇痛

C. 最好联合两种非甾体抗炎药加强镇痛

D. 最好联用雷尼替丁预防上消化道出血发生

E. 最好联用质子泵抑制剂预防上消化道出血发生

(61~62 题共用题干)

患者，女，38 岁，因“发热、多关节疼痛、双侧胸腔积液、尿蛋白(++)6 个月”来诊。实验室检查：抗核抗体(+)，抗干燥综合征 A 抗原（SSA）抗体(+)，抗 Sm 抗体(+)，血清补体 3（C3）0.42g/L。

61. 最可能的诊断是（　　）。

A. 原发性干燥综合征　　B. 系统性红斑狼疮

C. 原发性血管炎　　D. 类风湿关节炎

E. 结核性胸膜炎

62. 对治疗有指导作用的检查是（　　）。

A. 血清补体 3（C3）、补体 4（C4）　　B. 胸腔积液生化检查

C. 肾活检病理类型　　D. 红细胞沉降率（ESR）

E. 24 小时尿蛋白定量

四、B 型题

(1~2 题共用备选答案)

A. 局灶性系膜增生性肾小球肾炎　　B. 弥漫性系膜增生性肾小球肾炎

C. IgA 和 C4 沉积　　D. IgG、IgM 和 C3 沉积

E. 肉眼血尿

1. 多发性肌炎、皮肌炎肾脏受累较少见，肾活检提示（　　）。
2. 多发性肌炎、皮肌炎肾脏受累较少见，免疫荧光显示（　　）。

(3~6 题共用备选答案)

A. 无明显异常　　B. 大白肾样

C. 蚤咬肾样　　D. 颗粒性固缩肾

E. 小白肾样

3. 病症减轻的狼疮性肾炎患者肾脏外观为（　　）。
4. 大量蛋白尿或肾病综合征的狼疮性肾炎患者肾脏外观（　　）。
5. 增生性病变为主或急性肾功能不全的狼疮性肾炎患者肾脏外观（　　）。
6. 慢性肾功能不全的狼疮性肾炎患者肾脏外观（　　）。

（7~9 题共用备选答案）

A. 苏木素小体
B. 电子致密物中的指纹状结构
C. 管泡状小体
D. 病毒样颗粒
E. 肾小球毛细血管内皮下条带状高密度电子致密物沉积

7. 狼疮性肾炎的电镜表现可见（　　），是指细胞器完好，细胞核染色质浓缩和边集，核膜完整，与凋亡细胞相似。
8. 狼疮性肾炎的电镜表现可见（　　），为含有磷脂成分的结晶产物。
9. 狼疮性肾炎的电镜表现可见（　　），为一种直径 20nm 的中空的微管状结构，常见于内皮细胞胞质内。

（10~13 题共用备选答案）

A. 抗核抗体
B. 抗双链 DNA（dsDNA）抗体
C. 抗单链 DNA 抗体
D. 抗 Sm 抗体
E. 抗心磷脂抗体（ACL）

10.（　　）是一种抗各种细胞核成分的自身抗体，是血清中存在的一类和自身组织细胞的细胞核发生反应的自身抗体的总称。
11.（　　）细胞核内非组蛋白核抗原可与小核 RNA 形成复合物，参与 RNA 的剪接。
12.（　　）是结合磷脂抗原中的一种 IgG、IgM 或 IgG-IgM 复合型抗体，见于系统性红斑狼疮及其他自身免疫疾病。
13.（　　）可与抗 ds-DNA 抗体同时出现，ANA 阴性的患者 57% 有抗 ss-DNA 抗体。

（14~17 题共用备选答案）

A. 基本无活动
B. 轻度活动
C. 中度活动
D. 重度活动
E. 极其重度活动

14. 系统性红斑狼疮 DAI 积分对系统性红斑狼疮病情的判断：0~4 分为（　　）。
15. 系统性红斑狼疮 DAI 积分对系统性红斑狼疮病情的判断：5~9 分为（　　）。
16. 系统性红斑狼疮 DAI 积分对系统性红斑狼疮病情的判断：10~14 分为（　　）。
17. 系统性红斑狼疮 DAI 积分对系统性红斑狼疮病情的判断：≥15 分为（　　）。

（18~22 题共用备选答案）

A. 来氟米特
B. FK-506（普乐可复）
C. 他克莫司
D. 环孢素
E. 霉酚酸酯

18.（　　）是霉酚酸的 2-乙基脂类衍生物，可非竞争性抑制嘌呤从头合成途径中次黄嘌呤核苷酸脱氢酶的活性。

19. ( ) 是一种强力免疫抑制药，选择性作用于辅助性T淋巴细胞，主要用于器官移植。
20. ( ) 是一种新型的免疫抑制药，与环孢素有类似的作用途径，即通过抑制钙调磷酸酶活性而选择性抑制白介素-2（IL-2）的产生。
21. ( ) 是一种新型钙调蛋白抑制剂，除了与环孢霉素相同，能抑制IL-2的产生、抑制T细胞活化外，普乐可复还能显著抑制Th2细胞IL-10的产生，从而减少B细胞产生自身抗体。
22. ( ) 是异唑类化合物，口服吸收后在肠壁和肝脏内通过打开异唑环转化为活性代谢物A771726，在体内发挥免疫调节作用。

（23~29题共用备选答案）

A. 甲氨蝶呤　　B. 硫唑嘌呤
C. 环磷酰胺　　D. 糖皮质激素
E. 羟氯喹

23. ( ) 可以预防LN的发生、复发、血栓形成及延缓终末期肾脏病的发生。
24. ( ) 具有强大的抗炎作用和免疫抑制作用，目前仍为LN的常规治疗方法。
25. ( ) 是主要作用于S期的细胞周期特异性烷化剂，通过影响DNA合成发挥细胞毒作用。
26. ( ) 是一种常用于LN诱导治疗的免疫抑制剂，能直接抑制B细胞功能，耗竭T淋巴细胞，并能减少免疫复合物在肾脏沉积。
27. ( ) 为二氢叶酸还原酶拮抗药，通过抑制核酸的合成发挥细胞毒作用。
28. 中度活动型肾外狼疮的治疗，通常泼尼松剂量需要联用其他免疫抑制药，以关节炎、肌炎、浆膜炎和皮肤损害为主时可给予（ ）治疗。
29. 中度活动型肾外狼疮的治疗，表现为浆膜炎、血液系统损害或皮疹时可给予（ ）治疗。

（30~33题共用备选答案）

A. 非甾体类抗炎药　　B. 抗疟药
C. 沙利度胺　　D. 糖皮质激素
E. 硫唑嘌呤

30. 轻型肾外狼疮活动的治疗，( ) 可用于控制关节肿痛。
31. 轻型肾外狼疮活动的治疗，( ) 可控制皮疹和减轻光敏感。
32. 轻型肾外狼疮活动的治疗，( ) 对抗疟药不敏感的顽固性皮损可选择。
33. 中度活动型肾外狼疮的治疗，有明显其他脏器损害者，( ) 治疗是必要的。

（34~35 题共用备选答案）

A. 显微镜下多血管炎
B. 多发性大动脉炎
C. Wegener 肉芽肿
D. 多发性肌炎
E. 系统性红斑狼疮

34. pANCA 阳性可见于（　　）。
35. cANCA 阳性可见于（　　）。

（36~38 题共用备选答案）

A. cANCA
B. pANCA
C. IgG
D. IgM
E. IgA

36. 原发小血管炎肾损害均多器官受累，与 ANCA 紧密相关，GPA 以（　　）为主。
37. 原发小血管炎肾损害均多器官受累，与 ANCA 紧密相关，MPA、EGPA 以（　　）为主。
38. 在过敏性紫癜肾炎中肾小球系膜区和毛细血管袢均存在（　　）为主的免疫复合物沉积。

（39~42 题共用备选答案）

A. 硫唑嘌呤
B. 甲泼尼龙冲击疗法
C. 血浆置换
D. 糖皮质激素联合甲氨蝶呤
E. 小剂量糖皮质激素联合静脉 CTX

39. 原发小血管炎肾损害的治疗，（　　）适应证为合并抗 GBM 抗体、严重肺出血或表现为急性肾衰竭起病时依赖透析者。
40. 原发小血管炎肾损害的治疗中，（　　）尤其适合于有 CTX 禁忌者。
41. 原发小血管炎肾损害的治疗中，（　　）是目前常用的维持缓解治疗。
42. 原发小血管炎肾损害的治疗中，（　　）在维持缓解治疗阶段，AZA 2mg/(kg · d) 是能够替代 CTX 证据最强的药物。

（43~45 题共用备选答案）

A. 糖皮质激素
B. 血小板抑制剂
C. 免疫抑制剂
D. 雷公藤多苷
E. 血浆置换

43. 过敏性紫癜肾炎的治疗中，（　　）有抑制抗原-抗体反应，减轻炎症渗出、改善血管通透性等作用。

44. 过敏性紫癜肾炎的治疗中，(　　) 从中药雷公藤提取精制而成，有较强的抗炎和免疫抑制作用，可改善肾小球毛细血管壁的通透性，具有较强的消除尿蛋白和尿红细胞作用，可减轻肾组织病理变化。

45. 过敏性紫癜肾炎的治疗中，(　　) 用于急进性肾炎，新月体数量 >50% 者可考虑，对清除循环中的 IgA 可能有效，但疗效不肯定，因其常与激素、细胞毒性药物一起应用。

(46~48 题共用备选答案)

A. EB 病毒　　B. HIV-1 病毒

C. HTLV-1 病毒　　D. HIV-2 病毒

E. HIV-6 病毒

46. (　　) 病毒不是干燥综合征（SS）的直接病因，它是作为一种多克隆 B 细胞活化剂，可能延续或加重 SS 患者的免疫紊乱。

47. (　　) 感染可产生口干、眼干，但与 SS 不同点在于腮腺高度肿大。

48. 干燥综合征的病因，(　　) 感染可导致口干、眼干及成人 T 淋巴细胞白血病。

(49~50 题共用备选答案)

A. 肾小管酸中毒　　B. 肾脏浓缩功能障碍

C. 肾性尿崩症　　D. 范科尼综合征

E. 肾小球损害

49. (　　) 是干燥综合征肾损害最常见的临床表现。

50. (　　) 常常是干燥综合征患者最早期出现的症状。

(51~55 题共用备选答案)

A. Ⅰ级　　B. Ⅱ级

C. Ⅲ级　　D. Ⅳ级

E. Ⅴ级

51. 干燥综合征诊断标准，患者出现每日感到口干持续 3 个月以上，吞咽干性食物时需用水帮助，属于（　　）。

52. 患者每日感到不能忍受的眼干持续 3 个月以上，属于干燥综合征诊断标准中的（　　）。

53. 患者 Schimer 试验(+)（≤5mm/5min），属于干燥综合征诊断标准中的（　　）。

54. 患者下唇腺病理示淋巴细胞灶≥1，属于干燥综合征诊断标准中的（　　）。

55. 患者唾液流率(+)（≤1.5ml/15min），属于干燥综合征诊断标准中的（　　）。

（56～58题共用备选答案）

A. 主张口服碳酸盐及对症治疗
B. 小剂量糖皮质激素治疗
C. 糖皮质激素及免疫抑制药治疗
D. 联合使用糖皮质激素及细胞毒类免疫抑制药
E. 盐皮质激素治疗

56. 干燥综合征患者临床表现为单纯的肾小管酸中毒，应选择的治疗是（　　）。
57. 干燥综合征患者如果同时肾脏病理显示肾间质淋巴细胞浸润及肾小管损害时，应选择的治疗是（　　）。
58. 对于表现为肾小球损害为主的干燥综合征患者，应选择的治疗是（　　）。

（59～61题共用备选答案）

A. 水肿期
B. 硬化期
C. 萎缩期
D. 扩张期
E. 软化期

59. 硬皮病的皮肤病变表现中，（　　）是指皮肤呈非可凹性肿胀，触之有坚韧的感觉，手指呈腊肠样。
60. 硬皮病的皮肤病变表现中，（　　）是指皮肤呈蜡样光泽，紧贴于皮下组织，变硬，不易捏起，感觉迟钝或消失。
61. 硬皮病的皮肤病变表现中，（　　）浅表真皮变薄变脆，如羊皮纸，表皮松弛，肌肉萎缩呈“皮包骨”。

（62～64题共用备选答案）

A. 阻止皮肤和脏器受累
B. 改善症状
C. 防止后遗症
D. 控制血压
E. 挽救生命

62. 硬皮病肾损害早期治疗的目的在于（　　）。
63. 硬皮病肾损害晚期治疗的目的在于（　　）。
64. 硬皮病肾危象治疗的关键在于（　　）。

（65～67题共用备选答案）

A. 钙通道阻滞药
B. 血管扩张药哌唑嗪
C. 质子泵抑制药
D. 糖皮质激素
E. ACEI

65. 硬皮病肾损害的治疗中，有雷诺现象的患者应戒烟，手足保暖，可选择的治疗药物是（　　）。

66. 硬皮病肾损害的治疗中，症状较重，有坏死倾向的患者，可选择的治疗药物是（　　）。
67. 硬皮病肾损害的治疗中，食管炎患者可选择的治疗药物是（　　）。

五、X 型题

1. 以下关于系统性红斑狼疮的表述正确的是（　　）。
   A. 是一种常见的自身免疫性疾病
   B. 男女发病比例约为 9：1
   C. 关节炎是常见的临床表现之一
   D. 血清中可出现多种自身抗体，例如抗 Sm 抗体、抗 SSA 抗体等
   E. 可出现胸腔积液
2. 系统性红斑狼疮的主要临床特征是（　　）。
   A. 以抗核抗体为代表的多种自身抗体
   B. 通过免疫复合物等途径造成多系统受累
   C. 免疫抗体
   D. 抗体碱中毒
   E. 抗体酸中毒
3. 系统性红斑狼疮发病的因素包括（　　）。
   A. 遗传　　B. 环境
   C. 性激素　　D. 自身免疫
   E. 血红蛋白
4. 导致系统性红斑狼疮的发生和发展的因素包括（　　）。
   A. 免疫功能异常　　B. 自身抗体产生
   C. 免疫复合物形成　　D. 组织的沉积
   E. 血红蛋白的沉积
5. 与系统性红斑狼疮相关的感染因素有（　　）。
   A. 人类免疫缺陷病毒（HIV）-1　　B. 致癌 RNA 病毒
   C. 某些脂多糖　　D. 某些脂单糖
   E. 人类免疫缺陷病毒（HIV）-5
6. 与系统性红斑狼疮相关的饮食因素有（　　）。
   A. 苜蓿类　　B. 鱼油
   C. 豆制品　　D. 奶制品
   E. 酸性食品
7. 系统性红斑狼疮神经系统损害的表现有（　　）。
   A. 脑血管意外　　B. 癫痫持续状态

C. 横贯性脊髓炎　　D. 重症肌无力

E. 嗜睡

8. 系统性红斑狼疮患者可出现的自身抗体有（　　）。

A. 抗 Sm 抗体　　B. 抗 SSA 抗体

C. 抗 SSB 抗体　　D. 抗 RNP 抗体

E. 抗中性粒细胞胞质抗体

9. 下列疾病中属于风湿性疾病范畴的是（　　）。

A. 系统性红斑狼疮　　B. 舍格伦综合征

C. 骨关节炎　　D. 特发性血小板减少性紫癜

E. 强直性脊柱炎

10. ANA 检测阳性可见于（　　）。

A. 混合性结缔组织病　　B. 范科尼综合征

C. 系统性红斑狼疮　　D. 全身性硬皮病

E. 干燥综合征

11. 系统性红斑狼疮的发病机制是（　　）等因素相互作用的结果。

A. 环境　　B. 感染

C. 射线　　D. 内分泌

E. 药物

12. 自身抗体的靶抗原是（　　）。

A. 细胞核　　B. 胞质

C. 细胞表面的许多自身分子　　D. 红细胞

E. 白细胞

13. 影响肾脏的免疫复合物沉积的因素包括（　　）。

A. 免疫复合物的大小　　B. 免疫复合物的位置

C. 所带电荷的价数　　D. 抗原的大小

E. 抗原的位置

14. 狼疮性肾炎肾实质细胞以及浸润的单核细胞过度表达细胞因子、生长因子和趋化因子。这些细胞因子的作用包括（　　）。

A. 促进细胞生长　　B. 趋化细胞浸润

C. 诱导黏附因子的表达　　D. 减弱细胞的活化和增殖

E. 促进组织纤维化

15. 狼疮性肾炎出现急性肾衰竭的主要原因有（　　）。

A. 肾小球内广泛新月体形成

B. 高血压

C. 与肾小球病变不平行的急性间质性肾炎

D. 肾静脉血栓

E. 肾小球广泛毛细血管内血栓形成

16. 狼疮性肾炎的免疫病理表现（　　）。

A. 狼疮性肾炎是一种长期慢性的自身免疫性疾病

B. 具有多种自身抗原和自身抗体

C. 免疫复合物的沉积部位和性状多样

D. “满堂亮”现象

E. “白金耳”现象

17. 以下关于狼疮性肾炎的系膜细胞增生及基质增多叙述，正确的是（　　）。

A. 系膜细胞增生及基质增多是系膜区免疫复合物沉积导致的最初反应

B. 轻度增生时可仅累及某些肾小球的某个节段

C. 内皮细胞及上皮细胞也常发生增生

D. LN 中细胞增生的分布规则

E. “白金耳”现象

18. 以下关于狼疮性肾炎的纤维素样坏死叙述，正确的是（　　）。

A. 坏死常累及肾小球的某些部分

B. 银染切片中可见该处毛细血管基底膜溶解，呈纤维素样坏死

C. 有时在坏死或炎症病变中可见到管泡状小体

D. 坏死节段中可见固缩的核碎屑及中性多形核白细胞

E. 有时在坏死或炎症病变中可见到苏木素小体

19. 以下关于狼疮性肾炎的嗜复红蛋白沉积叙述，正确的是（　　）。

A. 毛细血管的管壁僵硬

B. “白金耳”现象

C. 系膜区的免疫复合物沉积常伴有系膜细胞增生及基质减少

D. 坏死节段中可见固缩的核碎屑及多形核白细胞

E. “满堂亮”现象

20. 狼疮性肾炎临床表现多种多样，以（　　）多见。

A. 单纯血尿　　B. 蛋白尿

C. 微球蛋白尿　　D. 脓尿

E. 乳糜尿

21. 以下属于狼疮性肾炎的轻型肾脏表现的是（　　）。

A. 尿蛋白阴性或少量蛋白尿　　B. 常有镜下血尿及红细胞管型

C. 无水肿和高血压　　D. 可伴水肿、高血压

E. 尿沉渣可有大量红细胞和管型

22. 以下属于狼疮性肾炎急性肾炎综合征型的肾脏表现的是（　　）。
A. 临床上酷似链球菌感染后急性肾炎　B. 急性起病
C. 有血尿、蛋白尿、管型尿　D. 可伴水肿、高血压
E. 尿沉渣可有大量红细胞和管型
23. 以下属于狼疮性肾炎肾病综合征型的肾脏表现的是（　　）。
A. 有大量蛋白尿　B. 低蛋白血症和水肿
C. 出现少尿甚至无尿　D. 分为单纯性肾病综合征型
E. 分为肾炎性肾病综合征型
24. 以下属于狼疮性肾炎慢性肾炎型的肾脏表现的是（　　）。
A. 少见高血压　B. 尿常规检查可见不同程度蛋白尿
C. 尿沉渣可有大量红细胞和管型　D. 肾小球滤过率明显上升
E. 预后较好
25. 系统性红斑狼疮常伴有继发性干燥综合征，有外分泌腺受累，表现为（　　）。
A. 口干　B. 眼干
C. 血清抗 SSB　D. 抗 SSA 抗体阳性
E. 抗 SSA 抗体阴性
26. 系统性红斑狼疮的眼部受累包括（　　）。
A. 结膜炎　B. 葡萄膜炎
C. 眼底改变　D. 视神经病变
E. 视网膜渗出
27. 血清补体 3（C3）降低见于（　　）。
A. 狼疮性肾炎　B. 急性感染后肾小球肾炎
C. 膜增生性肾小球肾炎　D. 重症感染
E. IgA 肾病
28. 下列关于类风湿关节炎说法，正确的是（　　）。
A. 是一种可以引起多系统损伤的自身免疫性疾病
B. 是一种多基因遗传病
C. 是一种可以治愈的疾病
D. 女性发病率高，女性患者约是男性的 3 倍
E. 感染因子在触发类风湿关节炎方面可能起重要作用
29. 关于抗核抗体（ANA）的叙述，正确的是（　　）。
A. 可见于正常人　B. >1∶20 即有诊断意义
C. 可见于系统性红斑狼疮　D. 可见于慢性活动性肝炎
E. 其效价与病情活动程度不平行

30. 对于狼疮带试验的叙述，正确是（　　）。
A. 用间接免疫荧光法
B. 取腕上方伸侧的正常皮肤
C. 取红斑皮损部位的皮肤
D. 真皮与表皮交界处可见 IgG 沉积带
E. 真皮与表皮交界处可见 IgM 沉积带
31. 狼疮性肾炎的肾脏活动中，临床表现可见（　　）。
A. 明显血尿和红细胞管型
B. 大量蛋白尿
C. 肾功能急剧恶化
D. 核碎裂
E. 纤维素样坏死
32. 狼疮性肾炎的肾脏活动中，病理活动性表现为（　　）。
A. 明显血尿和红细胞管型
B. 大量蛋白尿
C. 毛细血管内皮细胞增生
D. 核碎裂
E. 纤维素样坏死
33. 狼疮性肾炎的肾脏活动中，免疫学指标表现为（　　）。
A. 补体下降
B. 抗 dsDNA 抗体升高
C. 毛细血管内皮细胞增生
D. 核碎裂
E. 纤维素样坏死
34. 狼疮性肾炎肾外活动表现包括（　　）。
A. 发热
B. 皮疹
C. 关节痛
D. 核碎裂
E. 纤维素样坏死
35. 狼疮危象是指急性的危及生命的重症系统性红斑狼疮，包括（　　）。
A. 急进性狼疮性肾炎
B. 严重的中枢神经系统损害
C. 糖尿病肾病
D. 血小板减少性紫癜
E. 粒细胞缺乏症
36. 狼疮危象的治疗目是（　　）。
A. 挽救生命
B. 保护受累脏器
C. 防止后遗症
D. 抗感染
E. 切除病原体
37. 类风湿关节炎的治疗目的是（　　）。
A. 根治类风湿关节炎
B. 减轻或消除关节肿痛、压痛、晨僵或关节外症状
C. 控制疾病发展，防止和减少关节骨的破坏
D. 尽可能保持受累关节的功能
E. 促进已破坏的关节骨的修复

38. 下列关于类风湿关节炎药物治疗正确的是（　　）。
A. 早期应用慢作用抗风湿病药
B. 大部分患者用一种慢作用药就可以阻止关节破坏
C. 可以常规应用糖皮质激素
D. 非甾体抗炎药是改善关节症状的一线药物
E. 不能使用中枢性镇痛药

39. 由类风湿关节炎引起的常见肺部病变是（　　）。
A. 肺间质病变
B. 肺类风湿结节
C. 气胸
D. 胸膜炎
E. 肺脓肿

40. 以下关于类风湿结节的特点说法，正确的是（　　）。
A. 直径数毫米至数厘米
B. 质硬
C. 有压痛
D. 常出现在关节伸侧受压部位的皮下组织
E. 对称性

41. 以下关于类风湿关节炎的临床特征说法正确的是（　　）。
A. 对称性关节痛
B. 近端指间关节肿痛
C. 腕关节肿痛
D. 远端指间关节肿痛
E. 掌指关节肿痛

42. 狼疮性肾炎治疗方案的制订主要取决于（　　）。
A. 肾脏病理表现
B. 患者病史
C. 疾病活动性
D. 累及的脏器
E. 合并症

43. 狼疮性肾炎的治疗应包括（　　）。
A. 抑制免疫
B. 减轻肾小球炎症反应
C. 改善血液高凝状态
D. 预防及延缓肾功能恶化
E. 治疗合并症

44. 狼疮性肾炎的一般治疗方法包括（　　）。
A. 正确认识疾病，消除恐惧心理
B. 避免强日光曝晒及劳累
C. 女性患者在病情控制之前严格避孕
D. 采用糖皮质激素
E. 避免使用肾毒性药物和食物

45. 狼疮性肾炎的大剂量甲泼尼龙冲击疗法常见不良反应包括（　　）。
A. 脸红
B. 嗜睡
C. 头痛
D. 乏力
E. 血压升高

46. 狼疮性肾炎的治疗中，每次使用 CTX 的注意事项包括（　　）。
A. 每次使用 CTX 前必须复查血常规和肝功能
B. 用药后 1 个月后复查血常规
C. 维持白细胞计数≥3×10^9/L，中性粒细胞计数≥1.5×10^9/L
D. 60 岁以上患者，CTX 量应减少 20%
E. 肾脏慢性病变显著者，CTX 剂量也应减少 20%

47. 狼疮性肾炎的治疗中，使用 MMF 的注意事项包括（　　）。
A. 早期每 1~2 周需复查血常规和肝功能
B. 稳定后可改为每月复查 1 次
C. 消化道症状明显时可以将药物分为 3 次口服
D. 稳定后可改为每 3 个月复查 1 次
E. 早期每 1~2 个月需复查血常规和肝功能

48. 狼疮性肾炎的治疗中，使用 FK-506 的注意事项包括（　　）。
A. 早期每 1~2 周需复查血常规、肝功能、血糖
B. 稳定后可改为每月复查 1 次
C. 早期每 1~2 个月需复查血常规
D. 稳定后可改为每 3 个月复查 1 次
E. 消化道症状明显时应调整剂量

49. 使用非甾体类抗炎药治疗轻型肾外狼疮活动的副作用有（　　）。
A. 消化性溃疡　　B. 肾、肝功能不良反应
C. 眼底病变　　D. 出血
E. 高血脂

50. 治疗重型肾外狼疮活动累及重要脏器并影响其功能时，治疗主要分两个阶段（　　）。
A. 诱导缓解　　B. 维持巩固治疗
C. 防止后遗症　　D. 抗感染
E. 切除病原体

51. 治疗重型肾外狼疮活动，诱导缓解目的在于（　　）。
A. 迅速控制病情　　B. 阻止或逆转内脏损害
C. 力求疾病完全缓解　　D. 抗感染
E. 用最少的药物防止疾病复发

52. 妊娠期不能使用的药物包括（　　）。
A. 环磷酰胺　　B. 霉酚酸酯
C. ACEI　　D. ARB
E. 羟氯喹

53. 关于原发性血管炎叙述，正确的是（　　）。
A. 血管壁的炎症
B. 纤维素样坏死
C. 多器官系统受累
D. 免疫性炎症
E. 弥漫性结缔组织病

54. 原发性血管炎病因及发病机制有关的因素有（　　）。
A. 感染
B. 免疫机制
C. 环境因素
D. 遗传因素
E. 高血压

55. 以下 ANCN 相关性血管炎的临床特征叙述，错误的是（　　）。
A. 起病形式多样
B. 快速进展型起病
C. 也可隐匿起病
D. 免疫性炎症
E. 弥漫性结缔组织病

56. 原发性小血管炎的肾外表现包括（　　）。
A. 发热
B. 疲乏
C. 皮疹
D. 骨质疏松
E. 抑郁

57. 典型的肉芽肿性多血管炎表现为（　　）。
A. 上呼吸道病变
B. 肺病变
C. 肾病变
D. 疼痛
E. 发热

58. 大部分典型的肉芽肿性多血管炎患者以上呼吸道病变为首发症状，表现为（　　）。
A. 鼻炎
B. 鼻窦炎
C. 口腔炎症
D. 疼痛
E. 发热

59. 典型的肉芽肿性多血管炎口腔炎症表现为（　　）。
A. 口腔溃疡
B. 增殖性牙龈炎
C. 颌下腺炎
D. 蛀牙
E. 咽扁桃体肿大

60. 肉芽肿性多血管炎可累及眼结构的表现为（　　）。
A. 眼球突出
B. 视神经及眼肌损伤
C. 眼底出血
D. 角膜溃疡
E. 巩膜外层炎

61. 显微镜下多血管炎的皮肤表现为（　　）。
A. 斑丘疹
B. 网状青斑

C. 皮肤溃疡　　D. 紫癜

E. 肤色暗沉

62. 显微镜下多血管炎的神经系统损害表现为（　　）。

A. 多发性单神经炎　　B. 刺痛感

C. 肌萎缩　　D. 角膜溃疡

E. 巩膜外层炎

63. 呼吸道过敏性症状是嗜酸性肉芽肿性多血管炎的特征性表现，可表现为（　　）。

A. 哮喘　　B. 支气管炎

C. 过敏性鼻炎　　D. 息肉

E. 发热

64. 以下原发性小血管炎的肾脏表现叙述，正确的是（　　）。

A. 白细胞计数降低

B. 血尿表现为无痛性、全程性

C. 几乎所有患者都有不同程度的蛋白尿

D. 管型尿

E. 20% 患者有镜下血尿

65. 抗中性粒细胞胞质抗体（ANCA）与下列哪些疾病无关（　　）。

A. 与血管炎相关密切　　B. 与肌炎相关密切

C. 与浆膜炎相关密切　　D. 与肠炎相关密切

E. 与滑膜炎相关密切

66. 采用抗中性粒细胞胞质抗体（ANCA）诊断原发性小血管炎时需注意（　　）。

A. 需要 ELISA 法进一步验证 ANCA 免疫荧光检测的可靠性

B. 组织病理学检查仍然是诊断原发性小血管炎的金标准

C. ANCA 阴性并不能排除原发性小血管炎的存在

D. ANCA 的检测结果与原发性小血管炎的病情活动、缓解或复发有必然联系

E. ANCA 的检测结果不能决定治疗方案的选择

67. 原发性小血管炎的影像学检查中，肉芽肿性多血管炎患者可见（　　）。

A. 胸部 X 线检查可发现肺部浸润性病灶和结节状阴影

B. 整个肺扩张

C. 结节状阴影通常为多发和双侧的

D. 有空洞形成

E. 结节可在几毫米至几厘米大小

68. 原发性小血管炎的影像学检查中，多血管炎患者可见（　　）。

A. 胸部 X 线及 CT 检查早期可发现无特征性肺部浸润影或小泡状浸润影

B. 双侧不规则的结节状片状阴影

C. 肺空洞少见

D. 可见继发于肺泡毛细血管炎和肺出血的弥漫性肺实质浸润影

E. 早期可出现肺间质纤维化

69. 原发性小血管炎的影像学检查中，嗜酸性肉芽肿性多血管炎患者可见（　　）。

A. 胸片无特征性　　B. 多变性肺部阴影

C. 肺内浸润性病变　　D. 呈结节状或斑片状阴影

E. 多见肺空洞

70. 原发性小血管炎的组织病理学检查中，肉芽肿性多血管炎的病理改变特征是显示三种病变（　　）。

A. 坏死　　B. 肉芽肿

C. 血管炎　　D. 中性粒细胞及单核细胞浸润

E. 大量嗜酸性粒细胞组织浸润

71. 原发性小血管炎的组织病理学检查中，肉芽肿性多血管炎的病变中呈现坏死的特征性改变是（　　）。

A. 坏死带在病变组织中分布不均　　B. 光镜低倍镜下呈地图样

C. 边缘呈波状或锯齿状　　D. 中性粒细胞及单核细胞浸润

E. 嗜碱性坏死周围环绕栅栏状细胞

72. 原发性小血管炎的组织病理学检查中，肉芽肿性多血管炎的病变中呈现坏死的特征性改变是（　　）。

A. 坏死带在病变组织中分布不均　　B. 光镜低倍镜下呈地图样

C. 边缘呈波状或锯齿状　　D. 中性粒细胞及单核细胞浸润

E. 嗜碱性坏死周围环绕栅栏状细胞

73. 原发性小血管炎的组织病理学检查中，肉芽肿性多血管炎的血管炎表现为（　　）。

A. 新月体形成　　B. 补体的沉积

C. 纤维素样坏死　　D. 巨细胞性肉芽肿样改变

E. 嗜碱性坏死周围环绕栅栏状细胞

74. 原发性小血管炎的组织病理学检查中，多血管炎的血管病变表现为（　　）。

A. 节段性血管坏死　　B. 中性粒细胞及单核细胞浸润

C. 红细胞破碎　　D. 纤维素样坏死

E. 无肉芽肿形成

75. 原发性小血管炎的组织病理学检查中，嗜酸性肉芽肿性多血管炎主要表现为（　　）。

A. 血管坏死　　B. 中性粒细胞浸润

C. 红细胞破碎　　D. 肉芽肿性坏死性血管炎

E. 大量嗜酸性粒细胞组织浸润

76. 与原发小血管炎肾损害相鉴别的疾病有（　　）。

A. 冷球蛋白血症肾损害　　B. IgA 肾病
C. 原发性急进性肾小球肾炎　　D. 继发于结缔组织病肾损害
E. 复发性多软骨炎肾损害

77. 原发小血管炎肾损害的治疗，治疗方案的选择应根据（　　）而定。

A. 病情轻重　　B. 是否有重要脏器受累
C. 合并威胁到生命的并发症　　D. 病原体
E. 有无感染

78. 原发小血管炎肾损害的治疗可分为（　　）。

A. 诱导缓解　　B. 维持缓解
C. 控制复发　　D. 防止后遗症
E. 抗感染

79. 原发小血管炎肾损害的诱导缓解期治疗的目标是（　　）。

A. 尽快控制病情　　B. 尽量达到完全缓解
C. 减少疾病复发　　D. 防止后遗症
E. 保护肾功能

80. 原发小血管炎肾损害的维持缓解期治疗的目标是（　　）。

A. 尽快控制病情　　B. 尽量达到完全缓解
C. 减少疾病复发　　D. 防止后遗症
E. 保护肾功能

81. 原发小血管炎肾损害影响预后的因素包括（　　）。

A. 糖皮质激素的副作用　　B. 恶性肿瘤风险增加
C. 进行性器官功能衰竭　　D. 盐皮质激素的副作用
E. 微球蛋白尿的数量

82. 对原发小血管炎肾损害的预后有重要预测作用的是（　　）。

A. 血肌酐水平　　B. 肺部病变的出现
C. 红细胞计数　　D. 肾脏病变的严重程度
E. 白细胞计数

83. 过敏性紫癜肾炎的基本病变是（　　）。

A. 全身弥漫性坏死性小血管炎　　B. 毛细血管损害
C. 红细胞破碎　　D. 肉芽肿性坏死性血管炎
E. 大量嗜酸性粒细胞组织浸润

84. 过敏性紫癜肾炎的临床表现主要为（　　）。

A. 血尿　　B. 蛋白尿

C. 脓尿　　D. 乳糜尿
E. 血红细胞

85. 过敏性紫癜肾炎的病因包括（　　）。
A. 感染　　B. 药物过敏
C. 环境影响　　D. 遗传因素
E. 疫苗接种

86. 过敏性紫癜肾炎的光镜检查可见（　　）。
A. 表现为系膜增生性肾小球肾炎　　B. 伴不同程度的新月体形成
C. 病变既可为局灶性，也可为弥漫性　　D. 有 IgG、IgM 沉积
E. 病变处毛细血管袢常与肾小囊壁粘连

87. 过敏性紫癜肾炎的免疫荧光检查可见（　　）。
A. 以肾小球弥漫颗粒状 IgA 伴 C3 沉积为特征
B. IgA 主要沉积于系膜区
C. 伴有 C3 沉积，
D. 多见 C1q 和 C4 沉积
E. 伴有 IgG、IgM 沉积

88. 过敏性紫癜肾炎的电镜检查可见（　　）。
A. 系膜细胞和系膜基质增生
B. 免疫复合物样电子致密物沉积
C. 有广泛的系膜区和内皮细胞下不规则电子致密物沉积
D. 偶见上皮细胞下电子致密物沉积
E. 伴有 IgG、IgM 沉积

89. 尿检正常的过敏性紫癜患者，肾活检病理仍可见（　　）病变。
A. Ⅰ级　　B. Ⅱ级
C. Ⅲ级　　D. Ⅳ级
E. Ⅵ级

90. 过敏性紫癜肾炎的血常规检查可见（　　）。
A. 白细胞计数正常或轻度增高　　B. 中性或嗜酸性粒细胞比例减少
C. 红细胞和血小板数量正常　　D. 红细胞计数增高
E. 中性或嗜酸性粒细胞比例增多

91. 以下哪种检查结果支持过敏性紫癜肾炎的诊断（　　）。
A. 粪便隐血试验阳性　　B. 急性期毛细血管脆性实验阳性
C. 粪便隐血试验阴性　　D. 血沉增快
E. 急性期毛细血管脆性实验阴性

92. 与过敏性紫癜肾炎相鉴别的疾病有（　　）。

A. ANCA 相关性血管炎　　B. 肾小管性酸中毒

C. 混合性冷球蛋白血症　　D. 感染后肾小球肾炎

E. 尿路梗阻

93. IgA 肾病与过敏性紫癜肾炎相鉴别的要点有（　　）。

A. HSPN 多见于成人，而 IgA 肾病多见于儿童患者

B. IgA 肾病病变范围常局限于肾脏，而 HSPN 累及全身多系统

C. 肾病综合征多表现为镜下血尿或镜下血尿与蛋白尿同时存在，IgA 肾病少见

D. 一般 HSPN 患者的发病年龄较大，新月体形成数大于 50%，上皮下电子致密物沉积及大量蛋白尿者预后较差

E. HSPN 有更显著的毛细血管袢改变，包括袢坏死、内皮增生、袢沉积物等变化，而 IgA 肾病则少有袢坏死、内皮增生及袢沉积

94. 紫癜性肾炎预后差别较大，影响其预后的主要因素包括（　　）。

A. 发病年龄　　B. 出现高血压和大量蛋白尿者预后不佳

C. 早期出现肾功能损害者预后不佳　　D. 肾脏病理改变程度

E. 血尿程度

95. 干燥综合征涎腺受累的表现有（　　）。

A. 口干、吞咽困难

B. 伴牙龈炎及龋齿

C. 腮腺碘油造影可见腺管不规则狭窄及扩张

D. 多发淋巴细胞浸润灶

E. 腮腺碘油造影可见腺管规则狭窄及收缩

96. 干燥综合征泪腺受累的表现有（　　）。

A. 眼干　　B. 泪液分泌下降

C. 泪膜破裂时间缩短　　D. 角膜溃病

E. 泪膜破裂时间延长

97. 风湿性疾病不包括（　　）。

A. 以关节痛为主的一组疾病　　B. 肌肉疼痛性疾病

C. 以发热为特点的一组疾病　　D. 以发热皮肤损害为特点的一组疾病

E. 弥漫性结缔组织病及各种病因引起的关节和关节周围软组疾病

98. 干燥综合征肾脏病理改变主要表现为（　　）。

A. 肾脏小管间质病变　　B. 肾小球肾炎

C. 血管炎　　D. 免疫性炎症

E. 弥漫性结缔组织病

99. 干燥综合征的免疫荧光可见（　　）。

A. IgG、IgA、IgM 沿肾小球基底膜颗粒样沉积

B. 肾小球系膜区局灶沉积

C. 可见上皮下、内皮下及系膜区电子致密物沉积

D. 肾间质系膜区局灶沉积

E. 弥漫性结缔组织病变

100. 无种属及器官特异性的有（　　）。

A. 抗乙酰胆碱受体抗体　　B. 抗甲状腺微粒体抗体

C. 抗线粒体抗体　　D. 抗甲状腺球蛋白抗体

E. 抗平滑肌抗体

101. 干燥综合征的血常规检查可见（　　）。

A. 轻度贫血　　B. 多为正细胞正色素型贫血

C. 部分患者有白细胞减低　　D. 血小板减少

E. 血小板增多

102. 干燥综合征可有多种抗体，其中阳性率较高的有（　　）。

A. 抗 dsDNA 抗体　　B. 抗 SS-A 抗体

C. 抗 SS-B 抗体　　D. 抗平滑肌抗体

E. 抗壁细胞

103. 干燥综合征的对症治疗包括（　　）。

A. 干燥性角膜炎用 5% 甲基纤维素滴眼

B. 鼻腔干燥用生理盐水滴鼻

C. 口腔干燥用液体湿润口腔

D. 注意口腔卫生

E. 避免饮酒、吸烟

104. 硬皮病的皮肤病变可分为（　　）。

A. 水肿期　　B. 硬化期

C. 萎缩期　　D. 扩张期

E. 软化期

105. 硬皮病从大体标本看可见（　　）。

A. 梗死　　B. 出血

C. 皮质坏死　　D. 贫血

E. 高血压

106. 硬皮病光镜下的主要特征性病变是（　　）。

A. 叶间动脉受累　　B. 弓状动脉受累

C. 叶间静脉受累　　D. 冠状动脉受累

E. 高血压

107. 硬皮病光镜下表现包括（　　）。

A. 中后期主要表现为血管内膜水肿　　B. 以后逐渐出现内膜细胞增生

C. 叶间动脉内膜明显增厚　　D. 内膜下纤维蛋白样坏死

E. 腔内血栓形成

108. 硬皮病的常规检查可见（　　）。

A. 血沉正常或轻度减慢　　B. 血红蛋白减少

C. 血清白蛋白水平轻度降低　　D. 尿蛋白阳性

E. 球蛋白增高

109. 硬皮病的影像学检查可见（　　）。

A. X 线可见骨质疏松　　B. 钡餐检查可见食管下段扩张

C. 胸片或胸部 CT 可见肺纹理增多　　D. 规则骨侵蚀

E. 钡剂滞留时间缩短

110. 诊断硬皮病的次要条件包括（　　）。

A. 手指硬化

B. 双肺基底部纤维化

C. 由于缺血导致指尖凹陷性瘢痕或指垫消失

D. 发热

E. 血尿

111. 有以下情况的硬皮病患者提示预后不佳（　　）。

A. 女性　　B. 高龄

C. 合并硬皮病心脏损害　　D. 3 天内无法控制高血压

E. 男性

112. 以下关于硬皮病预后叙述，正确的是（　　）。

A. 硬皮病通常呈缓慢发展　　B. 病情多变

C. 无法预计　　D. 12h 内无法控制高血压

E. 男性

113. 多发性肌炎、皮肌炎的病因包括（　　）。

A. 种族　　B. 遗传因素

C. 感染　　D. 贫血

E. 血尿

114. 多发性肌炎、皮肌炎的临床可表现为（　　）。

A. 蛋白尿　　B. 镜下血尿

C. 低补体血症　　D. 贫血
E. 肉眼血尿

115. 多发性肌炎、皮肌炎的实验室检查可发现（　　）。
A. 血清肌酶如肌酸激酶　　B. 醛缩酶
C. 乳酸脱氢酶活性明显增高　　D. 蛋白酶
E. 乳酸脱氢酶活性明显减少

116. 白塞病是累及（　　）的全身性疾病。
A. 多系统　　B. 多器官
C. 单个系统　　D. 单个器官
E. 免疫性炎症

117. 白塞病临床表现主要有（　　）。
A. 葡萄膜炎　　B. 后葡萄膜炎
C. 视网膜血管炎　　D. 反复口腔及生殖器溃疡
E. 横纹肌非化脓性病变

118. 白塞病的肾脏损害表现为（　　）。
A. 肾小球损害　　B. 小血管炎肾损害
C. 合并肾脏淀粉样变性　　D. 全身弥漫性坏死性小血管炎
E. 毛细血管纤维素样坏死

119. 以下关于白塞病的诊断叙述，正确的是（　　）。
A. 多系统受累　　B. 尤其是发生反复口腔、生殖器溃疡
C. 眼部病变较为突出者　　D. 针刺反应阴性
E. ANA 阳性者

120. 白塞病与狼疮性肾炎相鉴别，后者的特点是（　　）。
A. 狼疮性肾炎多见于生育年龄的女性
B. 血清中 ANA、dsDNA 等多种自身抗体阳性
C. 全身多系统受累的表现
D. 满堂亮
E. 血清中 ANA、dsDNA 等多种自身抗体阴性

121. 白塞病与 ANCA 相关性小血管炎相鉴别，后者的特点是（　　）。
A. ANCA 相关性小血管受多见于中老年
B. 大部分患者血清 ANCA 阳性
C. 新月体形成性肾小球肾炎
D. 肾脏受累表现为寡免疫复合物沉积
E. 大部分患者血清 ANCA 阴性

122. 弥漫性结缔组织病除了有风湿病的慢性病程，肌肉关节病外还具有以下特点（　　）。
A. 属于自身免疫病
B. 以血管和结缔组织慢性炎症的病理改变为基础
C. 病变累及多个系统
D. 同一疾病不同患者的临床谱和预后差异不明显
E. 对糖皮质激素的治疗有一定反应

123. 混合性结缔组织病是同时血清中有（　　）的一组临床综合征。
A. 高效价斑点型抗核抗体　　B. 抗核内核糖蛋白抗体
C. 抗 Tamm-Horsfall 蛋白抗体　　D. 抗中性粒细胞胞质抗体
E. 血清单个抗体

124. 具有混合性结缔组织病特征的某些患者最终可以发展为（　　）。
A. 系统性红斑狼疮　　B. 硬皮病
C. 类风湿关节炎　　D. 白塞病
E. 多发性肌炎

125. 混合性结缔组织病患者的非特异临床表现有（　　）。
A. 嗜睡　　B. 乏力
C. 肌痛　　D. 关节痛
E. 高热

126. 随着时间的延长，混合性结缔组织病患者常出现类似各种风湿性结缔组织病的临床特征，主要包括（　　）。
A. 多关节炎　　B. 高血压
C. 雷诺现象　　D. 肿胀手
E. 指端硬化

127. 混合性结缔组织病的肾活检病理改变主要为（　　）。
A. 系膜增生性病变　　B. 膜性病变
C. 眼部病变　　D. 肾小管间质病变
E. 血管病变

128. 几乎所有的混合性结缔组织病患者均存在（　　）。
A. 低效价斑点型 ANA　　B. 抗 UIRNP 抗体阳性
C. 抗 dsDNA　　D. 抗 Sm
E. 抗 Ro

129. 以下关于混合性结缔组织病叙述，正确的是（　　）。
A. 血清免疫球蛋白明显增高　　B. 血清免疫球蛋白明显降低
C. 血清补体大多正常　　D. 血清补体大多大量增加
E. 血清补体大多大量减少

130. 混合性结缔组织病的主要诊断标准有（　　）。
A. 严重肌炎
B. 肺部受累，CO_2弥散功能＞70%
C. 手指肿胀或手指硬化
D. 抗 ENA 效价 1：10000
E. 雷诺现象或食管蠕动功能增强

131. 混合性结缔组织病的次要诊断标准有（　　）。
A. 脱发
B. 颊部红斑
C. 严重肌炎
D. 贫血
E. 白细胞减少

132. 混合性结缔组织病一般选用（　　）治疗。
A. 盐皮质激素
B. 手术
C. 糖皮质激素
D. 免疫抑制药
E. 姑息治疗

133. 治疗混合性结缔组织病以（　　）的治疗原则为基础。
A. 白塞病
B. 干燥综合征
C. 系统性红斑狼疮
D. 硬皮病
E. 皮肌炎

134. 多血管炎的诊断主要依据包括（　　）。
A. 中老年男性多见，多数起病急，进展快
B. 有上呼吸道感染或药物过敏样前驱症状
C. 多系统损害
D. ANCA 阴性
E. 血液检查

参考答案

一、A1 型题

1. A	2. D	3. A	4. E	5. C	6. C	7. D	8. A	9. B	10. C
11. A	12. E	13. C	14. B	15. A	16. B	17. E	18. C	19. E	20. A
21. E	22. D	23. D	24. B	25. D	26. D	27. D	28. B	29. E	30. A
31. A	32. D	33. A	34. B	35. E	36. C	37. A	38. D	39. E	40. D
41. D	42. E	43. B	44. B	45. C	46. E	47. E	48. A	49. E	50. B
51. B	52. D	53. A	54. E	55. D	56. E	57. D	58. B	59. C	60. E
61. D	62. E	63. E	64. D	65. D	66. A	67. C	68. D	69. C	70. D

71. D	72. D	73. D	74. B	75. B	76. D	77. D	78. D	79. D	80. E
81. B	82. B	83. A	84. C	85. C	86. E	87. D	88. C	89. B	90. A
91. A	92. A	93. C	94. B	95. B	96. B	97. A	98. C	99. D	100. E
101. D	102. B	103. A	104. B	105. A	106. E	107. D	108. A	109. C	110. C
111. D	112. D	113. D	114. D	115. A	116. A	117. A	118. B	119. C	

二、A2 型题

1. A	2. D	3. E	4. B	5. E	6. C	7. A	8. C	9. E	10. B
11. A	12. C	13. D	14. C	15. C	16. A	17. D	18. C	19. A	20. B
21. B	22. C	23. B	24. E	25. B	26. D	27. B	28. E	29. A	30. B
31. A	32. D	33. A	34. D	35. D	36. D	37. D	38. B	39. A	40. A

三、A3/A4 型题

1. D	2. B	3. A	4. B	5. E	6. C	7. C	8. E	9. C	10. C
11. B	12. D	13. C	14. E	15. E	16. A	17. D	18. A	19. E	20. D
21. C	22. A	23. B	24. B	25. D	26. E	27. D	28. D	29. E	30. D
31. C	32. C	33. D	34. C	35. C	36. E	37. A	38. D	39. C	40. A
41. E	42. D	43. B	44. D	45. A	46. B	47. B	48. A	49. C	50. B
51. B	52. B	53. D	54. C	55. D	56. B	57. B	58. C	59. C	60. E
61. B	62. C								

四、B 型题

1. A	2. D	3. A	4. B	5. C	6. D	7. A	8. B	9. C	10. A
11. D	12. E	13. C	14. A	15. B	16. C	17. D	18. E	19. D	20. C
21. B	22. A	23. E	24. D	25. C	26. B	27. A	28. A	29. B	30. A
31. B	32. C	33. D	34. A	35. C	36. A	37. B	38. E	39. C	40. D
41. E	42. A	43. A	44. D	45. E	46. A	47. B	48. C	49. A	50. B
51. A	52. B	53. C	54. D	55. E	56. A	57. B	58. C	59. A	60. B
61. C	62. A	63. B	64. D	65. A	66. B	67. C			

五、X 型题

1. ACDE	2. AB	3. ABCD	4. ABCD	5. ABC
6. AB	7. ABCD	8. BCDE	9. ABCE	10. ACDE
11. BCDE	12. ABC	13. ACD	14. ABCE	15. ACDE
16. ABCD	17. ABCD	18. ABDE	19. AB	20. AB
21. AB	22. ABCD	23. ABDE	24. BC	25. ABCD
26. ABCD	27. ABCD	28. ABDE	29. ACDE	30. BCDE

31. ABC	32. CDE	33. AB	34. ABC	35. ABDE
36. ABC	37. BCDE	38. AD	39. ABDE	40. ABDE
41. ABCE	42. ACDE	43. ABCD	44. ABCE	45. ACDE
46. ACDE	47. ABC	48. ABE	49. ABD	50. AB
51. ABC	52. ABCD	53. ABC	54. ABCD	55. ABC
56. ABCE	57. ABC	58. ABC	59. ABCE	60. ABDE
61. ABCD	62. ABC	63. ABCD	64. BCD	65. BCDE
66. ABCE	67. ACDE	68. ABCD	69. ABCD	70. ABC
71. ABC	72. ABC	73. ABCD	74. ABDE	75. DE
76. ACDE	77. ABC	78. ABC	79. AB	80. CE
81. ABC	82. ABDE	83. AB	84. AB	85. ABDE
86. ABCE	87. ABCE	88. ABCD	89. BC	90. ACE
91. ABD	92. ACD	93. BDE	94. ABCD	95. ABCD
96. ABCD	97. ABCD	98. ABC	99. AB	100. CE
101. ABCD	102. BCDE	103. BCDE	104. ABC	105. ABC
106. AB	107. BCDE	108. BCDE	109. ABC	110. ABC
111. BCDE	112. ABCE	113. ABC	114. ABC	115. ABC
116. AB	117. ABCD	118. ABC	119. ABC	120. ABCD
121. ABCD	122. ABCE	123. AB	124. ABC	125. BCD
126. ACDE	127. ABDE	128. BCDE	129. AC	130. ACD
131. ABDE	132. CD	133. CDE	134. ABC	

第九章　血栓性微血管病

一、A1 型题

1. (　　) 是诱发儿童溶血性尿毒综合征的首位因素。
   A. 感染　　B. 药物
   C. 遗传缺陷　　D. 妊娠
   E. 自身免疫功能紊乱性疾病
2. (　　) 是溶血性尿毒综合征的主要发病机制。
   A. 肾脏局部的微血管性溶血及血管内凝血
   B. 自身免疫反应
   C. 遗传因素
   D. 血小板减少
   E. 慢性肾衰竭
3. 溶血性尿毒综合征的发病与编码补体旁路途径调节蛋白的基因突变有关，其中最常见的突变因子是（　　）。
   A. H 因子　　B. I 因子
   C. B 因子　　D. 血清补体 3（C3）转化酶
   E. CD46
4. 以下疾病伴有肾损害时，没有明显血管炎表现的是　(　　)。
   A. 系统性红斑狼疮　　B. Wegener 肉芽肿
   C. 血栓性血小板减少性紫癜　　D. 过敏性紫癜
   E. 结节性多动脉炎
5. 遗传性血栓性血小板减少性紫癜中，(　　) 基因的突变或缺失导致其合成或分泌异常，致使其活性严重缺乏。
   A. 7 号染色体 q35 编码的金属蛋白酶 *ADAMTS13* 基因
   B. 34 号染色体 q9 编码的金属蛋白酶 *ADAMTS13* 基因
   C. 13 号染色体 q34 编码的金属蛋白酶 *ADAMTS7* 基因
   D. 9 号染色体 q34 编码的金属蛋白酶 *ADAMTS13* 基因
   E. 5 号染色体 q13 编码的金属蛋白酶 *ADAMTS34* 基因

6. 血栓性血小板减少性紫癜常见于（　　）。
   A. 儿童
   B. 成人
   C. 婴儿
   D. 妊娠期
   E. 神经系统损害
7. 溶血性尿毒综合征与血栓性血小板减少性紫癜的区别在于血栓性血小板减少性紫癜的神经系统症状表现为（　　）。
   A. 少见，轻
   B. 常见、重
   C. 少见
   D. 多见、广泛
   E. 没有
8. 治疗血栓性血小板减少性紫癜最有效的方法是（　　）。
   A. 血液透析
   B. 血浆置换
   C. 糖皮质激素
   D. 免疫抑制剂
   E. 抗凝药物

二、B 型题

（1~5 题共用备选答案）
   A. 透析治疗
   B. 去纤维肽治疗
   C. PGI2
   D. 输血浆治疗
   E. 血浆置换治疗
1. 治疗溶血性尿毒综合征针对急性肾衰竭，可选择的方法是（　　）。
2. 治疗溶血性尿毒综合征针对快速出现的重度贫血，可选择的方法是（　　）。
3. 治疗溶血性尿毒综合征在尚未出现少尿时，可选择的方法是（　　）。
4. 对于非典型溶血性尿毒综合征，尤其是重症溶血性尿毒综合征伴有神经系统损伤、心功能不全时，选择的治疗是（　　）。
5. （　　）是血栓性血小板减少性紫癜治疗的主要方法。

（6~7 题共用备选答案）
   A. 大分子 vWF 肽
   B. 小分子 vWF 肽
   C. PGI2 的代谢异常
   D. 组织-纤溶酶原活化剂（PA）活性降低
   E. 血小板聚集蛋白
6. （　　）是由内皮细胞合成的 vWF 肽聚集而成。
7. （　　）是作用于血小板膜上具有抗原性的糖蛋白 GPⅡb 和 GPⅢa 而使血小板聚集。

三、X 型题

1. 溶血性尿毒综合征的三联征是（　　）。
   A. 白塞病
   B. 干燥综合征
   C. 急性微血管溶血性贫血
   D. 血小板减少
   E. 急性肾衰竭
2. 可诱发儿童溶血性尿毒综合征感染的细菌包括（　　）。
   A. 大肠杆菌
   B. 志贺痢疾杆菌
   C. 伤寒杆菌
   D. 肺炎球菌
   E. 葡萄糖球菌
3. 可诱发儿童溶血性尿毒综合征感染的病毒包括（　　）。
   A. 柯萨奇病毒
   B. 乙肝病毒
   C. 流感病毒
   D. 巨细胞病毒
   E. 人类免疫缺陷病毒
4. 引起溶血性尿毒综合征的药物包括（　　）。
   A. 丝裂霉素
   B. 长春新碱
   C. 柔红霉素
   D. 沙利度胺
   E. 避孕药
5. 溶血性尿毒综合征发病与免疫有关的原因为（　　）。
   A. 溶血性尿毒综合征发病前 2/3 以上病例有呼吸道或胃肠道的细菌感染，符合抗原-抗体反应的发病过程
   B. 部分患者于病初期可见 IgG 减少
   C. IgA、IgM 升高，C3 下降
   D. 部分患者于病初期可见 IgG 增多
   E. IgA、IgM 下降，C3 升高
6. 溶血性尿毒综合征细胞内毒素的发病原因包括（　　）。
   A. 使细胞因子释放介导内皮细胞损伤而发病
   B. 激活巨噬细胞使活性氧代谢产物增加
   C. 活中性粒细胞，增加细胞表面受体表达，促进白细胞聚集，致使中性粒细胞介导的细胞毒损伤
   D. 激活补体与血小板活化因子参与发病
   E. 激活巨噬细胞使活性氧代谢产物减少
7. 以下叙述属于典型溶血性尿毒综合征前驱期的包括（　　）。
   A. 一般为 1～14 天
   B. 腹泻、呕吐和腹痛

C. 开始多为水样使　　D. 面色苍白、黄疸

E. 皮下瘀斑

8. 以下叙述属于典型溶血性尿毒综合征急性期的包括（　　）。

A. 一般为 10~20 天　　B. 腹泻、呕吐和腹痛

C. 血尿、少尿和氮质血症　　D. 面色苍白、黄疸

E. 皮下瘀斑

9. 溶血性尿毒综合征的血液检查可见（　　）。

A. 血红蛋白一般降至 70~90g/L

B. 外周血片见大量红细胞碎片及毛边细胞

C. 抗人球蛋白试验绝大多数患者呈阴性

D. C3 和（或）C4 增高

E. 肉眼即可见患者的血清呈浅粉色

10. 溶血性尿毒综合征的尿液检查可见（　　）。

A. 尿量减少　　B. 尿量增多

C. 尿中可见血红蛋白　　D. 镜检可见红细胞、白细胞和管型

E. 尿中可见微球蛋白尿

11. 溶血性尿毒综合征的生化检查可见（　　）。

A. 胆红素，可轻度增高，一般不超过 20~30mg/L

B. 血尿酸水平降低

C. 血尿酸水平升高

D. 低钠血症、高钾血症及代谢性酸中毒

E. BUN、Scr 呈进行性降低

12. 溶血性尿毒综合征的光镜检查可见（　　）。

A. 肾小球内皮细胞肿胀，内皮下间隙缩小

B. 系膜基质增宽，可伴有少量炎症细胞浸润

C. 可伴有新月体、局灶纤维素样坏死

D. 均可见肾小管坏死或肾小管间质病变

E. 毛细血管壁增厚、管腔闭塞，毛细血管腔充满微血栓

13. 溶血性尿毒综合征的电镜检查可见（　　）。

A. 毛细血管内皮细胞增生、内皮细胞肿胀

B. 内皮下可见颗粒状电子致密物沉积

C. 管腔内可见红细胞碎片

D. 血小板以及凝聚的纤维素

E. 可见纤维蛋白原

14. 临床上具备（　　）三联症者，溶血性尿毒综合征诊断可成立。
A. 微血管性溶血性贫血
B. 血小板减少
C. 急性肾功能不全
D. 白塞病
E. 混合性结缔组织病

15. 需要与溶血性尿毒综合征诊断相鉴别的疾病包括（　　）。
A. 弥散性血管内凝血
B. Evan 综合征
C. 系统性红斑狼疮
D. 白塞病
E. 混合性结缔组织病

16. 溶血性尿毒综合征与弥散性血管内凝血的诊断相鉴别，溶血性尿毒综合征的鉴别要点包括（　　）。
A. 凝血酶原时间
B. 部分凝血活酶时间
C. 凝血因子水平正常
D. 纤维蛋白降解产物减少
E. 血小板增多

17. 血栓性血小板减少性紫癜的免疫机制可见（　　）。
A. 常见于药物变态反应后
B. 血清补体水平降低
C. 血清补体水平增高
D. 血管病变处可见免疫球蛋白和补体成分
E. 血液循环中可找到循环免疫复合物

18. 血栓性血小板减少性紫癜的溶血性贫血表现包括（　　）。
A. 血红蛋白下降显著
B. 血清补体水平降低
C. 网织红细胞升高
D. 游离胆红素水平升高
E. 血浆乳酸脱氢酶及其同工酶-丙酮酸脱氢酶活性升高

19. 血栓性血小板减少性紫癜的中枢神经系统损害包括（　　）。
A. 头痛、头晕
B. 血压增高
C. 惊厥
D. 视力障碍
E. 肢体麻木

20. 以下关于血栓性血小板减少性紫癜的五联征说法，正确的是（　　）。
A. 血小板减少性紫癜
B. 微血管病性溶血
C. 中枢神经系统症状
D. 呕吐
E. 肾脏损害

21. 由肺炎链球菌感染导致的溶血性尿毒综合征，（　　）治疗是禁忌证。
A. 透析治疗
B. 去纤维肽治疗
C. 抗凝剂及血小板解聚药治疗
D. 输血浆治疗
E. 血浆置换治疗

参考答案

一、A1 型题

1. A　2. A　3. A　4. C　5. D　6. B　7. B　8. B

二、B 型题

1. A　2. D　3. C　4. E　5. B　6. A　7. E

三、X 型题

1. CDE　2. ABCD　3. ACDE　4. ABCE　5. ABC
6. ABCD　7. ABC　8. BCDE　9. ABCD　10. ACD
11. ACD　12. BCE　13. ABCD　14. ABC　15. ABC
16. ABC　17. ABDE　18. ACDE　19. ACDE　20. ABCE
21. DE

第十章　代谢性疾病肾损害

一、A1 型题

1. 糖尿病肾病的微量白蛋白尿期，尿白蛋白排泄率为（　　）。

A. 20~200μg/min　　B. <20μg/min

C. >200μg/min　　D. >30μg/mm

E. >3.5g/24h

2. 下列属于糖尿病肾病特异性改变的是（　　）。

A. 弥漫型肾小球硬化　　B. 结节型肾小球硬化

C. 肾小囊“泪滴样”改变　　D. 毛细血管袢“帽状”结构

E. 小动脉内膜明显增厚

3. 下列是糖尿病肾病典型临床表现的是（　　）。

A. 糖尿病病史 10 年后出现大量蛋白尿　　B. 糖尿病 2 年后表现为肾病综合征

C. 糖尿病 10 年后，尿检以血尿为主　　D. 糖尿病患者发生急性肾衰竭

E. 糖尿病 2 年后发现双肾缩小

4. 检查结果符合糖尿病、肾衰竭，为鉴别糖尿病肾病引起的尿毒症与糖尿病感染引起的急性肾衰竭，应做的检查除外（　　）。

A. B 型超声观察双肾大小　　B. 尿比重及渗透压测定

C. 眼底检查视网膜病变　　D. 贫血程度

E. 肾活检

5.（　　）被认为是临床早期诊断糖尿病肾病的主要线索。

A. 微量白蛋白尿　　B. 小分子蛋白尿

C. 大分子蛋白尿　　D. 肌红蛋白尿

E. 肉眼血尿

6.（　　）的排泄与肾小球结构改变密切关联，是判断糖尿病肾病预后的重要指标。

A. 尿蛋白　　B. 镜下血尿

C. 脓尿　　D. 乳糜尿

E. 肉眼血尿

7. 患者糖尿病病史及病程超过 5 年，并出现微量白蛋白尿应怀疑早期糖尿病肾病，并在 3~

6 个月内复查，3 次检测中（　　）即可诊断为“微量白蛋白尿”。

A. 2 次阳性　　B. 2 次阴性

C. 1 次阳性　　D. 1 次阴性

E. 3 次阴性

8. 培哚普利对肾的保护作用的主要机制不包括（　　）。

A. 控制血压　　B. 减少蛋白尿

C. 减轻血尿　　D. 保护残存肾功能

E. 延缓肾功能恶化的进展

9. 如拟诊为糖尿病感染引起的急性肾衰竭，应采取的治疗措施不正确的是（　　）。

A. 使用胰岛素　　B. 使用抗生素

C. 口服降糖药　　D. 控制入水量

E. 调节水、电解质平衡

10. 糖尿病肾病患者一旦进入持续蛋白尿，从出现蛋白尿到进入终末期肾脏病的平均时间为（　　）年。

A. 20 年　　B. 30 年

C. 15 年　　D. 35 年

E. 10 年

11. 糖尿病肾病患者需定期门诊随访，在最初治疗的（　　）内每月复诊一次。

A. 1 个月　　B. 8 个月

C. 10 个月　　D. 12 个月

E. 6 个月

12. 以下关于尿酸的叙述，错误的是（　　）。

A. 尿酸是核酸代谢产物

B. 在 pH7.4 条件下，血液中的尿酸主要以二钠盐形式存在

C. 通常情况下，由肾小球滤过的尿酸只有 8%~10% 最终能排出体外

D. 尿酸盐转运体（URAT1）是肾小管上皮细胞刷状缘细胞膜负责重吸收尿酸的主要转运蛋白

E. *URAT1* 基因突变常引起低尿酸血症，但也有部分突变可引起高尿酸血症

13. 尿酸是一种弱的有机酸，分子量为（　　）。

A. 268Da　　B. 86Da

C. 68Da　　D. 186Da

E. 168Da

14. 尿酸含嘧啶和咪唑环亚结构，是嘌呤环的（　　）被氧化后的产物。

A. 2、4、8 位　　B. 2、4、6 位

C. 1、2、4 位
D. 1、2、8 位
E. 2、6、8 位

15. 尿酸的微酸性来自于第 9 位上氢离子和（　　）的电离。
A. 第 1 位上氢离子
B. 第 5 位上氢离子
C. 第 7 位上氢离子
D. 第 4 位上氢离子
E. 第 3 位上氢离子

16. 尿酸在 pH 7.4 时主要形成（　　）。
A. 一钠盐
B. 二钠盐
C. 钾盐
D. 四钠盐
E. 五钠盐

17. 关于高尿酸导致肾损害的机制叙述，错误的是（　　）。
A. 肾素-血管紧张素系统（RAS）活化
B. 炎症
C. 血管内皮损伤，一氧化氮（NO）生成减少
D. 环氧化酶-2（COX-2）生成减少
E. 血管平滑肌细胞增生

18. 嘌呤由非环状到环状的从头合成过程要经过（　　）反应。
A. 11 步
B. 5 步
C. 7 步
D. 3 步
E. 15 步

19.（　　）是体内尿酸的主要来源。
A. 内源性的嘌呤
B. 外源性的嘌呤
C. 肾小球滤过增多
D. 肾小管排泌尿酸增多
E. 肾小管重吸收减少

20.（　　）是血管平滑肌细胞的有丝分裂源。
A. 冷球蛋白
B. 脂肪
C. 尿酸
D. 尿碱
E. 血液

21. 尿酸可以导致血管平滑肌细胞的增殖和肾脏病进展，这一作用的机制是通过（　　）活化从而使血栓素表达增加来实现的。
A. COX-1
B. COX-3
C. COX-2
D. COX-6
E. COX-8

22. (　　) 可以使入球小动脉增厚，增加血管壁巨噬细胞的浸润。

A. 冷球蛋白　　B. 脂肪

C. 尿酸　　D. 尿碱

E. 血液

23. 肾小管内流量的减少会刺激肾素分泌增加，也导致明显的（　　）。

A. 低血压　　B. 贫血

C. 高血压　　D. 酸中毒

E. 代谢紊乱

24. (　　) 可以促使单核细胞促化蛋白-1（MCP-1）在血管平滑肌细胞的表达。

A. 冷球蛋白　　B. 脂肪

C. 高尿酸　　D. 尿碱

E. 低尿酸

25. 尿酸也可以促使体外培养的人血管细胞表达（　　）蛋白。

A. A 反应蛋白　　B. B 反应蛋白

C. C 反应蛋白　　D. F 反应蛋白

E. G 反应蛋白

26. 当严重高尿酸血症急性发生时，往往可导致急性肾衰竭，这种情况通常叫做（　　）。

A. 慢性尿酸性肾病　　B. 促炎症

C. 急性尿酸性肾病　　D. 高尿酸血症肾病

E. 痛风性肾病

27. 测定尿中尿酸/肌酐的比值可以鉴别急性高尿酸血症和其他原因引起的急性肾衰竭，急性高尿酸血症肾病的最低比值为（　　）。

A. 0.5　　B. 0.9

C. 1　　D. 0.7

E. 0.3

28. 限制嘌呤伙食 5 日后，每日尿酸排出量仍超过（　　），可认为尿酸生成增多。

A. 100mg　　B. 200mg

C. 600mg　　D. 300mg

E. 400mg

29. 在治疗轻度高尿酸血症时，(　　) 除了能降低血压外，还可以促尿酸排泄。

A. ACEI　　B. 利尿剂

C. 氯沙坦　　D. AT1 受体阻断剂

E. β_1受体阻断剂

30. 在治疗轻度高尿酸血症时，一般主张尽量首先用（　　）将尿酸水平控制在正常范围。

A. 药物方法　　B. 手术治疗方法

C. 非药物方法　　D. 热疗

E. 姑息治疗

31. 以下关于轻度高尿酸血症的治疗叙述，错误的是（　　）。

A. 大部分高尿酸血症患者是无症状的

B. 血尿酸升高通常与代谢综合征以及粥样硬化性疾病相关联

C. 大多数临床医生对高尿酸血症的治疗持手术治疗态度

D. 对于血尿酸轻度增高的无症状患者是否给予积极治疗仍有争议

E. 高尿酸血症可导致心血管疾病，并加速肾功能异常

32. 原发性高尿酸血症与尿毒症性高尿酸血症均可应用的降尿酸药物为（　　）。

A. 丙磺舒　　B. 苯磺唑酮

C. 氢氯噻嗪　　D. 呋塞米

E. 别嘌醇

33.（　　）导致大量细胞溶解产生急性尿酸性肾病。

A. 肿瘤化疗或放疗　　B. 肿瘤手术

C. 药物治疗　　D. 非药物治疗

E. 饮食治疗

34. 出现急性肾衰竭时，或慢性尿酸性肾病进展至终末肾衰竭时，都应进行（　　）。

A. 血液透析治疗　　B. 化疗

C. 药物治疗　　D. 非药物治疗

E. 饮食治疗

35. 以下关于类风湿关节炎的 X 线表现，说法不正确的是（　　）。

A. 可有骨质破坏　　B. 骶髂关节偶被累及

C. 好发于手、腕、足的小关节　　D. 好发于末端指间关节

E. 多关节受累

36. 尿酸的（　　）在关节等部位形成结晶沉积以及进一步形成结石是痛风发作的物质基础。

A. 一钾钠盐　　B. 二钾钠盐

C. 三钾钠盐　　D. 四钠盐

E. 五钠盐

37. 治疗痛风急性发作的首选药物是（　　）。

A. 别嘌醇　　B. 丙磺舒

C. 秋水仙碱　　D. 尿酸酶类药物
E. 苯溴马隆

38. （　　）应用于对饮食控制等常规治疗无效、结石复发或痛风患者。
A. 别嘌醇　　B. 丙磺舒
C. 苯溴马隆　　D. 磺吡酮
E. 氯沙坦

39. 治疗肾功能正常的慢性痛风患者，别嘌醇的初始剂量应该为每天100mg，最大剂量每天（　　）。
A. 800mg　　B. 600mg
C. 500mg　　D. 300mg
E. 100mg

40. 针对痛风性肾病的降尿酸治疗及一般治疗同（　　）的治疗。
A. 尿酸性肾病　　B. 痛风
C. 促炎症　　D. 肾小球前血管病变
E. 高尿酸血症

41. 对于因恶性肿瘤使用溶细胞药物治疗而产生的（　　），必要时可以考虑血液透析或腹膜透析治疗。
A. 慢性高尿酸血症　　B. 急性高尿酸血症
C. 促炎症　　D. 肾小球前血管病变
E. 硬皮病

42. 糖尿病患者尿量增多的主要原因是（　　）。
A. 肾小球滤过率增加　　B. 肾小管的溶质浓度增加
C. 血浆晶体渗透压升高　　D. 抗利尿激素分泌减少
E. 醛固酮分泌减少

43. 肾脏可降解下列哪种激素（　　）。
A. 甲状腺素　　B. 降钙素
C. 血管升压素　　D. 血管紧张素
E. 胰岛素

二、A2 型题

1. 患者，男，46 岁，患有糖尿病肾病合并高血压，在药物选择上宜首先使用（　　）。
A. α 受体阻滞剂　　B. β 受体阻滞剂
C. ACEI　　D. 钙通道阻滞剂
E. 利尿剂

2. 患者，女，60 岁，糖尿病史超过 10 年，化验 24 小时尿白蛋白为 120mg，血清白蛋白为 40g/L，最可能的诊断为（　　）。

A. 糖尿病肾病Ⅰ期　　B. 糖尿病肾病Ⅱ期

C. 糖尿病肾病Ⅲ期　　D. 糖尿病肾病Ⅳ期

E. 糖尿病肾病肾衰竭期（Ⅴ期）

3. 患者，女，58 岁，反复双下肢水肿半年，加重伴恶心、心悸 7 天。既往有糖尿病病史 16 年，发现血压高 5 年，尿蛋白阳性半年。查体：慢性病容、贫血貌，血压 195/110mmHg，心脏普大，心音遥远，心率 112 次/分，腹部移动性浊音阳性，双下肢水肿，血尿素氮 27mmol/L，血肌酐 360μmol/L。最可能的诊断为（　　）。

A. 慢性肾小球肾炎、慢性肾功能不全

B. 高血压、肾小动脉硬化症、慢性肾功能不全

C. 糖尿病肾病、慢性肾衰竭

D. 缺血性肾病、慢性肾衰竭

E. 心肾综合征

4. 患者，男，42 岁，多饮，多尿、多食、消瘦 12 年，患者一直使用胰岛素治疗，呈“满月脸”，双下肢水肿，尿蛋白(++)。最可能的诊断是（　　）。

A. 低蛋白血症　　B. 黏液性水肿

C. 糖尿病肾病　　D. 营养不良

E. 肝硬化

5. 患者，女，38 岁，15 岁起多尿、消瘦，7 年前因肾病综合征住院，但医生不主张使用激素和免疫抑制剂治疗。患者慢性肾功能不全的原因可能是（　　）。

A. 慢性肾小球肾炎　　B. 慢性肾盂肾炎

C. 肾结核　　D. 过敏性紫癜肾炎

E. 糖尿病肾病

6. 患者，男，55 岁，发现糖尿病 13 年，使用口服降糖药治疗，血糖控制在 10~12mmol/L。近日发现双下肢水肿明显。血压为 158/98mmHg，尿常规蛋白(++++)，红细胞 0~2/HP，24h 尿蛋白定量 4.0g，血浆白蛋白 30g/L，血胆固醇 7.0mmol/L，血肌酐 180μmol/L。眼底检查：视网膜有出血、水肿和渗出肾活检：肾小球系膜细胞弥漫性增生，伴基膜增厚，系膜基质增多，在毛细血管袢外周见渗出性纤维蛋白帽状物，肾小球囊上皮细胞内小圆形嗜酸性物。最可能的诊断为（　　）。

A. 糖尿病伴膜性肾病　　B. 糖尿病伴系膜增生性肾小球肾炎

C. 糖尿病伴系膜毛细血管性肾炎　　D. 糖尿病肾病

E. 糖尿病伴急进性肾炎

7. 患者，男，49 岁，发现非胰岛素依赖性糖尿病 6 年，近日出现双下肢水肿。血压 150/94mmHg，尿常规蛋白(++++)，红细胞 10~15/HP，24h 尿蛋白定量 4.0g，血浆白蛋白

30g/L，血胆固醇 6.5mmol/L，血肌酐 120μmol/L，尿圆盘电泳示高分子蛋白尿，血清 HBV 标志阳性，眼底检查阴性。最可能的诊断是（　　）。

A. 糖尿病肾病　　B. 糖尿病伴膜性肾病
C. 糖尿病伴微小病变肾病　　D. 糖尿病伴系膜增生性肾炎
E. 糖尿病伴系膜毛细血管性肾炎

8. 患者，男，68 岁，有糖尿病史 15 年，近 1 个月来水肿。血压 150/90mmHg，血糖 7mmol/L，尿蛋白 5g/L，血尿素氮 12mmol/L，血肌酐 184μmol/L。最合适的治疗方法为（　　）。

A. 胰岛素 + 皮质激素　　B. 胰岛素 + 非甾类抗炎药
C. 胰岛素 + 血管紧张素转换酶抑制剂　　D. 胰岛素治疗
E. 胰岛素 + 利尿消肿

9. 患者，女，55 岁，因“颅内出血”来诊。患者颅内出血后经甘露醇等治疗，意识恢复，1 周后再次出现意识障碍。患者有糖尿病史 15 年。血压 120/75mmHg，浅昏迷，皮肤弹性差，右肺少许湿啰音，腱反射亢进。实验室检查：血白细胞计数 14.0×10^9/L，血红蛋白 100g/L，血肌酐 531μmol/L，血糖 35.3mmol/L，血钠 154mmol/L，血钾 4.5mmol/L，HCO_3^- 17mmol/L，尿酮(+)，尿量 800ml/24h。患者意识障碍最可能的原因是（　　）。

A. 颅内再出血　　B. 尿毒症脑病
C. 颅内感染　　D. 高渗性昏迷
E. 酮症酸中毒

10. 患者，男，45 岁，有糖尿病病史，空腹血糖 11.1mmol/L，尿蛋白(++)，下肢水肿，应选择的治疗是（　　）。

A. 应用胰岛素　　B. 应用磺脲类降糖药
C. 应用双胍类降糖药　　D. 应用磺脲类加双胍类药
E. 单纯饮食治疗

11. 患者，男，40 岁，下腹部胀，排尿不畅伴尿失禁 1 个月。患者患糖尿病超过 10 年，尿蛋白阴性。B 型超声：膀胱扩大，尿潴留。最可能的诊断是（　　）。

A. 糖尿病自主神经病变　　B. 糖尿病合并泌尿系统感染
C. 糖尿病合并慢性前列腺炎　　D. 糖尿病肾病
E. 糖尿病合并泌尿系统结石

三、A3/A4 型题

（1~3 题共用题干）

患者，男，35 岁，体检发现高血压、蛋白尿，夜尿增多。查体：血压 170/100mmHg。

1. 首选的检查是（　　）。

A. 心电图　　B. 胸部 X 线片

C. 血脂测定
D. 血尿素、血肌酐测定
E. 肾素-血管紧张素活性测定

2. 可正确评价肾功能的检查是（　　）。
A. 血红蛋白测定
B. 血尿素和血肌酐测定
C. 内生肌酐清除率测定
D. 尿蛋白量测定
E. 莫氏试验

3. 进一步检查最可能发现（　　）。
A. 心尖区 3 度收缩期杂音
B. 腹部可闻及血管杂音
C. 心脏扩大
D. 高血压眼底 3 级表现
E. 贫血

（4~6 题共用题干）

患者，男，76 岁，非胰岛素依赖型糖尿病史 30 余年，近 7 年出现蛋白尿及高血压，近 3 年来肾功能逐渐减退。3 个月前开始出现恶心，呕吐，伴双下肢水肿。近日化验血 K^+ 5.5mmol/L，CO_2CP 16.5mmol/L，Cr 830μmol/L，Hb 65g/L，血糖 16mmol/L。腹部曾行胃大部切除术。

4. 患者的肾功能目前为（　　）。
A. 肾储备能力下降期
B. 氮质血症期
C. 肾衰竭期
D. 尿毒症期
E. 肾衰竭代偿期

5. 最佳的治疗措施是（　　）。
A. 血液灌流
B. 血液滤过
C. 血液透析
D. 腹膜透析
E. 肾与胰岛联合移植

6. 以下最适合的纠正贫血的措施是（　　）。
A. 输注全血
B. 输注红细胞
C. 促红细胞生成素
D. 促细胞生成素 + 铁剂
E. 促细胞生成素 + 叶酸

（7~8 题共用题干）

患者，男，24 岁，咳嗽，咳黄痰，发热，恶心 4 天。患者患糖尿病 1 年，未正规治疗。查体：体温 38.5℃，消瘦。实验室检查：血糖 220mmol/L，血尿素 11mmol/L，血钾 3.5mmol/L，血钠 140mmol/L；尿糖（+++），尿蛋白（++），尿酮体（++）。血气分析：pH 7.30，HCO_3^- 7mmol/L。

7. 发生上述临床表现的病理生理机制是（　　）。

A. 肝糖原合成减少
B. 蛋白质合成减少，分解增加
C. 脂肪合成减少，分解增加
D. 乙酰辅酶 A 大量进入三羧酸循环
E. 2，3-二磷酸甘油酸（2，3-DPG）合成减少

8. 关于预后，叙述错误的是（　　）。

A. 易合并感染
B. 易出现乳酸性酸中毒
C. 易发生糖尿病肾病，肾衰竭
D. 易发生眼底视网膜病变
E. 易发生周围神经病变

（9~10 题共用题干）

患者，女，65 岁，水肿 1 个月。患者有高血压病史 20 余年，空腹血糖升高 14 年，确诊糖尿病 8 年。实验室检查：血肌酐 149μmol/L，血尿酸 323μmol/L，尿蛋白(+++)。B 型超声：右肾长径 11. 7cm，左肾长径 11. 2cm。

9. 首要检查应是（　　）。

A. 肾血管造影
B. 肾穿刺
C. 抗肾小球基底膜抗体
D. 放射性核素肾图
E. 眼底检查

10. 最可能的诊断是（　　）。

A. 高血压合并糖尿病肾病
B. 肾淀粉样变
C. 肾动脉狭窄
D. 慢性肾炎
E. 高血压性肾硬化

四、B 型题

（1~3 题共用备选答案）

A. 胰岛素代谢障碍
B. 氧化应激
C. 肾素-血管紧张素系统活化
D. 遗传因素
E. 足突细胞作用

1.（　　）而致长期高血糖是糖尿病肾病发生的最关键原因。
2.（　　）在糖尿病肾病蛋白尿的发生机制中极其重要的作用。
3.（　　）在糖尿病的发病机制中占有主导地位。

（4~6 题共用备选答案）

A. 一级防治
B. 二级防治

C. 三级预防　　D. 四级预防

E. 五级预防

4. 糖尿病肾病的防治中，正常白蛋白尿至微量白蛋白尿的防治属于（　　）。

5. 糖尿病肾病的防治中，控制血糖仍可延缓微量白蛋白向显著白蛋白尿的发展属于（　　）。

6. 糖尿病肾病的防治中，即使血糖得到良好的控制，蛋白尿仍然有增无减，肾脏病变继续进展属于（　　）。

（7~9 题共用备选答案）

A. 1.0~1.2g/(kg·d)　　B. 0.8~1.0g/(kg·d)

C. 0.6~0.8g/(kg·d)　　D. 1.2~1.4g/(kg·d)

E. 1.4~1.6g/(kg·d)

7. 糖尿病肾病的治疗中限制饮食中蛋白质的摄取可有效延缓糖尿病肾病进展，建议 DN Ⅱ期为（　　）。

8. 糖尿病肾病的治疗中限制饮食中蛋白质的摄取可有效延缓糖尿病肾病进展，建议 DN Ⅲ期为（　　）。

9. 糖尿病肾病的治疗中限制饮食中蛋白质的摄取可有效延缓糖尿病肾病进展，建议 DN Ⅳ期为（　　）。

（10~11 题共用备选答案）

A. 693μmol/L　　B. 714μmol/L

C. 893μmol/L　　D. 834μmol/L

E. 941μmol/L

10. 肿瘤破坏细胞导致的高尿酸血症通常会高于（　　）。

11. 急性肾衰竭导致的高尿酸血症一般不高于（　　）。

（12~14 题共用备选答案）

A. >536μmol/L(9mg/dl)　　B. >595μmol/L(10mg/dl)

C. >714μmol/L(12mg/dl)　　D. >941μmol/L(12mg/dl)

E. >840μmol/L(12mg/dl)

12. 肾功能已经有减退的患者，血肌酐≤132μmol/L 时血尿酸（　　）。

13. 肾功能已经有减退的患者，血肌酐 132~176μmol/L 时血尿酸（　　）。

14. 肾功能已经有减退的患者，晚期肾衰竭时血尿酸（　　）。

（15~16 题共用备选答案）

A. 250~480μmol/L
B. 100~300μmol/L
C. 150~380μmol/L
D. 500~650μmol/L
E. 50~100μmol/L

15. 男性血尿酸测定正常值为（　　）。
16. 女性血尿酸测定正常值为（　　）。

（17~18 题共用备选答案）

A. 抑制尿酸产生的药物
B. 促进尿酸排泄的药物
C. 丙磺舒
D. 碘苯呋酮
E. 氯沙坦

17.（　　）为治疗高尿酸血症的首选药物，主要应用别嘌醇。
18. 治疗重度高尿酸血症时，（　　）对尿酸转运蛋白具有高亲和力，可能是在电荷上比较适合与尿酸转运蛋白结合。

（19~20 题共用备选答案）

A. 滑膜组织
B. 软骨组织
C. 基膜组织
D. 肌肉组织
E. 血管组织

19. 在类风湿关节炎中，最先受累的关节组织是（　　）。
20. 在骨关节病中，最先受累的关节组织是（　　）。

（21~22 题共用备选答案）

A. 急性痛风性肾病
B. 慢性痛风性肾病
C. 尿酸性肾病
D. 糖尿病肾病
E. 冷球蛋白血症

21. 当高尿酸血症急性发作时，往往导致急性肾衰竭，这种情况通常叫作（　　）。
22. 慢性高尿酸血症引起的慢性肾脏损害应称（　　）。

（23~24 题共用备选答案）

A. 非甾体类抗炎药
B. 糖皮质激素
C. 秋水仙碱
D. 盐皮质激素
E. 甾体类抗炎药

23. 痛风发作急性期可短时间使用大量的（ ）。
24. 治疗痛风急性发作期，不能使用 NSAID 或 NSAID 无效甚至发生多发性关节炎时，可以使用（ ）。

（25~27 题共用备选答案）

A. anakinra
B. rilonacept
C. canakinumab
D. α_1受体阻断剂
E. M_1受体阻断剂

25.（ ）是 IL-1β 受体的拮抗药，最初是用来治疗类风湿关节炎的。
26.（ ）是将两个分子的 IL-1β 受体用免疫球蛋白 Fc 段连接在一起的制剂。
27.（ ）是抗 IL-1β 的单克隆抗体，已用来治疗儿童周期性发热。

五、X 型题

1. 糖尿病是由（ ）因素共同作用而引起的一组以糖代谢紊乱为主要表现的综合征。
A. 遗传
B. 环境
C. 自身免疫因素
D. 抗 Sm
E. 抗 Ro
2. 糖尿病的肾脏病理改变包括（ ）。
A. 肾小球
B. 肾小管
C. 肾间质
D. 肾血管
E. 肾盂
3. 不同患者糖尿病肾病病理的差异取决于（ ）。
A. 糖尿病类型
B. 疾病持续时间
C. 否合并原发性高血压
D. 肾功能损害情况
E. 贫血情况
4. 通过对 1 型和 2 型糖尿病患者的肾脏病理研究显示，参与糖尿病肾病发生发展的包括（ ）。
A. 肾小球肥大
B. 肾小球基底膜和肾小管基底膜变薄
C. 肾小球系膜基质减少
D. 肾小球无细胞性结节状硬化
E. 肾小囊玻璃滴状病变
5. 1 型糖尿病肾病晚期光镜表现为（ ）。
A. 小管萎缩
B. 间质区增宽
C. 小圆形细胞浸润
D. 系膜细胞轻度增生
E. 肾小管上皮细胞显示空泡和颗粒变性

6. 1 型糖尿病肾病的电镜表现为（　　）。
   A. 肾小球毛细血管基底膜均质性增厚和系膜基质增多
   B. 细颗粒状物质，无电子致密物
   C. 细颗粒状物质，大量电子致密物
   D. 系膜基质增多，甚至呈结节团块状
   E. 足细胞足突广泛融合
7. 1 型糖尿病肾病的免疫荧光表现为（　　）。
   A. IgG 沿肾毛细血管基底膜细线状沉积
   B. 血浆蛋白非特异性的沉积
   C. 肾小囊玻璃滴状变和肾小球毛细血管袢的纤维素样
   D. 类脂样帽状病变区可见 IgA 沉积
   E. IgA 沿肾毛细血管基底膜细线状沉积
8. 将 2 型糖尿病患者的肾脏病理分为（　　）。
   A. 肾脏结构正常或接近正常
   B. 典型 2 型糖尿病肾病
   C. 非典型 2 型糖尿病肾病
   D. 典型 1 型糖尿病肾病
   E. 非典型 1 型糖尿病肾病
9. 以下关于导致肾内血流动力学异常的原因说法，正确的是（　　）。
   A. 交感神经过度兴奋
   B. 肾内肾素-血管紧张素系统兴奋
   C. 肾内 PGI、PGE 增多，TXA 减少
   D. 血管内皮素产生过多，NO 产生相对过少
   E. 管-球反馈增强
10. （　　）是导致糖尿病肾病的重要原因。
    A. 高血糖
    B. 晚期糖基化产物
    C. 多元醇途径
    D. 贫血
    E. 发热
11. 肾脏血流动力学异常是糖尿病肾病早期的重要特点，表现为高灌注状态。导致高灌注的原因有（　　）。
    A. 扩张入球小动脉的活性物质过多或作用过强
    B. 肾小管、肾小球反馈（TGF）失常
    C. 肾髓质间质压力过低
    D. 肾髓质间质压力过高
    E. 扩张入球小动脉的活性物质过少
12. 肾脏血流动力学异常是糖尿病肾病早期的重要特点，表现为高灌注状态。高灌注造成的后果有（　　）。
    A. 血尿生成
    B. 肾小球毛细血管切应力改变形成病变

C. 局部 RAS 兴奋　　D. 白激酶进一步激活

E. 血管内皮生长因子进一步激活

13. 糖尿病肾病的自然史分为 5 期，Ⅰ期的表现包括（　　）。

A. 肾小球滤过率（GFR）增高和肾脏体积增大

B. 肾血浆流量（RPF）增加

C. 内生肌酐清除率增加约 40%

D. RPF 和肾小球毛细血管灌注及内压增高

E. 大量蛋白尿

14. 以下属于临床常用的测 UAER 的方法的是（　　）。

A. 收集 24 小时尿，测定白蛋白总量

B. 测定过夜或早上 4 小时尿白蛋白，计算 UAER

C. 随机任意时间尿，测定尿白蛋白和肌酐比值

D. 测定过夜或早上 8 小时尿白蛋白，计算 UAER

E. 集 24 小时尿，测定血红蛋白总量

15. 以下提示可能合并其他非 DN 病变，可能要进行肾活检以确诊的是（　　）。

A. 肾炎性尿沉渣　　B. 既往曾有非糖尿病肾病的肾脏病史

C. 短期内蛋白尿明显减少　　D. 24h 蛋白尿 >15g

E. 有明显蛋白尿但无视网膜病变

16. 糖尿病患者合并肾脏损害并不一定是糖尿病肾病。下列情形中需除外其他肾脏疾病的是（　　）。

A. 糖尿病视网膜病变

B. ACEI/ARB 治疗后 1~3 个月肾小球滤过率（GFR）升高 >30%

C. GFR 很低或迅速降低

D. 蛋白尿急剧增多或肾病综合征

E. 顽固性高血压

17. 与糖尿病肾病的相鉴别诊断的疾病有（　　）。

A. 原发性肾小球疾病　　B. 高血压肾损害

C. 胆固醇结晶栓塞性疾病　　D. 肥胖相关性肾病

E. 膜增生性肾炎

18. 糖尿病患者常常合并尿路感染，包括（　　）。

A. 尿道炎　　B. 膀胱炎

C. 肾盂肾炎　　D. 输尿管炎

E. 肾结核

19. 临床上常用的口服降糖药包括（　　）。

A. 磺脲类　　B. 双胍类

C. α及β受体阻断剂　　D. α-葡萄糖苷酶抑制药

E. 苯甲酸衍生物

20. ACEI用于DN的特殊优势有（　　）。

A. 阻止肾内血管紧张素Ⅱ生成

B. 降低系膜细胞对大分子物质的吞噬作用

C. 通过抑制AngⅡ的生成，从而抑制肾组织局部多种细胞因子

D. 促进基质金属蛋白酶降解，使已形成的细胞基质部分得以降解

E. 加速肾内血管紧张素Ⅳ生成

21. 影响糖尿病肾病预后的因素主要有（　　）。

A. 糖尿病的类型　　B. 蛋白尿的程度

C. 患者病史　　D. 合并出现的高血压

E. 动脉粥样硬化等病变

22. 糖尿病肾病患者需定期门诊随访，在门诊随访期间需定期监测（　　），以评估疗效和治疗的不良反应。

A. 睡眠　　B. 血糖

C. 尿检　　D. 血常规

E. 血生化

23. 电离的尿酸很容易形成尿酸盐，主要是（　　）。

A. 一钠盐　　B. 二钠盐

C. 钾盐　　D. 四钠盐

E. 五钠盐

24. 酶的异常多会导致嘌呤合成过多，目前已经发现的有（　　）。

A. 磷酸核糖焦磷酸（PRPP）合成酶活性增加

B. 次黄嘌呤-鸟嘌呤磷酸核糖转换酶（HGPRT）缺乏

C. 葡萄糖6-磷酸酶缺乏

D. 磷酸核糖焦磷酸（PRPP）合成酶活性减少

E. 葡萄糖9-磷酸酶缺乏

25. 可能参与尿酸介导的血管平滑肌增殖和炎症反应的是（　　）。

A. 血管紧张素Ⅱ　　B. COX-3

C. COX-2　　D. 血管紧张素Ⅳ

E. 大分子血管紧张素

26. 高尿酸血症肾病的诊断要点有（　　）。

A. 中年以上男性患者　　B. 有典型痛风关节炎

C. 肾脏受损　　D. 血尿酸升高不超过390μmol/L

E. 活检于肾间质及肾小管找到双折光的针状尿酸盐结晶

27. 治疗高尿酸血症应包括（　　）。

A. 药物方法　　B. 手术治疗方法

C. 非药物方法　　D. 饮食治疗

E. 姑息治疗

28. 尿酸性肾病的血液透析治疗症状主要包括（　　）。

A. 急性肾衰竭　　B. 慢性尿酸性肾病进展至终末肾衰竭

C. 慢性肾炎　　D. 急性肾炎

E. 肾结核

29. 下列关于类风湿因子说法，正确的是（　　）。

A. 在某些正常人类风湿因子可以出现低效价阳性

B. 其效价与类风湿关节炎病情活动性、严重性无关

C. 是属于IgM型的自身抗体

D. 在某些慢性感染性疾病及恶性肿瘤的患者血清中可出现阳性

E. 类风湿因子阴性可以排除类风湿关节炎的诊断

30. 痛风急性发作期的主要治疗药物有（　　）。

A. 非甾体类抗炎药　　B. 糖皮质激素

C. 秋水仙碱　　D. 盐皮质激素

E. 甾体类抗炎药

31. 对于因恶性肿瘤使用溶细胞药物治疗而产生的急性高尿酸血症或肾衰竭引起的高尿酸血症必要时可以考虑（　　）。

A. 血液透析　　B. 腹膜透析治疗

C. 药物治疗　　D. 非药物治疗

E. 姑息治疗

32. 慢性痛风的治疗包括（　　）。

A. 降尿酸治疗　　B. 抗炎

C. 防止后遗症　　D. 切除病原体

E. 挽救生命

33. 非典型2型糖尿病肾病，包括肾小管-间质损害，如（　　）。

A. 肾小球系膜增生　　B. 基底膜增厚

C. 肾小管萎缩　　D. 肾小管基膜增厚

E. 肾间质纤维化

34. 典型2型糖尿病肾病，如（　　）。
A. 肾小球系膜增生
B. 基底膜增厚
C. 肾小管萎缩
D. 肾小管基膜增厚
E. 肾间质纤维化

35. 负责尿酸重吸收的转运蛋白主要位于（　　）。
A. 肾小管刷状缘侧的人尿酸转运蛋白1
B. 肝细胞基底侧膜、肾小管基底侧膜和刷状缘侧膜的葡萄糖转运蛋白9
C. 多药耐药蛋白4
D. 有机阴离子转运蛋白的OAT1、OAT3及OAT4
E. 多药耐药蛋白7

36. 负责尿酸分泌的转运蛋白有（　　）。
A. 肾小管刷状缘侧的人尿酸转运蛋白1
B. 肝细胞基底侧膜、肾小管基底侧膜和刷状缘侧膜的葡萄糖转运蛋白9
C. 多药耐药蛋白4
D. 有机阴离子转运蛋白的OAT1、OAT3及OAT4
E. 多药耐药蛋白7

参考答案

一、A1型题

1. A	2. B	3. A	4. B	5. A	6. A	7. A	8. C	9. C	10. E
11. E	12. B	13. E	14. E	15. E	16. A	17. D	18. A	19. A	20. C
21. C	22. C	23. C	24. C	25. C	26. C	27. C	28. C	29. C	30. C
31. C	32. E	33. A	34. A	35. D	36. A	37. C	38. A	39. A	40. B
41. B	42. B	43. E							

二、A2型题

1. C	2. C	3. C	4. C	5. E	6. D	7. B	8. C	9. D	10. A
11. A									

三、A3/A4型题

1. D	2. C	3. C	4. D	5. C	6. D	7. D	8. B	9. E	10. A

四、B型题

1. A	2. E	3. D	4. A	5. B	6. C	7. A	8. B	9. C	10. C

11. B　12. A　13. B　14. C　15. C　16. B　17. A　18. E　19. A　20. B
21. A　22. B　23. A　24. B　25. A　26. B　27. C

五、X 型题

1. ABC　2. ABCD　3. ABCD　4. ADE　5. ABC
6. ABDE　7. ABC　8. ABC　9. ABDE　10. ABC
11. ABC　12. BCDE　13. ABCD　14. ABC　15. ABE
16. ACDE　17. ABDE　18. ABC　19. ABDE　20. ABCD
21. ABDE　22. BCDE　23. ABC　24. ABC　25. AC
26. ABCE　27. AD　28. AB　29. AD　30. ABC
31. AB　32. AB　33. CDE　34. AB　35. AB
36. CD

第十一章　副蛋白血症肾损害

一、A1 型题

1. (　　) 是指血浆温度降至 4℃~20℃时发生沉淀或胶冻状，温度回升至 37℃时又溶解的一类球蛋白。

A. 冷球蛋白　　B. 脂肪
C. 尿酸　　D. 尿碱
E. 血液

2. 正常血清仅含微量，当血清冷球蛋白浓度超过 (　　) 时，称为冷球蛋白血症。

A. 100mg/L 时　　B. 10mg/L 时
C. 30mg/L 时　　D. 50mg/L 时
E. 60mg/L 时

3. 原因不明的冷球蛋白血症称为 (　　)。

A. 慢性冷球蛋白血症　　B. 非遗传性冷球蛋白血症
C. 原发性冷球蛋白血症　　D. 急性冷球蛋白血症
E. 继发性冷球蛋白血症

4. 以下关于冷球蛋白血症的肾外表现叙述，错误的是 (　　)。

A. 血沉增快　　B. 类风湿因子阳性
C. 血清补体降低　　D. 可有循环免疫复合物
E. 冷球蛋白试验阴性

5. 临床上出现皮肤紫癜及荨麻疹，或有雷诺现象、关节痛、肝脾淋巴结肿大及周围性神经炎表现，如伴肾损害应怀疑 (　　)。

A. 冷球蛋白血症肾损害　　B. 痛风性肾病
C. 高尿酸血症肾病　　D. 肾结核
E. 糖尿病肾病

6. 肾淀粉样变性肾病的临床表现主要为 (　　)。

A. 急性肾炎综合征　　B. 慢性肾炎综合征
C. 肾病综合征　　D. 急性肾衰竭
E. 慢性肾功能不全

7. (　　) 是一种全身性疾病，其临床和病理表现是由细胞外淀粉样蛋白沉积于全身各脏器所致。

A. 冷球蛋白血症肾损害　　B. 痛风性肾病
C. 高尿酸血症肾病　　D. 淀粉样变
E. 糖尿病肾病

8. 下列哪种成分不会引起肾淀粉样变（　　）。

A. 血清淀粉样蛋白 A　　B. β 微球蛋白
C. α 巨球蛋白　　D. 免疫球蛋白轻链
E. 免疫球蛋白重链

9. 淀粉样变属于（　　）构象疾病。

A. 蛋白质　　B. 脂肪
C. 红细胞　　D. 白细胞
E. 尿酸

10. 以下关于肾脏淀粉样变性的临床表现说法错误的是（　　）。

A. 可表现为无症状性蛋白尿　　B. 不可表现为肾病综合征
C. 可表现为多尿或少尿　　D. 可伴有肾静脉血栓形成
E. 可根据临床表现确诊

11. 在以下各种病情中会出现 BUN : Cr > 15 : 1 的可能有（　　）。

A. 慢性肾衰竭　　B. 充血性心力衰竭
C. 系统性红斑狼疮　　D. 慢性肾小球肾炎
E. 急进性肾炎

12. 家族性淀粉样变属于（　　）。

A. 常染色体显性遗传　　B. 常染色体隐性遗传
C. 性染色体显性遗传疾病　　D. 性染色体隐性遗传疾病
E. Y 连锁遗传性疾病

13. 轻链沉积病肾损害的诊断主要依赖于（　　）。

A. 血清中检测到轻链　　B. 尿中检测到轻链
C. 血免疫电泳　　D. 尿免疫电泳
E. 肾活检

14. 50 岁以上肾病综合征表现同时并存腕管综合征、心脏病、神经病变和 Fanconi 综合征应疑有（　　）。

A. 肾淀粉样变性病　　B. 球蛋白血症肾
C. 慢性痛风　　D. 高尿酸血症肾病
E. 肾结核

二、A2 型题

1. 患者，男，47 岁，因双下肢明显水肿就诊。查体：血压 120/82mmHg，舌体积增大，口腔有出血性大疱，言语欠清，心脏显著普遍增大，心尖部有Ⅲ级收缩期吹风样杂音向左腋下传导，肝肋下两指，质中，脾肋下两指，质偏硬，腹水征(+)，双下肢可陷性水肿明显。血红蛋白 95g/L，尿蛋白(++++)，24h 尿蛋白定量 4.5g，圆盘电泳示高分子蛋白尿，血清白蛋白 32g/L，血肌酐 180μmol/L，X 线胸片示心影普遍增大，双侧胸腔少量积液。病程中常有腹泻，粪便检查及培养无特殊发现。最可能的临床诊断是（　　）。
   A. 微小病变肾病　　B. 膜性肾病
   C. 淤血肾　　D. 系膜毛细血管性肾炎
   E. 淀粉样变肾损害

三、A3/A4 型题

（1~2 题共用题干）

患者，女，65 岁，慢性肾衰竭，血液透析 8 年，双手麻木、腕部关节疼痛、手指运动障碍 3 个月。患者 8 年来尿毒症期行规律性血液透析治疗，透析频率为 3 次/周。

1. 最可能的诊断是（　　）。
   A. 臂丛神经损伤　　B. 脊髓侧索硬化症
   C. 透析相关性淀粉样变　　D. 末梢神经炎
   E. 颈椎病
2. 确诊的最好方法是（　　）。
   A. 全身骨 X 线片　　B. CT
   C. MRI　　D. 全段甲状旁腺素（iPTH）检测
   E. 血 β 微球蛋白检测

（3~5 题共用题干）

患者，男，62 岁，尿毒症，每周 3 次规律血液透析 10 年，双手麻木、疼痛、运动障碍 6 个月。

3. 为明确诊断，最适合的检查方法是（　　）。
   A. 骨 X 线片　　B. CT
   C. MRI　　D. 骨活检
   E. 血 β 微球蛋白（β-MG）
4. 最可能的诊断是（　　）。
   A. 颈椎病　　B. 透析相关性淀粉样变性

C. 臂丛神经损伤　　D. 脊髓侧索硬化症

E. 末梢神经炎

5. 与该病发病机制有关的物质是（　　）。

A. 尿素　　B. 尿酸

C. 肌酐　　D. 溶菌酶

E. β 微球蛋白（β-MG）

四、B 型题

（1~3 题共用备选答案）

A. Ⅱ型　　B. Ⅲ型

C. Ⅰ型　　D. Ⅳ型

E. Ⅵ型

1. 单克隆型冷球蛋白血症属于（　　）。
2. 单克隆-多克隆型冷球蛋白血症属于（　　）。
3. 多克隆型冷球蛋白血症属于（　　）。

（4~6 题共用备选答案）

A. 肾上腺皮质激素　　B. 血浆置换

C. 控制高血压　　D. 透析治疗

E. 抗感染治疗

4. 治疗冷球蛋白血症肾损害时，（　　）可缓解肾脏病情，但不减少冷球蛋白，应注意诱发感染。
5. 治疗冷球蛋白血症肾损害时，（　　）可降低循环中冷球蛋白浓度，必要时可应用，但疗效不持久。
6. 治疗冷球蛋白血症肾损害时，（　　）对预防心血管并发症和肾功能进一步受损有重要意义。

（7~10 题共用备选答案）

A. AL 型　　B. AA 型

C. AF 型　　D. Aβ_2M

E. FA 型

7. 根据淀粉样蛋白的生化特点及其疾病的临床表现，原发性淀粉样变最为常见的是（　　）。
8. 根据淀粉样蛋白的生化特点及其疾病的临床表现，继发性淀粉样变，与长期炎症相关是（　　）。

9. 根据淀粉样蛋白的生化特点及其疾病的临床表现，遗传性淀粉样变是（　　）。
10. 根据淀粉样蛋白的生化特点及其疾病的临床表现，透析相关性淀粉样变是（　　）。

（11～12 题共用备选答案）
A. 12 个月
B. 45 个月
C. 35 个月
D. 25 个月
E. 60 个月
11. 肾淀粉样变性病的预后不佳，AL 型淀粉样变平均存活时间为（　　）。
12. 肾淀粉样变性病的预后不佳，AA 型淀粉样变平均存活时间为（　　）。

五、X 型题

1. 冷球蛋白血症可见于（　　）。
A. 系统性红斑狼疮
B. 高血压
C. 白血病
D. 全身性血管炎
E. 急性链球菌感染后肾小球肾炎
2. 原发性冷球蛋白血症（　　）的肾病变发生率较高。
A. Ⅱ型
B. Ⅲ型
C. Ⅰ型
D. Ⅳ型
E. Ⅵ型
3. 冷球蛋白血症的肾外表现可见（　　）。
A. 恶心呕吐
B. 荨麻疹
C. 神经炎
D. 坏死性皮肤损害
E. 紫癜
4. 冷球蛋白血症的肾损害表现为（　　）。
A. 急性肾炎综合征
B. 恶性高血压
C. 肾病综合征
D. 无症状蛋白尿
E. 血尿
5. 球蛋白血症的诊断首先应肯定血中冷球蛋白（　　）。
A. 增高
B. 阳性
C. 阴性
D. 降低
E. 阴阳性
6. 球蛋白血症的实验室检查往往可见（　　）。
A. 血清蛋白电泳上 γ 球蛋白增高
B. 免疫球蛋白增高
C. 类风湿因子阳性
D. 类风湿因子阴性
E. 血清蛋白电泳上 γ 球蛋白降低

7. 以下有关淀粉样变性的说法，正确的是（　　）。
A. 淀粉样纤维蛋白主要成分是 AL 蛋白和 AA 蛋白
B. 此病多见于中老年男性
C. 可分为原发性和继发性
D. 肾上腺皮质激素和细胞毒药物疗效肯定
E. 很少累及肾脏之外

8. 淀粉样物质造成肾损伤的机制主要包括（　　）。
A. 沉积破坏组织结构，影响功能
B. 与局部受体作用影响生理功能
C. 可溶性淀粉蛋白纤维寡聚体可激活氧化应激、凋亡等，引起细胞毒性
D. 淀粉样物前体蛋白浓度减少
E. 蛋白质水解片段的减少

9. 典型的肾淀粉样变在光镜下可见（　　）。
A. 肾小球系膜区无细胞性增宽　　B. 基膜节段性增厚伴睫毛样改变
C. 肾小动脉管壁增厚　　D. 肾小球系膜区有细胞性增宽
E. 肾小动脉管壁减薄

10. 苏木素-伊红染色下淀粉样物质呈（　　）。
A. 无结构　　B. 粉红色
C. 无细胞成分　　D. 土黄色
E. 结构规则

11. 刚果红染色为淀粉样物质的一种特异性染色，这种改变见于（　　）。
A. 肾小球血管极　　B. 系膜区
C. 小管间质　　D. 肾小球病变
E. 肾间质血管

12. 原发性淀粉样变性病的临床表现有（　　）。
A. 引起心肌病变、心脏扩大　　B. 50% 死于充血性心力衰竭及心律失常
C. 胃肠道受累常见　　D. 肝脾肿大
E. 肾上腺皮质肿大

13. 继发性淀粉样变性病的临床表现有（　　）。
A. 艾迪生病
B. 50% 死于充血性心力衰竭及心律失常
C. 常因肾上腺静脉血栓形成而引起组织坏死
D. 肝脾肿大
E. 肾上腺皮质肿大

14. 伴发于多发性骨髓瘤的肾淀粉样变性病的临床表现有（　　）。
A. 艾迪生病
B. 骨痛
C. 高钙血症
D. 高尿酸血症
E. 凝溶蛋白

15. 肾淀粉样变性病的电镜检查可见（　　）。
A. 内皮层和基底膜分开
B. 管腔狭窄而闭合
C. 肾小管萎缩
D. 刚果红染呈矽红色
E. 标记可显示出钉突样突出于基底膜表面

16. 肾淀粉样变性病的免疫荧光检查可见（　　）。
A. IgM 沉积
B. IgA 沉积
C. IgE 沉积
D. C3 沉积
E. IgE 沉积

17. 淀粉样物质超微结构经电子显微镜检查的主要表现有（　　）。
A. 主要沉积于细胞外
B. 淀粉样物质含原纤维成分和 P 成分两种
C. 主要观察原纤维成分的特征
D. 淀粉样原纤维系直径 70~90Å 的非分支硬纤维
E. 每支纤维可出 5~10 支细支围绕纤维的长轴平行排列

18. 以下提示可能患有肾淀粉样变性病的是（　　）。
A. 50 岁以上顽固性肾病综合征而血压正常者
B. 50 岁以上慢性肾功能不全原因不明者
C. 肾脏受累伴有心脏增大和（或）心律失常、心力衰竭及消化道造影异常者
D. 刚果红试验阳性
E. 刚果红试验阴性

19. 与肾淀粉样变性病相鉴别的疾病包括（　　）。
A. 非淀粉样的单克隆免疫球蛋白沉积病
B. 轻链蛋白尿病
C. 重链沉积病
D. 系统性红斑狼疮
E. 轻链-重链沉积病

20. AA 型肾淀粉样变的治疗原则是（　　）。
A. 针对原发病，控制炎症或感染
B. 减少血清淀粉样蛋白 AS 产生
C. 切除病原体
D. 防止后遗症
E. 挽救生命

21. 肾淀粉样变患者肾移植后存活率低的主要原因是（　　）。

A. 感染　　B. 心血管并发症

C. 多器官系统受累　　D. 免疫性炎症

E. 血管纤维素样坏死

22. 肾淀粉样变性病的预后不佳，（　　）为主要的死亡原因。

A. 心力衰竭　　B. 肾衰竭

C. 贫血　　D. 高血压

E. 低血压

参考答案

一、A1 型题

1. A　2. A　3. C　4. E　5. A　6. C　7. D　8. C　9. A　10. B
11. B　12. A　13. E　14. A

二、A2 型题

1. E

三、A3/A4 型题

1. C　2. E　3. D　4. B　5. E

四、B 型题

1. C　2. A　3. B　4. A　5. B　6. C　7. A　8. B　9. C　10. D
11. A　12. B

五、X 型题

1. ACDE　2. AB　3. BCDE　4. ACDE　5. AB
6. ABC　7. ABC　8. ABC　9. ABC　10. ABC
11. ABCE　12. ABC　13. ACDE　14. BCDE　15. AE
16. ACDE　17. ABCD　18. ABCD　19. ABCE　20. AB
21. AB　22. AB

第十二章　恶性肿瘤相关的肾损害

一、A1 型题

1. 多发性骨髓瘤主要浸润（　　）。

A. 肌肉　　B. 心脏

C. 骨髓和软组织　　D. 结缔组织

E. 肺

2.（　　）是多发性骨髓瘤最常见和严重的并发症，又称骨髓瘤管型肾病。

A. 骨髓瘤肾病　　B. 白血病肾损害

C. 淋巴瘤肾损害　　D. 实体肿瘤肾损害

E. 溶瘤综合征

3. 以下不属于骨髓瘤肾病病理改变的是（　　）。

A. 主要病变在肾小管　　B. 肾小管坏死

C. 轻链沉积病　　D. 肾淀粉样变

E. 结节性肾小球硬化症

4. 以下关于多发性骨髓瘤的分子生物学叙述，错误的是（　　）。

A. 发现约有 50% MM 有核型异常

B. 荧光原位杂交法显示至少 90% 患者染色体异常

C. 核型异常主要是超二倍体

D. 14q32 易位、17p 和 22q 缺失

E. 核型异常主要是超五倍体

5. 异常 M 蛋白相关症状不包括（　　）。

A. 感染发热　　B. 出血倾向

C. 高黏滞综合征　　D. 淀粉样变

E. 肺栓塞

6. 骨髓瘤患者中最常见的一种肾表现是（　　）。

A. 血尿　　B. 水肿

C. 高血压　　D. 蛋白尿

E. 肾功能不全

7. 以下有关骨髓瘤肾损害的临床表现说法，不正确的是（　　）。

A. 贫血为正细胞正色素型

B. 贫血与肾功能损害不相称

C. X 线改变显示骨质疏松以脊柱或盆骨多见

D. 肾损害以肾小球损害为最早最常见

E. 部分患者有高黏滞血症

8. 非甾体类抗炎药物（NSAID）的主要作用机制是（　　）。

A. 通过抑制组织细胞分泌的 COX-1，起到镇痛、消肿、解热的作用

B. 通过抑制组织细胞分泌环氧化酶（COX），减少炎症介质——前列腺素的产生

C. 通过抑制组织细胞分泌环氧化酶（COX），产生胃肠道不良反应

D. 通过改变细胞溶酶体的 Ph，减弱巨噬细胞的抗原提呈功能和 IL-1 的分泌，减少淋巴细胞活化

E. 通过交联 DNA 和蛋白质使细胞生长受阻

9. 非甾体抗炎药是通过抑制（　　）的产生而起到镇痛、解热、消肿的作用。

A. T 淋巴细胞　　B. 免疫复合物

C. 白介素-1　　D. 前列腺素

E. 肿瘤坏死因子-α

10. 多发性骨髓瘤的靶向治疗药物有（　　）。

A. 波生坦　　B. 沙利度胺

C. 美法仑　　D. 环磷酰胺

E. 肾上腺糖皮质激素

11.（　　）是多发性骨髓瘤合并终末期慢性肾衰竭的维持性治疗手段。

A. 去除加重肾功能损害的因素　　B. 充分饮水

C. 抑制 THP 分泌　　D. 长期性血液透析

E. 血浆置换

12. 治疗多发性骨髓瘤并发症的血浆置换方案为 10~14 天进行（　　）次血浆置换。

A. 9 次　　B. 1 次

C. 2 次　　D. 6 次

E. 3 次

13. 肾小球病常见于慢性淋巴细胞型白血病，最常见的病理类型为（　　）。

A. 膜增生性肾炎　　B. 膜性肾病

C. 微小病变肾病　　D. 局灶节段性肾小球硬化症

E. 高尿酸血症肾病

14. (　　) 是一组以淋巴细胞或组织细胞在淋巴结或其他淋巴组织中异常增生为特征的恶性肿瘤。
A. 肌肉瘤　　B. 血管瘤
C. 溶瘤综合征　　D. 脂肪瘤
E. 淋巴瘤

15. 恶性淋巴瘤可因后腹膜增大的淋巴结压迫尿路引起梗阻性肾病，严重者出现 (　　)。
A. 急性肾衰竭　　B. 慢性肾衰竭
C. 急性肾炎　　D. 慢性肾炎
E. 溶瘤综合征

16. 实体肿瘤肾损害的治疗，对于表现肾衰竭者，可给予相应保护肾功能、适时安排的治疗有 (　　)。
A. 肾脏替代　　B. 治疗肾脏病
C. 治疗高血压　　D. 治疗贫血
E. 透析治疗

17. 溶瘤综合征的发病机制不包括 (　　)。
A. 容量不足　　B. 高钙血症
C. 原位血栓形成　　D. 泌尿系统梗阻
E. 化学治疗药物剂量过大

18. 治疗溶瘤综合征应该至少在治疗前 2 天内，给予降血尿酸的药物和补液治疗，保证每日尿量在 (　　) 以上。
A. 2500ml　　B. 1000ml
C. 3500ml　　D. 500ml
E. 1500ml

19. 治疗溶瘤综合征，推荐预防溶瘤综合征降低血尿酸的药物有 (　　)。
A. 别嘌醇　　B. 丙磺舒
C. 苯溴马隆　　D. 磺吡酮
E. 氯沙坦

20. 目前，一般建议对发生溶瘤综合征低危害肿瘤的患者采用 (　　) 预防。
A. 别嘌醇　　B. 丙磺舒
C. 苯溴马隆　　D. 磺吡酮
E. 氯沙坦

21. 溶瘤综合征的治疗，口服碳酸氢钠使尿 pH 维持在 (　　)，以防止尿酸在肾脏的沉积。
A. 6.5~7.0　　B. 1.5~2.0

C. 2.5~3.0　　D. 3.5~4.0

E. 4.5~5.0

22. (　　) 是目前使用最为广泛的、有效的化疗药物之一，对实体肿瘤、睾丸和卵巢转移癌显效。

A. 顺铂　　B. 丙磺舒

C. 苯溴马隆　　D. 磺吡酮

E. 氯沙坦

23. 目前最常用的预防顺铂的肾损害方法是 (　　)。

A. 茶碱　　B. 生理盐水水化联合利尿治疗

C. 糖皮质激素　　D. 盐皮质激素

E. 毒性细胞药物

24. (　　) 是人工合成的环磷酰胺类似物，常和顺铂、足叶乙苷或长春新碱联合治疗转移性的生殖细胞睾丸癌和一些肉瘤。

A. 顺铂　　B. 异环磷酰胺

C. 亚硝基脲　　D. 甲氨蝶呤

E. 丝裂霉素

25. 异环磷酰胺可直接损伤近端肾小管，药物累计剂量超过 (　　) 时易出现肾毒性。

A. $100g/m^2$　　B. $70g/m^2$

C. $30g/m^2$　　D. $50g/m^2$

E. $10g/m^2$

26. (　　) 是一组细胞周期非特异性作用的抗肿瘤药物。

A. 顺铂　　B. 异环磷酰胺

C. 亚硝基脲　　D. 甲氨蝶呤

E. 丝裂霉素

27. (　　) 是一种抗肿瘤性抗生素，属高毒性烷化剂。

A. 顺铂　　B. 异环磷酰胺

C. 亚硝基脲　　D. 甲氨蝶呤

E. 丝裂霉素 C

28. 为了预防肾损害，对于肾功能正常者，可每隔 (　　) 使用丝裂霉素 C $10 \sim 15mg/m^2$。

A. 6 周　　B. 5 周

C. 8 周　　D. 2 周

E. 3 周

29. 为了预防肾损害，对于肾功能正常者，可每隔一段时间使用丝裂霉素 C $10 \sim 15mg/m^2$，累计剂量不要超过 (　　)。

A. $70mg/m^2$　　B. $60mg/m^2$

C. $50mg/m^2$　　D. $80mg/m^2$
E. $65mg/m^2$

30. （　　）是一种新型的抗肿瘤药物，属细胞周期特异性嘧啶阻断药。
A. 双氟脱氧胞苷　　B. 异环磷酰胺
C. 亚硝基脲　　D. 甲氨蝶呤
E. 丝裂霉素

31. （　　）是一类防止骨吸收药。
A. 双氟脱氧胞苷　　B. 二膦酸盐
C. 亚硝基脲　　D. 甲氨蝶呤
E. 丝裂霉素

32. 由于（　　）是二膦酸盐的唯一途径，中、重度肾衰竭患者用药需慎重。
A. 肝脏　　B. 肾脏
C. 大肠　　D. 小肠
E. 输尿管

33. 关于二膦酸盐的肾损害的肾脏病理表现特点，以下叙述错误的是（　　）。
A. 局灶肾小球硬化伴有肾小球基底膜的塌陷皱缩
B. 远端肾小管可出现下皮细胞肿胀
C. 肾小球上皮细胞足突广泛融合
D. 肾小球中细胞明显增生
E. 近端肾小管可出现上皮细胞肿胀

34. 放射性肾炎的发病机制不清楚，可能与（　　）有关。
A. 血管坏死　　B. 中性粒细胞浸润
C. 红细胞破碎　　D. 轻度肾脏血栓性微血管病
E. 放射直接损害细胞 DNA 导致细胞再生降低

35. 放射性肾炎肾损害的程度与放射剂量有关，两肾放射剂量在 5 周内超过（　　）时有发生放射性肾炎的可能。
A. 7Gy　　B. 10Gy
C. 23Gy　　D. 13Gy
E. 3Gy

36. （　　）在清髓治疗和异体的骨髓成分输入均有可能造成不同程度的肾功能损伤。
A. 双氟脱氧胞苷　　B. 异环磷酰胺
C. 造血干细胞移植　　D. 甲氨蝶呤
E. 丝裂霉素

37. 造血干细胞移植后发生（　　）是比较常见的。
A. 急性肾脏病　　B. 细胞肿瘤

C. 慢性肾脏病　　D. 实体肿瘤肾损害

E. 溶瘤综合征

38. 造血干细胞移植后肾损害的治疗，对于需要接受透析治疗者，一般认为应优先选用的治疗是（　　）。

A. 连续性肾脏替代治疗　　B. 药物治疗

C. 热疗　　D. 姑息治疗

E. 根治性切除手术治疗

39. 造血干细胞移植治疗后，应该密切监测患者的（　　），对急性肾衰竭患者尽可能早发现早诊断。

A. 肾功能　　B. 肝功能

C. 胃功能　　D. 肠功能

E. 脾功能

二、A2 型题

1. 患者，男，67 岁，主因颜面水肿、腰痛、头晕 4 个月，加重并尿少 2 周急诊入院。病程中时有低热、关节痛、腰骶部疼痛。查体：重度贫血貌，肝、脾大。化验血钙高，贫血，腰椎 X 线片示第 2 腰椎压缩性骨折。最可能的诊断是（　　）。

A. 肾性骨病　　B. 骨髓瘤肾病

C. 原发性肾小球疾病　　D. 慢性肾衰竭

E. 急性肾小球肾炎

2. 患者，女，77 岁，因“贫血、骨痛伴蛋白尿 6 个月”来诊。实验室检查：血红蛋白 67g/L，血肌酐 589μmol/L，血尿素 21.4mmol/L，血尿酸 789μmol/L，血钙 4.25mmol/L。最可能的诊断是（　　）。

A. 急性肾衰竭　　B. 慢性肾衰竭

C. 缺铁性贫血　　D. 骨折

E. 多发性骨髓瘤合并高钙血症

3. 患者，男，62 岁，确诊多发性骨髓瘤 4 个月。目前仍在化学治疗中，昨日发生右肾绞痛，肉眼血尿就诊。查体：肾区叩痛明显，尿本周蛋白(+)，红细胞满视野，超声检查右肾中度积水，血肌酐 220μmol/L，血尿酸 760μmol/L，血钙 2.75mmol/L。最可能的病因是（　　）。

A. 痛风　　B. 骨髓瘤并发高尿酸血症，尿酸结石

C. 血块阻塞输尿管　　D. 高钙血症致肾结石形成

E. 肾小管酸中毒

三、A3/A4 型题

(1~2 题共用题干)

患者，女，59 岁，腰骶部疼痛 2 年，发现蛋白尿 3 个月。查体：血沉 23mm/h 末，血红蛋白 8g/dl，尿蛋白电泳显示以低分子蛋白为主。血清肌酐 152μmol/L。

1. 对明确病因最有利的检查是（　　）。
   A. 骨髓穿刺、尿本周蛋白检查
   B. 双肾 B 超
   C. 腹部平片
   D. 静脉肾盂造影
   E. 24 小时尿蛋白测定
2. 最可能的诊断是（　　）。
   A. 原发性小血管炎肾损害
   B. 慢性肾小球肾炎
   C. 肾脏淀粉样变性
   D. 骨髓瘤肾病
   E. 慢性间质性肾炎

(3~5 题共用题干)

患者，男，81 岁，夜尿增多 2 年，腰痛、乏力、消瘦 3 个月就诊。查体：血压 160/90mmHg，腰椎压痛，血红蛋白 70g/L，尿常规示蛋白(++)，24 小时尿蛋白定量 10g。

3. 最有利于确诊的检查是（　　）。
   A. 肾穿刺活检
   B. 骨穿
   C. 肾动脉造影
   D. 双肾 B 超
   E. 双肾 ECT
4. 最可能的诊断是（　　）。
   A. 高血压肾损害
   B. 多发性骨髓瘤
   C. 慢性肾炎
   D. 慢性间质性肾炎
   E. 肾血管疾病
5. 患者的蛋白尿类型最可能为（　　）。
   A. 肾小球性蛋白尿
   B. 肾小管性蛋白尿
   C. 溢出性蛋白尿
   D. 生理性蛋白尿
   E. 分泌性蛋白尿

(6~8 题共用题干)

患者，男，63 岁，因“骨痛、血钙增高 1 个月”来诊。患者确诊慢性肾病（CKD）5 年，维持性透析 1 年。查体：瘦长体型，尿毒症面容；双肺呼吸音清，未闻及啰音；心率 96 次/分，律齐，二尖瓣听诊区可闻及 2/6 级收缩期杂音；腹平软，无体表淋巴结肿大；双下肢水肿明显。实验室检查：血钙3.26mmol/L，血磷1.65mmol/L。

6. 最有助于确诊的检查是（　　）。

A. 骨髓穿刺活检　　B. PET-CT
C. 血免疫蛋白电泳　　D. 骨密度扫描
E. 甲状旁腺功能检测

7. 最有可能的诊断是（　　）。

A. 甲状旁腺功能亢进　　B. 活性维生素D中毒
C. 多发性骨髓瘤　　D. 恶性肿瘤骨转移
E. 肾性骨病

8. 假设患者合并食欲减退、明显营养不良，基础治疗错误的是（　　）。

A. 静脉营养
B. 改行连续肾替代治疗（CRRT）
C. 鼻饲胃肠道营养
D. 使用美法仑（马法兰）+泼尼松（MP）方案化学治疗
E. 静脉应用左旋肉毒碱

四、B型题

（1~3题共用备选答案）

A. MP方案　　B. 以烷化剂为基本药物的联合化疗方案
C. VAD方案　　D. 大剂量地塞米松
E. 小剂量地塞米松

1. 多发性骨髓瘤常规化疗方案中，（　　）是对多数不准备做大剂量化疗（HDT）的患者初治的首选方案。
2. 多发性骨髓瘤常规化疗方案中，（　　）是长春新碱、多柔比星连续输用4天，同时联合大剂量地塞米松。
3. 多发性骨髓瘤常规化疗方案中，单用（　　）作为初治治疗具有简便易行、无骨髓毒性、适用于肾功能不全患者以及起效迅速等优点。

（4~6题共用备选答案）

A. 大剂量化疗联合干细胞移植　　B. 干扰素
C. 靶位治疗　　D. 沙利度胺
E. 蛋白酶抑制药

4. （　　）可用于常规化疗后或HDT后平台期多发性骨髓瘤的维持治疗。
5. （　　）主要用于难治性或复发性骨髓瘤。

6. (　　) 是治疗 MM 的新药，可以直接抑制 MM 细胞，也可抑制骨髓微环境中通过旁分泌促进 MM 细胞生长的机制。

(7~8 题共用备选答案)

A. 30 个月　　B. 50 个月

C. 24~30 个月　　D. 18 个月

E. 10 个月

7. 经 MP 方案治疗的 MM 中位缓解时间为 (　　) 个月。

8. 经 MP 方案治疗的 MM 中位生存时间为 (　　) 个月。

(9~10 题共用备选答案)

A. 肾小球微小病变　　B. 轻链沉积病

C. 膜性肾病　　D. 局灶节段性肾小球硬化症

E. 膜增生性肾炎

9. 霍奇金病最常见的病理类型为 (　　)。

10. 非霍奇金病最常见的病理类型为 (　　)。

(11~13 题共用备选答案)

A. 治疗淋巴瘤　　B. 治疗肾脏病

C. 治疗高血压　　D. 治疗贫血

E. 透析治疗

11. 治疗淋巴瘤肾损害的治疗原则以 (　　) 为主。

12. 治疗淋巴瘤肾损害的治疗原则以 (　　) 为辅。

13. 治疗淋巴瘤肾损害，肾衰竭者可予 (　　) 治疗。

(14~15 题共用备选答案)

A. 0.5~1.0g/m^2　　B. 1.0~1.5g/m^2

C. 0.1~0.5g/m^2　　D. 2.5~3.0g/m^2

E. 0.2~0.4g/m^2

14. (　　) 剂量的甲氨蝶呤肾毒性不常见。

15. (　　) 剂量的甲氨蝶呤会造成肾小管损伤。

(16~19 题共用备选答案)

A. 毋需调整帕米膦酸钠剂量　　B. 60mg 帕米膦酸钠

C. 30mg 帕米膦酸钠
D. 调整帕米膦酸钠剂量减少50%
E. 禁用帕米膦酸钠

16. 为防治二膦酸盐肾损害，肾小球滤过率（GFR） $<10ml/(min \cdot 1.73m^2)$ 的患者，$Ca^{2+}>$ 4.0mmol/L 时，帕米膦酸钠的剂量调整为（ ）。
17. 为防治二膦酸盐肾损害，肾小球滤过率（GFR）在 $10\sim20ml/(min \cdot 1.73m^2)$ 的患者，帕米膦酸钠的剂量调整为（ ）。
18. 为防治二膦酸盐肾损害，肾小球滤过率（GFR） $<10ml/(min \cdot 1.73m^2)$ 的患者，$Ca^{2+}<$ 4.0mmol/L 时，帕米膦酸钠的剂量调整为（ ）。
19. 为防治二膦酸盐肾损害，当氯屈膦酸钠对肾小球滤过率（GFR）$<10ml/(min \cdot 1.73m^2)$ 时，帕米膦酸钠的剂量调整为（ ）。

五、X 型题

1. 造血干细胞移植后肾损害的治疗，在肾脏替代治疗过程中应该注意防治（ ）。
A. 出血
B. 感染
C. 发热
D. 低血压
E. 贫血
2. 多发性骨髓瘤的发生可能与（ ）有关。
A. 职业
B. 辐射接触
C. 患者性别
D. 遗传因素
E. 病毒感染
3. 多发性骨髓瘤的相关肾损害包括（ ）。
A. 管型肾病
B. 轻链沉淀病
C. AA 型淀粉样变性病
D. AL 型淀粉样变性病
E. 白血病肾损害
4. 恶性肿瘤患者出现急性肾小管坏死的情况是（ ）。
A. 多发性骨髓瘤的高钙血症
B. 白血病化疗
C. 多发性骨髓瘤管型肾病
D. 使用抗肿瘤药物顺铂
E. 低钙血症
5. 多发性骨髓瘤肾病综合征特点有（ ）。
A. 大量非选择性蛋白尿
B. 低白蛋白血症
C. 大量明显镜下血尿
D. 高血压少见
E. 双肾体积增大
6. 多发性骨髓瘤的肾脏损害中，慢性肾衰竭的特点为（ ）。
A. 贫血出现早，与肾功能受损程度不成正比

B. 贫血出现早，与肾功能受损程度成正比

C. 临床多无高血压

D. 双肾体积多无明显缩小

E. 双肾体积明显缩小

7. 多发性骨髓瘤的血常规检查可见（　　）。

A. 中度正细胞正色素贫血　　B. 后期全血细胞均可减少

C. 血涂片见红细胞呈缗钱样排列　　D. 后期全血细胞均可增加

E. 血涂片见红细胞呈冠状排列

8. 多发性骨髓瘤的血清和尿液 M 蛋白检查可见（　　）。

A. 球蛋白增多

B. 血清蛋白电泳可见 M 蛋白

C. 单克隆 IgG，移动速度与 γ 球蛋白相等

D. IgM、IgD、IgE 在 γ 与 β 区间

E. IgD、IgE 浓度超过正常 2 倍以上才能出现单株峰

9. 多发性骨髓瘤的放射学检查可见（　　）。

A. 骨质疏松

B. 溶骨损害

C. 单个或多个圆形或椭圆形穿凿样透亮缺损

D. “虫咬”状缺损

E. 痛风性病变

10. 多发性骨髓瘤的骨髓检查的特点可见（　　）。

A. 细胞大小不一　　B. 核染色质细致，并有 1~2 个核仁

C. 火焰细胞　　D. 镰状细胞

E. 葡萄状细胞

11. 多发性骨髓瘤的诊断有多种，实践中可采用国内标准包括（　　）。

A. 骨髓涂片浆细胞 >15% 且存在畸形浆细胞

B. 血清 M 蛋白 IgG >35g/L

C. IgA <20g/L

D. IgD <2. 0g/L

E. 溶骨性病变或广泛的骨质疏松

12. 肾脏病若遇有以下哪种情况应考虑多发性骨髓瘤（　　）。

A. 年龄 40 岁以上不明原因肾功能不全

B. 血沉明显减慢，高球蛋白血症且易感染

C. 早期肾功能不全伴高钙血症

D. 肾病综合征血尿不突出、血压低者

E. 贫血和肾功能损害程度成正比

13. 不需要对每一位多发性骨髓瘤肾损害患者实行肾穿刺，但在以下两种情况时可考虑（　　）。

A. 肾小球损害为主，伴白蛋白尿 >3g/24h

B. 血沉明显减少

C. 出现病因、病理难以临床推断的肾性慢性肾衰竭

D. 出现病因、病理难以临床推断的肾性急性肾衰竭

E. 肾小球损害为主，伴白蛋白尿 >1g/24h

14. 以下关于多发性骨髓瘤肾脏病理的叙述正确的是（　　）。

A. “骨髓瘤肾病”为特征性病理改变　B. 肾小管内可见管型形成

C. 组织巨细胞反应　D. 肾小管萎缩

E. 远曲小管细胞内可见小滴状结晶

15. 复发性多发性骨髓瘤治疗方案包括（　　）。

A. 重复初始化疗方案　B. 大剂量治疗

C. 对症治疗　D. 热疗

E. 姑息治疗

16. 多发性骨髓瘤并发症的治疗，去除加重肾功能损害的因素包括（　　）。

A. 纠正脱水　B. 控制高血钙

C. 避免运动劳累　D. 避免使用肾毒性药物

E. 控制感染

17. 以下哪种多发性骨髓瘤患者的预后不良（　　）。

A. 确诊时全身情况很差

B. 年龄超过 60 岁，男性

C. 年龄超过 60 岁，女性

D. 血红蛋白 <8.5g/L，血小板计数 $<100\times10^9/L$

E. 血肌酐 >176μmol/L，CRP >6.0mg/L

18. 多发性骨髓瘤死亡的主要原因是（　　）。

A. 感染　B. 肾衰竭

C. 全身衰竭　D. 贫血

E. 高血压

19. 白血病肾损害表现为（　　）。

A. 梗阻性肾病　B. 急性肾衰竭

C. 全身衰竭　D. 肾炎综合征

E. 肾病综合征

20. 白血病肾损害的发生率高可能与胚胎期肾脏亦属造血组织有关，其浸润部位包括（　　）。
A. 肾实质
B. 肾血管
C. 肾周围组织
D. 泌尿道
E. 膀胱

21. 白血病合并的副肿瘤性肾小球病多见于慢性淋巴细胞白血病，可表现为（　　）。
A. 膜增生性肾小球肾炎
B. 膜性肾病
C. 微小病变肾病
D. 局灶节段性肾小球硬化症
E. 高尿酸血症肾病

22. 少数白血病患者出现高钙血症的原因可能是（　　）。
A. 白血病细胞浸润骨骼引起骨质破坏
B. 肿瘤细胞旁分泌甲状旁腺激素相关蛋白
C. 导致过多钙释放进入血液循环所致
D. 尿酸生成减少
E. 细胞核蛋白代谢降低

23. 白血病的病理改变分为两型，弥漫浸润型的表现有（　　）。
A. 肾大
B. 颜色变白
C. 切面上髓放线纹理不清
D. 镜下肾单位被浸润肿瘤细胞分成间隔
E. 可见数毫米到数厘米大小不等的结节

24. 白血病的病理改变分为两型，结节型的表现有（　　）。
A. 切面上髓放线纹理不清
B. 肾脏白血病细胞浸润以急性淋巴细胞白血病最常见
C. 慢性白血病者的病变多分布于皮质和皮髓质交界处
D. 急性白血病者病变可分布于皮质和髓质
E. 可见数毫米到数厘米大小不等的结节

25. 白血病肾损害，肾小管-间质病变临床表现为（　　）。
A. 多尿
B. 肾性糖尿
C. 碱性尿
D. 少尿
E. 酸性尿

26. 白血病肾损害的血液生化检查表现为（　　）。
A. 尿酸降低
B. 低血钙
C. 尿酸增高
D. 高血钙
E. 肾衰竭时血尿素氮、血肌酐增高

27. 确诊白血病肾损害需满足的标准有（　　）。
A. 血红蛋白水平降低

B. 血小板计数降低

C. 冷球蛋白血症阳性或有 M 带

D. 肾脏表现随着白血病的缓解而缓解，白血病复发后肾脏病再次出现或加重

E. 肾脏病合并白血病

28. 以下与白血病肾损害预后有关的是（　　）。

A. 原发病有关　　B. 白血病的分型

C. 患者年龄　　D. 感染程度

E. 贫血程度

29. 淋巴瘤的临床表现为（　　）。

A. 无痛性淋巴结肿大　　B. 肝脾肿大

C. 发热　　D. 头晕

E. 恶病质

30. 淋巴瘤的肾损害类型主要有（　　）。

A. 肾脏浸润　　B. 肾小球疾病

C. 电解质紊乱导致的肾损害　　D. 肾小管疾病

E. 肾间质疾病

31. 霍奇金病患者的 Th 淋巴细胞分化异常表现为（　　）。

A. Th_2淋巴细胞增多　　B. Th_1淋巴细胞减少

C. Th_1淋巴细胞增多　　D. Th_2淋巴细胞减少

E. 通过 IL-13，NF-κB 等多种细胞因子的作用导致肾小球通透性增加

32. 肿瘤细胞可产生单克隆的免疫球蛋白轻链，后者沉积在肾脏导致（　　）。

A. 骨髓瘤肾病　　B. 白血病肾损害

C. 淀粉样变性　　D. 轻链沉积病

E. 重链沉积病

33. 淋巴瘤肾损害中，肾炎综合征典型者的表现有（　　）。

A. 蛋白尿　　B. 血尿

C. 高血压　　D. 尿酸高

E. 管型尿

34. 淋巴瘤肾损害的尿沉渣可见（　　）。

A. 蛋白尿　　B. 血尿

C. 低血压　　D. 高血钙

E. 管型尿

35. 淋巴瘤肾损害的肾功能检查可见（　　）。

A. 尿酸降低　　B. 血肌酐升高

C. 低血压　　D. 血肌酐降低

E. 尿酸升高

36. 以下关于淋巴瘤肾损害的检查叙述，错误的是（　　）。

A. 血常规检查可有贫血　　B. 无贫血

C. 肝脾肿大　　D. 淋巴结活检针吸涂片检查

E. 肝脾缩小

37. 淋巴瘤时肾病综合征的特点包括（　　）。

A. 肾病综合征多在淋巴瘤病程中出现

B. 肾病综合征也可发生在淋巴瘤之后

C. 肾病综合征能随淋巴瘤缓解而相应地减轻

D. 肾病综合征能随淋巴瘤恶化而相应地加重

E. 肾病综合征也可发生淋巴瘤后数月至数年

38. 对淋巴瘤患者应密切观察，发现下列异常者可考虑肾脏浸润（　　）。

A. B 超、静脉肾盂造影、CT 或磁共振表明双肾大或变形

B. 尿常规异常

C. B 超、静脉肾盂造影、CT 或磁共振表明双肾缩小

D. 不能用其他原因解释的高血压、肾功能不全

E. 贫血

39. 实体肿瘤肾损害包括（　　）。

A. 肿瘤直接侵犯肾脏所致肾损害　　B. 免疫机制所致肾脏损害

C. 高尿酸症　　D. 高钙血症等肿瘤代谢异常

E. 低尿酸症

40. 狭义的实体肿瘤肾损害又称（　　）。

A. 副肿瘤性肾小球病　　B. 肿瘤相关性肾小球损伤

C. 副肿瘤性肾血管病　　D. 副肿瘤性肾盂病

E. 肿瘤相关性肾血管损伤

41. 引起实体肿瘤肾损害的发病机制包括（　　）。

A. 肿瘤相关性抗原　　B. 病毒抗原

C. 非肿瘤性自身抗原致病　　D. ANCA 相关性血管炎

E. T 淋巴细胞功能缺陷

42. 实体肿瘤肾损害的临床表现共同点包括（　　）。

A. 大量蛋白尿　　B. 肾病综合征

C. 镜下血尿　　D. 轻度肾功能减退

E. 肉眼血尿

43. 确诊实体肿瘤肾损害需满足的标准为（　　）。

A. 手术彻底切除肿瘤或化疗肿瘤完全缓解后，肾脏病的临床与病理表现亦获缓解

B. 肿瘤复发后肾脏病再次出现或加重

C. 组织上检查肿瘤抗原和（或）抗体阳性

D. 50 岁以下的肾脏病患者

E. 组织上检查肿瘤抗原和（或）抗体阴性

44. 溶瘤综合征是指在白血病或其他肿瘤的化疗过程中，由于（　　）所引起的一组综合征。

A. 肿瘤细胞代谢旺盛　　B. 化疗导致肿瘤细胞大量崩解

C. 肿瘤细胞代谢降低　　D. 多器官系统受累

E. 血管壁的炎症

45. 溶瘤综合征的表现特点是（　　）。

A. 高尿酸血症　　B. 低镁血症

C. 低钙血症　　D. 高钾血症

E. 急性肾衰竭

46. 根据发病机制的不同可将溶瘤综合征分为（　　）。

A. 单纯型　　B. 低磷血症相关性急性肾衰竭

C. 高磷血症相关性急性肾衰竭　　D. 急性尿酸性肾病所致急性肾衰竭

E. 混合型

47. 恶性肿瘤患者发生溶瘤综合征的高危因素有（　　）。

A. 高尿酸血症　　B. 肾功能不全

C. 有高血压病史　　D. 对化疗高度敏感性

E. 低血容量

48. 溶瘤综合征诊断标准是在治疗前 3 天之内和化疗 7 天后，患者出现以下化验异常中的 2 项以上（　　）。

A. 血尿酸≥8mg/dl　　B. 血钾≥6.0mmol/L

C. 血磷≥4.5mg/dl　　D. 血钙≤7mg/dl

E. 血钙降低超过基础值的一半

49. 溶瘤综合征的临床诊断标准包括（　　）。

A. 血肌酐升高超过正常值上限的 1.5 倍

B. 心律失常或猝死

C. 抽搐

D. 贫血

E. 低血压

50. 溶瘤综合征的治疗，在肿瘤患者接受化疗或放疗之前，应该去除的可逆因素包括（　　）。
A. 引起肾功能不全的容量不足
B. 高钙血症
C. 泌尿系梗阻
D. 贫血
E. 低血压

51. 异环磷酰胺的肾毒性的临床表现包括（　　）。
A. Ⅰ型或Ⅱ型肾小管酸中毒
B. 近端肾小管回吸收磷障碍所致低磷血症
C. 肾性糖尿、氨基酸尿和尿 β2 微球蛋白增高
D. 低钾血症
E. 无尿

52. 长期使用（　　）等亚硝基脲类药物均可导致慢性进展性间质性肾炎。
A. 卡莫司汀
B. 洛莫司汀
C. 司莫司汀
D. 链佐星
E. 丝裂霉素

53. 丝裂霉素 C 的肾毒性常见表现为（　　）。
A. 血栓性血小板减少性紫癜
B. 溶血尿毒症综合征
C. 急性肾炎
D. 慢性肾炎
E. 肾结核

54. 双氟脱氧胞苷是一种新型的抗肿瘤药物，属细胞周期特异性嘧啶阻断药，用以治疗（　　）。
A. 胰腺癌
B. 膀胱癌
C. 晚期小细胞肺癌
D. 输尿管癌
E. 肾癌

55. 双氟脱氧胞苷的主要治疗措施包括（　　）。
A. 化疗
B. 透析治疗
C. 血浆置换治疗
D. 停用双氟脱氧胞苷
E. 积极控制血压

56. 二膦酸盐是一类防止骨吸收药，用以治疗（　　）。
A. 骨转移瘤
B. 恶性肿瘤相关性高钙血症
C. 晚期小细胞肺癌
D. 输尿管癌
E. 肾癌

57. 放射性肾炎是肾脏受到电离辐射后出现的（　　）。
A. 坏死
B. 萎缩
C. 扩张
D. 腐烂
E. 硬化

58. 放射性肾炎的电镜观察发现这种病变过程开始于（　　）。
A. 肾小球内皮细胞　B. 肾小管上皮细胞
C. 基底膜变性　D. 肾间质下皮细胞
E. 集合管内皮细胞

59. 放射性肾炎的临床表现为（　　）。
A. 进行性高血压　B. 肾功能损害
C. 肾动脉狭窄　D. 贫血
E. 血管纤维素样坏死

60.（　　）是预防放射性肾炎的主要措施。
A. 血浆置换治疗　B. 尽可能减低放射剂量
C. 对肾区进行有效的防护　D. 透析治疗
E. 抗凝剂及血小板解聚药治疗

61. 造血干细胞移植临床的典型表现是（　　）。
A. 肾衰竭　B. 高血压
C. 贫血　D. 低血压
E. 毛细血管损害

62. 造血干细胞移植典型的病理表现包括（　　）。
A. 系膜增生　B. 基底膜增厚
C. 肾小球内皮细胞肿胀　D. 肾小管间质纤维化
E. 膜性肾病

六、案例分析题

（1~6 题共用题干）

患者，男，47 岁，贫血、骨痛伴蛋白尿 1 个月。查体：中度贫血貌，双下肢轻度水肿。

1. 对确诊最有利的检查是（　　）。
A. 24 小时尿蛋白定量　B. 心电图
C. 胸部 CT　D. 胸部 X 线片
E. 骨髓穿刺

2. 确诊的必要条件是（　　）。
A. 骨髓中异常浆细胞 >15%　B. 骨髓中有大量 M 蛋白
C. 尿中查到本周蛋白　D. 广泛骨质破坏
E. 骨活检发现异常细胞

3. 最可能的诊断是（　　）。
A. 再生障碍性贫血　B. 原发性肾小球肾炎

C. 缺铁性贫血　　D. 白血病

E. 多发性骨髓瘤

4. 以下关于该病症的说法，正确的是（　　）。

A. 常见明显的低钙血症

B. 轻链蛋白尿可能是多发性骨髓瘤肾损害的最初表现

C. 非轻链蛋白尿提示淀粉样物质在肾小球内沉积

D. 本周蛋白可引起进行性肾衰竭

E. 肾损害与高黏滞综合征及高尿酸血症有关

5. 患有该病症可导致（　　）。

A. 溢出性蛋白尿　　B. 肾小球蛋白尿

C. 一过性蛋白尿　　D. Tamm-Horsfall 蛋白增加

E. 肾小管性蛋白尿

6. 临床常用的化疗方案包括（　　）。

A. 蛋白酶体抑制剂联合糖皮质激素

B. 美法仑（马法兰）+泼尼松（MP 方案）

C. 环磷酰胺-多柔比星-长春新碱-泼尼松（CHOP）方案

D. 以烷化剂为基本药物的联合化疗方案

E. 干扰素

F. 阿奇霉素-博来霉素-长春碱-达卡巴嗪（ABVD）方案

G. 长春新碱+多柔比星（阿霉素）+地塞米松（VAD）及相关方案

参考答案

一、A1 型题

1. C　2. A　3. B　4. E　5. E　6. D　7. D　8. B　9. D　10. B
11. D　12. D　13. A　14. E　15. A　16. A　17. C　18. A　19. A　20. A
21. A　22. A　23. B　24. B　25. A　26. C　27. E　28. C　29. C　30. A
31. B　32. B　33. B　34. E　35. C　36. C　37. C　38. A　39. A

二、A2 型题

1. B　2. E　3. B

三、A3/A4 型题

1. A　2. D　3. B　4. B　5. C　6. A　7. C　8. D

四、B 型题

1. A	2. C	3. D	4. B	5. D	6. E	7. D	8. C	9. A	10. E
11. A	12. B	13. E	14. A	15. B	16. B	17. A	18. C	19. E	

五、X 型题

1. AB	2. ABDE	3. ABD	4. ABCD	5. ABDE
6. ACD	7. ABC	8. ABCD	9. ABCD	10. ABCE
11. ABE	12. ACD	13. DE	14. ABCD	15. ABC
16. ABDE	17. ABDE	18. ABC	19. ABDE	20. ABCD
21. ABCD	22. ABC	23. ABCD	24. BCDE	25. ABC
26. CDE	27. CDE	28. AB	29. ABCE	30. ABC
31. ABE	32. CD	33. ABCE	34. ABE	35. ABE
36. BE	37. ACDE	38. ABD	39. ABCD	40. AB
41. ABCD	42. ABCD	43. ABC	44. AB	45. ACDE
46. CDE	47. ABDE	48. ABCD	49. ABC	50. ABC
51. ABCD	52. ABCD	53. AB	54. ABC	55. CDE
56. AB	57. ABE	58. ABC	59. ABC	60. BC
61. ABC	62. BCDE			

六、案例分析题

1. E	2. A	3. E	4. BCDE	5. A
6. ABDG				

第十三章　感染性疾病相关的肾损害

一、A1 型题

1. 用乳胶凝集法测定的 RF 是哪一种类型（　　）。

A. IgM-RF　　B. IgG-RF

C. IgA-RF　　D. IgD-RF

E. IgE-RF

2. 乙型肝炎病毒感染人群最常出现的肾损害类型是（　　）。

A. 肝肾综合征　　B. 乙型肝炎病毒相关性肾炎

C. 肾小管疾病　　D. 肾间质疾病

E. 冷球蛋白血症

3. 乙型肝炎病毒相关性肾炎最主要的发病机制是（　　）。

A. 抗原与抗体复合物的沉积　　B. 病毒直接感染肾细胞

C. 机体免疫系统功能异常　　D. 遗传因素

E. 肾前性缺血

4. 乙型肝炎病毒相关性肾炎主要的发病机制是（　　）。

A. 循环免疫复合物沉积在肾组织，通过激活补体及一系列细胞因子导致肾脏免疫损害

B. 自身免疫反应

C. 免疫功能缺陷

D. 遗传因素

E. 病毒直接感染肾脏细胞

5. 下列哪种肾脏疾病的肾脏免疫病理可能出现“满堂亮”现象（　　）。

A. 乙肝病毒相关性肾炎　　B. 糖尿病肾病

C. 肾淀粉样变　　D. 骨髓瘤肾损害

E. Wegener 肉芽肿肾损害

6. 乙型肝炎病毒相关性肾炎最常见的病理类型是（　　）。

A. 膜性肾病　　B. 系膜增生性肾炎

C. 膜增生性肾炎　　D. 微小病变

E. 新月体肾炎

7. （ ）是确诊乙型肝炎相关性肾小球肾炎不可缺少的条件。

A. B 超检查
B. 肾活检
C. CT 检查
D. 尿液检查
E. 血液检查

8. 诊断乙肝病毒相关性肾炎的最基本条件是（ ）。

A. 既往有乙肝病史
B. 血清 HBV 抗原(+)
C. 患肾小球肾炎，并可除外狼疮性肾炎等继发性肾小球疾病
D. 肾脏切片上找到 HBV 抗原
E. 具有乙肝及肾小球疾病的临床表现

9. 乙型肝炎相关性肾小球肾炎的预后与（ ）有关。

A. 病理类型
B. 病毒复制数量
C. HBV 抗原沉积的类型
D. 病程长短
E. 机体免疫力

10. 以下关于丙型肝炎流行病学的叙述，错误的是（ ）。

A. 属于黄病毒科
B. 基因组为单股正链 RNA
C. 分为 6 个基因型
D. 70 多个亚型
E. 不同型 HCV 的病毒血症、病情严重程度和对干扰素治疗的反应相同

11. 感染丙型肝炎后，经过（ ）周的潜伏期，随后发生肝炎。

A. 6~12 周
B. 1~2 周
C. 2~3 周
D. 3~4 周
E. 5~6 周

12. 以下关于丙型肝炎相关肾小球肾炎检查的叙述，错误的是（ ）。

A. 血清抗 HCV 抗体阳性
B. HCV-RNA 升高
C. 血清早期补体成分 C4、C1q 下降
D. C3 往往轻度下降
E. 膜增殖性肾小球肾炎患者多数血冷球蛋白、循环免疫复合物及类风湿因子阴性

13. 需要与丙型肝炎相关性肾小球肾炎相鉴别的疾病是（ ）。

A. 肾病综合征
B. 白血病肾损害
C. 淋巴瘤肾损害
D. 实体肿瘤肾损害
E. 溶瘤综合征

二、A2 型题

1. 患者，男，24 岁，发现蛋白尿、血尿 1 个月，伴乏力、食欲不振，既往慢性乙肝病史 2

年。最可能的诊断是（　　）。

A. IgA 肾病　　B. 狼疮性肾炎

C. 乙肝病毒相关性肾炎　　D. 慢性肾小球肾炎

E. 原发性小血管炎肾损害

2. 患者，女，36 岁，双下肢水肿 1 个月，既往有慢性乙型病毒性肝炎病史 3 年。尿常规蛋白阳性，尿红细胞 20 个/HP，24 小时尿蛋白定量 4.0g，血浆清蛋白 28.5g/L，血肌酐 90μmol/L，血 HBsAg 及 HBsAb 均阳性。对确诊最有利的检查为（　　）。

A. 补体的检测

B. 肾穿刺组织光镜检查

C. 肾穿刺组织乙型肝炎病毒相关抗原检查

D. 肝脏 B 超检查

E. ANA 及 ds-DNA 检测

3. 患者，男，48 岁，双下肢水肿 4 个月。既往慢性乙型病毒性肝炎病史 12 年。查体：慢性病病容，心率 86 次/分，律齐，血压 150/90mmHg，双下肢轻度水肿。实验室检查：尿蛋白(+++)，尿红细胞 6~8 个/HP。最主要的治疗药物是（　　）。

A. 糖皮质激素　　B. 吗替麦考酚酯

C. 核苷类似物以及干扰素　　D. 巴韦林

E. 来氟米特

三、B 型题

（1~2 题共用备选答案）

A. 干扰素-α　　B. 核苷类药物

C. 糖皮质激素　　D. 免疫抑制药

E. 细胞毒物

1. （　　）可抑制 HBV 复制，减少 HBeAg 在肾小球的沉积，减轻其所形成的免疫复合物导致的损伤，从而达到治疗丙型肝炎相关性肾小球肾炎的目的。

2. （　　）可作用于乙肝病毒的 DNA 多聚酶，从而抑制 DNA 合成和病毒复制。

（3~4 题共用备选答案）

A. Ⅰ型冷球蛋白血症　　B. Ⅱ型冷球蛋白血症

C. Ⅲ型冷球蛋白血症　　D. Ⅳ型冷球蛋白血症

E. Ⅴ型冷球蛋白血症

3. 抗球蛋白的类风湿因子（RF）是单克隆 IgM，为（　　）。

4. 抗球蛋白的类风湿因子（RF）是多克隆 IgM，为（　　）。

（5~6 题共用备选答案）

A. 4 周　　B. 8 周

C. 24 周　　D. 36 周

E. 48 周

HCV 相关肾小球肾炎抗病毒治疗的疗程取决于 HCV 基因型。

5. HCV 基因型为 1、4、5、6 型，抗病毒治疗推荐疗程为（　　）。

6. HCV 基因型为 2 或 3 型，抗病毒治疗推荐疗程为（　　）。

四、X 型题

1. 乙型肝炎相关性肾小球肾炎的病理组织学上表现为（　　）

A. 电镜检查时本病可发现病毒样颗粒和管状网状包涵体

B. 免疫荧光检查肾组织中 HBV 抗原阳性

C. 弥漫性结缔组织病

D. 全身弥漫性坏死性小血管炎

E. 免疫荧光检查肾组织中 HBV 抗原阴性

2. 乙型肝炎相关性肾小球肾炎的发病是多因素导致的，HBV 感染后体内可检测出多种自身抗体，包括（　　）。

A. 抗 DNA 抗体　　B. 细胞骨架成分抗体

C. 抗肝细胞膜脂蛋白抗体　　D. 抗中性粒细胞胞质抗体

E. 抗肾小球基底膜抗体

3. 乙型肝炎相关性肾小球肾炎的尿液检查可见（　　）

A. 蛋白阳性　　B. 红细胞增多

C. 肉眼血尿　　D. 肾小管上皮细胞

E. 白细胞增多

4. 乙型肝炎相关性肾小球肾炎的血液生化检查可见（　　）

A. 血浆白蛋白升高　　B. 血脂降低

C. 补体 C3 下降　　D. 血清 HBV 抗原阳性

E. 伴有 C4、Clq 降低

5. 乙型肝炎病毒相关肾炎的诊断依据为（　　）。

A. 患肾小球肾炎，并可除外狼疮性肾炎等继发性肾小球肾炎

B. 血清 HBV 抗原阳性

C. 典型的皮肤紫癜

D. 肾活检切片中找到 HBV 抗原

E. 血清抗链球菌溶血素“O”效价升高

6. 乙型肝炎相关性肾小球肾炎的诊断，美国制订的诊断标准为（　　）。
   A. 血清学 HBV 抗原或 HBV 抗体阳性
   B. 免疫复合物型肾小球肾炎，病理证实肾小球内有至少一种 HBV 抗原存在
   C. 血清 HBV 抗原阴性
   D. 可以获得的话，存在相关的临床病史
   E. 肾切片中找到 HVB 抗原
7. 乙型肝炎相关性肾小球肾炎的治疗原则有（　　）。
   A. 防治乙肝病毒感染　　B. 抗病毒治疗
   C. 适当的糖皮质激素治疗　　D. 盐皮质激素治疗
   E. 细胞毒物治疗
8. 乙型肝炎相关性肾小球肾炎的治疗，INF-α 的治疗效果与（　　）等因素密切相关。
   A. 病理类型　　B. 相关病史
   C. HBV 抗原沉积的类型　　D. 病程长短
   E. 机体免疫力
9. 目前治疗乙型肝炎相关性肾小球肾炎临床较常应用的药物有（　　）。
   A. 拉米夫定　　B. 阿德福韦酯
   C. 恩替卡韦　　D. 磺吡酮
   E. 苯溴马隆
10. HCV 相关的冷球蛋白的形式有（　　）。
   A. Ⅰ型冷球蛋白血症　　B. Ⅱ型冷球蛋白血症
   C. Ⅲ型冷球蛋白血症　　D. Ⅳ型冷球蛋白血症
   E. Ⅴ型冷球蛋白血症
11. HCV 感染相关的肾小球疾病的主要病理类型为（　　）。
   A. 冷球蛋白血症　　B. 增生性肾小球肾炎
   C. 膜性肾病　　D. 局灶节段性肾小球硬化症
   E. 高尿酸血症肾病
12. HCV 感染相关的肾小球疾病无论哪种病理类型，病情严重时都可伴有（　　）。
   A. 肾小球新月体形成　　B. 发生新月体性肾炎
   C. 毛细血管损害　　D. 全身弥漫性坏死性小血管炎
   E. 血管壁的炎症
13. HCV 阳性的患者肾移植后，可发生（　　）。
   A. 新发或再发膜增殖性肾小球肾炎　　B. 移植肾非典型急性细胞性排异
   C. 毛细血管损害　　D. 红细胞破碎
   E. 血管坏死

14. HCV 相关性肾炎患者主要临床表现为（　　）。

A. 蛋白尿
B. 镜下血尿
C. 肉眼血尿
D. 脓尿
E. 乳糜尿

15. HCV 相关肾小球肾炎的尿常规可出现（　　）。

A. 蛋白尿
B. 镜下血尿
C. 肉眼血尿
D. 红细胞管型
E. 乳糜尿

16. HCV 相关肾小球肾炎与免疫复合物的沉淀和沉积部位有关因素是（　　）。

A. 免疫复合物的电荷
B. 血清补体水平
C. 免疫复合物的大小
D. 抗原的量
E. 抗体类型

17. HCV 相关肾小球肾炎诊断的必要条件是（　　）。

A. 血清 HCV 抗体
B. HCV RNA 阳性
C. 免疫复合物的大小
D. HCV RNA 阴性
E. 抗体类型

18. HCV 相关肾小球肾炎的治疗方法有（　　）。

A. α 干扰素
B. 利巴韦林抗 HCV
C. 肾上腺皮质激素
D. 免疫抑制剂
E. 细胞毒物

19. HCV 相关肾小球肾炎的治疗，疗程取决于 HCV 基因型，（　　）型抗病毒治疗疗效较差。

A. 1
B. 4
C. 5
D. 3
E. 6

五、案例分析题

（1~4 题共用题干）

患者，女，30 岁，双下肢水肿 1 个月。既往有慢性乙型病毒性肝炎病史 3 年，尿常规蛋白阳性，尿红细胞 20 个/HP，24 小时尿蛋白定量 4.0g，血浆清蛋白 28.5g/L，血肌酐 90μmol/L，血 HBsAg 及 HBsAb 均阳性。

1. 最可能的诊断是（　　）。

A. 急性肾小球肾炎
B. 原发性肾病综合征
C. 乙型肝炎病毒相关性肾小球肾炎
D. 肝硬化肾损害
E. 狼疮性肾炎

2. 多数该病症患者表现为（　　）。
   A. 肾病综合征　　B. 球蛋白血症肾病
   C. 慢性痛风　　D. 高尿酸血症肾病
   E. 肾结核
3. 最常见的临床表现为（　　）。
   A. 水肿　　B. 蛋白尿
   C. 血尿　　D. 痛风
   E. 乳糜尿
4. 几乎所有的患者均可出现（　　）。
   A. 镜下血尿　　B. 蛋白尿
   C. 肉眼血尿　　D. 痛风
   E. 乳糜尿　　F. 高血压
   G. 肝功能衰竭

（5~6 题共用题干）

患者，男，46 岁，双下肢水肿 3 个月。既往慢性乙型病毒性肝炎病史 12 年。查体：慢性病病容，心率 86 次/分，律齐，血压 150/90mmHg，双下肢轻度水肿。实验室检查：尿蛋白(+++)，尿红细胞 6~8 个/HP。

5. 患者肾的病理表现包括（　　）。
   A. 系膜细胞增生　　B. 基底膜增厚
   C. 肾小管萎缩　　D. 肝脾肿大
   E. 免疫荧光血清补体 4（C4）沉积
6. 假设血乙型病毒性肝炎病毒 DNA 定量检查为 9×10copies/ml，最可能的诊断是（　　）。
   A. IgA 肾病　　B. 膜性肾病
   C. 乙型病毒性肝炎病毒相关性肾炎　　D. 高血压肾病
   E. 膜增生性肾炎　　F. 微小病变

参考答案

一、A1 型题

1. A　2. B　3. A　4. A　5. A　6. A　7. B　8. D　9. A　10. E
11. A　12. E　13. A

二、A2 型题

1. C　2. C　3. C

三、B 型题

1. A　2. B　3. B　4. C　5. E　6. C

四、X 型题

1. AB	2. ABC	3. ABC	4. CDE	5. ABD
6. ABD	7. ABC	8. ACDE	9. ABC	10. BC
11. ABC	12. AB	13. AB	14. AB	15. ABD
16. ABCD	17. AB	18. ABCD	19. ABCE	

五、案例分析题

1. C	2. A	3. A	4. AB	5. ABCE
6. C				

第十四章　高血压与肾脏

一、A1 型题

1. 高血压晚期尿量减少的主要原因是（　　）。
   A. 肾小球毛细血管血压降低　　B. 肾小囊内压力增加
   C. 血浆胶体渗透压升高　　D. 肾小管对水重吸收减少
   E. 抗利尿激素分泌增加
2. 长期持续性高血压引起肾脏损害称为（　　）。
   A. 高血压肾硬化症　　B. 肾血管性高血压
   C. 缺血性肾脏病　　D. 白血病肾损害
   E. 低血压肾硬化症
3. 良性小动脉性肾硬化症的病因是（　　）。
   A. 动脉壁创伤　　B. 动脉瘤
   C. 大动脉炎　　D. 恶性高血压
   E. 长期未控制好的良性高血压
4. 以下可出现良性小动脉性肾硬化症的病理改变的是（　　）。
   A. 高血压持续 5~10 年　　B. 高血压持续 15 年以上
   C. 高血压持续 10~15 年　　D. 高血压持续 1~3 年
   E. 高血压持续 3~5 年
5. 高血压对肾造成的病理损害不包括（　　）。
   A. 小叶间动脉肌内膜增厚　　B. 系膜细胞增生
   C. 小动脉纤维素样坏死　　D. 足突融合
   E. 细胞外基质分泌增加
6. 良性高血压持续（　　），病理检查即可能发现肾脏小动脉病变。
   A. 5~10 年　　B. 1~5 年
   C. 10~15 年　　D. 25~30 年
   E. 35~40 年
7. 良性小动脉性肾硬化症临床首先出现（　　）。
   A. 肾小管浓缩功能障碍　　B. 贫血

C. 肾功能减退　　D. 蛋白尿

E. 血脂升高

8. 良性小动脉性肾硬化症延缓肾损害进展的关键是（　　）。

A. 外科手术治疗　　B. 溶栓治疗

C. 抗凝治疗　　D. 控制高血压

E. 透析治疗

9. 为预防高血压肾损的发生，血压应控制在（　　）。

A. 平均动脉压达 100mmHg 以下，收缩压达 140mmHg 以下

B. 平均动脉压达 110mmHg 以下，收缩压达 140mmHg 以下

C. 平均动脉压达 105mmHg 以下，收缩压达 145mmHg 以下

D. 平均动脉压达 110mmHg 以下，收缩压达 150mmHg 以下

E. 平均动脉压达 120mmHg 以下，收缩压达 160mmHg 以下

10.（　　）是避免或减轻良性肾小动脉硬化对靶器官造成损害的根本措施。

A. 有效控制高血压　　B. 保护肾功能

C. 控制贫血　　D. 控制血管坏死

E. 控制红细胞破碎

11. 对于肥胖的良性肾小动脉硬化患者，（　　）可能是除药物治疗外最有效的干预措施。

A. 减轻体重　　B. ACEI

C. 血管紧张素Ⅱ受体阻滞药　　D. 控制血管坏死

E. 控制红细胞破碎

12. 恶性小动脉性肾硬化症的病因是（　　）。

A. 纤维肌性发育不良　　B. 恶性高血压

C. 动脉壁创伤　　D. 大动脉炎

E. 长期未控制好的良性高血压

13. 高血压肾损害的主要病理生理机制是（　　）。

A. 交感神经系统活性升高

B. 高血压状态下的肾小球内高压

C. 肾局部肾素-血管紧张素系统活性升高

D. 水、钠潴留

E. 肾单位数目减少

14. 以下关于恶性小动脉性肾硬化症的治疗说法不正确的是（　　）。

A. 血压宜尽快下降，越低越好

B. 治疗初常需静脉滴注降压药

C. 出现肾衰竭的应及时透析

D. 在治疗初 2~3 小时，将舒张压降到 100~110mmHg

E. 在 12~36 小时内，血压降达 90mmHg

15. 恶性高血压一经诊断，首选处理措施是（　　）。

A. 行相关实验室检查，明确恶性高血压病因

B. 行肾活检明确肾病变

C. 采取积极平稳的降压治疗，防止并发症发生或进展

D. 纠正水、电解质紊乱

E. 迅速降压使血压恢复正常

16. 恶性高血压的救治关键是（　　）。

A. 降低高血压　　B. 控制贫血

C. 控制感染　　D. 控制血管坏死

E. 控制毛细血管损害

17. 肾动脉狭窄老年患者的主要病因是（　　）。

A. 动脉粥样硬化　　B. 大动脉炎

C. 动脉瘤　　D. 动脉壁创伤

E. 纤维肌性发育不良

18. 肾动脉狭窄由大动脉炎引起者，肾外表现可见（　　）。

A. 冠心病　　B. 脑卒中

C. 主动脉粥样硬化　　D. 无脉症

E. 外周动脉硬化

19. 肾动脉狭窄最常见的病因是（　　）。

A. 纤维肌性发育不良　　B. 动脉粥样硬化

C. 大动脉炎　　D. 肾病综合征

E. 恶性高血压

20.（　　）是指各种原因造成肾动脉狭窄（RAS）或闭塞导致肾实质缺血、机体肾素-血管紧张素-醛固酮系统活化而继发的高血压。

A. 高血压肾硬化症　　B. 肾血管性高血压

C. 缺血性肾脏病　　D. 白血病肾损害

E. 低血压肾硬化症

21. 引起肾血管性高血压的主要原因是（　　）。

A. EB 病毒　　B. 贫血

C. 高血压　　D. 肾静脉狭窄

E. 肾动脉狭窄

22.（　　）是由于肾动脉高度狭窄或闭塞、肾实质缺血导致组织损害和肾功能渐进性减退

的一种慢性肾脏病。

A. 高血压肾硬化症　　B. 肾血管性高血压

C. 缺血性肾脏病　　D. 白血病肾损害

E. 低血压肾硬化症

23. 肾脏分泌过多的肾素，导致血管紧张素Ⅱ增加、小动脉收缩、外周血管阻力升高，称为（　　）。

A. 血管紧张素　　B. 肾素

C. 大动脉的收缩　　D. 小动脉的收缩

E. 肾素型血管收缩

24. 肾血管性高血压的肾脏病变主要表现为（　　）。

A. 肾功能缓慢进行性减退　　B. 中性粒细胞浸润

C. 红细胞破碎　　D. 血管收缩

E. 外周血管阻力增加

25. 慢性肾功能不全高血压应减量的药物是（　　）。

A. 利血平　　B. 卡托普利

C. 呋塞米　　D. 哌唑嗪

E. 美多洛尔

26. 肾动脉栓塞和血栓形成的最可靠诊断手段是（　　）。

A. 肾静脉造影　　B. 超声检查

C. 磁共振成像　　D. 放射性核素检查

E. 选择性肾动脉造影

27. 下列情况下出现的高血压不属于肾实质性高血压的是（　　）。

A. 皮质醇增多症　　B. 孤立肾

C. 多囊肾　　D. 狼疮性肾炎

E. 单侧肾积水

28. 肾血管性高血压应与其他病因引起的（　　）鉴别。

A. 高肾素性重度高血压　　B. 良性高血压

C. 缺血性肾脏病　　D. 白血病肾损害

E. 低血压肾硬化症

29. 如重度原发性高血压或肾实质性高血压，尤其导致恶性高血压时，鉴别关键是（　　）。

A. 实验室检查　　B. 影像学检查

C. 结合临床表现　　D. 非离子型碘造影

E. 二氧化碳造影

30. （　　）是一种慢性间质性肾炎，不少表现与肾动脉粥样硬化所致缺血性肾病相似，故需与缺血性肾脏病相鉴别。

A. 慢性马兜铃酸肾病
B. 良性小动脉性肾硬化症
C. 恶性小动脉性肾硬化症
D. 白血病肾损害
E. 低血压肾硬化症

31. 肾血管性高血压的治疗应首先考虑（　　）。

A. ACEI
B. ARB
C. 手术治疗
D. 哌唑嗪
E. 钙通道阻断剂

32. 单侧肾动脉狭窄高血压患者首选的降压药是（　　）。

A. α受体阻滞剂
B. 利尿剂
C. 钙通道阻断剂
D. 血管扩张剂
E. ACEI

33. 经皮肾动脉腔内球囊扩张术治疗适用于（　　）。

A. 肾动脉栓塞
B. 大动脉炎性肾动脉狭窄
C. 动脉粥样硬化性肾动脉狭窄
D. 肾静脉血栓形成
E. 纤维肌性发育不良性肾动脉狭窄

34. （　　）是贯穿肾血管性高血压整个病程必不可少的手段。

A. 药物治疗
B. 介入治疗
C. 手术治疗
D. 化疗
E. 放疗

35. 外周血和患侧肾静脉血浆肾素活性增高的单侧肾动脉狭窄患者，经（　　）疗效欠佳。

A. 血管成形术
B. 外科手术重建血管
C. 血浆肾素活性正常者
D. 化疗
E. 药物治疗

二、A2 型题

1. 患者，男，19 岁，在体格检查中发现血压 148/90mmHg，眼底检查正常，尿蛋白(++)。最可能存在的是（　　）。

A. 肾血管性高血压
B. 原发性高血压
C. 肾实质性高血压
D. 直立性蛋白尿
E. 白大衣高血压

2. 患者，女，61 岁，高血压史超过 15 年，体型偏胖，高脂血症史 25 年。近日发现双肾轻度萎缩，血肌酐 280μmol/L，血尿素氮 9.7mmol/L，肾动脉造影示双肾动脉局限性狭窄。最适合的处理是（　　）。

A. 观察
B. ACEI 控制血压

C. 提前血液透析　　D. 肾动脉扩张放置支架

E. 滤网保护下肾动脉扩张，放置支架

3. 患儿，女，14 岁，在常规体检时发现血压 160/100mmHg，无任何症状，眼底检查无异常，尿蛋白(+)，其他均正常。最可能存在（　　）。

A. 肾血管性高血压　　B. 原发性高血压

C. 直立性蛋白尿　　D. Alport 综合征

E. 慢性肾小球肾炎

4. 患者，男，29 岁，水肿、尿少 1 个月。查体：血压 165/100mmHg，尿蛋白(++++)，红细胞+/HP，血尿素氮 12mmol/L，肌酐 220μmol/L，血钾 5.8mmol/L，血钠 130mmol/L。以下处理措施错误的是（　　）。

A. 氨苯蝶啶　　B. 尼群地平

C. 氢氯噻嗪　　D. 血浆清蛋白

E. 双嘧达莫

三、A3/A4 型题

(1~3 题共用题干)

患者，女，39 岁，在外院诊断为高血压。无高血压家族史。查体：脉搏 90 次/分，血压 190/110mmHg，心、肺未见异常，腰背部闻及收缩期吹风样杂音。

1. 应首选的检查是（　　）。

A. 血、尿常规　　B. 腹部 X 线片

C. 血肾素及血管紧张素测定　　D. 心电图

E. 胸部 X 线片

2. 最可能的诊断是（　　）。

A. 肾血管性高血压　　B. 原发性高血压

C. 嗜铬细胞瘤　　D. 先天性心脏病

E. 肾肿瘤

3. 确诊后，为了解病变的部位、程度，应行检查是（　　）。

A. B 型超声　　B. 肾动脉造影

C. 放射性核素扫描　　D. 排泄性尿路造影

E. 放射性核素肾图

(4~5 题共用题干)

患者，男，45 岁，因“头晕”来诊。查体：血压 155/95mmHg，眼底无渗出、出血，腹部听诊无杂音。实验室检查：血钾 4mmol/L，尿蛋白(+)，24 小时尿蛋白定量 0.4g。心脏

多普勒超声：左心室肥大。

4. 最可能的诊断是（　　）。

A. 原发性高血压　　B. 肾动脉狭窄

C. 嗜铬细胞瘤　　D. 原发性醛固酮增多症

E. 主动脉狭窄

5. 首选药物是（　　）。

A. 利尿剂

B. 钙通道阻断药

C. 血管紧张素转换酶抑制剂或血管紧张素受体阻断剂

D. β受体阻滞剂

E. α受体阻滞剂

（6~7 题共用题干）

患者，男，69 岁，因“体检发现血压升高”来诊。患者 1 年前确诊缺血性心肌病，短暂性脑缺血发作，当时尿液检查正常，平素无尿频、尿痛，无滥用药物史。近 6 个月偶感头痛、头晕。查体：血压 190/100mmHg。实验室检查：尿肌酐 212μmol/L，尿蛋白（±），尿红细胞 1~2 个/HP，尿比重 1.015。双肾彩色多普勒超声：左肾 8.4cm×4.9cm，右肾 10.7cm×5.4cm。

6. 为防止肾功能进一步恶化，宜选用的药物是（　　）。

A. β受体阻滞剂　　B. 钙通道阻断药

C. 血管紧张素转换酶抑制剂　　D. 利尿剂

E. α受体阻滞剂

7. 患者肾功能损害最可能的原因是（　　）。

A. 慢性肾小球肾炎　　B. 缺血性肾病

C. 糖尿病肾病　　D. 梗阻性肾病

E. 高血压肾损害

（8~9 题共用题干）

患者，男，26 岁。高血压病史超过 1 年，近 7 天来头晕，右眼视物模糊。血压 180/110mmHg，尿蛋白(+)，红细胞 10 个/HP。血肌酐 133μmol/L，尿素氮 7.14mmol/L。眼底见高血压视网膜改变Ⅲ级。24 小时尿 VMA 正常，血浆醛固酮不高。I-邻碘马尿酸肾图示左肾排泄正常，右肾排泄延长，血浆肾素明显增高。

8. 为明确诊断，最有价值的进一步检查是（　　）。

A. 肾活检　　B. 肾 B 超检查

C. 腹膜后充气造影　　D. 选择性肾动脉造影

E. 肾 CT 检查

9. 最可能的诊断是（　　）。

A. 慢性肾炎　　B. 恶性肾小动脉硬化症

C. 肾动脉狭窄性高血压　　D. 原发性醛固酮增多症

E. 肾上腺嗜铬细胞瘤

四、B 型题

（1~3 题共用备选答案）

A. 动脉粥样硬化性肾动脉狭窄　　B. 纤维肌性发育异常

C. 大动脉炎　　D. 免疫性炎症

E. 弥漫性结缔组织病

1. （　　）是指由于沉积于血管壁的动脉粥样硬化斑块向腔内生长，从而使肾动脉管腔狭窄。
2. （　　）是一种累及动脉的非动脉粥样硬化性和非炎症性血管疾病，病理特点为血管壁的增生性纤维结构不良，造成血管的局限性狭窄。
3. （　　）是一种慢性炎症性疾病，主要累及弹力动脉，如主动脉及其主要分支、肺动脉及冠状动脉等。

（4~6 题共用备选答案）

A. 碘造影剂进行主动脉-肾动脉造影　　B. 选择性肾动脉造影

C. 数字减影技术　　D. 非离子型碘造影剂

E. 二氧化碳造影剂

4. 肾血管性高血压与缺血性肾脏病的血管造影中，（　　）的应用提高了影像清晰度，并减少了造影剂用量。
5. 肾血管性高血压与缺血性肾脏病的血管造影中，（　　）的应用是否能够减少造影剂肾病的发生存在争议。
6. 肾血管性高血压与缺血性肾脏病的血管造影中，（　　）的应用虽然避免了造影剂肾病的风险，但影像清晰度较差。

（7~8 题共用备选答案）

A. 药物治疗　　B. 肾血管造影术

C. 姑息治疗　　D. 化疗

E. 放疗

根据病史和临床表现当怀疑肾血管性高血压时应做 RVH 危险分层：

7. 将可疑患者分为低危时，应选择的治疗是（　　）。
8. 将可疑患者分为高危时，应选择的治疗是（　　）。

（9~13 题共用备选答案）

A. CCB　　B. ACEI/ARB
C. β 受体阻滞剂　　D. 利尿剂
E. 经皮经腔肾动脉球囊扩张术

9. 控制肾血管性高血压的首选药物是（　　）。
10. 单侧肾动脉狭窄所致肾血管性高血压，仍可应用（　　），但是要从最小量开始应用。
11.（　　）通过控制交感神经活性而发挥降压作用，可有效降低 RAS 所致的高血压，一般与其他降压药物联合应用。
12.（　　）通过抑制肾小管对 Na^+，Cl^- 的重吸收降低血容量而发挥降压作用，适用于容量依赖性高血压。
13. 目前临床已广泛应用（　　）进行血管重建，治疗肾动脉狭窄。

（14~16 题共用备选答案）

A. 非透析疗法处理　　B. 维持性透析
C. 袢利尿剂　　D. 药物处理
E. 非药物处理

14. 恶性肾小动脉硬化患者出现肾功能不全，最适合的处理为（　　）。
15. 恶性肾小动脉硬化患者若已进入终末肾衰竭，则应给予（　　）处理。
16. 恶性肾小动脉硬化患者，如肾小球滤过率（GFR）<25ml/min，噻嗪类利尿药及贮钾利尿药已无利尿降压效果，只能选用（　　）处理。

五、X 型题

1. 肾血管性高血压总的趋势是（　　）。

A. 治愈率、改善率不断提高　　B. 死亡率明显减少
C. 小儿患者的疗效较成人高　　D. 死亡率明显增加
E. 小儿患者的疗效较成人低

2. 高血压肾硬化症的病变主要累及（　　）。

A. 入球小动脉　　B. 小叶间动脉
C. 弓状动脉　　D. 入球小静脉
E. 弓状静脉

3. 高血压性肾损害根据高血压和肾小动脉病理特征的不同分为（　　）。

A. 良性肾小动脉硬化　　B. 恶性肾小动脉硬化

C. 恶性肾小动脉扩张　　D. 恶性肾小静脉硬化

E. 良性肾小静脉硬化

4. 良性小动脉性肾硬化症的肾实质损害表现为（　　）。

A. 肾盂肾盏黏膜充血　　B. 肾小球硬化

C. 肾间质纤维化　　D. 肾间质水肿

E. 肾小管萎缩

5. 良性高血压持续 5~10 年，病理检查即可能发现肾脏小动脉病变，其后继发（　　）。

A. 肾小球损害　　B. 肾小管损害

C. 肾间质损害　　D. 膀胱损害

E. 输尿管损害

6. 良性肾小动脉硬化的病理表现中，小叶间动脉及弓状动脉肌内膜增厚表现为（　　）。

A. 肌层肥厚　　B. 内弹力层撕裂

C. 内膜增厚　　D. 血管腔狭窄

E. 内膜变薄

7. 良性肾小动脉硬化的诊断要点有（　　）。

A. 有确切和持续的高血压病史　　B. 病程往往较短

C. 伴有高血压的其他脏器损害　　D. 突出表现为肾小管间质损害

E. 排除原发性肾脏病伴高血压

8. 动脉粥样硬化肾血管病与良性肾小动脉硬化的鉴别要点有（　　）。

A. 肾小动脉硬化需高血压持续 10 余年才出现肾损害，而动脉粥样硬化肾血管病无此规律

B. 动脉粥样硬化肾血管病患者腹部有时可闻及收缩期或双期杂音，而肾小动脉硬化无

C. B 超测量肾脏大小及核素检查肾小球滤过率（GFR），动脉粥样硬化肾血管病患者常两肾不对称

D. 选择性肾动脉造影能证实动脉粥样硬化肾血管病存在肾动脉狭窄，而良性高血压肾硬化症无

E. B 超测量肾脏大小及核素检查肾小球滤过率（GFR），动脉粥样硬化肾血管病患者常两肾对称

9. 高血压肾损害的治疗包括（　　）。

A. 血压监测　　B. 多卧床休息，不宜运动

C. 调整生活方式　　D. 选择适当的降压药物治疗

E. 低盐低糖饮食

10. (　　) 对阻断高血压与肾损害之间的恶性循环至关重要。
A. 有效控制血压　　B. 保护肾功能
C. 控制贫血　　D. 控制血管坏死
E. 控制红细胞破碎

11. (　　) 是良性肾小动脉硬化高血压肾损害的首选治疗药物。
A. 减轻体重　　B. ACEI
C. 血管紧张素Ⅱ受体阻滞药　　D. 控制血管坏死
E. 控制红细胞破碎

12. 恶性肾小动脉硬化患者的临床表现取决于（　　）。
A. 血压升高的速度　　B. 血压升高的程度
C. 是否有高血压病史　　D. 基础身体状况
E. 有无血尿

13. 恶性高血压最常见的首发症状是（　　）。
A. 头痛　　B. 视物模糊
C. 体重下降　　D. 贫血
E. 血尿

14. 诊断恶性肾小动脉硬化需要具备的条件为（　　）。
A. 血压急剧升高达舒张压≥130mmHg
B. 眼底病变呈现出血、渗出和（或）视盘水肿
C. 体重上升
D. 贫血
E. 血尿

15. 原发性恶性肾小动脉硬化的诊断依据为（　　）。
A. 排除继发性恶性高血压　　B. 蛋白尿和血尿
C. 高血压神经视网膜病变　　D. 肾功能进行性恶化
E. 排尿困难

16. 恶性高血压患者在以下几种情况下，应考虑肾活检（　　）。
A. 表现为肾炎综合征时，不能除外新月体肾炎或急性肾炎者
B. 不能除外急性间质性肾炎或血管炎者
C. 有肾脏损害的恶性高血压，需了解有无肾实质性疾病时
D. 乳糜尿患者
E. 排尿困难患者

17. 以下属于排钠贮钾利尿剂的是（　　）。
A. 氢氯噻嗪　　B. 螺内酯

C. 呋塞米　　D. 氨苯蝶啶

E. 以上都是

18. 治疗恶性高血压常用的静脉降压药物有（　　）。

A. 血管扩张剂　　B. 多巴胺 D1 受体激动剂

C. α 及 β 受体阻断剂　　D. 血管紧张素

E. 钙通道阻滞剂

19. 肾动脉狭窄的肾病变表现是（　　）。

A. 大量蛋白尿　　B. 轻度蛋白尿

C. 肾体积渐进缩小　　D. 夜尿多，尿比重及渗透压减低

E. 血肌酐增高

20. 以下属于肾血管性高血压病因的是（　　）。

A. 肾动脉粥样硬化　　B. 肾动脉肌纤维发育不良

C. 肾动脉多发动脉瘤　　D. 多发性大动脉炎

E. 肾动脉内皮细胞颗粒变性

21. 由动脉粥样硬化引起的肾动脉狭窄常见的肾外表现为（　　）。

A. 外周动脉硬化　　B. 脑卒中

C. 冠心病　　D. 心肌病

E. 无脉症

22. 肾动脉狭窄常见的病因是（　　）。

A. 纤维肌性发育不良　　B. 重金属肾损害

C. 动脉粥样硬化　　D. 先天性肾小管功能缺陷

E. 大动脉炎

23. 肾血管性高血压可以通过治疗（　　）而得以控制。

A. 血管病变　　B. 切除患肾

C. 抗感染　　D. 控制血压

E. 控制贫血

24. 缺血性肾脏病常见病因包括（　　）。

A. 肾动脉狭窄　　B. 胆固醇结晶栓塞

C. 肾动脉血栓　　D. 白血病肾损害

E. 肾静脉血栓

25. 肾血管性高血压产生的最主要病理生理基础是（　　）。

A. 血管坏死　　B. 中性粒细胞浸润

C. 红细胞破碎　　D. 血管收缩

E. 外周血管阻力增加

26. 肾动脉血栓的病因是（　　）。
A. 动脉壁创伤　　B. 恶性高血压
C. 肾动脉病变　　D. 血液凝固性增高
E. 肾静脉受压

27. 下列哪些因素在缺血性肾病所造成的肾脏损害中有一定的作用（　　）。
A. 内皮素-1　　B. 一氧化氮
C. 前列腺素　　D. 二氧化氮
E. 内皮素-11

28. 肾动脉狭窄所致高血压的临床特点有（　　）。
A. 病程短　　B. 多有高血压家族史
C. 舒张压明显增高　　D. 血压不易控制
E. 下肢血压与上肢血压差 <20mmHg

29. 肾动脉狭窄的临床表现有（　　）。
A. 肾功能进行性减退　　B. 轻度蛋白尿
C. 高血压，舒张压升高明显　　D. 患侧肾缩小
E. 患侧剧烈腰痛

30. 肾动脉栓塞和血栓形成的临床表现为（　　）。
A. 高血压　　B. 无尿及急性肾衰竭
C. 蛋白尿及血尿　　D. 无脉症
E. 患侧剧烈腰痛、脊肋角叩痛

31. 对肾动脉狭窄患者进行体检时，部分患者可于（　　）闻及血管杂音。
A. 腹部　　B. 腰部
C. 肾部　　D. 膀胱
E. 输尿管

32. （　　）能清楚显示肾动脉狭窄的部位、范围、程度及侧支循环的建立等情况。
A. 碘造影剂进行主动脉-肾动脉造影　　B. 选择性肾动脉造影
C. 数字减影技术　　D. 非离子型碘造影剂
E. 二氧化碳造影剂

33. 目前关于缺血性肾脏病的诊断缺乏统一的诊断标准，常常需借助相关的（　　）进行诊断。
A. 实验室检查　　B. 影像学检查
C. 结合临床表现　　D. 非离子型碘造影
E. 二氧化碳造影

34. 当临床上出现下列哪些情况时应高度怀疑缺血性肾脏病（　　）。

A. 因治疗高血压，尤其是使用 ACEI 而导致肾动脉狭窄

B. 已确诊为原发性高血压患者急剧进展至氮质血症期

C. 急性肺水肿伴发不可控制的高血压和肾衰竭

D. 严重的难治性高血压患者出现进行性氮质血症

E. 动脉粥样硬化的老年患者出现进行性氮质血症

35. 以下有助于单侧肾动脉狭窄诊断的是（　　）。

A. 患侧肾功能减退　　B. 患侧肾缩小

C. 单侧腹部血管杂音　　D. 两侧肾大小相差 1.5cm

E. 血浆肾素水平增高

36. 肾动脉狭窄的主要诊断手段是（　　）。

A. 螺旋 CT 血管造影　　B. 磁共振显像

C. 超声检查　　D. 放射性核素检查

E. 肾动脉血管造影

37. 缺血性肾脏病与良性小动脉性肾硬化症的鉴别要点包括（　　）。

A. 缺血性肾脏病双肾 B 超检查两肾大小常不等

B. 缺血性肾脏病放射性核素检查两侧肾功能一致

C. 良性小动脉性肾硬化症放射性核素检查两侧肾功能常不一致

D. 良性小动脉性肾硬化症两肾大小相等

E. 缺血性肾脏病肾动脉影像学检查发现肾动脉或其分支狭窄

38. ACEI 可通过下列哪些方面减少尿蛋白（　　）。

A. 抑制炎症反应　　B. 抑制免疫反应

C. 有效控制血压　　D. 直接影响肾小球基底膜对大分子的通透性

E. 利尿

39. 外周血和患侧肾静脉血浆肾素活性增高的单侧肾动脉狭窄患者，经（　　）后降血压疗效好。

A. 血管成形术　　B. 外科手术重建血管

C. 小儿患者的疗效较成人高　　D. 死亡率明显增加

E. 小儿患者的疗效较成人低

40. 有以下指征者进行血管成形术或外科手术治疗可取得较好疗效（　　）。

A. 影像学检查示患侧肾长径 >9cm　　B. 病肾仍有较多残留肾功能

C. 狭窄的肾动脉已有侧支循环形成　　D. 影像学检查示患侧肾长径 <9cm

E. 狭窄的肾动脉无侧支循环形成

六、案例分析题

（1~6 题共用题干）

患者，男，37 岁，入院前半月发热、咽痛，热退 5 天后感乏力、恶心、呕吐、少尿。查体：血压 168/100mmHg，贫血貌，双下肢水肿，呼吸深长，心脏临界大小。实验室检查：血红蛋白 60g/L，尿蛋白(++)，血尿素氮 41mmol/L，肌酐 1002μmol/L，血钙 1. 56mmol/L，血磷 3. 2mmol/L，血钾 6. 0mmol/L，血钠 122mmol/L，血氯 89mmol/L，血清白蛋白 28g/L，动脉血气 pH 7. 18，HCO_3^- 10mmol/L。

1. 支持患者诊断最有意义的酸碱平衡与电解质紊乱结果是（　　）。
   A. 代谢性酸中毒，高钾血症
   B. 代谢性酸中毒，低钠血症
   C. 代谢性酸中毒，高磷血症与低钙血症
   D. 代谢性酸中毒合并呼吸性碱中毒
   E. 高钾血症，低钠血症，高磷血症
2. 最可能的诊断是（　　）。
   A. 急进性肾小球肾炎　　B. 急性肾衰竭，少尿期
   C. 恶性高血压　　D. 慢性肾衰竭晚期
   E. 重型链球菌感染后肾小球肾炎
3. 该病症可导致严重的肾脏小动脉病变及肾实质损害，形成（　　）。
   A. 恶性高血压肾硬化症　　B. 良性高血压肾硬化症
   C. 缺血性肾脏病　　D. 肾血管性高血压
   E. 球蛋白血症肾损害
4. 该病症导致的肾损害的特征性病理改变是（　　）。
   A. 肾小球硬化　　B. 局灶肾小管萎缩
   C. 入球小动脉壁纤维素样坏死　　D. 间质纤维化
   E. 小叶间动脉的增生性动脉内膜炎
5. 该病症的主要病变是（　　）。
   A. 入球小动脉至弓状动脉管壁纤维素样坏死
   B. 小叶间动脉内膜增厚
   C. 弓状动脉严重肌内膜增厚
   D. 小叶间静脉内膜增厚
   E. 入球小静脉至弓状动脉管壁纤维素样坏死
6. 恶性肾小动脉硬化的病理，小叶间动脉及弓状动脉肌内膜增厚表现为（　　）。
   A. 受累动脉的肌内膜高度增厚
   B. 细胞外基质明显增加

C. 基质与细胞沿动脉长轴呈同心圆形排列

D. 锯齿状外观

E. 管腔高度狭窄乃至闭塞

F. 动脉造影可见局灶性同中心动脉狭窄

参考答案

一、A1 型题

1. A	2. A	3. E	4. A	5. B	6. A	7. A	8. D	9. A	10. A
11. A	12. B	13. B	14. A	15. C	16. A	17. A	18. D	19. C	20. B
21. E	22. C	23. E	24. A	25. B	26. E	27. A	28. A	29. B	30. A
31. C	32. E	33. E	34. A	35. C					

二、A2 型题

1. C　2. E　3. A　4. A

三、A3/A4 型题

1. C　2. A　3. B　4. A　5. C　6. C　7. B　8. D　9. C

四、B 型题

1. A	2. B	3. C	4. C	5. D	6. E	7. A	8. B	9. A	10. B
11. C	12. D	13. E	14. A	15. B	16. C				

五、X 型题

1. ABC	2. ABC	3. AB	4. BCE	5. ABC
6. ABCD	7. ACDE	8. ABCD	9. ACD	10. AB
11. BC	12. ABCD	13. ABC	14. AB	15. ABCD
16. ABC	17. BD	18. ABCE	19. BCDE	20. ABCD
21. ABC	22. ACE	23. AB	24. ABC	25. DE
26. ACD	27. ABC	28. ACDE	29. ABCD	30. ABCE
31. AB	32. AB	33. ABC	34. BCDE	35. ABCD
36. ABE	37. ADE	38. BCD	39. AB	40. ABC

六、案例分析题

1. C	2. C	3. A	4. CE	5. ABC
6. ABCE				

第十五章　肾脏血管的血栓与栓塞性疾病

一、A1 型题

1. (　　) 指肾静脉主干和（或）分支内血栓形成，导致肾静脉部分或全部阻塞而引起的一系列病理生理改变和临床表现。

A. 肾动脉血栓　　B. 肾小管血栓
C. 肾静脉血栓　　D. 肾间质血栓
E. 集合管血栓

2. 肾静脉血栓最常见的病因是（　　）。

A. 血肿压迫　　B. 恶性高血压
C. 肿瘤压迫　　D. 肾病综合征
E. 大动脉炎

3. 下列不是急性肾静脉血栓形成的典型临床表现的是（　　）。

A. 患侧腰胁痛或腹痛　　B. 血尿和蛋白尿
C. 肾功能异常　　D. 病肾增大
E. 肾性糖尿

4. 肾静脉血栓形成的诊断金标准是（　　）。

A. 彩色多普勒超声　　B. 选择性肾静脉造影
C. 静脉肾盂造影　　D. 逆行肾盂造影
E. 放射性核素检查

5. 肾静脉血栓形成的检查中，(　　) 检查可见肾盏漏斗部拉长呈“蜘蛛足”样改变。

A. 静脉肾盂造影　　B. 放射性核素
C. MRI　　D. CT
E. 逆行肾盂造影

6. 肾静脉血栓形成的诊断在影像学上需与（　　）相鉴别。

A. 肾绞痛　　B. 急腹症
C. 肾静脉瘤栓　　D. 白血病肾损害
E. 低血压肾硬化症

7. 对于偶然发现的无症状肾静脉血栓患者如无禁忌证，均应给予（　　）。
   A. 抗凝治疗
   B. 溶栓治疗
   C. 抗血小板药物治疗
   D. 介入治疗
   E. 手术治疗
8. 无症状肾静脉血栓患者抗凝治疗可能的获益包括预防深静脉血栓形成或肺栓塞，而主要风险则在于（　　）。
   A. 出血
   B. 贫血
   C. 发热
   D. 感染
   E. 血尿
9. （　　）指当动脉粥样斑块破裂，斑块内胆固醇结晶释放进入血液循环，导致全身多发性小动脉栓塞，引起组织或器官缺血。
   A. 胆固醇结晶栓塞
   B. 肾血管性高血压
   C. 缺血性肾脏病
   D. 白血病肾损害
   E. 低血压肾硬化症
10. （　　）是引起胆固醇结晶栓塞性肾脏病胆固醇结晶栓塞的最常见诱因。
   A. 动脉造影术
   B. 华法林
   C. 肝素
   D. 溶栓剂
   E. 高血压
11. 胆固醇结晶栓塞性肾病的视网膜动脉造影征象是（　　）。
   A. Stellwag 征
   B. Mobius 征
   C. Graefe 征
   D. Hollenhorst 斑块
   E. Joffroy 征
12. 胆固醇结晶栓塞性肾脏病的临床症状多发生于胆固醇栓塞发生后（　　）。
   A. 1~14 天
   B. 14~24 天
   C. 25~30 天
   D. 21~24 天
   E. 60~80 天
13. 下列影像学检查中是诊断胸主动脉来源的动脉粥样硬化性栓塞的首选方式的是（　　）。
   A. 二维经食管超声心动图
   B. 三维经食管超声心动图
   C. 结合临床表现
   D. B 超检查
   E. 二氧化碳造影
14. 对造影剂肾病没有预防作用的是（　　）。
   A. 尽量应用最低剂量造影剂
   B. 尽可能选择等渗性造影剂
   C. 尽可能选择低渗性造影剂

D. 应用袢利尿剂或甘露醇

E. 造影前多饮水，造影后静脉滴注0.9%氯化钠溶液

15. 由于（　　）引起更多的胆固醇结晶栓塞，应避免使用。

A. 抗凝治疗　　B. 溶栓治疗

C. 抗血小板药物治疗　　D. 介入治疗

E. 手术治疗

16.（　　）是由血管内皮和组织产生的一种丝氨酸蛋白酶，为血栓选择性纤溶酶原激活药，使血栓溶解。

A. ATⅢ　　B. 低分子肝素

C. 组织型纤溶酶原激活药　　D. 链激酶

E. 尿激酶

二、A3/A4型题

（1~4题共用题干）

患者，男，67岁，因“发现尿泡沫增多”来诊。患者40日前因冠状动脉粥样硬化行冠状动脉造影及支架术，5日前曾有短暂性脑缺血发作。查体：血压155/70mmHg，双下肢无明显水肿，右下肢网状青斑。实验室检查：血肌酐195μmol/L，24小时尿蛋白定量1.5g，尿中可见嗜酸性粒细胞。

1. 首先应考虑的诊断是（　　）。

A. 造影剂肾病　　B. 胆固醇结晶栓塞性肾病

C. 肾动脉血栓栓塞　　D. 原发性慢性肾小球肾炎

E. 系统性血管炎肾损害

2. 最有助于明确诊断的检查是（　　）。

A. 肾、输尿管、膀胱B型超声　　B. 肾血管B型超声

C. 病理学　　D. 血免疫学

E. 血生化

3. 最具针对性的治疗方法为（　　）。

A. 抗凝　　B. 溶栓

C. 外科手术　　D. 血管内介入手术

E. 预防和支持治疗

4. 以下不属于该病症特点的是（　　）。

A. 常累及小动脉　　B. 伴随其他系统损害

C. 常为单个栓塞　　D. 以亚急性肾损伤最为常见

E. 病理检查可见小动脉内胆固醇结晶

三、B 型题

（1~5 题共用备选答案）

A. 选择性肾静脉造影　　B. 放射性核素扫描

C. MRI　　D. CT

E. 逆行肾盂造影

1.（　　）是诊断肾静脉血栓形成的“金标准”。

2. 肾静脉血栓形成（　　）可表现为同侧肾影增大，但灌注和吸收功能减低，DTPA 在肾皮质滞留时间延长。

3. 肾静脉血栓形成（　　）检查可见肾脏体积增大，皮髓质分界不清。

4. 肾静脉血栓形成（　　）检查可见肾脏体积增大，密度减低。

5. 肾静脉血栓形成（　　）偶可显示输尿管边缘呈锯齿状改变。

（6~9 题共用备选答案）

A. 抗凝治疗　　B. 溶栓治疗

C. 抗血小板药物治疗　　D. 介入治疗

E. 手术治疗

6.（　　）是肾静脉血栓形成的主要治疗方案。

7. 肾静脉血栓形成的（　　）可能比抗凝血治疗效果更快、更好，但是出血风险增加。

8. 肾静脉血栓形成的（　　）有可能防止血栓形成和进展，可与其他方法合用。

9. 肾静脉血栓形成的（　　）主要适用于急性肾静脉大血栓形成，尤其是双侧肾静脉血栓或右侧肾静脉大血栓伴肾功能损害。

（10~14 题共用备选答案）

A. ATⅢ　　B. 低分子肝素

C. 华法林　　D. 链激酶

E. 尿激酶

10.（　　）是一种肝素依赖性抗凝物质，可抑制凝血酶，同时对某些激活的凝血因子如Ⅸa、Ⅹa、Ⅺa 和Ⅻa 因子也有抑制作用。

11.（　　）是新型肝素制剂，分低分子肝素钠和低分子肝素钙 2 种。

12.（　　）是香豆素抗凝药的一种，在体内有对抗维生素 K 的作用，干扰肝脏维生素 K 依赖性凝血因子Ⅱ、Ⅶ、Ⅸ、Ⅹ的合成。

13.（　　）是从 β 溶血性链球菌培养液中制得的一种不具有酶活性的蛋白质，分子量 47kD。

14.（　　）从尿中提取，可直接激活纤溶酶原。

（15~17 题共用备选答案）

A. 阿司匹林　　B. 低分子肝素
C. 双嘧达莫　　D. 链激酶
E. 噻氯匹定或氯吡格雷

15. (　　) 可使血栓素 A_2 生成减少以及血小板聚集功能下降。
16. (　　) 抑制各种组织中的磷酸二酯酶、抑制血小板聚集。
17. (　　) 对二磷酸腺苷诱导的血小板聚集有较强的抑制作用。

（18~19 题共用备选答案）

A. 造影剂肾病　　B. 原发性小血管炎
C. 肾动脉血栓栓塞　　D. 急性过敏性间质性肾炎
E. 双侧肾动脉狭窄

18. 当胆固醇结晶栓塞性肾脏病出现多系统受累表现时需与（　　）相鉴别。
19. (　　) 血肌酐多为早期升高，1 周左右达高峰，数周后可逐渐恢复，预后相对较好，无嗜酸性粒细胞增多及全身表现

四、X 型题

1. 胆固醇结晶栓塞性肾脏病改善预后关键在于优化支持治疗，包括（　　）。
A. 停止使用抗凝药　　B. 推迟主动脉手术时间
C. 将血压升高至 140/80mmHg 以上　　D. 治疗心力衰竭
E. 透析及充分的营养支持

2. 动脉栓塞的临床表现有（　　）。
A. 患侧剧烈腰痛　　B. 有蛋白尿和血尿
C. 有肋脊角叩痛　　D. 出现低血压
E. 患者出现贫血症状

3. 静脉血栓形成的病因由三个相互关联的因素所组成，分别是（　　）。
A. 静脉壁损伤　　B. 血流缓慢
C. 血液高凝血状态　　D. 血流加速
E. 动脉壁损伤

4. 肾病综合征患者存在多种止血机制异常，主要表现为（　　）。
A. 促血栓形成因子增加　　B. 抗血栓形成因子下降
C. 溶栓活性受损　　D. 血流加速
E. 动脉壁损伤

5. 肾静脉血栓形成光镜检查急性期可见（　　）。

A. 肾小球毛细血管扩张淤血　　B. 胆固醇栓塞

C. 微血栓形成　　D. 肾小管上皮细胞空泡变性

E. 肾间质高度水肿

6. 肾静脉血栓形成免疫荧光检查可见（　　）。

A. IgG 沿肾小球毛细血管壁颗粒状沉积

B. 补体 C3 沿肾小球毛细血管壁颗粒状沉积

C. IgA 沿肾小球毛细血管壁颗粒状沉积

D. 补体 C4 沿肾小球毛细血管壁颗粒状沉积

E. IgM 沉积

7. 肾静脉血栓形成光镜检查慢性期可见（　　）。

A. 肾间质纤维化　　B. 肾小管萎缩

C. 肾小球缺血　　D. 肾小管下皮细胞空泡变性

E. 肾间质高度腐烂

8. 下列是急性肾静脉血栓形成的典型临床表现的是（　　）。

A. 患侧腰胁痛或腹痛　　B. 血尿和蛋白尿

C. 肾功能异常　　D. 肾性糖尿

E. 高血压

9. 肾静脉血栓的临床表现取决于（　　）。

A. 被阻塞静脉大小　　B. 肾动脉阻塞程度

C. 血栓形成快慢　　D. 血流阻断程度，

E. 有无侧支循环形成

10. 肾静脉血栓形成的血常规检查可见（　　）。

A. 血液浓缩　　B. 红细胞增多

C. 血小板计数升高　　D. 白细胞增加

E. 血小板计数降低

11. 肾静脉血栓形成的尿液检查可见（　　）。

A. 双侧完全性肾静脉血栓　　B. 孤立肾出现完全性肾静脉血栓

C. 多尿　　D. 镜下血尿增加

E. 肉眼血尿

12. 高危患者突然出现（　　）等症状均提示肾静脉血栓的可能性。

A. 腰痛　　B. 肉眼血尿

C. 蛋白尿增加　　D. 肾功能下降

E. 失眠

13. 肾静脉血栓急性发作时需与（　　）相鉴别。

A. 肾绞痛　　B. 急腹症

C. 缺血性肾脏病　　D. 白血病肾损害

E. 低血压肾硬化症

14. 肾动脉血栓栓塞患者行外科手术效果较好的有（　　）。

A. 无动脉粥样硬化的年轻患者

B. 双肾缩小者

C. 肾动脉血栓逐渐形成，形成侧支循环者

D. 仅部分肾组织梗死者

E. 双侧肾动脉完全堵塞者

15. 肾静脉血栓的治疗原则是（　　）。

A. 尽早溶栓　　B. 控制高血压

C. 手术取栓　　D. 抗凝治疗

E. 血管成形术

16. 肾静脉血栓形成介入治疗的目的是（　　）。

A. 局部溶栓治疗

B. 导管取栓术

C. 置入永久性下腔静脉滤网，防止因血栓脱落而出现肺栓塞

D. 血小板聚集功能下降

E. 提高血栓溶解

17. 无症状肾静脉血栓患者的检测途径有（　　）。

A. 筛查　　B. 影像学检查

C. 实验室检查　　D. 结合临床表现

E. 二氧化碳造影

18. 影响肾静脉血栓预后的因素有（　　）。

A. 基础肾功能　　B. 对侧肾和血管情况

C. 是否发生肺栓塞等并发症　　D. 是否有肾小球玻璃样变性

E. 原发疾病的严重程度和进展

19. 肾静脉血栓形成死亡率高的常见原因包括（　　）。

A. 肾衰竭　　B. 血栓栓塞复发

C. 败血症　　D. 肾结核

E. 肾肿瘤

20. 动脉粥样硬化栓塞性肾病是严重动脉粥样硬化的并发症，因此其危险因素有（　　）。

A. 高龄　　B. 男性

C. 心脏病　　D. 高胆固醇血症
E. 高血压

21. 胆固醇结晶栓塞性肾脏病光镜检查可见（　　）。
A. 肾脏血管和肾小球病变　　B. 组织巨噬细胞
C. 肾小动脉内有胆固醇结晶　　D. C_3粗颗粒状沉积
E. 多形核白细胞

22. 胆固醇结晶栓塞性肾脏病免疫病理检查可见（　　）。
A. 硬化的肾小球上有 IgM 沉积　　B. C3 粗颗粒状沉积
C. IgA 沉积　　D. IgC 沉积
E. C4 粗颗粒状沉积

23. 胆固醇结晶栓塞性肾脏病电镜检查可见（　　）。
A. 肾小球基底膜不规则旋绕卷曲　　B. 胆固醇结晶
C. 间质纤维化　　D. 单个核细胞浸润
E. 肾小球基底膜规则性旋绕卷曲

24. 胆固醇结晶栓塞性肾脏病的尿液检查可见（　　）。
A. 蛋白尿　　B. 少尿
C. 严重者可达肾病综合征水平　　D. 尿沉渣镜检可见红细胞
E. 严重病例可有肉眼血尿

25. 胆固醇结晶栓塞性肾脏病的治疗目的主要在于（　　）。
A. 预防　　B. 支持
C. 防止后遗症　　D. 抗感染
E. 挽救生命

参考答案

一、A1 型题

1. C　2. D　3. E　4. B　5. A　6. C　7. A　8. A　9. A　10. A
11. D　12. A　13. A　14. D　15. A　16. C

二、A3/A4 型题

1. B　2. C　3. E　4. C

三、B 型题

1. A　2. B　3. C　4. D　5. E　6. A　7. B　8. C　9. E　10. A
11. B　12. C　13. D　14. E　15. A　16. C　17. E　18. B　19. A

四、X 型题

1. ABDE	2. ABC	3. ABC	4. ABC	5. ACDE
6. AB	7. AB	8. ABC	9. ACDE	10. ABC
11. ABDE	12. ABCD	13. AB	14. ACD	15. ACD
16. ABC	17. AB	18. ABCE	19. ABC	20. ABDE
21. ABCE	22. AB	23. AB	24. ACDE	25. AB

第十六章　囊肿性肾脏病

一、A1 型题

1. 以下属于常染色体显性遗传性肾脏病的是（　　）。

A. 过敏性紫癜肾
B. 狼疮肾
C. 成人型多囊肾
D. 高尿酸肾病
E. 肾淀粉样变

2. 多囊肾属于（　　）。

A. 仅为常染色体显性遗传
B. 仅为常染色体隐性遗传
C. 性染色体显性遗传
D. 性染色体隐性遗传
E. 常染色体显性或隐性遗传

3.（　　）是指双肾多个肾小管节段或肾小球囊进行性扩张，形成多个液性囊肿，并最终导致不同程度肾功能损害的一类遗传性肾脏疾病。

A. 常染色体显性多囊肾病
B. 多囊肾病
C. 单纯性肾囊肿
D. 获得性肾囊肿
E. Alport 综合征

4. 常染色体显性遗传性多囊肾的基因缺失最常发生在（　　）染色体。

A. 4 号
B. 16 号
C. 8 号
D. 21 号
E. 15 号

5. 多囊肾容易发生肾功能不全的危险因素，除外（　　）。

A. 高血压
B. 女性
C. 妊娠
D. 肉眼血尿反复发作
E. 肾实质的感染

6. 多囊肾不宜做的检查为（　　）。

A. 肾 B 超
B. 静脉肾盂造影
C. 肾穿刺活检
D. 放射性核素肾图
E. 分肾功能测定

7. 多囊肾的辅助诊断依据是（　　）。

A. 肾功能不全　　B. 孤立性肝囊肿
C. 颅内动脉瘤　　D. 尿路感染
E. 肾功能减退

8. 婴儿最常见的肾囊肿性疾病是（　　）。

A. 多囊性肾发育不良　　B. 多房性囊肿
C. 单纯性肾囊肿　　D. 髓质海绵肾
E. 获得性肾囊肿

9. 多囊肾高血压不主张应用的药物是（　　）。

A. 血管紧张素转换酶抑制剂　　B. 呋塞米类利尿剂
C. 血管扩张剂　　D. β 受体阻滞剂
E. 贮钾利尿药

10. 常染色体显性多囊肾病患者的降压目标值为（　　）。

A. 130/80mmHg　　B. 110/70mmHg
C. 150/90mmHg　　D. 160/100mmHg
E. 120/70mmHg

11. 常染色体显性多囊肾病当颅内动脉瘤直径（　　）时需要手术治疗。

A. >10mm　　B. >3mm
C. >5mm　　D. >2mm
E. >7mm

12. 常染色体隐性多囊肾病的致病基因为（　　）。

A. *PKHD1*　　B. *PKHD2*
C. *PKHD3*　　D. *PKHD4*
E. *PKHD5*

13. 常染色体隐性多囊肾病常在（　　）时期即可发现双侧腹部的肿块、肾功能不全。

A. 婴儿时期　　B. 少年时期
C. 中年时期　　D. 老年时期
E. 儿童时期

14. （　　）是常染色体隐性多囊肾病的典型临床表现。

A. 肝纤维化　　B. 胰腺纤维化
C. 脾纤维化　　D. 胃纤维化
E. 肠纤维化

15. 不典型常染色体隐性多囊肾病有时必须依靠（　　）活检确诊。

A. 胃活检　　B. 胰腺活检

C. 肝活检　　D. 肺活检

E. 肾活检

16. 常染色体隐性多囊肾病新生儿期的治疗重点在于（　　）。

A. 纠正患儿呼吸衰竭　　B. 纠正高血压

C. 纠正水肿　　D. 控制尿路感染

E. 控制酸中毒

17. 发病率在囊性肾病变中居首位的是（　　）。

A. 常染色体显性多囊肾病　　B. 多囊肾病

C. 单纯性肾囊肿　　D. 获得性肾囊肿

E. Alport 综合征

18. 单纯性肾囊肿，囊肿外观呈（　　）。

A. 红色　　B. 粉色

C. 黄色　　D. 蓝色

E. 乳白色

19. 单纯性肾囊肿绝大多数起源于（　　）。

A. 肾盂　　B. 肾间质

C. 集合管　　D. 肾小管

E. 淋巴管

20. 单纯性肾囊肿的诊断主要依靠（　　）。

A. 实验室检查　　B. 影像学检查

C. 结合临床表现　　D. 医生经验

E. 肾活检

21.（　　）是指在终末期肾衰竭的背景下，非囊肿性肾病产生肾囊肿。

A. 常染色体显性多囊肾病　　B. 多囊肾病

C. 单纯性肾囊肿　　D. 获得性肾囊肿

E. Alport 综合征

22.（　　）是获得性肾囊肿发病隐匿的首发症状。

A. 脓尿　　B. 血尿

C. 乳糜尿　　D. 排尿困难

E. 夜尿增多

23.（　　）是一种先天性的肾髓质囊性病变，其特征为肾锥体部乳头管及集合管扩张并伴发感染与尿结石形成。

A. 常染色体显性多囊肾病　　B. 多囊肾病

C. 单纯性肾囊肿　　D. 获得性肾囊肿

E. 髓质海绵肾

二、A2 型题

1. 患者，女，36 岁。因反复发生肾结石再次入院。血钙 10mg/dl。口服钙负荷后，血钙不升高，24 小时尿钙排出 350mg。空腹尿 cAMP 升高，口服钙负荷后尿 cAMP 降至正常。最可能的诊断是（　　）。

A. 吸收性高钙尿症　B. 特发性高钙尿症
C. 原发性甲旁亢　D. 甲状腺功能亢进症
E. 结节病

2. 患者，女，60 岁，尿与肾功能均正常，B 超示双肾大小正常，伴有 3 个无回声占位，父亲 85 岁，双肾各有 2 个囊肿，母亲及弟弟 B 超双肾正常。最可能的诊断是（　　）。

A. 脓肿　B. 肿瘤
C. 结石　D. 多囊肾
E. 单纯性肾囊肿

3. 患者，女，38 岁，平素体健，常规查体时腹部 B 超发现多囊肾。下列描述说法正确的是（　　）。

A. 其女儿患病的可能性比儿子要大　B. 其祖父母可能患病
C. 属常染色体显性遗传　D. 属性染色体隐性遗传
E. 属常染色体隐性遗传

4. 患者，男，21 岁，两侧腰痛 2 周，尿频、尿痛 4 天，B 超示双肾结石，尿白细胞(+++)/HP，红细胞 +/HP，已行清洁中段尿培养（药敏试验结果未报）。选用的抗生素应针对的常见致病菌是（　　）。

A. 大肠杆菌　B. 产碱杆菌
C. 粪链球菌　D. 克雷伯菌
E. 葡萄球菌

5. 患者，男，52 岁，头痛、恶心、呕吐 3 天。查体：血压 195/110mmHg，贫血貌，心界向左下扩大，双下肢水肿，尿常规红细胞(++)/HP，蛋白(+)，血 BUN 35mmol/L，血肌酐 1020μmol/L，B 超提示双肾多囊肾。最可能的诊断为（　　）。

A. 肾病综合征并急性肾衰竭　B. 慢性肾小球肾炎、慢性肾衰竭
C. 多囊肾、急性肾衰竭　D. 多囊肾、慢性肾衰竭
E. 急进性肾炎、急性肾衰竭

6. 患者，女，27 岁，因其父患多囊肾而来院检查，本人无任何症状，体检正常。尿常规白细胞 3~5/HP，红细胞 0~1/HP，蛋白阴性。B 超检查无异常，以下说法正确的是（　　）。

A. 患者未患多囊肾　B. 患者患多囊肾的概率少于 10%
C. 患者患多囊肾的概率是 50%　D. 患者兄弟患多囊肾的可能性比患者本人大
E. 患者不会把多囊肾遗传给孩子

三、A3/A4 型题

(1~3 题共用题干)

患者，男，39 岁，查体：血压 150/94mmHg，B 超双肾多发性囊肿，肾脏失去正常结构。父亲 58 岁时死于尿毒症，哥哥 B 超肝脏及双肾多发性囊肿，有脑动脉瘤出血史。

1. 最可能的诊断是（　　）。
   A. 囊肿性肾发育不良　　B. 获得性肾囊肿
   C. 肾髓质囊性病　　D. 多囊肾
   E. 单纯性肾囊肿
2. 成人型多囊肾遗传的囊肿基因位置在（　　）。
   A. 第 10 号染色体　　B. 第 5 号染色体
   C. 第 7 号染色体　　D. 第 15 号染色体
   E. 第 16 号染色体
3. 成人多囊肾血尿的主要原因为（　　）。
   A. 高血压　　B. 肾小球损害
   C. 肾小管损害　　D. 囊肿血管破裂
   E. 尿路感染

(4~5 题共用题干)

患者，女，28 岁，因“活动后突感右下腹放射痛，伴恶心”来诊。1 个月前有同样发作史，查体：右肾区叩痛，腹软，右下腹有深压痛，无肌紧张。实验室检查：尿红细胞 20~30 个/HP，尿白细胞 3~4 个/HP。

4. 为明确诊断，首选的检查是（　　）。
   A. 腹部 X 线片　　B. 泌尿系统超声
   C. 静脉肾盂造影　　D. 尿细菌培养
   E. 双肾 CT
5. 患者腹部 X 线片示右输尿管上段有阴影 0.8cm，B 型超声示右肾轻度积水。目前首选的治疗方法是（　　）。
   A. 体外震波碎石　　B. 输尿管切开取石
   C. 肾镜取石　　D. 解痉镇痛后体外震波碎石
   E. 非手术排石

(6~8 题共用题干)

患者，男，53 岁，因“体检发现血肌酐升高”来诊。既往有高血压病史 4 年。其父有肾囊肿、脑出血病史，因尿毒症去世。实验室检查：血肌酐 625μmol/L。B 型超声示双侧肾体积增大，双肾多发囊肿，肝囊肿。

6. 为明确其头痛发作的原因，最理想的检查手段为（　　）。

A. 脑电图　　B. 脑血流图
C. 脑血管造影　　D. 颅脑 CT
E. MRI 血管造影

7. 最可能的诊断是（　　）。

A. 常染色体隐性多囊肾病　　B. 常染色体显性多囊肾病
C. 髓质囊性肾病　　D. 单纯性肾囊肿
E. 获得性肾囊肿

8. 患者既往经常头痛，最可能的合并症为（　　）。

A. 高血压脑病　　B. 颅内动脉瘤
C. 颅外动脉扩张　　D. 急性脑膜炎
E. 颈椎病

（9~10 题共用题干）

患者，男，42 岁，腰痛、血尿 3 天，尿量 1800ml/24h。测血压 170/100mmHg，尿常规示红细胞满视野，Pro（+），白细胞 20/HP。血肌酐 85μmol/L。肾脏 B 超见双侧肾脏增大，轮廓不规则，液性暗区布满整个肾脏，未见结石。

9. 下列哪个器官最有必要做 B 超检查（　　）。

A. 肺　　B. 脑
C. 肝　　D. 甲状腺
E. 睾丸

10. 首选考虑的诊断是（　　）。

A. 单纯性肾囊肿　　B. 多囊肾
C. 髓质囊性病　　D. 髓质海绵肾
E. 急性肾小球肾炎

四、B 型题

（1~3 题共用备选答案）

A. 超声检查　　B. CT 检查
C. 磁共振成像　　D. 影像学检查
E. 临床表现

1.（　　）是常染色体显性多囊肾病首选诊断方法。

2. 对常染色体显性多囊肾病患者进行（　　）检查可见两侧肾脏增大，整个肾实质充满大小不等之囊肿，CT 值为 8~20HU。囊肿边缘清楚，囊肿间隔厚薄不一，互不相通，肾盂受压变形。

3. 对常染色体显性多囊肾病患者进行（　　）检查可见现为双侧肾脏体积增大呈分叶状。囊肿信号可能不一致。

（4~5 题共用备选答案）

A. B 超检查　　B. CT 检查

C. MIR 检查　　D. 造影检查

E. 肾活检检查

4.（　　）是诊断肾囊肿最敏感可靠的首选方法。

5.（　　）能够准确地反映出囊肿与周围结构的位置关系。

（6~8 题共用备选答案）

A. 尽早治疗　　B. 穿刺抽液

C. 手术治疗　　D. 囊肿穿刺术

E. 硬化剂治疗

6. 对引起疼痛，有破裂可能或已破裂的单纯性囊肿，选择的治疗是（　　）。

7. 对直径超过 5cm 的单纯性肾囊肿，选择的治疗是（　　）。

8. 对直径超过 10cm、体积超过 500ml 的单纯性肾囊肿，选择的治疗是（　　）。

（9~10 题共用备选答案）

A. 双侧肾切除术　　B. 肾癌筛查

C. 药物治疗　　D. 化疗

E. 姑息治疗

9. 对于获得性肾囊肿出现的并发症，可选择的治疗是（　　）。

10. 对于那些合并症较少、预期寿命，长和至少透析 3 年的获得性肾囊肿患者，可选择的治疗是（　　）。

五、X 型题

1. 多囊肾病根据遗传方式可分为（　　）。

A. 常染色体显性遗传疾病　　B. 常染色体隐性遗传疾病

C. 性染色体显性遗传疾病　　D. 性染色体隐性遗传疾病

E. Y 连锁遗传性疾病

2. 常染色体显性多囊肾病实际是一种全身性疾病，除影响肾脏外，还累及（　　）。

A. 消化系统　　B. 心血管系统

C. 中枢神经系
D. 生殖系统的多个器官
E. 泌尿系统

3. 常染色体显性多囊肾病的常见肾外表现有（　　）。
A. 心脏瓣膜异常
B. 颅内动脉瘤
C. 多囊肝
D. 胰腺囊肿
E. 先天性肝纤维化

4. 常染色体显性多囊肾病主要根据（　　）等确定诊断。
A. 临床表现
B. 家族史
C. 影像学检查
D. 基因分析
E. 环境因素

5. 常染色体显性多囊肾病的分子诊断主要包括（　　）。
A. 基因连锁分析
B. 微卫星 DNA 检测
C. 单核苷酸多态性
D. 直接检测致病基因外显子突变
E. 多核苷酸单态性

6. 常染色体显性多囊肾病的治疗重点在于（　　）。
A. 治疗并发症
B. 缓解症状
C. 保护肾功能
D. 抗感染
E. 挽救生命

7. 常染色体显性多囊肾病的预后需要辅以（　　）治疗。
A. 饮食
B. 支持治疗
C. 预防
D. 治疗各种并发症
E. 化疗

8. fibrocystin 在胚胎发育期广泛分布在上皮起源组织，包括（　　）。
A. 神经管
B. 内脏
C. 肺支气管
D. 肝细胞
E. 脑细胞

9. 与肾小管相关的常染色体隐性多囊肾病表现为（　　）。
A. 多尿
B. 遗尿
C. 低钠
D. 高氯性代谢性酸中毒
E. 低钙

10. 常染色体隐性多囊肾病的诊断标准有（　　）。
A. 双肾体积增大
B. 先天性肝纤维化
C. 隔代家族遗传史
D. 双肾体积减小
E. 先天性胰腺纤维化

11. 常染色体隐性多囊肾病的晚期治疗需要（　　）。
A. 肝移植　　B. 门脉系统的分流
C. 营养治疗　　D. 骨营养不良的治疗
E. 血液透析治疗

12. 常染色体隐性多囊肾病的肾衰竭期需要进行（　　）。
A. 肝移植　　B. 门脉系统的分流
C. 营养治疗　　D. 骨营养不良的治疗
E. 血液透析治疗

13. 单纯性肾囊肿多为单腔，呈（　　）。
A. 梯形　　B. 矩形
C. 球形　　D. 卵圆形
E. 五边形

14. 最常见的单纯性肾囊肿临床表现为（　　）。
A. 患侧腹疼痛　　B. 背部疼痛
C. 水肿　　D. 贫血
E. 高血压

15. 需与单纯性肾囊肿相鉴别的疾病包括（　　）。
A. 肾积水　　B. 肾盂旁囊肿
C. 多囊肾　　D. 肾恶性肿瘤
E. 肾结核

16. 单纯性肾囊肿肾盂旁囊肿及与肾盂相通的肾囊不宜行（　　）。
A. 尽早治疗　　B. 穿刺抽液
C. 手术治疗　　D. 囊肿穿刺术
E. 硬化剂治疗

17. 大多数获得性肾囊肿患者无症状，少数患者可因囊肿出血或肾癌出现（　　）。
A. 患侧腹痛　　B. 血尿
C. 肾周血肿　　D. 高血压
E. 肾小管纤维化

18. 获得性肾囊肿的临床表现可为副癌综合征，如（　　）。
A. 发热　　B. 红细胞增多
C. 高钙血症　　D. 白细胞增多
E. 低钙血症

19. 为了与肾癌鉴别，获得性肾囊肿需要做的检查有（　　）。
A. 增强 CT　　B. MRI

C. B超　　D. 肾活检

E. 尿道造影检查

20. 获得性肾囊肿具体诊断要点有（　　）。

A. 终末期肾衰竭患者的肾超声或CT检查可见4个或4个以上的囊肿

B. 无遗传性囊肿性肾病

C. 终末期肾衰竭患者的肾超声或CT检查可见2个或2个以上的囊肿

D. 排尿困难

E. 家族性遗传性囊肿性肾病

21. 根据（　　）获得性肾囊肿的诊断一般并不困难。

A. 长期肾功能不全　　B. 血透病史

C. B超及CT检查　　D. 排尿困难

E. 高血压

22. 获得性肾囊肿的并发症有（　　）。

A. 腹膜后出血　　B. 感染

C. 肾癌　　D. 低热

E. 高血压

23. 以下关于上尿路结石临床表现的叙述，正确的是（　　）。

A. 结石可引起钝痛或酸痛　　B. 结石越大，越易引起疼痛

C. 可引起肉眼和镜下血尿　　D. 伴感染时可有尿频、尿痛等症状

E. 双侧或孤立肾上尿路结石完全梗阻时可无尿

24. 由于海绵肾在临床上较少见，常被误诊为（　　）。

A. 尿路感染　　B. 上尿路结石

C. 膀胱结石　　D. 输尿管结石

E. 下尿路结石

25. 常染色体显性多囊肾病的常见表现有（　　）。

A. 腹痛　　B. 血尿

C. 糖尿病　　D. 泌尿系统感染

E. 结石

参考答案

一、A1型题

1. C	2. E	3. B	4. B	5. B	6. C	7. C	8. A	9. B	10. A
11. A	12. A	13. A	14. A	15. C	16. A	17. C	18. D	19. D	20. B

21. D　22. B　23. E

二、A2 型题

1. B　2. E　3. C　4. A　5. D　6. C

三、A3/A4 型题

1. D　2. E　3. D　4. B　5. D　6. E　7. B　8. B　9. C　10. B

四、B 型题

1. A　2. B　3. C　4. A　5. B　6. A　7. B　8. C　9. A　10. B

五、X 型题

1. AB	2. ABCD	3. ABCD	4. ABCD	5. ABCD
6. ABC	7. ABCD	8. ABCD	9. ABCD	10. ABC
11. AB	12. CD	13. CD	14. AB	15. ABCD
16. DE	17. ABC	18. ABC	19. AB	20. AB
21. ABC	22. ABC	23. ACDE	24. AB	25. ABDE

第十七章　遗传性和先天性肾脏病

一、A1 型题

1. (　　) 又称遗传性肾炎、眼-耳-肾综合征。
   A. 常染色体显性多囊肾病　　B. 多囊肾病
   C. 单纯性肾囊肿　　D. 获得性肾囊肿
   E. Alport 综合征
2. Alport 综合征的主要遗传方式为 (　　)。
   A. 常染色体隐性遗传　　B. 常染色体显性遗传
   C. X 连锁显性遗传　　D. 多基因遗传
   E. X 连锁隐性遗传
3. Alport 综合征遗传呈异质性，报道有三种遗传方式，其中 (　　) 最多见。
   A. X 伴性显性遗传　　B. 常染色体隐性遗传
   C. 常染色体显性遗传　　D. 性染色体隐性遗传疾病
   E. Y 连锁遗传性疾病
4. (　　) 是 Alport 综合征最为常见的受累器官。
   A. 肾脏　　B. 听力
   C. 眼　　D. 平滑肌瘤
   E. 血液系统异常
5. Alport 综合征肾脏组织特征性的病理改变是 (　　)。
   A. 灶状毛细血管壁硬化
   B. 系膜区轻度不规则增宽
   C. 局灶性内膜和 (或) 系膜细胞增多
   D. 电镜下见到肾小球基膜出现弥漫性的增厚、撕裂
   E. 局灶性包曼囊增厚
6. Alport 综合征时肾小球基底膜缺乏的是 (　　)。
   A. Ⅰ型胶原蛋白　　B. Ⅱ型胶原蛋白
   C. Ⅲ型胶原蛋白　　D. Ⅳ型胶原蛋白
   E. 层连蛋白

7. 下列对治疗 Alport 综合征患者大量蛋白尿方面有积极且持久的作用，并能延缓肾功能的进展（　　）。

A. 血管紧张素转换酶抑制剂　　B. 血管紧张素受体拮抗剂

C. 环孢素 A　　D. 透析和肾移植治疗

E. 化疗

8. Alport 综合征患者进展至慢性肾功能不全晚期阶段，应选择的治疗是（　　）。

A. 血管紧张素转换酶抑制剂　　B. 血管紧张素受体拮抗剂

C. 环孢素 A　　D. 透析和肾移植治疗

E. 化疗

9. Alport 综合征患者除随访尿蛋白、肾功能外，应定期进行（　　）检查。

A. 电测听检查　　B. B 超

C. CT　　D. 肾活检

E. 肾穿刺

10. （　　）又称弥漫性躯体血管角质瘤，是一种遗传性溶酶体蓄积病。

A. 常染色体显性多囊肾病　　B. 多囊肾病

C. 单纯性肾囊肿　　D. Fabry 病

E. Alport 综合征

11. Fabry 病病因是患者先天性（　　）丧失。

A. β-乳糖苷酶 A 活性部分或全部丧失

B. M-乳糖苷酶 A 活性部分或全部丧失

C. α-乳糖苷酶 C 活性部分或全部丧失

D. α-乳糖苷酶 A 活性部分或全部丧失

E. α-乳糖苷酶 B 活性部分或全部丧失

12. Fabry 病以（　　）遗传。

A. 性染色体显性遗传　　B. Y 连锁遗传性

C. Y 伴性方式　　D. X 伴性方式

E. 性染色体隐性遗传

13. 编码 α-半乳糖苷酶 A 的 GLA 基因定位于 Xq22.1，全长 12kb，由（　　）外显子组成。

A. 9 个　　B. 8 个

C. 6 个　　D. 7 个

E. 5 个

14. 以肾脏损害为主要表现的 Fabry 病的诊断必须依靠（　　）。

A. 胃活检　　B. 胰腺活检

C. 肝活检　　D. 肺活检

E. 肾活检

15. Fabry 病最简易快速的诊断方法为（　　）。

A. β-乳糖苷酶 A 活性测定　　B. M-乳糖苷酶 A 活性测定

C. α-半乳糖苷酶 A 活性测定　　D. α-乳糖苷酶 A 非活性测定

E. α-乳糖苷酶 B 活性测定

16. 延缓肾功能进展错误的措施是（　　）。

A. 注意休息，避免过度疲劳　　B. 适时使用 RAS 阻断剂

C. 避免使用肾毒性药物　　D. 多进食植物蛋白

E. 高质量、低蛋白饮食，足够热量，低盐

17. 治疗 Fabry 病，（　　）可补充缺乏的 α-Gal A。

A. 血管紧张素转换酶抑制剂　　B. AT-Ⅱ受体拮抗剂

C. 酶替代治疗　　D. 低蛋白饮食

E. 高蛋白饮食

18. 对 Fabry 病终末期肾衰患者可行（　　）治疗。

A. 血管紧张素转换酶抑制剂　　B. AT-Ⅱ受体拮抗剂

C. 酶替代治疗　　D. 低蛋白饮食

E. 透析或肾移植

二、A2 型题

1. 患儿，女，7 岁，持续性镜下血尿 1 年，每于上感后出现阵发性肉眼血尿，伴视力下降，听力进行性减退 3 个月，最可能的诊断是（　　）。

A. 薄基膜肾病　　B. Alport 综合征

C. IgA 肾病　　D. 过敏性紫癜肾炎

E. 狼疮性肾炎

2. 患者，男，29 岁，7 年前上呼吸道感染后曾有肉眼血尿，后为光镜下血尿及少量蛋白尿，多次来门诊检查。其母有血尿史，其父健康。查体：血压正常，肾功能正常，听力检查双耳有高频型听力减退。眼科检查发现有视网膜变性，肾活检显示：中度系膜细胞增生，电镜见基膜有纵向分离表现，最可能的诊断是（　　）。

A. IgA 肾病　　B. 系膜增生性肾炎

C. Alport 综合征　　D. 系膜毛细血管性肾炎

E. 慢性肾小球肾炎普通型

3. 患者，男，20 岁，6 个月来头痛、头晕，一个月来加重，并出现水肿、恶心、呕吐。自幼耳聋，其兄死于尿毒症，其姐健康，其弟有耳聋及血尿史。血压 180/105mmHg，尿蛋

白(++)，红细胞3~5/HP，1~3颗粒管型。血尿素氮20mmol/L，肌酐清除率30ml/min，最可能的诊断是（　　）。

A. Fabry病
B. 急进性高血压肾损害
C. 急进性肾炎
D. Alport综合征
E. 肾动脉狭窄

三、A3/A4型题

（1~3题共用题干）

患者，男，42岁，四肢末端发作性疼痛及多发性暗红色斑丘疹超过10年，轻度蛋白尿和肾功能减退6个月，血肌酐240μmol/L。其父65岁，身体健康；其母63岁，血压正常，角膜有棕色放射线状物，腰部有孤立的血管角质瘤，无肢端感觉异常，无血尿、蛋白尿，肾功能正常；其妹34岁，腰部有孤立的血管角质瘤，有肢体末端感觉异常，无血尿、蛋白尿，肾功能正常；患者另有一个弟弟和一个姐姐均健康。查体：结膜轻度苍白，营养状况差；血压142/92mmHg，心率88次/分，律齐，未闻及病理性杂音，心界左下扩大；双肺呼吸音清；腹部平软，肝脾未及；双下肢轻度压凹性水肿；大腿、臀部对称性血管角质瘤。

1. 有助于明确诊断的检查是（　　）。
   A. 编码Ⅳ型胶原α链的基因突变检测
   B. 抗核抗体、抗双链DNA抗体和抗可溶性抗原抗体检测
   C. 抗中性粒细胞胞质抗体检测
   D. 抗肾小球基底膜抗体检测
   E. α半乳糖苷酶A编码基因突变检测
2. 最可能的诊断是（　　）。
   A. 系统性硬化症肾损害
   B. Alport综合征
   C. Fabry病
   D. 指甲-髌骨综合征
   E. 多囊肾病
3. 最有针对性的治疗是（　　）。
   A. α半乳糖苷酶的替代治疗
   B. 甲泼尼龙冲击治疗
   C. 血浆置换疗法
   D. 血液透析
   E. 抗凝和抗血小板聚集治疗

（4~5题共用题干）

患者，男，19岁，因“持续性血尿、肾功能进行性减退”来诊。其父45岁，身体健康，其母41岁，有血尿、肾功能减退，血肌酐284μmol/L，其姐健康，其妹有血尿、肾功能正常。查体：发育不良，结膜苍白；心率90次/分，律齐，心尖区可闻及1~2级柔和收

缩期杂音，双肺呼吸音清；腹部平软，肝肋下1.0cm、质软；双下肢无压凹性水肿。实验室检查：血肌酐340μmol/L。

4. 有助于确诊的检查方法是（　　）。
   A. 血免疫球蛋白和补体检测
   B. 肾的影像学检查
   C. 肾功能检测
   D. 肾活检病理检查（光镜、电镜和免疫荧光）
   E. 尿红细胞形态相差显微镜检查
5. 最可能的诊断是（　　）。
   A. 薄基底膜肾病
   B. 多囊肾病
   C. Alport 综合征
   D. 肾结石
   E. Fabry 病

（6~7 题共用题干）

患儿，男，10 岁，持续性镜下血尿 2 年余，尿红细胞形态学检查示为肾小球性血尿，无其他症状，未进一步诊治。3 个月前始出现听力障碍，且进行性加重。

6. 对确诊最有帮助的检查是（　　）。
   A. 复查尿红细胞形态学检查
   B. 肾穿刺活检，病理学检查
   C. 肾脏 B 超
   D. 静脉肾盂造影
   E. 腹部平片
7. 最可能的诊断是（　　）。
   A. 隐匿性肾炎
   B. 慢性肾小球肾炎
   C. Alport 综合征
   D. 薄基底膜肾病
   E. IgA 肾病

四、X 型题

1. Alport 综合征遗传呈异质性，其遗传方式有（　　）。
   A. X 伴性显性遗传
   B. 常染色体隐性遗传
   C. 常染色体显性遗传
   D. 性染色体隐性遗传疾病
   E. Y 连锁遗传性疾病
2. Alport 综合征的光学显微镜检查可见（　　）。
   A. 无特异性
   B. 疾病早期，肾小球和肾血管基本正常
   C. 病程进展多表现为弥漫系膜增生
   D. 有特异性
   E. Y 连锁遗传性疾病
3. Alport 综合征的免疫荧光检查可见（　　）。
   A. 免疫球蛋白和补体通常呈阴性

B. IgM 和 C3 在系膜区和（或）沿 GBM 呈颗粒样沉积
C. IgA 沿 GBM 呈颗粒样沉积
D. C 在系膜区呈颗粒样沉积
E. 免疫球蛋白和补体通常呈阳性

4. Alport 综合征的电子显微镜检查可见（　　）。
A. 基底膜厚薄均匀
B. 致密带纵向劈裂分层呈板层样改变
C. 层间可见电子致密物颗粒
D. 基底膜上皮侧呈不规则波浪形
E. 上附着肥大的足细胞

5. Alport 综合征的诊断依据有（　　）。
A. 阳性家族史
B. 血尿及慢性进行性肾损害
C. 指甲-髌骨的发育不良或缺如
D. 高频性感音性神经性耳聋、前圆锥形晶状体病等
E. 血清补体 3（C3）持续下降

6. 以下支持 Alport 综合征诊断的是（　　）。
A. 肾组织电镜见基底膜广泛变厚、撕裂
B. 阳性家族史
C. 应用抗基底膜抗体Ⅳ型胶原 α，链抗体做免疫病理检查，受累组织上不着色
D. 临床上有肾脏病、眼病变及耳病变
E. 肾功能急性、进行性损害

7. 对于未进入终末期肾衰竭阶段的 Alport 综合征患者，应选择的治疗是（　　）。
A. 血管紧张素转换酶抑制剂
B. 血管紧张素受体拮抗剂
C. 环孢素 A
D. 透析和肾移植治疗
E. 化疗

8.（　　）的 Alport 综合征患者预后较差。
A. X 伴性显性遗传
B. 常染色体隐性遗传
C. 常染色体显性遗传
D. 性染色体隐性遗传疾病
E. Y 连锁遗传性疾病

9. GLA 基因的突变主要分为（　　）。
A. 位于酶非活性位点或邻近部位间接影响酶的活性
B. 远离活性位点，主要通过影响酶的扩张，从而影响酶的不稳定性
C. 基因定位于 Xq33. 2
D. 位于酶活性位点或邻近部位直接影响酶的活性
E. 远离活性位点，主要通过影响酶的折叠，从而影响酶的稳定性或转运

10. Fabry 病的光镜检查可见（　　）。

A. 肾小球足细胞体积增大　　B. 胞质空泡化
C. 泡沫样变性　　D. 整个肾小球呈蜂窝状
E. 肾小球足细胞体积减小

11. Fabry 病的电镜检查可见（　　）。

A. 肾小球足细胞胞质内出现大量嗜锇性髓鞘样包涵体
B. 包涵体的大小和结构多样化
C. 包涵体呈板层状
D. 包涵体呈螺纹状
E. 包涵体呈放射状

12. Fabry 病的诊断主要依据为（　　）。

A. 酶活性检测　　B. 肾脏病理电镜检查
C. 基因检测　　D. 红细胞检测
E. 白细胞检测

13. Fabry 病的嗜锇“斑马小体”呈（　　）。

A. 圆形　　B. 卵圆形
C. 矩形　　D. 梯形
E. 正方形

14. 对蛋白尿或早期肾功能不全的 Fabry 病患者，可先用（　　）治疗。

A. 血管紧张素转换酶抑制剂　　B. AT－Ⅱ受体阻断剂
C. 酶替代治疗　　D. 低蛋白饮食
E. 高蛋白饮食

15. Fabry 病常见死亡原因是（　　）。

A. 肾衰竭　　B. 脑血管意外
C. 心肌梗死　　D. 贫血
E. 低血压

参考答案

一、A1 型题

1. E　2. C　3. A　4. A　5. D　6. D　7. C　8. D　9. A　10. D
11. D　12. D　13. D　14. E　15. C　16. D　17. C　18. E

二、A2 型题

1. B　2. C　3. D

三、A3/A4 型题

1. E　2. C　3. A　4. D　5. C　6. B　7. C

四、X 型题

1. ABC	2. ABC	3. ABC	4. BCDE	5. ABD
6. ABCD	7. AB	8. AB	9. DE	10. ABCD
11. ABCD	12. ABC	13. AB	14. AB	15. ABC

第十八章　妊娠与肾脏疾病

一、A1 型题

1. 孕（　　）周时生理性肾盂积水在超声或静脉肾盂造影检查中可有明显表现。

A. 8　　B. 10

C. 18　　D. 6

E. 12

2. 血浆容量增加较红细胞容量增加幅度明显，可引起（　　）。

A. 妊娠期肾盂扩张　　B. 妊娠生理性贫血

C. 生理性肾盂积水　　D. 妊娠生理性积水

E. 妊娠高血压

3. 孕期肾脏潴留钠量为（　　）。

A. 50～100mmol/L　　B. 100～500mmol/L

C. 300～700mmol/L　　D. 500～1000mmol/L

E. 1500～3000mmol/L

4.（　　）是指妊娠 20 周后新发高血压和蛋白尿（>0.3g/24h），常伴水肿和高尿酸血症为特征的一组临床综合征。

A. 妊娠期肾盂扩张　　B. 妊娠生理性贫血

C. 生理性肾盂积水　　D. 妊娠生理性积水

E. 妊娠高血压

5. 先兆子痫的基本病理改变是（　　）。

A. 全身大动脉痉挛　　B. 全身小动脉痉挛

C. 全身大静脉痉挛　　D. 全身小静脉痉挛

E. 局部小动脉痉挛

6. 先兆子痫第Ⅰ期的病理改变主要是（　　）。

A. 螺旋动脉发育不良　　B. 血管紧张素系统

C. 血管坏死　　D. 免疫性炎症

E. 毛细血管损害

7. （　　）是特异性内皮细胞有丝分裂原，在促进血管再生过程中起重要作用。
A. 血管内皮生长因子　　B. 血管紧张素转换酶抑制剂
C. 血管紧张素受体阻断剂　　D. 环孢素 A
E. 血液透析

8. FLT-1 不同剪接形成的内源性蛋白称之为（　　）。
A. 非可溶性 FLT1　　B. 可溶性 FLT2
C. 可溶性 FLT1　　D. 可溶性 FLT3
E. 可溶性 FLT5

9. 以下不属于水肿发生的病理生理学因素的是（　　）。
A. 毛细血管通透性降低　　B. 血清白蛋白减少
C. 组织间隙蛋白含量增加　　D. 肾小球滤过率降低
E. 继发性醛固酮增多

10. 分娩后急性肾损伤可见于（　　）。
A. 血栓性微血管病　　B. 宫腔内感染造成的败血症
C. 先兆子痫/子痫　　D. 剧烈呕吐脱水
E. 感染性流产导致的败血症

11. 在治疗妊娠期急性肾损伤时，（　　）对于血流动力学不稳定的孕妇理论上会有更多收益。
A. 连续性肾脏替代治疗　　B. 去纤维肽治疗
C. 抗凝剂及血小板解聚药治疗　　D. 输血浆治疗
E. 血浆置换治疗

12. 妊娠期急性肾损伤经过积极治疗，大部分肾功能在分娩后可完全恢复，较少转为（　　）。
A. 慢性肾衰竭　　B. 全身性衰竭
C. 急性肾衰竭　　D. 肾结核
E. 肾肿瘤

13. 产后急性肾损伤的临床表现与（　　）完全相同。
A. 产后溶血尿毒症综合征　　B. 妊娠生理性贫血征
C. 生理性肾盂积水征　　D. 妊娠生理性积水征
E. 妊娠高血压征

14. 一旦确诊产后急性肾损伤，应尽早采取（　　）。
A. 血液透析　　B. 血浆置换治疗
C. 去纤维肽治疗　　D. 抗凝剂及血小板解聚药治疗
E. 化疗

15. 确诊妊娠期急性脂肪肝的唯一办法是（　　）。
A. 肝活检
B. 胰腺活检
C. 肺活检
D. 肾活检
E. 胃活检

16. 如果慢性肾脏病妇女计划妊娠，妊娠的并发症风险显著高于口服避孕药妇女，如无血栓和高血压病史，可使用（　　）。
A. 大剂量雌激素
B. 小剂量雌激素
C. 小剂量雄激素
D. 大剂量雄激素
E. 糖皮质激素

17. 慢性肾脏病的妊娠患者在怀孕时妊娠时血清肌酐（　　），随着妊娠进展肾功能快速进展（肌酐 1mg/dl = 88.4μmol/L）。
A. ≥4.1mg/dl
B. ≥1.4mg/dl
C. ≥5.4mg/dl
D. ≥2.4mg/dl
E. ≥3.4mg/dl

18. 对于慢性肾脏病的妊娠女性，可从孕 12 周开始至分娩（　　）预防先兆子痫。
A. 大剂量雌激素
B. 小剂量使用阿司匹林
C. 小剂量雄激素
D. 大剂量使用阿司匹林
E. 糖皮质激素

19. 慢性肾脏病的妊娠妇女血红蛋白在何种程度需使用促红细胞生成素尚无统一认识，建议在充分补充铁剂的前提下血红蛋白（　　）建议使用。
A. <3g/dl
B. <9g/dl
C. <2g/dl
D. <5g/dl
E. <0.9g/dl

20. 系统性红斑狼疮妇女妊娠，如出现肾功能急剧恶化或者其他方面的狼疮危象，应该及时（　　）
A. 终止妊娠
B. 继续妊娠
C. 小剂量泼尼松剂
D. 细胞毒药物
E. 低分子肝素

21. 维持性透析患者透析时间应（　　），尽可能保持孕妇血中毒素处于较低水平。
A. >20h/周
B. >30h/周
C. >40h/周
D. >50h/周
E. >60h/周

22. HELLP 综合征实验室检查，（　　）是溶血的敏感指标之一。
A. LDH 升高
B. LDH 降低

C. 高血压　　D. 低血压

E. 血尿

23. HELLP 综合征的治疗关键在于（　　）。

A. 早诊断早治疗　　B. 抗感染

C. 纠正贫血　　D. 纠正酸中毒

E. 纠正低血压

24. HELLP 综合征首先积极治疗妊娠期高血压，可以使用（　　）治疗血小板减少和肝酶升高。

A. 糖皮质激素　　B. 盐皮质激素

C. 去纤维肽　　D. 抗凝剂

E. 细胞毒物

25. HELLP 综合征如并发急性肾衰竭，应及时行（　　）。

A. 肾脏替代治疗　　B. 去纤维肽治疗

C. 抗凝剂及血小板解聚药治疗　　D. 输血浆治疗

E. 血浆置换治疗

26. 妊娠期脂肪肝多发生在妊娠（　　）左右的初产妇。

A. 35 周　　B. 15 周

C. 25 周　　D. 55 周

E. 65 周

二、A3/A4 型题

(1~3 题共用题干)

患者，女，29 岁，因“停经 28 周，下肢水肿 10 余日，心悸、胸闷”来诊。患者孕 3 产 2，既往体健，无咳嗽、咳痰，无头晕、视物模糊。查体：血压 160/90mmHg，颜面水肿，双肺呼吸音清，心率 105 次/分，律齐，各瓣膜听诊区未闻及病理性杂音，肝脾肋下未扪及，双下肢压凹性水肿。

1. 对确诊最有帮助的检查是（　　）。

A. 肝功能　　B. 肾功能

C. 眼底检查　　D. 心脏彩色多普勒超声

E. 24 小时尿蛋白定量

2. 最可能的诊断是（　　）。

A. 子痫　　B. 妊娠高血压

C. 轻度先兆子痫　　D. 重度先兆子痫

E. 慢性肾炎

3. 以下处理原则不恰当的是（　　）。

A. 降压

B. 限盐，防止水肿加重

C. 解痉、镇静

D. 适时终止妊娠

E. 扩容利尿

三、B 型题

（1~4 题共用备选答案）

A. 6~8 周

B. 32~34 周

C. 12~24 周

D. 8~15 周

E. 34~46 周

1. 母体血容量从孕早期（　　）周开始增加。
2. 母体血容量从孕晚期（　　）周时达高峰。
3. 母体血容量从分娩后（　　）恢复正常。
4. 与非孕状态相比，孕（　　）周血容量增加 30%~45%。

（5~6 题共用备选答案）

A. 2~3cm

B. 1~1.5cm

C. 3~4cm

D. 0.1~0.3cm

E. 0.5~0.7cm

5. 妊娠期由于肾脏血管容量增加和集合系统扩张，导致肾脏长径增加（　　）。
6. 超声发现肾盂增宽（　　）称为生理性肾盂积水。

（7~10 题共用备选答案）

A. 早期

B. 中期

C. 晚期

D. 1~3 个月

E. 3~6 个月

7. 妊娠（　　）肾小球滤过率（GFR）开始增加。
8. 妊娠（　　）肾小球滤过率（GFR）达到高峰。
9. 妊娠（　　）肾小球滤过率（GFR）开始下降。
10. 产后（　　）肾小球滤过率（GFR）逐步恢复至正常水平降。

（11~12 题共用备选答案）

A. 先兆子痫的第Ⅰ期

B. 先兆子痫的第Ⅱ期

C. 肾功能及电解质　　D. 血糖

E. 脑水肿

23. 妊娠期血尿的发生率要高于同龄非妊娠女性高，可以表现为（　　）。

A. 镜下血尿　　B. 肉眼血尿

C. 血红蛋白尿　　D. 肌红蛋白尿

E. 微球蛋白尿

24. 妊娠期镜下血尿如果以异常形态为主，提示可能存在肾小球疾病，最常见的是（　　）。

A. IgA 肾病　　B. 薄基底膜肾病

C. 缺血性肾脏病　　D. IgM 肾病

E. 低血压肾硬化症

25. 妊娠期肉眼血尿首先需要除外是否为阴道出血污染，可能的原因有（　　）。

A. 泌尿系感染　　B. 肾结石

C. 肾动静脉畸形　　D. 多囊肾

E. 肾硬化症

26. 产后急性肾损伤的表现有（　　）。

A. 少尿　　B. 无尿

C. 微血管内溶血性贫血　　D. 血尿

E. 出凝血系统障碍

27. HELLP 综合征典型的临床表现为在妊娠期高血压疾病的基础上出现（　　）。

A. 右上腹不适　　B. 黄疸

C. 牙龈出血　　D. 左上腹不适

E. 排尿困难

28. HELLP 综合征的实验室检查可见（　　）。

A. 贫血　　B. 网织红细胞升高

C. 外周血涂片可见破碎的红细胞　　D. 网织红细胞降低

E. 外周血涂片可见破碎的 B 白细胞

29. HELLP 综合征应积极处理各种并发症，如（　　）。

A. 补充凝血因子　　B. 输注新鲜血浆

C. 纠正 DIC　　D. 纠正碱中毒

E. 纠正高钙症

30. 妊娠期脂肪肝起病较急，常无明显诱因出现（　　）。

A. 恶心、呕吐　　B. 心动过速

C. 上腹部疼痛　　D. 头痛

E. 黄疸

31. 娠期脂肪肝如不及时处理，患者迅速进展至（　　）。

A. DIC　　B. 昏迷

C. 急性肾衰竭　　D. 慢性肾衰竭

E. 肾结核

32. 妊娠期急性脂肪肝的典型的病理变化是（　　）。

A. 肝细胞弥漫性　　B. 微滴性脂肪变性

C. 肝细胞呈气球样变　　D. 炎症坏死不明显

E. 炎症坏死明显

33. 原发性慢性肾脏病患者妊娠的条件包括（　　）。

A. 血压正常　　B. 肾功能正常

C. 大量蛋白尿　　D. 肾脏病理类型较重

E. 血管病变

34. 原发性慢性肾脏病患者妊娠的检查包括（　　）。

A. 加强孕期监测

B. 孕早期每 1 个月检查 1 次尿蛋白定量

C. 孕中晚期应该每周检查 3 次

D. 血压

E. 胎儿情况

35. 原发性慢性肾脏病患者妊娠出现（　　），必须终止妊娠。

A. 肾功能急剧下降　　B. 血压升高难以控制

C. 大量蛋白尿不减少反而增加　　D. 病情能控制

E. 肾功能正常

36. 存在抗磷脂抗体的系统性红斑狼疮妇女妊娠，一般使用（　　）治疗。

A. 环磷酰胺　　B. 小剂量使用阿司匹林

C. 小剂量雄激素　　D. 大剂量使用阿司匹林

E. 低分子肝素

37. 系统性红斑狼疮妇女妊娠前停止使用（　　）

A. 环磷酰胺　　B. 小剂量使用阿司匹林

C. 小剂量泼尼松剂　　D. 细胞毒药物

E. 低分子肝素

38. 维持性透析患者的妊娠条件包括（　　）。

A. 纠正贫血　　B. 控制血压

C. 加强营养　　D. 纠正酸中毒

E. 纠正碱中毒

参考答案

一、A1 型题

1. C	2. B	3. D	4. E	5. B	6. A	7. A	8. C	9. A	10. A
11. A	12. A	13. A	14. A	15. A	16. B	17. B	18. B	19. B	20. A
21. A	22. A	23. A	24. A	25. A	26. A				

二、A3/A4 型题

1. E　2. D　3. B

三、B 型题

1. A	2. B	3. A	4. B	5. B	6. C	7. A	8. B	9. C	10. D
11. A	12. B	13. A	14. B	15. C	16. E	17. D	18. A	19. B	20. C
21. C	22. A	23. C	24. A	25. B	26. C				

四、X 型题

1. ABCD	2. ABC	3. ABC	4. ABD	5. ADE
6. AB	7. ABC	8. ABCD	9. BCDE	10. AB
11. AB	12. BCDE	13. ABCD	14. ABC	15. ABCD
16. DE	17. ABCD	18. ABCD	19. ABCD	20. AB
21. ABCD	22. BCE	23. AB	24. AB	25. ABCD
26. ABCE	27. ABC	28. ABC	29. ABC	30. ACDE
31. ABC	32. ABCD	33. ABE	34. ADE	35. ABC
36. BE	37. AD	38. ABC		

第十九章　药物、毒物肾损害

一、A1 型题

1. （　　）是指临床用药过程中由药物毒副作用引起的肾脏损害。
   A. 药物性肾损害　　B. 氨基苷类抗生素肾病
   C. β 内酰胺类抗生素　　D. 利福平肾病
   E. 两性霉素 B 肾病
2. 以下不常引起急性肾小管坏死的抗生素是（　　）。
   A. 妥布霉素　　B. 阿米卡星（丁胺卡那霉素）
   C. 环孢素 A　　D. 两性霉素 B
   E. 氨苄西林
3. 治疗氨基苷类抗生素肾病时，发生急性肾衰竭后及时按照肾衰竭的一般原则处理，必要时进行（　　）。
   A. 停止使用可疑抗生素　　B. 纠正水、电解质和酸碱平衡紊乱
   C. 维持内环境的稳定　　D. 血液净化
   E. 化疗
4. 青霉素引起的肾毒性以（　　）最多见。
   A. 慢性过敏性间质性肾炎　　B. 急性肾炎
   C. 慢性肾炎　　D. 急性过敏性间质性肾炎
   E. 肾结核
5. 可在迅速解除有机磷农药接触后，使用（　　）。
   A. 抗胆酸药物　　B. HCEI
   C. 血管扩张药哌唑嗪　　D. 钙通道阻滞药
   E. 抗胆碱药物
6. β 内酰胺类抗生素肾病的尿液检查，蛋白尿多为（　　）。
   A. 重度肾小管源性蛋白尿　　B. 轻、中度肾小管源性蛋白尿
   C. 血红蛋白尿　　D. 肌红蛋白尿
   E. 微球蛋白尿

7. 利福平肾病的临床表现为急性肾衰竭伴血管内溶血，肾脏病理改变多为（　　）。

A. 慢性肾炎　　B. 急进性肾炎
C. 急性间质性肾炎　　D. 肾小管坏死
E. 急性肾衰竭伴血管内溶血

8. 利福平肾病患者出现肾衰竭，应及时进行（　　）治疗。

A. 透析治疗　　B. 去纤维肽治疗
C. 抗凝剂及血小板解聚药治疗　　D. 输血浆治疗
E. 血浆置换治疗

9. 两性霉素 B 肾病在个别情况下也出现慢性肾衰竭者，主要见于（　　）。

A. 短期内用药者　　B. 感染者
C. 高血压者　　D. 贫血者
E. 长期反复用药者

10. 以下不会引起肾性尿崩症的是（　　）。

A. 低血钾　　B. 高血钙
C. 多囊肾　　D. 碳酸锂
E. 吲哚美辛（消炎痛）

11. 以下不适用于肾性尿崩症治疗的是（　　）。

A. 氢氯噻嗪　　B. 氯磺丙脲
C. 碳酸锂　　D. 吲哚美辛（消炎痛）
E. 给予低盐低蛋白饮食

12. 尿视黄醇结合蛋白增加是反映早期（　　）的有效指标。

A. 镇痛药肾病　　B. 甲氨蝶呤肾病
C. 环孢素 A 肾病　　D. 顺铂肾毒性
E. 两性霉素 B 肾病

13. 环孢素 A 肾病的检查中，（　　）有助于肾毒性的诊断。

A. 血液 CsA 浓度降低　　B. 血液 CsA 浓度升高
C. 尿 β2-MG 增高　　D. 尿 β2-MG 降低
E. 肾小管上皮细胞

14. 甲氨蝶呤肾病的诊断病史可见（　　）。

A. 有明确用药史　　B. 无用药史
C. 无明确用药史　　D. 短期用药史
E. 临时用药史

15. 甲氨蝶呤肾病临床常表现为（　　）。

A. 非少尿型急性肾衰竭　　B. 非多尿型急性肾衰竭

C. 少尿型急性肾衰竭　　D. 多尿型急性肾衰竭

E. 少尿型慢性肾衰竭

16. 甲氨蝶呤肾病一旦出现肾损害，可以用（　　）治疗。

A. 3-甲酰基-四氢叶酸　　B. 阳离子树脂

C. 阴离子树脂　　D. MTX 解毒剂

E. 糖皮质激素

17. 以下关于非甾体抗炎药的不良反应说法，错误的是（　　）。

A. 胃出血　　B. 胃穿孔

C. 肾间质性损害　　D. 肌肉溶解

E. 胃溃疡

18. 非甾体抗炎药中对肾脏影响较小的是（　　）。

A. 布洛芬　　B. 吲哚美辛（消炎痛）

C. 舒林酸（奇诺力）　　D. 吡罗昔康（炎痛喜康）

E. 阿西美辛

19. 造影剂肾病的临床表现在注射造影剂后（　　）出现一过性蛋白尿，尿酶升高。

A. 6 小时　　B. 48 小时

C. 18 小时　　D. 12 小时

E. 24 小时

20. 人类广泛暴露于许多化学品、生物制剂、动植物毒素，经呼吸道、消化道或皮肤吸收进入血液，引起肾脏结构与功能的直接或间接损害，出现肾小球、肾小管功能异常的情况称为（　　）。

A. 药物相关性肾损害　　B. 毒物相关性肾损害

C. 造影剂性肾损害　　D. 镇痛药性肾损害

E. 甲氨蝶呤性肾损害

21. 长期职业性接触导致低剂量工业性毒物侵入机体所引起的肾脏功能障碍和结构损伤的情况称为（　　）。

A. 有机溶剂肾损害　　B. 慢性职业中毒性肾病

C. 急性中毒性肾病　　D. 非职业中毒性肾损害

E. 重金属肾损害

22. 关于急性中毒性肾病的治疗原则，以下叙述错误的是（　　）。

A. 碱化尿液

B. 可早期、足量、短程使用糖度质激素

C. 营养支持及治疗全身合并症、并发症

D. 酸化尿液

E. 血液净化治疗

23. 对于急性汞中毒常出现急性肾损伤、少尿、无尿，无法通过排尿驱汞，需尽早进行（　　）。

A. 抗自由基治疗　　B. 对症支持治疗

C. 纠正水电解质、酸碱平衡紊乱　　D. 小剂量使用糖皮质激素

E. 血液净化治疗

24. 铅在肾内主要分布于（　　）。

A. 远曲小管细胞内　　B. 肾小管

C. 近曲小管细胞内　　D. 肾间质

E. 集合管

25. 当血铅（　　）时，可出现范科尼综合征，甚至急性肾损伤。

A. >100μg/L　　B. >200μg/L

C. >300μg/L　　D. >400μg/L

E. >1000μg/L

26. 慢性铅中毒性肾病常见于（　　）。

A. 长期低剂量接触铅化合物　　B. 吸入铅烟

C. 误服含铅化合物　　D. 短期低剂量接触铅化合物

E. 长期高剂量接触铅化合物

27. 血铅（　　）可诊断铅中毒。

A. >500μg/L　　B. >100μg/L

C. >200μg/L　　D. >300μg/L

E. >150μg/L

28. 尿铅（　　）可认为存在铅性肾损伤可能。

A. >10μg/24h　　B. >100μg/24h

C. >30μg/24h　　D. >50μg/24h

E. >70μg/24h

29. 在使用螯合剂驱铅治疗前，需经（　　）排除其他肾脏病明确诊断。

A. EDTA 动员试验　　B. 尿液检查

C. 血液检查　　D. B 超检查

E. 尿酸试验

30. 驱铅治疗可完全逆转（　　）。

A. 急性铅中毒性肾病　　B. 慢性铅中毒性肾病早期病变

C. 慢性镉中毒　　D. 慢性汞中毒

E. 慢性药物中毒

31. 在临床工作中，对于不明原因慢性小管间质性肾炎，合并高尿酸血症、痛风，应考虑（　　）。

A. 铅中毒　　B. 急性汞中毒
C. 镉中毒　　D. 慢性汞中毒
E. 农药中毒

32. 慢性镉中毒常见于（　　）。

A. 长期低剂量接触镉化合物　　B. 吸入镉烟
C. 误服含镉化合物　　D. 短期低剂量接触镉化合物
E. 长期高剂量接触镉化合物

33. 慢性镉中毒以肾近曲小管为主要靶器官，表现为（　　）。

A. 慢性小管间质性肾炎　　B. 急性肾炎
C. 肾炎综合征　　D. 毒物相关性肾损害
E. 造影剂性肾损害

34. 有机溶剂引起的肾病综合征预后（　　）。

A. 良好　　B. 部分痊愈
C. 极差　　D. 差
E. 几乎痊愈

二、A2 型题

1. 患者，男，23 岁，因职业原因有烃类化合物接触史，3 个月前出现颜面水肿，血压 135/94mmHg，自觉疲软、恶心、不思饮食、肌肉酸痛。尿检蛋白(++)，红细胞 20~25/HP，可见红细胞管型，无显著贫血，血肌酐 230μmol/L，双肾 B 超轮廓增大，以后尿量逐渐减少。目前血肌酐达 600μmol/L，最可能的诊断是（　　）。

A. 急进性肾炎　　B. 急性肾炎
C. 慢性肾炎急性发作型　　D. 急性肾小管坏死
E. 急性间质性肾炎

三、A3/A4 型题

(1~3 题共用题干)

患者，女，28 岁，长期使用美白祛斑产品，因“乏力、食欲减退、口唇、四肢远端感觉异常，尿液泡沫增多”来诊。查体：双肺呼吸音清，未闻及啰音。心率 96 次/分，律齐，腹平软，肝、脾肋下未触及。双下肢明显水肿。肾穿刺活检病理检查结果为膜性肾病。

1. 最可能的诊断为（　　）。

A. 特发性膜性肾病　　B. 慢性铅中毒性肾病

C. 慢性镉中毒性肾病　　D. 慢性汞中毒性肾病
E. 慢性砷中毒性肾病

2. 上述毒物在尿液中浓度的正常值为（　　）。
A. <0.01mg/L　　B. <0.05mg/L
C. <0.1mg/L　　D. <0.5mg/L
E. <0.01μmol/L

3. 假设患者出现急性肾损伤，少尿、无尿，基础治疗错误的是（　　）。
A. 使用二巯基丙磺钠　　B. 使用二巯丙醇
C. 抗自由基治疗　　D. 血液净化治疗
E. 足量使用糖皮质激素

（4~6 题共用题干）

患者，男，26 岁，因“头晕、乏力、失眠、末梢神经感觉异常，夜尿增多”来诊。患者职业为油漆工。查体：血压 145/90mmHg，心率 80 次/分，贫血貌，心肺未发现阳性体征，双下肢无水肿。实验室检查提示为肾小管损害，高尿酸血症。

4. 最可能的诊断是（　　）。
A. 慢性肾小球肾炎　　B. 急性铅中毒性肾病
C. 慢性铅中毒性肾病　　D. 高血压良性肾小动脉硬化症
E. 尿酸肾病

5. 用于评估体铅贮积量的是（　　）。
A. 血铅浓度　　B. 依地酸二钠钙（CaNa-EDTA）动员试验
C. 尿铅浓度　　D. 毛发铅浓度
E. 指甲铅浓度

6. 治疗药物可选择（　　）。
A. 普鲁士蓝　　B. 乙酰半胱氨酸
C. 螯合剂　　D. 氯解磷定
E. 多巴胺

四、B 型题

（1~2 题共用备选答案）
A. 移植术后急性肾衰竭　　B. 发作性急性肾衰竭
C. 慢性肾衰竭　　D. 慢性肾炎
E. 急性肾炎

1.（　　）是指肾脏移植或心脏移植术后肾脏无尿。
2.（　　）是指大多数接受移植的患者在使用 CsA 期间，可发生一次或多次急性肾衰竭。

(3~4 题共用备选答案)

A. 皮质激素　　B. 去纤维肽治疗
C. 抗凝剂及血小板解聚药治疗　　D. 透析治疗
E. 化疗

3. 过敏性急性间质性肾炎可应用（　　）。
4. 对药物引起的急、慢性肾衰竭及其并发症，要积极进行综合治疗或抢救，必要时进行（　　）。

(5~6 题共用备选答案)

A. 糖皮质激素治疗　　B. 透析治疗
C. 除过敏原治疗　　D. 化疗
E. 热疗

5. 对急性过敏性间质性肾炎患者适合进行（　　）。
6. 急性肾衰竭患者适合进行（　　）。

(7~8 题共用备选答案)

A. 万古霉素　　B. 红霉素
C. 氯霉素　　D. 氟喹诺酮类药物
E. 糖皮质激素

7. 具有很强肾毒性的抗生素是（　　）。
8. 肾毒性少，偶可发生急性间质性肾炎的药物是（　　）。

(9~11 题共用备选答案)

A. 甘露醇　　B. 碳酸氢盐
C. 大量液体，防止脱水　　D. 透析治疗
E. 血液置换

9.（　　）可显著减轻两性霉素 B 的肾毒性。
10. 对远端肾小管酸中毒患者，可选用的治疗药物是（　　）。
11. 两性霉素 B 肾病的治疗中，对肾性尿崩症患者，可选用的治疗药物是（　　）。

(12~13 题共用备选答案)

A. 6~12 小时　　B. 12~20 小时

C. 24~48 小时　　D. 72~96 小时

E. 10~20 小时

12. 顺铂引起的肾病双向性多尿症患者，早期多尿发生于给药后（　　）。

13. 顺铂引起的肾病双向性多尿症患者，第 2 期发生于给药后（　　）。

五、X 型题

1. 药物性肾损害主要表现为（　　）。

A. 毒性反应　　B. 变态反应

C. 免疫反应　　D. 病程长短

E. 病理类型

2. 药物性肾病的危险因素包括（　　）。

A. 药物的毒力程度

B. 药物的剂量与疗程

C. 同时应用两种或两种以上肾毒性药物

D. 遗传素质和基因类型

E. 患者的年龄和性别

3. 更容易发生药物性肾病的病理生理状况是（　　）。

A. 存在原有肾病或肾功能不全　　B. 血容量不足

C. 电解质代谢紊乱　　D. 其他器官功能不全

E. 甲亢

4. 容易发生药物性肾病的病理生理状况，出现血容量不足，可见的疾病有（　　）。

A. 脱水　　B. 休克

C. 心动过速　　D. 创伤

E. 大出血

5. 引起药物性肾病的常见药物种类有（　　）。

A. 抗生素类　　B. 抗肿瘤药物和免疫抑制药

C. 镇痛药及非甾体抗炎药　　D. 降压药

E. 心血管类药

6. 药物性肾病的发病机制可涉及的因素有（　　）。

A. 肾血管扩张和肾血流量增加　　B. 肾小管上皮细胞直接受损

C. 药物沉积致肾小管梗阻　　D. 免疫机制的激活

E. 肾小管上皮细胞表型转化

7. 以下哪些不是药物性肾病的发病机制可涉及的因素（　　）。

A. 肌肉裂解致肾小管-间质损伤　　B. 代谢性障碍或毒性代谢产物引起

C. 药物沉积致肾间质梗阻
D. 肾小管下皮细胞直接受损
E. 甾体抗炎药

8. 药物性肾病的全身表现中，与过敏有关的症状包括（　　）。
A. 肌肉痛、关节痛
B. 嗜酸性粒细胞增多
C. 头晕
D. 皮疹
E. 发热

9. 药物性肾病消化系症状包括（　　）。
A. 食欲减低
B. 腹泻、腹痛
C. 呕吐、恶心
D. 血压升高
E. 嗜睡

10. 药物性肾病肝损害症状包括（　　）。
A. 肝区痛
B. 黄疸
C. 肝功能损害
D. 胆红素升高
E. 肝炎

11. 药物性肾病血液系损害症状包括（　　）。
A. 白细胞减少或升高
B. 贫血
C. 血小板计数减少
D. 红细胞减少或升高
E. 血小板计数增加

12. 以下哪些不是药物引起的肾脏损害的临床综合征（　　）。
A. 肾小球疾病
B. 肾血管性病变
C. 肾脏和泌尿系肿瘤
D. 消化系统肿瘤
E. 肾后性急性肾衰竭

13. 药物性肾病的临床表现可见（　　）。
A. 少尿
B. 蛋白尿
C. 水肿
D. 皮疹
E. 关节肌肉痛

14. 药物性肾病的实验室检查可见（　　）。
A. 血尿提示 AIN 或 GN
B. 蛋白尿提示 GN 或 NS
C. 白细胞尿提示镇痛药肾病、AIN
D. 小管功能障碍提示肾小管性酸中毒
E. 血肌酐降低提示可能发生肾衰竭

15. 药物性肾病的影像学检查可见（　　）。
A. 血尿提示 AIN 或 GN
B. 明确肾损害病理类型
C. 明确肾损害病理特点
D. 明确肾大小及有无梗阻
E. 明确肾大小及有无肿瘤

16. 药物性肾病的肾病理检查可见（　　）。
A. 血尿提示 AIN 或 GN　　B. 明确肾损害病理类型
C. 明确肾损害病理特点　　D. 明确肾大小及有无梗阻
E. 明确肾大小及有无肿瘤

17. 药物性肾病的预防与监测包括（　　）。
A. 熟悉患者的生理特点　　B. 熟悉药动学变化特点
C. 严格掌握用药指征　　D. 选择疗效好、肾毒性低的药物
E. 明确肾大小及有无肿瘤

18. 针对药物性肾损害的不同类型，要进行（　　）。
A. 对症处理　　B. 对因治疗
C. 化疗　　D. 热疗
E. 非药物治疗

19. 氨基糖苷类抗生素肾病的主要表现为（　　）。
A. 肾小管性蛋白尿　　B. 管型尿
C. 肾浓缩功能障碍　　D. 血尿
E. 排尿困难

20. 氨基糖苷类抗生素肾病主要表现为肾小管性蛋白尿、管型尿、肾浓缩功能障碍等，并出现（　　）。
A. 急性肾衰竭　　B. 肌酐清除率下降
C. 肌酐清除率上升　　D. 慢性肾衰竭
E. 慢性肾炎

21. 氨基糖苷类抗生素肾病的尿液检查可见（　　）。
A. 尿酶-乙酰葡萄糖胺酶增加　　B. 肾小管性蛋白尿，颗粒管型
C. 等渗尿　　D. 肾小管性蛋白尿，冠状型
E. 滤过钠排泄分数 FENa $<1\%$

22. 氨基糖苷类抗生素肾病的肾功能检查可见（　　）。
A. 血尿素氮　　B. 血肌酐升高
C. 血肌酐降低　　D. 乳糜尿
E. 夜尿增多

23. 氨基糖苷类抗生素肾病的治疗方案包括（　　）。
A. 停止使用可疑抗生素　　B. 纠正水、电解质和酸碱平衡紊乱
C. 维持内环境的稳定　　D. 必要时进行血液净化
E. 化疗

24. 氨基糖苷类抗生素肾病的预后中，急性肾衰竭的预后较好可表现为（　　）。
A. 程度一般较轻　　B. 少尿期较短

C. 程度一般较重　　D. 预后较差

E. 少尿期较长

25. 青霉素引起的肾毒性以急性过敏性间质性肾炎最多见，表现为全身药物变态反应，包括（　　）。

A. 药物热　　B. 有药疹

C. 末梢血嗜酸性粒细胞增多　　D. 高敏者可有关节痛、淋巴结肿大或肝损

E. 肾损害

26. 利福平肾病的实验室检查可见（　　）。

A. 血 BUN　　B. Scr 升高

C. 总胆红素增高　　D. 血红蛋白尿

E. 微球蛋白尿

27. 利福平肾病急性肾衰竭伴血管内溶血，肾脏病理改变多为肾小管坏死，偶见（　　）。

A. 慢性肾炎　　B. 急进性肾炎

C. 急性间质性肾炎　　D. 毛细血管损害

E. 红细胞破碎

28. 利福平肾病的治疗方案包括（　　）。

A. 避免间歇用药　　B. 及时停药，予以支持治疗

C. 酌情使用免疫抑制剂　　D. 盐皮质激素

E. ACEI

29. 两性霉素 B 肾病主要表现为（　　）。

A. 急性肾小管坏死　　B. 肾小管功能障碍

C. 慢性肾炎　　D. 进行肾炎

E. 肾病综合征

30. 毒蝎蜇伤后的表现有（　　）。

A. 急性肾损伤　　B. 肝损伤

C. 心肌损害　　D. 中毒性肝炎

E. 心搏骤停

31. 两性霉素 B 肾病的检查，远端肾小管酸中毒可表现为（　　）。

A. [Cl^-] 升高　　B. [Ca^{2+}] 降低

C. [K^+] 降低　　D. 血磷降低

E. 氯化铵负荷实验阴性

32. 两性霉素 B 肾病的检查中，肾性尿崩症可表现为（　　）。

A. 大量稀释尿

B. 尿比重常 <1.012

C. 渗透压 150~180mOsm/(kg · H_2O)

D. 血 BUN

E. Scr 升高

33. 两性霉素 B 肾病的检查中，急性肾衰竭可表现为（　　）。

A. 大量稀释尿

B. 尿比重常 <1.012

C. 渗透压 150~180mOsm/（kg·H_2O）

D. 血 BUN

E. Scr 升高

34. 顺铂引起的肾病中，镁代谢异常可表现为（　　）。

A. 高镁血症

B. 低镁血症

C. 肌强直

D. 低钙血症

E. 高钙血症

35. 顺铂引起的肾病的检查可见（　　）。

A. 尿 β_2-MG 降低

B. NAG 升高

C. 大量红细胞

D. 肾小管上皮细胞

E. 颗粒管型

36. 顺铂引起的肾病的肾脏病理改变显示（　　）。

A. 近端肾小管细胞出现透明小滴

B. 肾小管上皮细胞坏死

C. 间质水肿

D. 远端肾小管细胞出现透明小滴

E. 肾小管下皮细胞坏死

37. 治疗顺铂肾毒性的药物包括（　　）。

A. 硫代硫酸钠

B. 谷胱甘肽

C. 碳酸酐酶抑制剂

D. 红霉素

E. 氯霉素

38. （　　）可以在不影响顺铂抗肿瘤疗效的前提下，降低其在肾小管内的浓度，减少其在肾小管内的滞留时间，达到保护肾脏的目的。

A. 水负荷

B. 利尿剂

C. 万古霉素

D. 红霉素

E. 氯霉素

39. 环孢素 A 肾病的治疗包括发生（　　）可有相应指标异常。

A. 避免与非甾体类抗炎药、阿昔洛韦合用

B. 监测 CsA 血浓度

C. 必要时进行血液净化治疗

D. 发生溶血性尿毒综合征可进行血浆置换

E. 发生肾性尿崩症可进行血浆置换

40. 甲氨蝶呤肾病的实验室检查可见（　　）。

A. 尿蛋白　　B. 肾小管功能障碍

C. 肉眼血尿　　D. 乳糜尿

E. 脓尿

41. 镇痛药肾病的影像学检查可发现（　　）。

A. 肾脏缩小　　B. 肾乳头坏死

C. 肾钙化　　D. 空洞形成

E. 肾脏扩张

42. 非甾体类抗炎药所引起的肾损害常表现为（　　）。

A. 急性肾衰竭　　B. 慢性间质性肾炎伴肾乳头坏死

C. 慢性肾小球病变　　D. 高钾血症型肾小管酸中毒

E. 两性霉素 B 肾病

43. 非甾体类抗炎药所引起急性肾衰竭多为（　　）。

A. 非少尿性　　B. 可逆性

C. 不可逆性　　D. 少尿性

E. 多尿性

44. 无肾毒性的药物有（　　）。

A. 万古霉素　　B. 红霉素

C. 氯霉素　　D. 氟喹诺酮类药物

E. 糖皮质激素

45. 毒物相关性肾损害是指人类广泛暴露于许多化学品，引起肾脏结构与功能的直接或间接损害，出现（　　）异常。

A. 肾小球　　B. 肾小管

C. 肾间质　　D. 肾盂

E. 集合管

46. 毒物相关性肾损害根据毒物相关性肾损害的病因可分为（　　）。

A. 职业中毒性肾损害　　B. 非职业中毒性肾损害

C. 急性中毒性肾病　　D. 慢性中毒性肾病

E. 重金属

47. 毒物相关性肾损害根据病程特点可分为（　　）。

A. 职业中毒性肾损害　　B. 非职业中毒性肾损害

C. 急性中毒性肾病　　D. 慢性中毒性肾病

E. 重金属

48. 毒物相关性肾损害根据毒物的性质可分为（　　）。

A. 生物性毒素相关性肾损害　　B. 合成染料及有机化合物

C. 急性中毒性肾病　　D. 有机溶剂

E. 重金属

49. 毒物相关性肾损害中，（　　）可极大影响患者预后。

A. 高龄　　B. 糖尿病

C. 高血压　　D. 贫血

E. 女性

50. 毒物相关性肾损害的低血容量状态是由（　　）导致的。

A. 呕吐、腹泻　　B. 酸碱失衡

C. 出血　　D. 休克

E. 心力衰竭

51. 毒物相关性肾损害中，肾小管上皮细胞直接受损主要见于（　　）。

A. 浓酸浓碱　　B. 烃类

C. 农药　　D. 有机磷

E. 磷化锌

52. 毒物相关性肾损害中，几乎所有毒物均可通过直接或间接途径引起（　　）。

A. 肾血管收缩　　B. 肾缺血性损害

C. 肾小管损害　　D. 肾间质扩张

E. 肾血管扩张

53. 毒物相关性肾损害中，毒物可引起横纹肌溶解症、溶血，产生大量（　　）。

A. 肌红蛋白　　B. 血红蛋白

C. 微蛋白　　D. 血尿

E. 乳糜尿

54. 急性中毒性肾病表现为（　　）。

A. 急性肾小管坏死　　B. 急性过敏性肾炎

C. 急性肾小管梗阻　　D. 肾小管功能障碍

E. 无症状性蛋白尿

55. 慢性中毒性肾病表现为（　　）。

A. 急性肾小管坏死　　B. 急性过敏性肾炎

C. 慢性小管间质性肾炎　　D. 肾小管功能障碍

E. 无症状性蛋白尿

56. 不同毒物引起的肾损害临床表现各有不同，轻者仅表现为单纯尿检异常，如（　　）。
A. 血尿
B. 蛋白尿
C. 管型尿
D. 尿酶升高
E. 溶血

57. 毒物相关性肾损害的症状包括（　　）。
A. 与毒物相关的过敏
B. 消化系统症状
C. 神经系统症状
D. 泌尿系统症状
E. 高血压

58. 毒物相关性肾损害的实验室检查可见（　　）。
A. 尿渗透压升高
B. 尿酶减少
C. 尿红细胞增多
D. 泌尿系统症状
E. 蛋白尿

59. 急性中毒性肾病的治疗原则包括（　　）。
A. 病因治疗，减少毒物吸收
B. 促进毒物排出
C. 避免促进病情进展的高危因素
D. 手术治疗
E. 纠正水电解质、酸碱平衡紊乱

60. 轻度的慢性中毒性肾病患者，可选择的治疗是（　　）。
A. 避免继续接触毒物
B. 适度补液
C. 血液净化治疗
D. 热疗
E. 化疗

61. 对于慢性间质性肾炎及慢性肾功能不全的慢性中毒性肾病患者，可选择的治疗是（　　）。
A. 纠正水电解质酸碱平衡紊乱
B. 控制感染
C. 控制高血压
D. 手术治疗
E. 控制钙磷代谢紊乱

62. 汞中毒性肾病的损伤机制包括（　　）。
A. 氧化损伤
B. 免疫损伤
C. 血管坏死
D. 淋巴损伤
E. 红细胞破碎

63. 汞作用于还原型谷胱甘肽，损害其氧化功能，结合线粒体、微粒体酶中的（　　）引起酶失活，产生功能障碍。
A. 巯基
B. 羧基
C. 酮基
D. 氨基
E. 磷酰基

64. 慢性汞中毒的起病隐匿，慢性进程，可表现为全身非特异性症状，如（ ）。

A. 头晕、头痛
B. 心动过速
C. 失眠
D. 乏力
E. 恶心

65. 慢性汞中毒的肾损害以肾小球、肾小管损伤为主，出现（ ）。

A. 血尿
B. 蛋白尿
C. 水肿
D. 高血压
E. 无尿

66. 以（ ）来判断汞中毒，血汞超过30ng/ml即判断汞吸收过量。

A. 血
B. 尿汞浓度
C. 尿酸浓度
D. 尿碱浓度
E. 粪便

67. 汞中毒性肾病的治疗包括（ ）。

A. 抗自由基治疗
B. 对症支持治疗
C. 纠正水电解质、酸碱平衡紊乱
D. 小剂量使用糖皮质激素
E. 大剂量使用糖皮质激素

68. 对于急性汞中毒常出现急性肾损伤，通常使用（ ）清除体内汞的残留。

A. 血液透析
B. 血液灌注
C. 纠正水电解质、酸碱平衡紊乱
D. 小剂量使用糖皮质激素
E. 大剂量使用糖皮质激素

69. 铅可经呼吸道、消化道、皮肤吸收，分布于人体各组织，以（ ）含量最多。

A. 肝含量
B. 肺含量
C. 肾含量
D. 胰腺含量
E. 胃含量

70. 铅中毒性肾病引起的危害包括（ ）。

A. 心脏骤停
B. 血红蛋白合成障碍
C. 增加红细胞脆性毒性
D. 引起中枢神经毒性
E. 周围神经毒性

71. 急性铅中毒性肾病常合并肝功能损害表现，出现（ ）。

A. 食欲缺乏
B. 恶心、呕吐
C. 嗜睡
D. 剧烈腹痛
E. 肝大伴触痛

72. 急性铅中毒性肾病的肾组织病理可见（ ）。

A. 近端小管上皮细胞胞质
B. 核内嗜酸性包涵体

C. 线粒体肿胀　　D. 远端小管上皮细胞胞质
E. 体嵴消失

73. 慢性铅中毒性肾病常合并（　　）。
A. 神经衰弱　　B. 周围神经病
C. 贫血　　D. 消化不良症状
E. 泌尿系统不良症状

74. 慢性铅中毒性肾病早期出现（　　）。
A. 肾小管性蛋白尿　　B. 肾性糖尿
C. 氨基酸尿　　D. 混合性蛋白尿
E. 肾小管性酸中毒

75. 慢性镉中毒组织病理可见（　　）。
A. 肾小管上皮细胞扩张　　B. 细胞内溶酶体增多
C. 线粒体肿胀变性　　D. 间质纤维化
E. 肾小管上皮细胞萎缩

76. 有机溶剂引起的肾损害无特殊解毒药物，早期使用的治疗药物有（　　）。
A. 乙酰半胱氨酸　　B. 还原型谷胱甘肽
C. 葡醛内酯　　D. 糖皮质激素
E. 细胞毒物

77. 以下有关有机磷农药中毒性肾病的表现叙述，正确的是（　　）。
A. 可通过毒物直接引起近曲小管上皮细胞坏死
B. 破坏红细胞造成血管内溶血
C. 休克脱水造成肾灌注上升
D. 乙酰胆碱大量在体内蓄积引起儿茶酚胺释放，强烈扩张血管
E. 肾缺血缺氧

78. 以下有关有机氟农药中毒性肾病的表现叙述，正确的是（　　）。
A. 干扰细胞的氧化磷酸化　　B. 导致肾小管细胞能量生成障碍
C. 休克脱水造成肾灌注下降　　D. 干扰正常的三羧酸循环
E. 溶血性贫血

79. 对于有机磷农药中毒性肾病的治疗，必要时可选择（　　）以清除体内毒物。
A. 抗凝剂及血小板解聚药治疗　　B. 去纤维肽治疗
C. 化疗　　D. 血液灌注
E. 血浆置换

80. 鱼胆中毒后可迅速发生（　　）。
A. 急性肾损伤　　B. 肝损伤

C. 心肌损害　　D. 中毒性肝炎

E. 心脏骤停

81. 大量蜜蜂蜇后的表现为（　　）。

A. 水肿　　B. 皮肤灼热

C. 头痛　　D. 高血压

E. 急性肾损伤

参考答案

一、A1 型题

1. A　2. E　3. D　4. D　5. E　6. B　7. D　8. A　9. E　10. E
11. C　12. D　13. B　14. A　15. A　16. B　17. D　18. C　19. B　20. B
21. B　22. D　23. E　24. C　25. E　26. A　27. A　28. B　29. A　30. A
31. A　32. A　33. A　34. C

二、A2 型题

1. D

三、A3/A4 型题

1. D　2. A　3. E　4. C　5. B　6. C

四、B 型题

1. A　2. B　3. A　4. D　5. A　6. B　7. A　8. D　9. A　10. B
11. C　12. C　13. D

五、X 型题

1. AB　2. ABCD　3. ABCD　4. ABDE　5. ABCD
6. BCDE　7. CDE　8. ABDE　9. ABC　10. ABCD
11. ABC　12. DE　13. ACDE　14. ABCD　15. DE
16. BC　17. ABCD　18. AB　19. ABC　20. AB
21. ABC　22. AB　23. ABCD　24. AB　25. ABCD
26. ABCD　27. BC　28. ABC　29. AB　30. ADE
31. ACD　32. ABC　33. DE　34. BCD　35. BDE
36. ABC　37. ABC　38. AB　39. ABCD　40. AB
41. ABCD　42. ABCD　43. AB　44. BC　45. AB
46. AB　47. CD　48. ABDE　49. ABC　50. ACDE

51. BCDE 52. AB 53. AB 54. AB 55. CDE
56. ABCD 57. ABC 58. CDE 59. ABCE 60. AB
61. ABCE 62. AB 63. ABDE 64. ACDE 65. ABCD
66. AB 67. ABCD 68. AB 69. AC 70. BCDE
71. ABDE 72. ABCE 73. ABCD 74. ABC 75. BCDE
76. ABC 77. ABE 78. ABD 79. DE 80. ABC
81. ABCE

第二十章　急性肾衰竭

一、A1 型题

1. 狭义的急性肾衰竭是指（　　）。

A. 肾后性急性肾衰竭　　B. 急进性肾小球肾炎
C. 急性肾小球肾炎　　D. 肾前性急性肾衰竭
E. 急性肾小管坏死

2. 急性肾衰竭的诊断依据是（　　）。

A. 电解质紊乱　　B. 尿液检查异常
C. 贫血　　D. 血肌酐的绝对或相对值的变化
E. 代谢性酸中毒

3. 关于老年人急性肾衰竭叙述，错误的是（　　）。

A. 由于肾储备功能减退、合并症多等原因，老年人对急性肾衰竭的易感性增高，急性肾衰竭发病率显著高于普通人群
B. 与非老年人相比，肾后性急性肾衰竭在老年患者中更为多见
C. 目前临床上仍以尿肌酐上升或尿量减少为依据来诊断老年人急性肾衰竭，故尿肌酐能够敏感反映老年人肾功能减退情况
D. 老年人肾小球滤过率轻度减退时尿量可无明显减少，故非少尿型急性肾衰竭较多见
E. 老年人急性肾衰竭防治原则与非老年人急性肾衰竭相同，由于对急性肾衰竭易感性高，预防尤为重要

4. 与急性肾衰竭时应用呋塞米（速尿）无关的是（　　）。

A. 增加肾小球滤过率
B. 肾小管重吸收水的功能下降
C. 酸中毒减轻
D. 非少尿型对呋塞米尚有反应，从而出现失钠性低钠血症
E. 造成低钠，细胞水肿

5. 肾后性急性肾衰竭的特征是（　　），梗阻可发生在从肾盂到尿道的尿路中任一个部位。

A. 慢性尿路梗阻　　B. 急性输尿管梗阻

C. 慢性输尿管梗阻　　D. 膀胱梗阻

E. 急性尿路梗阻

6. 下述哪项不是心排血量不足导致的循环血量下降引起的肾前性急性肾衰竭（　　）。

A. 心源性休克　　B. 充血性心力衰竭

C. 肺栓塞　　D. 心脏压塞

E. 大量失血

7. 以下不是肾前性急性肾衰竭诱因的是（　　）。

A. 大量利尿　　B. 心力衰竭

C. 大量失血　　D. 双侧输尿管结石

E. 脱水

8. 下列有助于鉴别急性肾小管坏死与肾前性急性肾衰竭的是（　　）。

A. 尿量　　B. 血肌酐升高的程度

C. 超声影响　　D. 血压降低程度

E. 尿钠浓度

9. 肾后性急性肾衰竭的特征为（　　）。

A. 血容量减少　　B. 肾间质炎症

C. 肾实质损伤　　D. 急性尿路梗阻

E. 毒物导致肾损害

10. 最常见的急性肾损伤是（　　）。

A. 急性肾小管坏死　　B. 肾血管疾病

C. 急性间质性肾炎　　D. 原发性肾小球疾病

E. 继发性肾小球疾病

11. 临床上最常见和最具有代表性的急性肾衰竭是（　　）。

A. 重症肾小球肾炎　　B. 重症肾盂肾炎

C. 重症急性间质性肾炎　　D. 急性肾小管坏死

E. 大量失血

12. 下列说明患者的肾衰竭是慢性、不可逆的是（　　）。

A. 血红蛋白 80g/L　　B. 高磷低钙血症

C. 血尿素氮 15mmol/L　　D. 血清肌酐 395μmol/L

E. B 超提示双肾大小为 8.8cm×4.2cm

13. 下述指标中提示患者是肾实质性急性肾衰竭的是（　　）。

A. 尿比重 >1.018　　B. 尿渗透压 >500

C. 尿钠浓度 <20　　D. 肾衰竭指数 <1

E. 钠排泄分数 >1

14. 肾性急性肾衰竭最常见的病因是（　　）。

A. 链球菌感染　　B. 血容量减少

C. 磺胺药过敏　　D. 肾缺血或肾毒性物质

E. 急性尿路梗阻

15. 关于急性肾衰竭治疗的说法，不正确的是（　　）。

A. 急性肾衰竭首先要纠正可逆的病因

B. 临床上常规使用小剂量多巴胺以增加尿量

C. 每日补液量可按前一日尿量加500ml计算

D. 对非高分解型、尿量不少的患者，可试行内科保守治疗

E. 对于严重酸中毒患者应立即透析

16. 对肾前性肾损伤和造影剂肾损伤具有防治作用，且该作用已获足够循证医学证据支持的治疗方式是（　　）。

A. 给予非诺多泮　　B. 给予小剂量多巴胺

C. 充足补液　　D. 给予袢利尿剂

E. 给予甘露醇

17. 以下不适合治疗严重急性肾衰竭的是（　　）。

A. 低蛋白饮食　　B. 限制水钠摄入

C. 限制钾摄入　　D. 早期并且经常进行透析

E. 超负荷容量时及时给予毛花苷丙及硝普钠

18. 肾衰竭时最常见的酸碱平衡紊乱类型是（　　）。

A. 代谢性酸中毒　　B. 代谢性碱中毒

C. 代谢性酸中毒合并呼吸性碱中毒　　D. 代谢性酸中毒合并呼吸性酸中毒

E. 代谢性碱中毒合并呼吸性碱中毒

19. 急性肾衰竭最常见的电解质紊乱是（　　）。

A. 高钠血症　　B. 低钠血症

C. 高钾血症　　D. 低钾血症

E. 高钙血症

20. 针对急性肾衰竭并发心力衰竭的患者最有效的治疗措施是（　　）。

A. 强心治疗　　B. 利尿治疗

C. 扩血管治疗　　D. 透析治疗

E. 镇静治疗

21. 急性肾衰竭多尿期后最可能出现的是（　　）。

A. 低钾血症　　B. 脱水

C. 血尿素氮及肌酐水平即可降至正常　D. 继发感染
E. 血尿素氮及肌酐水平升高

22. 骨髓造血干细胞移植后出现急性肾衰竭，最常见的原因是（　　）。
A. 肝肾综合征　B. 低血容量
C. 血栓性微血管病　D. 缺血或中毒导致急性肾小管坏死
E. 化学治疗药物剂量过大

二、A2 型题

1. 患者，男，66 岁，术前肾功能正常，目前因心脏手术后急性肾衰竭在监护室观察，衡量肾功能最可靠的指标是（　　）。
A. 尿量减少　B. 血尿素氮突然升高
C. 尿钠 <20mmol/L　D. 血肌酐突然升高
E. 高血钾

2. 患者，男，38 岁，肝移植术后，术前肾功能、尿常规未见异常，术中一过性 BP 80/50mmHg，BUN 17. 8mmol/L，Cr 350μmol/L，血 Na^+ 132mmol/L，K^+ 7. 4mmol/L，CO_2CP 12mmol/L。最可能的急性肾衰竭原因是（　　）。
A. 有效循环血量不足　B. 尿路梗阻
C. 肝肾综合征　D. 急性肾小管坏死
E. 双侧肾皮质坏死

3. 患者，女，71 岁，因不洁饮食，呕吐、腹泻、脓血便，里急后重，庆大霉素 16 万 U/d，第 3 天时尿量 600ml/L，BUN 轻度升高，Scr 正常，尿 pH6. 0，第 5 天时尿量 200ml/d，Scr 860μmol/L，BUN 31. 2mmol/L，血钾 6. 80mmol/L，尿 pH 6. 2，进行血液透析治疗，维持透析 5 个月时尿量 100ml/d，SCr 1000μmol/L，BUN 36. 4mmol/L。病程在第 3 天时尿沉渣中增多明显的项目是（　　）。
A. 红细胞管型　B. 白细胞管型
C. 透明管型　D. 蜡样管型
E. 颗粒管型

4. 患者，男，65 岁，半年前确诊为多发性骨髓瘤。3 天前发生右肾区绞痛，肉眼血尿。查体：肾区叩痛明显。尿本周蛋白阳性，红细胞满视野，腹部 X 线平片未见异常，超声检查右肾中度积液，疑为小结石，血肌酐为 2000μmol/L。以下可引起急性肾衰竭的措施是（　　）。
A. 适度补液扩容　B. 静脉尿路造影
C. 服用排石汤　D. 应用解痉药物
E. 使用止血药物

5. 患者，女，43岁，反复水肿、尿少10余年。血红蛋白79g/L，血压150/100mmHg，尿蛋白(++)，尿红细胞6~10个/HP，尿白细胞2~3个/HP，尿比重1.010~1.012，临床诊断为慢性肾炎。查肾功能为BUN 11mmol/L，Cr 187μmol/L，Ccr 40ml/min。患者肾功能分期属于（　　）。

A. 肾功能正常期　　B. 肾功能不全代偿期

C. 氮质血症期　　D. 尿毒症期

E. 终末期

6. 患者，男，61岁，因神经源性膀胱继发感染，尿培养为大肠杆菌，依药敏使用庆大霉素治疗，每日静脉滴注24万U，连续14天后出现多尿，尿量每日达4000ml以上，引起电解质紊乱和相应症状，血肌酐从原先的120μmol/L升达450μmol/L。最可能的诊断为（　　）。

A. 急性肾衰竭　　B. 急性非少尿型肾衰竭

C. 慢性间质性肾炎　　D. 肾性尿崩症

E. 慢性肾功能不全

7. 患者，女，53岁，因盆腔肿瘤切除术后12h出现少尿（17ml/h），血尿素氮15mmol/L，肌酐178μmol/L，尿比重1.025，尿钠13mmol/L。尿量减少最可能的原因是（　　）。

A. 肾后性急性肾衰竭　　B. 急性肾小管坏死

C. 慢性肾衰竭　　D. 肾前性急性肾衰竭

E. 急性间质性肾炎

三、A3/A4型题

（1~4题共用题干）

患者，男，69岁，冠心病史10余年，冠状动脉造影检查后，出现恶心、食欲减退，BUN 22mmol/L，Cr 230mmol/L，Hb 118g/L，尿量500ml，血压140/80mmHg。

1. 最可能的诊断是（　　）。

A. 慢性肾衰竭　　B. 急性肾衰竭

C. 缺血性肾病　　D. 过敏性间质性肾炎

E. 良性肾小动脉硬化

2. 该病症少尿期一般为（　　）。

A. 6天　　B. 7~14天

C. 4周　　D. 4~6周

E. 3天

3. 该病症恢复期通常持续（　　）。

A. 7~14天　　B. 8周

C. 4 周
D. 1~3 周
E. 6 周

4. 该病症恢复期的每日尿量为（　　）。
A. 2000~3000ml
B. 3000~5000ml
C. 1000~1500ml
D. 1500~2000ml
E. 1500~3000ml

（5~10 题共用题干）

患者，男，38 岁，因受凉感冒，出现咳嗽、发热，最高体温 38.6℃，静脉给予生理盐水 500ml + 青霉素钠盐 800 万 U，静脉滴注，1 次/日；阿昔洛韦 1.25g + 5% 糖盐水 500ml，静脉滴注，1 次/日。2 天后，患者尿量每天 350ml 左右。尿常规：蛋白(++)，隐血(+)；BUN 24.2mmol/L，Cr 1224.0μmol/L，钠 129.0mmol/L，氯 92.0mmol/L；ALP 170IU/L，γ-GT 51IU/L，LDH 190IU/L，ALT、AST 及其他指标正常；血尿酸 614μmol/L。B 超示双肾形态和大小正常。

5. 若要明确致肾衰竭的原因，首选的检查是（　　）。
A. 双肾 CT 扫描
B. 肾活检
C. IVP
D. 尿钠分析
E. 自身抗体检查

6. 患者肾衰竭的原因最可能是（　　）。
A. 肾皮质坏死
B. 急性间质性肾炎
C. 急性肾小管坏死
D. 严重感染
E. 肾小管阻塞

7. 假设患者系阿昔洛韦中毒引起的急性肾衰竭，关于其肾活检病理学改变的描述，错误的是（　　）。
A. 部分肾小管上皮脱落、坏死
B. 肾间质有大量炎症细胞浸润，主要为淋巴细胞和中性粒细胞
C. 免疫荧光检查 IgA (-)
D. 系膜增生明显
E. 免疫荧光检查 C3 (-)

8. 关于阿昔洛韦副作用的描述，错误的是（　　）。
A. 致血尿素氮、肌酐水平升高及蛋白尿、尿沉渣中有红细胞
B. 致红细胞、白细胞及血红蛋白减少
C. 致 AST、ALT、ALP、IDH 和总胆红素升高
D. 可出现消化道症状及变态反应
E. 无神经系统毒性

9. 阿昔洛韦中毒引起急性肾衰竭后的治疗不适当的是（　　）。

A. 停止继续使用阿昔洛韦　　B. 水化治疗

C. 强制利尿　　D. 血液透析

E. 给予谷胱甘肽还原酶抑制剂

10. 规定静脉使用阿昔洛韦的方法是（　　）。

A. 1 次 5mg/kg，1 日 3 次，每次静脉滴注时间在 1 小时以上，可连续给药 7 天

B. 1 次 5mg/kg，1 日 1 次，静脉滴注时间在 2 小时以上，可连续给药 7 天

C. 1 次 10mg/kg，1 日 3 次，每次静脉滴注时间在 1 小时以上，可连续给药 7 天

D. 1 次 10mg/kg，1 日 1 次，静脉滴注时间在 2 小时以上，可连续给药 7 天

E. 1 次 1mg/kg，1 日 1 次，静脉滴注时间在 2 小时以上，可连续给药 7 天

（11~12 题共用题干）

患者，女，68 岁，因盆腔肿瘤切除术后 12 小时出现少尿（10ml/小时），血尿素氮 17mmol/L，肌酐 198μmol/L，尿比重 1.025，尿钠 13mmol/L。

11. 最可能的诊断是（　　）。

A. 肾前性急性肾衰竭　　B. 肾后性急性肾衰竭

C. 急进性肾小球肾炎　　D. 急性肾小管坏死

E. 慢性肾衰竭

12. 以下治疗措施不恰当的是（　　）。

A. 纠正可逆病因　　B. 重症病例尽早透析

C. 补充营养　　D. 避免使用肾毒性药物

E. 不需控制进液量

（13~14 题共用题干）

患者，男，46 岁，少尿，尿常规：蛋白(+)，红细胞 8~112/HP，尿 pH 5，肾功能：血尿素氮 12mmol/L，肌酐 146μmol/L，血尿酸 1080μmol/L。

13. 根据上述临床表现，患者少尿的原因主要是（　　）。

A. 肾后性急性肾衰竭　　B. 急性肾小管坏死

C. 肾前性急性肾衰竭　　D. 出血性膀胱炎

E. 急性肾小球肾炎

14. 宜首选下列何种治疗方案（　　）。

A. 限制水摄入　　B. 限制蛋白质摄入

C. 立即血液透析　　D. 使用利尿剂

E. 大量补液及碱化尿液

四、X型题

1. 急性肾衰竭的诊断依据是（　　）。
   A. 血肌酐绝对值每日平均增加44.2μmol/L
   B. 在24~72小时内血肌酐相对增加25%~100%
   C. 血肌酐明显升高>450μmol/L
   D. 血肌酐>707μmol/L，
   E. 血Ph<7.35
2. 肾前性急性肾衰竭的常见病因是（　　）。
   A. 血容量减少
   B. 肾毒性物质
   C. 肾内血流动力学改变
   D. 有效动脉血容量减少
   E. 急性尿路梗阻
3. 肾后性急性肾衰竭常见原因包括（　　）。
   A. 尿路阻塞
   B. 尿路狭窄
   C. 前列腺增生
   D. 神经源性膀胱
   E. 输尿管阻塞
4. 造成急性肾小管坏死血流动力学障碍的原因是（　　）。
   A. 血管收缩因子产生过少，舒张因子产生相对过多
   B. 交感神经过度兴奋
   C. 肾内肾素-血管紧张素系统兴奋
   D. 肾内舒张血管性前列腺素合成减少，缩血管性前列腺素产生过多
   E. 管-球反馈过强造成肾血流及肾小球滤过率下降
5. 急性肾衰竭少尿期进行透析治疗的指征是（　　）。
   A. 血肌酐每日升高>176.8μmoL/L
   B. 血尿素氮每日升高>8.9mmol/L
   C. 血钾每日升高>0.8mmol/L
   D. 酸中毒，二氧化碳结合力<13mmol/L，pH<7.25
   E. 血钾每日升高>1.0mmol/L
6. 急性肾衰竭的主要临床表现是（　　）。
   A. 水、电解质和酸碱平衡紊乱
   B. 严重贫血
   C. 血肌酐和尿素氮水平升高
   D. 肾性骨营养不良症
   E. 全身各系统并发症
7. 急性肾衰竭在诊断上强调识别的关键问题是（　　）。
   A. 肾损伤严重性
   B. 是否原有CKD的存在

C. 患者病史　　D. 肾损伤程度

E. 肾损伤时间

8. 急性肾衰竭肾脏的病理改变为（　　）。

A. 皮质呈苍白色　　B. 肾脏缩小

C. 肾增大而质软　　D. 皮质肿胀

E. 髓质呈暗红色

9. 急性肾衰竭时循环系统症状有（　　）。

A. 心律失常　　B. 心力衰竭

C. 心肌病变　　D. 低血压

E. 肺水肿

10. 急性肾衰竭时尿液检查异常为（　　）。

A. 尿常规检查尿蛋白以大分子蛋白为主

B. 肾衰竭指数及滤过钠排泄分数常小于 1

C. 尿比重降低且较固定，多在 1.015 以下

D. 尿沉渣检查可见肾小管上皮细胞、上皮细胞管型等

E. 尿渗透浓度低于 350mmol/L

11. 急性肾衰竭的类型诊断主要是区别（　　）。

A. 肾前性　　B. 肾后性

C. 肾性急性肾衰竭　　D. 肾后性急性肾小管坏死

E. 肾性急性肾小管坏死

12. 引起急性肾衰竭的常见病因包括（　　）。

A. 免疫损伤　　B. 脓毒症

C. 肾毒性药物　　D. 失血性休克

E. 血管炎

13. 诊断急性肾小管坏死的注意事项包括（　　）。

A. 急性肾小管坏死是一个排除性诊断，需要排除肾前、肾后性和其他肾脏疾病因素

B. 发生于摄入毒物、药物等的急性肾衰竭常提示急性肾小管坏死

C. 完全无尿罕见

D. 完全无尿常见

E. 发生于摄入毒物、药物等的急性肾衰竭常提示急性肾小管坏死

14. 急性肾衰竭透析治疗的目的是（　　）。

A. 有助于液体、热量、蛋白质及其他营养物质的摄入

B. 纠正高钾血症和代谢性酸中毒

C. 尽早清除体内过多的水分、毒素

D. 恢复正常的肾功能

E. 有利于肾损伤细胞的修复和再生

15. 急性肾衰竭不常规使用小剂量多巴胺的原因是（　　）。

A. 增加肾血浆流量　　B. 增加肠缺血的危险

C. 增加心肌缺血的危险　　D. 增加心律失常的危险

E. 增加抑制垂体激素分泌的危险

16. 急性肾衰竭时可出现的电解质、酸碱平衡紊乱有（　　）。

A. 代谢性酸中毒　　B. 高钾血症

C. 高钠血症　　D. 低钙血症

E. 高磷血症

17. 急性肾衰竭合并心力衰竭的治疗措施是（　　）。

A. 药物治疗以扩血管为主　　B. 以利尿药治疗为主

C. 以洋地黄治疗为主　　D. 常规使用小剂量多巴胺

E. 容量负荷过重的心力衰竭应尽早进行透析

18. 尿毒症时常见的电解质紊乱有（　　）。

A. 高血钾　　B. 高血磷

C. 低血钙　　D. 低血钾

E. 轻度高镁血症

19. 急性肾衰竭合并感染的治疗原则是（　　）。

A. 据细菌培养和药敏试验选用对肾无毒性或毒性低的抗生素

B. 使用糖皮质激素

C. 尽早使用抗生素

D. 按内生肌酐清除率调整抗生素剂量

E. 选用广谱抗生素

20. 急性肾衰竭多尿期早期的治疗重点为（　　）。

A. 维持水、电解质和酸碱平衡　　B. 控制氮质血症

C. 治疗原发病　　D. 防止各种并发症

E. 控制毛细血管损害

21. 常用的反映急性肾衰竭病情严重程度的临床评分系统有（　　）。

A. 急性生理学和慢性健康状况评估　　B. 简化的急性生理学评分

C. 脏器系统衰竭评分　　D. 急性肾小管坏死严重性指数评分

E. 慢性生理学和急性健康状况评估

22. 急性肾衰竭患者出院后随访检查包括（　　）。

A. 复查尿常规　　B. 肾功能检查

C. 双肾 B 超　　D. CT 检查

E. 血液检查

23. 提示急性肾衰竭预后差的指标有（　　）。

A. 高龄　　B. 机械通气

C. 脓毒综合征　　D. 尿崩

E. 急性心衰

24. 急性肾衰竭透析治疗的指征是（　　）。

A. 严重代谢性酸中毒　　B. 容量负荷过重对利尿药治疗无效

C. 高钙血症　　D. 严重脑病

E. 心包炎

参考答案

一、A1 型题

1. E　2. D　3. C　4. C　5. E　6. E　7. D　8. E　9. D　10. A
11. D　12. E　13. E　14. D　15. B　16. C　17. E　18. A　19. C　20. D
21. C　22. A

二、A2 型题

1. D　2. D　3. C　4. B　5. C　6. B　7. D

三、A3/A4 型题

1. B　2. B　3. D　4. B　5. B　6. C　7. D　8. E　9. C　10. A
11. A　12. E　13. A　14. E

四、X 型题

1. AB　2. ACD　3. ABDE　4. BCDE　5. ABDE
6. ACE　7. ABDE　8. ACDE　9. ABCE　10. CDE
11. ABC　12. BCD　13. ABC　14. ABCE　15. BCDE
16. ABDE　17. AE　18. ABCE　19. ACD　20. ABCD
21. ABCD　22. ABC　23. ABCE　24. ABDE

第二十一章　慢性肾衰竭

一、A1 型题

1. 有助于急、慢性肾衰竭鉴别的是（　　）。
   A. 蛋白尿的程度　　B. 血尿的程度
   C. 高血压的程度　　D. 肾脏的大小
   E. 酸中毒的程度
2. 慢性肾脏病是指肾损伤（　　），呈现为肾结构或功能异常，肾小球滤过率下降或不下降。
   A. ≥3 个月　　B. ≥1.5 个月
   C. ≥半个月　　D. ≥2 个月
   E. ≥1 个月
3. 下列关于慢性肾衰竭，不正确的是（　　）。
   A. 尿毒症时每个器官系统的功能均失调而出现尿毒症的各种症状
   B. 蛋白尿是肾衰竭进行性恶化的重要因素
   C. 透析可改善尿毒症的所有症状
   D. 肾衰竭时低钾血症者罕见
   E. 肾衰竭的早期除血肌酐升高外，仅表现为基础疾病的症状
4. （　　）是一种胰岛素增敏剂，用于糖尿病治疗。
   A. 醛固酮受体拮抗剂　　B. 噻唑烷二酮
   C. 活性维生素 D　　D. 内皮素受体阻断剂
   E. 血管肽酶抑制剂
5. （　　）及其类似物如帕立骨化醇治疗，可以减轻肾小球硬化和肾小管间质纤维化，延长患者生存。
   A. 醛固酮受体阻断剂　　B. 噻唑烷二酮
   C. 活性维生素 D　　D. 内皮素受体阻断剂
   E. 血管肽酶抑制剂
6. 慢性肾衰竭氮质血症期相当于美国肾脏病基金会 K/DOQI 指南中慢性肾脏病（CKD）的（　　）。
   A. 第 1 期　　B. 第 2 期

C. 第3期　　D. 第4期
E. 第5期

7. 慢性肾衰竭代偿期的标准是（　　）。
A. Ccr 50%~70% 血清肌酐（Scr）<1.5mg/dl
B. Ccr 25%~50% 血清肌酐（Scr）1.5~2.5mg/dl
C. Ccr 10%~25% 血清肌酐（Scr）2.5~5mg/dl
D. Ccr<10%~25% 血清肌酐（Scr）>5mg/dl
E. Ccr<5% 血清肌酐（Scr）>10mg/dl

8. 慢性肾衰竭的分期正确的是（　　）。
A. 早期、尿毒症期　　B. 尿毒症前期、尿毒症后期
C. 早期、肾衰竭期　　D. 代偿期、尿毒症期
E. 代偿期、氮质血症期、衰竭期、尿毒症期

9. 下述实验室检查结果中，最能说明慢性肾衰竭患者已进入尿毒症期的是（　　）。
A. 血肌酐水平升高　　B. 高磷血症
C. 低钠血症　　D. 代谢性酸中毒
E. 低钙血症

10. 下列关于慢性肾衰竭不全代偿期，错误的是（　　）。
A. 临床上仅有轻度恶心　　B. 肌酐清除率可轻度降低
C. 血钾正常　　D. 血肌酐浓度正常
E. 血尿素氮浓度正常

11. 慢性肾衰竭最常见的病因是（　　）。
A. 糖尿病肾病　　B. 系统性红斑狼疮
C. 良性肾小动脉硬化症　　D. 慢性肾小球肾炎
E. 慢性肾盂肾炎

12. 引起慢性肾衰竭最常见的继发性肾脏疾病是（　　）。
A. 慢性肾小球肾炎　　B. 糖尿病肾病
C. 高血压肾病　　D. 狼疮性肾炎
E. 梗阻性肾病

13. 尿毒症患者最常见的继发性感染是（　　）。
A. 皮肤感染　　B. 原发性腹膜炎
C. 口腔黏膜溃疡　　D. 胃肠道广泛黏膜炎症
E. 肺部和泌尿系统感染

14. 慢性肾衰竭患者易于感染的最主要原因是（　　）。
A. 血红蛋白减少　　B. 淋巴细胞减少

C. 血浆清蛋白减少　　D. 骨髓受尿毒症毒素抑制
E. 细胞免疫和体液免疫功能降低

15. 慢性肾衰竭时继发性甲旁亢发生的机制为（　　）。
A. 健存肾单位学说　　B. 肾小球高滤过学说
C. 肾小管高代谢学说　　D. 矫枉失衡学说
E. 内分泌功能障碍

16. 尿毒症贫血的主要原因是（　　）。
A. 肾脏产生促红细胞生成素（EPO）减少
B. 造血原料缺乏
C. 血液透析过程失血
D. 红细胞寿命缩短
E. 骨髓抑制

17. 尿毒症患者最常见的感染是（　　）。
A. 胃肠道感染　　B. 肺部感染
C. 腹膜感染　　D. 皮肤感染
E. 肝炎病毒感染

18. 当肾小球滤过率（GFR）减少至正常的10%以下，血肌酐 >707μmol/L 时为（　　）。
A. 氮质血症期　　B. 肾衰竭早期
C. 肾贮备能力下降期　　D. 尿毒症期
E. 肾衰竭期

19. 临床上尿毒症最常见的诱发因素为（　　）。
A. 感染　　B. 高蛋白饮食
C. 心力衰竭　　D. 失水
E. 服磺胺类药物

20. 尿毒症患者尿液的特点是（　　）。
A. 尿量明显减少　　B. 尿中颗粒管型明显增加
C. 尿中蜡样管型明显增加　　D. 尿蛋白定量随病情恶化而增加
E. 尿比重常固定在1.010左右

21. 与继发性甲旁亢无关的尿毒症患者症状为（　　）。
A. 心包炎　　B. 皮肤瘙痒
C. 胃肠道症状　　D. 肾性骨营养不良症
E. 神经系统症状

22. 尿毒症患者消化道出血最主要的原因是（　　）。
A. 潴留的毒性物质——尿素，对消化道的刺激

B. 大量尿素经消化道排泄时所形成的氨，对消化道刺激所致
C. 代谢性酸中毒
D. 潴留的毒性物质对神经系统的作用，间接影响消化道
E. 应激性溃疡

23. 尿毒症肺炎主要属于（　　）。
A. 变态性　　B. 浆液性
C. 化脓性　　D. 出血性
E. 纤维素性

24. 尿毒症患者发生肺部感染，应选用的抗生素是（　　）。
A. 青霉素 + 链霉素　　B. 氨苄西林 + 庆大霉素
C. 四环素 + 头孢菌素　　D. 红霉素 + 氯霉素
E. 卡那霉素 + 头孢菌素

25. 导致尿毒症不断恶化最常见的诱因是（　　）。
A. 高蛋白饮食　　B. 使用抗生素
C. 感染　　D. 心力衰竭
E. 高血压

26. 尿毒症患者一定会出现的临床表现为（　　）。
A. 高血压　　B. 贫血
C. 出血　　D. 食欲不振
E. 骨酸痛

27. 尿毒症患者最早出现、最突出的临床表现是（　　）。
A. 周围神经炎　　B. 心律失常
C. 胃肠道症状　　D. 水电解质失调
E. 酸碱平衡紊乱

28. 下述尿常规检查中，符合晚期尿毒症改变的是（　　）。
A. 比重 1.030，蛋白(++++)，红细胞(+)，透明管型 5~7 个/HP
B. 比重 1.020，蛋白(++)，红细胞(+)，颗粒管型 0~3 个/HP
C. 比重 1.010，蛋白微量，红细胞 0~2 个/HP，蜡样管型 0~3 个/HP
D. 比重 1.015，蛋白(++++)，红细胞(+)，管型 0~4 个/HP
E. 比重 1.020，蛋白(+)，红细胞 0~3 个/HP，白细胞管型 4~6 个/HP

29. 尿毒症酸中毒的特征是（　　）。
A. 高磷血症、低钙血症
B. 食欲不振、呕吐
C. 血阴离子间隙增加，HCO_3^- 浓度下降

D. 血甲状旁腺激素浓度升高

E. 血肌酐 > 707μmol/L

30. 尿毒症时脂肪代谢的异常表现为（　　）。

A. 血中游离脂肪酸增高
B. 血胆固醇增高
C. 血胆固醇降低
D. 血甘油三酯水平增高
E. 血甘油三酯水平降低

31. 尿毒症患者血液系统的临床表现为（　　）。

A. 低色素，小细胞性贫血
B. 白细胞出现中毒颗粒，核左移
C. 血小板异常增多
D. 贫血常为中、重度而难以纠正
E. 促红细胞生成素增加

32. 尿毒症患者特殊的临床表现是（　　）。

A. 厌食、呕吐
B. 皮肤瘙痒
C. 库斯莫尔呼吸
D. 氨味
E. 蛋白尿

33. 不符合晚期尿毒症表现的化验结果是（　　）。

A. 血钾 5.5mmol/L
B. 血钾 3.2mmol/L
C. 血钙 1.5mmol/L
D. 血磷 1.5mmol/L
E. 血磷 0.75mmol/L

34. 以下不属于尿毒症患者发生肾性骨病特点的是（　　）。

A. 与肾小球高压和代偿性肥大密切相关
B. 继发性甲状旁腺功能亢进导致溶骨作用
C. 尿磷排泄减少
D. 营养不良和低蛋白血症
E. 活性维生素 D 合成障碍

35. 微炎症是指一种（　　）感染引起的，表现为全身循环中炎性蛋白、炎性细胞因子升高，导致患者出现各种并发症的非显性炎症状态。

A. 细菌
B. 衣原体
C. 非病原微生物
D. 病毒
E. 真菌

36. 肾小球滤过率（GFR）（　　）时，绝大多数患者往往无主观症状，或仅有夜尿增多、乏力和腰酸等，辅助检查可能发现合并存在继发性甲状旁腺功能亢进。

A. ≥50ml/(min · 1.73m^2)
B. ≥40ml/(min · 1.73m^2)
C. ≥30ml/(min · 1.73m^2)
D. ≥10ml/(min · 1.73m^2)
E. ≥20ml/(min · 1.73m^2)

37. 慢性肾衰竭最常见的死因是（　　）。

A. 消化道出血　　B. 严重贫血

C. 心血管疾病　　D. 肺部感染

E. 消化性溃疡

38. 下列关于慢性肾衰竭时的心律失常，错误的是（　　）。

A. 可由高钾血症引起　　B. 可因低钾血症引起

C. 可有窦房传导阻滞　　D. 可有高钙血症引起

E. 可有室性心动过速

39. 肾性贫血的主要原因是（　　）。

A. 铁缺乏　　B. 叶酸缺乏

C. 红细胞生成素缺乏　　D. 蛋白质缺乏

E. 尿毒症毒素对骨髓的抑制

40. 下列不是肾性骨病原因的是（　　）。

A. 代谢性酸中毒　　B. 骨化三醇缺乏

C. 营养不良　　D. 继发性甲状旁腺功能亢进症

E. 磷中毒

41. 肾性骨病中依常见顺序排列是（　　）。

A. 纤维囊性骨炎、肾性骨硬化症、肾性骨软化症、骨质疏松症

B. 肾性骨软化症、纤维囊性骨炎、骨质疏松症、肾性骨硬化症

C. 肾性骨硬化症、肾性骨软化症、骨质疏松症、纤维囊性骨炎

D. 骨质疏松症、纤维囊性骨炎、肾性骨硬化症、肾性骨软化症

E. 纤维囊性骨炎、肾性骨软化症、骨质疏松症、肾性骨硬化症

42. 肾性骨营养不良最常见和最主要的类型是（　　）。

A. 软骨病　　B. 骨硬化

C. 纤维性骨炎　　D. 骨质疏松

E. 营养不良和低蛋白血症

43. 肾性骨病早期诊断最可靠的依据（　　）。

A. 血甲状旁腺激素（PTH）浓度测定　　B. 症状表现

C. 骨活检　　D. 血钙测定

E. 骨 X 线平片

44. 尿毒症患者发生肾性骨病的主要原因是（　　）。

A. 尿钙排泄增多　　B. 继发性甲状旁腺功能亢进

C. 尿磷排泄减少　　D. 营养不良和低蛋白血症

E. 活性维生素 D 合成障碍

45. 下列有关肾衰竭时钙磷的平衡说法，不正确的是（　　）。

A. 高磷血症、低钙血症在肾衰竭的早期即能检验出来，且易引起临床症状

B. 血磷浓度高会抑制近曲小管产生骨化三醇

C. 血磷浓度高会与血钙结合成磷酸钙沉积于组织，使血钙降低

D. 血磷浓度由肠道对磷的吸收及肾的排泄来调节

E. 低钙使甲状旁腺分泌甲状旁腺激素（PTH）增加的主要因素

46. 慢性肾衰竭有下列哪项改变即为尿毒症期（　　）。

A. 贫血　　B. 夜尿多

C. PSP 试验异常　　D. 低钙血症

E. 代谢性酸中毒

47. 以下不属于尿毒症肾性骨病原因的是（　　）。

A. 骨质脱钙　　B. 高血磷

C. 活性维生素 D 生成增加　　D. 甲状不良和低蛋白血症

E. 营养不良和低蛋白血症

48. 以下关于尿毒症的化验检查结果正确的是（　　）。

A. 高钙血症，低磷血症　　B. 常有小细胞低色素性贫血

C. 易有低钠血症　　D. 常有呼吸性酸中毒

E. 血浆蛋白降低，其中以球蛋白的降低常较明显

49. 肾功能不全尿毒症时，罕见的电解质异常是（　　）。

A. 血钾升高　　B. 血钙升高

C. 血镁升高　　D. 血磷升高

E. HCO_3^- 降低

50. 尿毒症患者出现的深大呼吸是下列哪种酸碱平衡失调代偿形成（　　）。

A. 代谢性酸中毒　　B. 呼吸性酸中毒

C. 代谢性碱中毒　　D. 呼吸性碱中毒

E. 呼吸性碱中毒伴代谢性酸中毒

51. 慢性肾衰竭时常有的水与电解质紊乱表现为（　　）。

A. 代谢性酸中毒，低血磷和低钙血症　　B. 代谢性碱中毒，低钾和低氯血症

C. 代谢性酸中毒，高磷和低钙血症　　D. 代谢性酸中毒，高钾和低镁血症

E. 代谢性酸中毒，失水和低钠、低钾血症

52. 为延缓慢性肾衰竭的进展，对肾小球滤过率（GFR）为 10~20ml/min 的患者，在高热量的前提下，每天给予的蛋白质量一般是（　　）。

A. 0. 5g/kg　　B. 0. 6g/kg

C. 0. 7g/kg　　D. 0. 8g/kg

E. 1. 0g/kg

53. 为延缓慢性肾衰竭的进展，患者饮食中不宜选择的食物是（　　）。

A. 鸡蛋　　B. 鱼

C. 瘦肉　　D. 牛奶

E. 豆腐

54. 为延缓慢性肾衰竭的进展，每天给予患者的热量至少为（　　）。

A. 105.6kJ/kg　　B. 115.6kJ/kg

C. 125.6kJ/kg　　D. 135.6kJ/kg

E. 145.6kJ/kg

55. 下列关于延缓慢性肾衰竭进展的饮食疗法叙述，错误的是（　　）。

A. 除高血压、水肿和少尿患者要限制食盐外，一般不宜严格限制钠的摄入

B. 每日尿量超过 1000ml 的患者，一般毋需限制钾的摄入

C. 对水肿明显但每日尿量超过 1000ml 的患者，不宜限制水的摄入

D. 磷摄入量每天不超过 600mg

E. 对尿少、心力衰竭者，应严格限制水的摄入

56. 尿毒症患者的饮食应取（　　）。

A. 高蛋白、高热量、低盐　　B. 高质量低蛋白、高热量、酌情低盐

C. 禁蛋白、高热量、低盐　　D. 高蛋白、高热量、不限盐

E. 高蛋白、高脂肪、高热量、酌情低盐

57. 下列关于慢性肾衰竭饮食治疗原则，错误的是（　　）。

A. 高生物效价的低蛋白饮食　　B. 供给充分酮酸氨基酸

C. 尽可能低磷饮食　　D. 充分热能，力求达到正氮平衡

E. 透析后仍应注意低蛋白饮食，以免加重肾衰竭

58. 慢性肾衰竭患者不宜使用的药物是（　　）。

A. 三磷酸腺苷　　B. 肌酐

C. 果糖二磷酸钠　　D. α-酮酸

E. 叶酸

59. 慢性肾衰竭控制高血压首选（　　）。

A. 钙通道阻断药　　B. ACEI

C. β 受体阻滞剂　　D. α 受体阻滞剂

E. 利尿药

60. 慢性肾衰竭合并心力衰竭的治疗应强调（　　）。

A. 限制饮食摄入钾　　B. 控制血压

C. 控制感染　　D. 纠正酸中毒

E. 清除钠水潴留

61. 慢性肾衰竭高钾血症最有效的处理措施为（　　）。

A. 10% 葡萄糖酸钙静脉注射　　B. 限制从饮食中摄入钾

C. 5% 碳酸氢钠静脉注射　　D. 高渗葡萄糖加胰岛素静脉注射

E. 血液透析

62. 慢性肾炎发生尿毒症后，针对高血压的治疗方法恰当的是（　　）。

A. 甲基多巴　　B. 硫酸镁

C. 胍乙啶　　D. 氢氯噻嗪

E. 美卡拉明（美加明）

63. 慢性肾衰竭患者出现氮质血症伴水肿，应选择的利尿脱水药为（　　）。

A. 袢利尿剂　　B. 甘露醇

C. 氢氯噻嗪　　D. 呋塞米（速尿）

E. 右旋糖酐

64. 慢性肾衰竭水肿伴有稀释性低钠血症患者水的摄入量为（　　）。

A. 前一日的尿量加水 1000ml　　B. 前一日的尿量加水 400ml

C. 前一日的尿量加水 500ml　　D. 前一日的尿量加水 600ml

E. 前一日的尿量加水 800ml

65. 慢性肾功能不全尿毒症患者在纠正酸中毒后发生抽搐，最迅速而有效的治疗措施是（　　）。

A. 口服镇静剂　　B. 肌内注射维生素 D

C. 肌内注射地西泮　　D. 静脉注射葡萄糖酸钙

E. 静脉注射呋塞米

66. 下列有关慢性肾衰竭的贫血，正确的是（　　）。

A. 血透可使血红蛋白浓度很快转为正常

B. 血清红细胞生成素活性增强

C. 发生贫血与氮质血症的程度无关

D. 促红细胞生成因子减少

E. 贫血治疗方案应首先考虑输血

67. 慢性肾衰竭尿毒症患者，出现下列何种情况需首先处理（　　）。

A. 血红蛋白 55g/L　　B. 血尿素氮 40mmol/L

C. 二氧化碳结合力 18mmol/L　　D. PSP 排泄率 2 小时为 30%

E. 血钾 7. 2mmol/L

68. 慢性肾衰竭透析治疗的指征是血肌酐高于（　　）。

A. 300μmoL/L　　B. 450μmoL/L

C. 600μmoL/L　　D. 800μmoL/L

E. 707μmoL/L

69. 骨化三醇的使用适应证是（　　）。

A. 肾性骨病　　B. 代谢性酸中毒

C. 心力衰竭　　D. 高血压

E. 肾性贫血

70. 慢性肾衰竭HCO_3^-低于 13.5mmol/L 时治疗宜（　　）。

A. 静点呋塞米　　B. 口服碳酸氢钠

C. 静脉补碱　　D. 服 ACEI

E. 10% 葡萄糖酸钙稀释后缓慢静脉注射

71. 尿毒症患者快速静脉推注呋塞米 400mg 时，易引起的并发症是（　　）。

A. 恶心、呕吐　　B. 头昏、头痛

C. 一时性耳聋　　D. 永久性耳聋

E. 血容量降低

72. 单侧肾动脉狭窄致慢性肾衰高血压呈高肾素患者，降压治疗不宜应用（　　）。

A. 钙通道阻滞剂　　B. α 受体阻滞剂

C. β 受体阻滞剂　　D. 利尿剂

E. 血管扩张剂

73. 尿毒症患者以碳酸氢钠静脉滴入纠正代谢性酸中毒时发生手足抽搐的机制是（　　）。

A. 低血钾症　　B. 高血钠症继发脑水肿

C. 血钙总量降低　　D. 血中结合钙降低

E. 血中游离钙降低

二、A2 型题

1. 患者，男，27 岁，患有慢性肾炎、肾衰竭，血尿素氮 46mmol/L，血肌酐 1108μmol/L，应给予的饮食是（　　）。

A. 普通饮食　　B. 高蛋白饮食

C. 低蛋白饮食　　D. 低植物蛋白饮食

E. 低动物蛋白饮食

2. 患者，女，24 岁，查体 B 超发现右肾轻度萎缩，但血压正常，肾功能正常，肾动脉造影示右肾动脉均匀细小，内膜光滑。最适合的处理是（　　）。

A. 左肾穿刺活检　　B. 手术切除右肾

C. 应用 ACEI　　D. 右肾动脉旁路移植术

E. 观察

3. 患者，男，45 岁，慢性肾炎病史超过 10 年，间断治疗。近 1 个月感头晕，乏力，全身水肿，少尿，近 1 周恶心、呕吐，不能进食。以下检查不恰当的是（　　）。

A. 进行尿常规尿比重检查　　B. 立即行血常规检查

C. 肾功能血尿素氮/肌酐检查　　D. 立即行 IVP
E. 即刻查血气分析

4. 患者，女，34 岁，厌食、恶心、呕吐伴乏力 3 个月。贫血，血压 150/100mmHg，血红蛋白 70g/L，尿比重 1.010，尿蛋白(+)，颗粒管型 0~2 个/HP，血尿素氮 18mmol/L，肌酐 146μmol/L，血浆清蛋白 32g/L，球蛋白 18g/L，二氧化碳结合力 30mmol/L，血电解质均正常。最可能的诊断为（　　）。
A. 慢性肾炎慢性肾衰竭尿毒症期　　B. 慢性肾炎慢性肾衰竭氮质血症期
C. 急性肾炎　　D. 慢性肾盂肾炎
E. 慢性肾炎慢性肾衰竭代偿期

5. 患者，男，65 岁，近 1 个月来精神紧张，夜尿增多，尿常规阴性，比重 1.008~1.002，血压 180/90mmHg。最可能的诊断为（　　）。
A. 尿崩症　　B. 糖尿病
C. 慢性肾盂肾炎　　D. 慢性肾小球肾炎
E. 高血压肾小动脉硬化

6. 患者，男，33 岁，水肿、尿少、呕吐 2 个月，血压 170/110mmHg，尿蛋白(+++)，颗粒管型 5~10 个/HP，血尿素氮 35mmol/L，肌酐 960μmol/L，血红蛋白 8.6g/L。诊断慢性肾炎、尿毒症的主要依据是（　　）。
A. 高血压　　B. 贫血
C. 水肿、尿少　　D. 胃肠道症状
E. 尿蛋白(+++)，血尿素氮 35mmol/L，肌酐 960μmol/L

7. 患者，男，54 岁。发热伴少尿 3 天入院。血压 160/100mmHg，血红蛋白 65g/L，血肌酐 880μmol/L，血尿素氮 35.5mmol/L，血浆总蛋白 48g/L。X 线腹部平片示双侧肾影长轴约 8cm。最可能的诊断是（　　）。
A. 急性肾衰竭　　B. 急进性肾炎
C. 急性肾炎　　D. 慢性肾衰竭急性加剧
E. 原发性肾病综合征Ⅱ型

8. 患者，男，30 岁，头痛、头晕，伴恶心、呕吐半个月。查体：血压 150/95mmHg，血红蛋白 60g/L，血沉 30mm/h，尿比重 1.010，尿蛋白(++++)，尿红细胞(++)，尿白细胞(+)，蜡样管型(+)，血尿素氮 42mmol/L。最可能的诊断是（　　）。
A. 急进性高血压　　B. 急性肾小球肾炎
C. 肾结核　　D. 慢性肾盂肾炎伴肾衰竭
E. 慢性肾炎伴肾衰竭

9. 患者，男，昏迷状态中，病史不详，呼吸深大。查体：血压 170/110mmHg，颈软，无黄疸，心肺腹部无异常。血红蛋白 60g/L，尿蛋白(++)，比重 1.010，沉渣见蜡样管型 0~1

个/HP，红细胞0~3个/HP，血氨正常，血尿素氮40mmol/L，二氧化碳结合力15mmol/L，血糖4.4mmol/L。最可能的诊断是（　　）。

A. 高渗性昏迷　　B. 肝性脑病

C. 低血糖昏迷　　D. 尿毒症昏迷

E. 糖尿病酮症酸中毒

10. 患者，女，24岁，诊断为尿毒症，内生肌酐清除率<5ml/min。4天前发热，尿培养大肠杆菌生长。应选用的抗菌药物为（　　）。

A. 庆大霉素　　B. 阿米卡星（丁胺卡那霉素）

C. 氨苄西林　　D. 青霉素

E. 复方磺胺甲噁唑（复方新诺明）

11. 患者，男，51岁，高血压15年，因纳差、恶心、呕吐就诊。血压200/100mmHg，尿蛋白(+)，24小时尿蛋白定量1g，尿沉渣红细胞计数6个/HP，血肌酐450μmol/L，血红蛋白100g/L，二氧化碳结合力14mmol/L。眼底检查为Ⅰ级动脉硬化。最可能的诊断是（　　）。

A. 慢性肾炎尿毒症　　B. 慢性肾盂肾炎尿毒症

C. 急进型肾炎尿毒症　　D. 狼疮性肾炎

E. 高血压肾动脉硬化尿毒症

12. 患者，女，昏迷伴间断抽搐，病史不详。查体：贫血貌、瞳孔等大，对光反射存在，颈软，无黄疸，心、肺、肝、脾无异常发现。血红蛋白70g/L，白细胞计数8.0×10^9/L，分类正常；尿蛋白(+++)，镜下可见蜡样管型，尿比重1.011；粪便隐血(-)，肝功能正常，血氨正常，血尿素氮24mmol/L，肌酐1000μmol/L，血糖正常。最可能的诊断是（　　）。

A. 肝性脑病　　B. 糖尿病昏迷

C. 流行性脑脊髓膜炎　　D. 低血糖昏迷

E. 尿毒症昏迷

13. 患者，男，32岁，因肾衰竭，嗜睡30小时入院，血压160/100mmHg，余无特殊。实验室检查：血pH 7.25，PCO_3^- 3.7kPa，血肌酐884μmol/L，尿素氮35.7mmol/L，Na^+ 138mmol/L，K^+ 5mmol/L，Cl^- 105mmol/L，HCO_3^- 312mmol/L。最可能的诊断是（　　）。

A. 呼吸性碱中毒　　B. 呼吸性碱中毒+代谢性酸中毒

C. 代谢性碱中毒　　D. 代谢性酸中毒

E. 呼吸性酸中毒+代谢性酸中毒

14. 患者，男，67岁，有数年慢性肾衰竭病史，再次出现尿毒症酸中毒入院。尿量显著减少，强效利尿剂时效果不佳。查体：血压180/120mmHg。血尿素氮28mmol/L，二氧化碳结合力14mmol/L。给小剂量的碳酸氢钠静脉滴注后，出现呼吸困难，心率达120次/

分，肺底少许水泡音。进一步的处理为（　　）。

A. 改用乳酸钠纠正酸中毒　　B. 改用口服碱性药物

C. 改用 THAM　　D. 改用利尿合剂

E. 强心降压后进行透析治疗

15. 患者，男，26 岁，近 2 年夜尿多，头昏，头痛及水肿，3 天前昏迷。血压 180/110mmHg，有心包摩擦音，肝于肋下触及，皮肤发现白色小点状皮疹；尿比重 1.010，尿蛋白(+)，尿红细胞计数 0~5 个/HP，血红蛋白 50g/L，血小板 60×10^9/L。最可能的诊断是（　　）。

A. 糖尿病酮症酸中毒昏迷　　B. 肝性脑病

C. 高血压脑出血　　D. 再生障碍性贫血合并颅内出血

E. 慢性肾炎尿毒症

16. 患者，男，36 岁，头晕、头痛、恶心、呕吐 1 周。血压 170/100mmHg，血红蛋白 60g/L，尿蛋白(+++)，蜡样管型 0~1 个/HP，尿红细胞计数 1~3 个/HP，二氧化碳结合力 <30vol%，血尿素氮 21mmol/L。最可能的诊断是（　　）。

A. 高血压性肾损害　　B. 慢性肾炎尿毒症

C. 慢性肾盂肾炎尿毒症　　D. 急性肾炎尿毒症

E. 肾小球肾病，尿毒症

17. 患者，男，29 岁，心悸，水肿，无发热。查体：血压 160/100mmHg，血红蛋白 80g/L，血尿素氮 32mmol/L，血肌酐 480μmol/L，尿蛋白(+++)，血浆清蛋白 38g/L，胆固醇 230mg/L。眼底检查见视网膜动脉略细，心电图示窦性心动过速。最可能的诊断是（　　）。

A. 急性肾炎伴肾功能不全　　B. 狼疮性肾炎伴肾功能不全

C. 慢性肾小球肾炎尿毒症　　D. 隐匿性肾炎

E. 肾病综合征

18. 患者，女，43 岁，因慢性肾小球肾炎慢性肾衰竭作血液透析已 2 年。近来感觉走路不便，下肢骨头酸痛，疑并发肾性骨营养不良症。治疗首选措施为（　　）。

A. 口服氢氧化铝凝胶　　B. 口服钙剂

C. 口服骨化三醇　　D. 应用必需氨基酸

E. 需补充液体，维持水、电解质平衡

三、A3/A4 型题

（1~3 题共用题干）

患者，男，48 岁，患有慢性肾炎尿毒症半年，近日有手足搐搦来院。查血 Cr 900μmol/L，血 Ca 1.75mmol/L，血磷 3.0mmol/L。

1. 以下处理错误的是（　　）。

A. 使用磷结合剂　　B. 补充钙盐

C. 使用活性维生素 D　　D. 限制磷摄入

E. 口服氢氧化铝

2. 为了降低血磷至正常数值，最重要的措施是（　　）。

A. 血液透析　　B. 腹膜透析

C. 饮食控制　　D. 口服碳酸钙

E. 以上都不是

3. 对患者使用1，25（OH）$_2$D 前先应作的处理是（　　）。

A. 使用钙剂　　B. 降低血磷至正常

C. 查血 AKP 值　　D. 纠正酸中毒

E. 甲状旁腺次全切除

（4~6 题共用题干）

患者，男，50 岁，因“间断头晕、水肿 2 年，恶心、呕吐 1 周”来诊。否认慢性病史。查体：血压 180/110mmHg，双眼睑水肿，睑结膜苍白，双下肢中度压凹性水肿。实验室检查：血红蛋白 60g/L，尿蛋白(+++)，尿红细胞 10 个/HP，血肌酐 890μmol/L。肾超声：双肾皮髓质界限不清，左肾 8.3cm×4.3cm×4.0cm，右肾 8.5cm×4.5cm×4.2cm。

4. 患者贫血的主要原因是（　　）。

A. 红细胞寿命缩短　　B. 尿毒症毒素引起骨髓抑制

C. 促红细胞生成素相对或绝对不足　　D. 铁缺乏

E. 出血性贫血

5. 入院后需立即做的检查是（　　）。

A. 肝功能　　B. 血常规

C. 心电图　　D. 血气分析

E. 肾发射单光子计算机断层扫描（ECT）

6. 最可能的诊断是（　　）。

A. 急性肾功能不全　　B. 慢性肾功能不全，尿毒症期

C. 慢性肾小球肾炎　　D. 急进性肾小球肾炎

E. 急性肾小球肾炎

（7~9 题共用题干）

患者，男，35 岁，入院前半月发热、咽痛，热退 5 天后感乏力、恶心、呕吐、少尿。查体：血压 168/100mmHg，贫血貌，双下肢水肿，呼吸深长。心脏临界大小。实验室检查：血红蛋白 60g/L，尿蛋白(++)，血尿素氮 41mmol/L，肌酐 1002μmol/L。

7. 最可能的诊断是（　　）。

A. 急进性肾小球肾炎　　B. 急性肾衰竭，少尿期

C. 恶性高血压　　D. 慢性肾衰竭，尿毒症

E. 链球菌感染后肾小球肾炎（重型）

8. 支持诊断最主要的临床表现是（　　）。

A. 高血压　　B. 贫血

C. 少尿　　D. 双下肢水肿

E. 恶心、呕吐

9. 假设患者入院后相关检查结果为血钙 1.56mmol/L，血磷 3.2mmol/L，血钾 6.0mmol/L，血钠 122mmol/L，血氯 89mmol/L，血清蛋白 28g/L，动脉血气 pH7.18，HCO_3^- 10mmol/L。支持患者诊断最有意义的酸碱平衡与电解质紊乱结果是（　　）。

A. 代谢性酸中毒，高血钾

B. 代谢性酸中毒，低钠血症

C. 代谢性酸中毒，高磷血症与低钙血症

D. 代谢性酸中毒合并呼吸性碱中毒

E. 高钾血症，低钠血症，高磷血症

（10~13 题共用题干）

患者，男，27 岁，入院前 1 天突然出现全身抽搐 1 次，时间约 2 分钟，继之患者出现昏迷，血压 180/108mmHg，心率 62 次/分，心前区可闻及心包摩擦音，Babinski 征阴性，血红蛋白 52g/L，血小板计数 60×10^9/L，白细胞计数 3.2×10^9/L，尿蛋白(++)，血钾 6.5mmol/L，血钠 132mmol/L，血钙 1.3mmol/L，血磷 3.4mmol/L，二氧化碳结合力 9mmol/L，ECG：二度 I 型房室传导阻滞。

10. 根据上述临床表现，最可能的诊断为（　　）。

A. 高血压脑病　　B. 低钙血症抽搐

C. 脑卒中　　D. 尿毒症脑病

E. Adams-Stokes 综合征

11. 对确诊有帮助的检查为（　　）。

A. 头颅 CT 检查　　B. 骨髓检查

C. 脑脊液检查　　D. 肾功能检查

E. 24 小时动态心电图检查

12. 当患者再次出现抽搐时，应立即采取的治疗措施为（　　）。

A. 静脉滴注硝普钠　　B. 静脉推注 5% 葡萄糖酸钙

C. 静脉推注 25% 甘露醇　　D. 静脉推注地西泮

E. 静脉推注肾上腺素

13. 目前患者不宜使用的降压药有（　　）。

A. 血管紧张素Ⅱ受体阻断剂　　B. β_1受体阻滞剂

C. β_2受体阻滞剂　　D. 利尿剂

E. 钙通道阻滞剂

（14~17 题共用题干）

患者，男，57 岁，糖尿病肾病 7 年，少尿、恶心、呕吐、乏力、下肢水肿 1 周。查体：血压 180/120mmHg，贫血貌。实验室检查：血红蛋白 65g/L，尿蛋白(++)，血尿素氮 42mmol/L。血肌酐 1380μmol/L，血钾 6.5mmoL/L，HCO_3^- 10mmol/L。

14. 最可能的诊断是（　　）。

A. 急进性肾小球肾炎　　B. 急性肾衰竭

C. 慢性肾衰竭氮质血症期　　D. 恶性高血压

E. 慢性肾衰竭尿毒症期

15. 最适合的治疗为（　　）。

A. 输蛋白　　B. 抗生素

C. 抗凝　　D. 透析

E. 糖皮质激素

16. 对患者最有利的饮食治疗原则是（　　）。

A. 低蛋白饮食　　B. 高蛋白饮食

C. 高磷饮食　　D. 高盐饮食

E. 低钙饮食

17. 最常见的并发症是（　　）。

A. 肺水肿　　B. 脑水肿

C. 感染　　D. 酸中毒

E. 低血钾

（18~20 题共用题干）

患者，男，75 岁，2 型糖尿病病史 30 年，近 6 年出现蛋白尿及高血压，近 2 年来肾功能逐渐减退。3 个月开始出现恶心、呕吐，伴双下肢水肿。近日化验血钾 5.5mmol/L，二氧化碳结合力 16.5mmol/L，血肌酐 830μmol/L，血红蛋白 65g/L，血糖 16mmol/L，曾行胃大部分切除术。

18. 患者的肾功能目前为（　　）。

A. 肾储备的能力下降期　　B. 肾功能代偿期

C. 肾功能失代偿期　　D. 肾衰竭期

E. 尿毒症期

19. 对患者的最佳治疗措施为（　　）。

A. 血液灌流　　B. 血液滤过

C. 腹膜透析　　D. 血液透析

E. 肾与胰腺联合移植

20. 以下纠正贫血的措施最得当的是（　　）。

A. 输全血　　B. 输红细胞

C. 促红细胞生成素　　D. 促红细胞生成素 + 铁剂

E. 促红细胞生素 + 叶酸

（21~23 题共用题干）

患者，男，35 岁，头痛、头晕半年，1 周来症状加重伴视物不清，伴恶心、呕吐、纳差。血压 190/105mmHg，血红蛋白 69g/L，尿蛋白(++)，尿沉渣检查 RBC 3~5/HP，血肌酐 806μmol/L，血尿素氮 33mmol/L，内生肌酐清除率 9ml/min，二氧化碳结合力 14mmol/L。B 超：双肾大小，左肾 9. 1cm×4. 8cm×14. 0cm，左肾 8. 9cm×4. 5cm×3. 8cm。

21. 最可能的诊断为（　　）。

A. 高血压肾损害　　B. 肾小动脉硬化

C. 慢性肾衰竭　　D. 高血压脑病

E. 急性肾衰竭

22. 患者的透析指征不正确的是（　　）。

A. 恶心、呕吐、纳差等消化道症状

B. 二氧化碳结合力 14mmol/L

C. 血肌酐 806μmol/L，尿素氮 33mmol/L

D. 内生肌酐清除率 9ml/min

E. 血红蛋白值低于 110g/L

23. 最恰当的治疗为（　　）。

A. 纠正贫血　　B. 降低血压

C. 透析疗法　　D. 纠正代谢性酸中毒

E. 肾移植

（24~26 题共用题干）

患者，男，81 岁，夜尿增多 5 年，近 3 个月来恶心、呕吐，1 周前出现少尿。查体：贫血貌，血压 160/100mmHg，双下肢水肿，血肌酐 1200μmol/L，血尿素氮 43mmol/L，二氧化碳结合力 16mmol/L，血红蛋白 75g/L。

24. 最可能的诊断为（　　）。

A. 慢性肾小球肾炎急性发作期　　B. 慢性肾衰竭尿毒症期

C. 急进性肾小球肾炎　　D. 急性间质性肾炎

E. 急性肾衰竭少尿期

25. 假设患者反复遗尿，查膀胱残余尿 200ml，前列腺Ⅲ度肿大，无结节，PSA 阴性，针对遗尿首选的处理措施是（　　）。

A. 口服非那雄胺（保列治）和坦索罗辛（哈乐）治疗

B. 假性导尿

C. 尿管留置导尿

D. 膀胱造瘘

E. 手术前列腺切除

26. 假设该患者因心脏问题不能耐受血液透析，最佳的治疗方案应为（　　）。

A. 口服尿毒清　　B. 血液灌流

C. 维持使用洋地黄制剂继续血液透析　　D. CAPD

E. 肾移植

（27~28 题共用题干）

患者，女，58 岁，因“间断双下肢水肿 3 年，食欲减退、恶心、呕吐 1 周，深大呼吸”来诊。实验室检查：pH 7.26，血HCO_3^- 12mmol/L，氧分压 83mmHg，二氧化碳分压 78mmHg；血肌酐 890μmol/L。

27. 最可能的诊断是（　　）。

A. 狼疮性肾炎　　B. 慢性肾炎综合征

C. 慢性肾衰竭合并代谢性酸中毒　　D. 慢性肾衰竭合并呼吸性酸中毒

E. 慢性肾衰竭合并代谢性碱中毒

28. 最有效的纠正酸中毒的方法是（　　）。

A. 口服碳酸氢钠片 1g，每日 3 次

B. 口服碳酸氢钠片 2g，每日 3 次

C. 立即静脉滴注 5% 碳酸氢钠溶液 150ml，后改为口服碳酸氢钠片

D. 立即静脉滴注 5% 碳酸氢钠溶液 200ml，后改为口服碳酸氢钠片

E. 立即静脉滴注 5% 碳酸氢钠溶液 250ml，后改为口服碳酸氢钠片

四、B 型题

（1~4 题共用备选答案）

A. 肾小球滤过率（GFR）减少至正常的约 10% 以下，血肌酐 >707μmol/L

B. 肾小球滤过率（GFR）减少至正常的50%~80%，但血肌酐正常
C. 肾小球滤过率（GFR）减少至正常的10%~25%，血肌酐>450μmol/L
D. 肾小球滤过率（GFR）减少至正常的10%~25%，血肌酐显著升高（450~707μmol/L）
E. 肾小球滤过率（GFR）减少至正常的25%~50%，血肌酐高于正常，但<450μmol/L

1. 氮质血症期是指（　　）。
2. 肾衰竭期是指（　　）。
3. 尿毒症期是指（　　）。
4. 肾贮备能力下降期是指（　　）。

五、X型题

1. 慢性肾衰竭临床表现为（　　）。
A. 体内代谢产物蓄积　B. 水、电解质及酸碱平衡紊乱
C. 全身多器官损害　D. 血管壁的炎症
E. 毛细血管损害

2. 残存肾单位的肾小球血流动力学适应性变化，即（　　），是最终导致残存肾组织结构进一步破坏的重要原因。
A. 低滤过　B. 肾小球毛细血管高压
C. 高灌注　D. 高滤过
E. 低灌注

3. 肾小球增大导致足细胞结构改变包括（　　）。
A. 足突消失　B. 细胞体变大
C. 假囊肿形成　D. 吸附的小滴积聚
E. 最后脱落

4. 肾单位丢失后，功能和结构适应的机制和介导物包括（　　）。
A. 肾素-血管紧张素系统　B. 二氧化氮
C. 氧化应激和内皮功能不全　D. 前列腺素
E. 内皮素

5. 慢性肾脏病患者的评估因素包括（　　）。
A. 慢性肾脏病疾病诊断　B. 疾病病因
C. 性别、年龄　D. 并发症
E. 发生心血管疾病危险

6. 延缓慢性肾衰竭发展的方法有（　　）。
A. 必需氨基酸的应用　B. 积极治疗高脂血症
C. 手术治疗　D. 中医药疗法
E. 控制全身性和肾小球内高压力

7. 延缓慢性肾脏病肾损害进展的措施，新的治疗探索包括（　　）。

A. 醛固酮受体阻断剂　　B. 糖胺聚糖治疗

C. 瘦素拮抗剂　　D. 内皮素受体阻断剂

E. 血管肽酶抑制剂

8. 慢性肾衰竭的主要病理生理改变是（　　）。

A. 水、电解质平衡失调　　B. 蛋白质代谢产物潴留

C. 代谢性酸中毒　　D. 高尿酸血症

E. 糖耐量升高

9. 诱发慢性肾衰竭尿毒症发生的原因包括（　　）。

A. 肾毒性药物　　B. 急性呕吐、腹泻

C. 遗传因素　　D. 水、电解质紊乱

E. 贫血

10. 蛋白尿对肾脏疾病的影响包括（　　）。

A. 通过介导肾小管上皮细胞释放蛋白水解酶、溶酶体破裂损伤肾小管

B. 促进肾小管细胞合成和释放上皮源性有化学趋化作用的脂质，引起炎性细胞浸润，释放细胞因子

C. 与远端肾小管产生的 Tamm-Horsfall 蛋白相互反应阻塞肾小管

D. 尿液中补体成分增加，肾小管产氨减少，活化补体

E. 尿中转铁蛋白释放铁离子，产生游离 OH^-

11. 慢性肾衰竭患者常合并脂质代谢紊乱，脂质在肾组织沉积导致肾脏损伤的途径有（　　）。

A. 肾小球系膜细胞摄取脂质后，可以释放活性氧从而产生多种细胞因子

B. 介导肾小球内单核-巨噬细胞浸润

C. 介导肾小球血流动力学紊乱

D. 介导肾间质内单核-巨噬细胞浸润

E. 介导肾间质血流动力学紊乱

12. 以下关于尿毒症的说法，正确的是（　　）。

A. 食物中蛋白质含量、血中尿素氮含量与肾功能不全的严重程度成正比

B. 贫血程度与肾衰的进展成正比

C. 出血倾向与血小板的质量有关

D. 因血钙降低，不会出现钙盐沉积

E. 生长激素、高血糖素、泌乳素及促胃液素升高

13. 慢性尿毒症的改变有（　　）。

A. 代谢性酸中毒　　B. 高钙血症

C. 贫血　　D. 低磷血症

E. 低钾血症

14. 尿毒症酸中毒的临床表现有（　　）。

A. 贫血　　B. 食欲不振、呕吐

C. 呼吸深长　　D. 皮肤淤斑、鼻出血

E. 皮肤瘙痒

15. 尿毒症患者易感染的因素是（　　）。

A. 体液缺乏　　B. 白细胞功能异常

C. 内分泌功能紊乱　　D. 机体免疫力低下

E. 继发性甲旁亢

16. 尿毒症患者可以有（　　）。

A. 血磷升高　　B. 血钙降低

C. 脑动脉粥样硬化　　D. 消化道出血

E. 血磷降低

17. 微炎症的表现有（　　）。

A. 全身循环中炎性蛋白　　B. 炎性细胞因子升高

C. 红细胞增多　　D. 纤维素样坏死

E. 毛细血管损害

18. 微炎症反应的相关因素，与肾脏疾病关系最密切的细胞因子包括（　　）。

A. 白细胞介素类　　B. 肿瘤坏死因子类

C. 血小板活化因子　　D. 胰岛素样生长因子

E. 转化生长因子

19. 慢性肾衰竭的并发症有（　　）。

A. 高血压　　B. 肾性骨病

C. 消化道出血　　D. 心肌病

E. 甲减

20. 慢性肾衰竭对机体最主要的危害有（　　）。

A. 大多数患者不可避免地进入终末期肾病（ESRD），必须依赖肾脏替代治疗以延长生命

B. 脑血管并发症发生率和病死率明显增加

C. 急性肾炎

D. 肾结核

E. 脑血管并发症发生率和病死率明显降低

21. 肾小球疾病导致的慢性肾衰竭患者在临床上会出现（　　）。

A. 血尿　　B. 蛋白尿

C. 高血压　　D. 贫血

E. 低血压

22. 肾小管间质疾病导致的慢性肾衰竭患者更多表现为（　　）。

A. 乳糜尿　　B. 夜尿增多

C. 低血压　　D. 贫血

E. 代谢性酸中毒

23. 随着慢性肾衰竭进展，体内（　　），几乎可以累及全身各脏器和系统。

A. 多种毒素的积聚

B. 水、电解质和酸碱平衡紊乱

C. 正细胞正色素性贫血，并随肾功能减退而加重

D. 血小板计数及凝血时间正常，出血时间延长

E. 白细胞增多

24. 慢性肾衰竭患者心力衰竭的病因是（　　）。

A. 代谢性酸中毒　　B. 水钠潴留

C. 高血压　　D. 贫血

E. 尿毒症心肌病

25. 导致尿毒症性心肌病的原因有（　　）。

A. 高血压　　B. 贫血

C. 尿毒症毒素　　D. 钙在心肌的沉积

E. 进食差

26. 合并肾性贫血的患者可表现为（　　）。

A. 白细胞计数一般不正常

B. 血小板聚集和黏附功能障碍

C. 正细胞正色素性贫血，并随肾功能的减退而加重

D. 血小板计数及凝血时间正常，出血时间延长

E. 白细胞计数一般正常

27. 以下关于尿毒症肾性骨病原因的叙述正确的是（　　）。

A. 骨质脱钙　　B. 高血磷

C. 活性维生素 D 生成增加　　D. 甲状腺不良和低蛋白血症

E. 营养不良和低蛋白血症

28. 下列属于肾性骨营养不良症的是（　　）。

A. 纤维性骨炎　　B. 尿毒症骨软化症

C. 骨质疏松症　　D. 骨硬化症

E. 骨肉瘤

29. 慢性肾衰竭若无高血压，应考虑的因素是（　　）。

A. 过度使用降压药　　B. 过度限制蛋白饮食

C. 体液缺失　　D. 失盐性肾病

E. 贫血

30. 下列哪些是慢性肾衰竭的透析指征（　　）。

A. BUN > 35.7mmol/L　　B. 血钾 > 6.0mmol/L

C. 二氧化碳结合力 < 17.1mmol/L　　D. 血肌酐 > 884μmol/L

E. 二氧化碳结合力 < 13.5mmol/L

31. 积极预防慢性肾衰竭的恶化，肾功能不全可用（　　）。

A. 优质低蛋白饮食

B. 控制全身性高血压伴高血压者可应用血管紧张素转换酶抑制剂或钙通道阻滞剂控制血压

C. 补充 α-酮酸

D. 增加肾小球内压力

E. 积极纠正贫血

六、案例分析题

（1~3 题共用题干）

患者，男，36 岁，水肿、少尿 1 个月，鼻出血 3 天。查体：贫血貌，血压 160/90mmHg，血红蛋白 80g/L，尿蛋白(++)，尿潜血(++)，尿红细胞 6~8/HP，血肌酐 846μmol/L。B 超：左肾 9.1cm × 4.1cm × 4.2cm，右肾 8.6cm × 4.3cm × 4.1cm。

1. 最可能的诊断是（　　）。

A. 急进性肾炎　　B. 慢性肾炎急性发作

C. 急性肾衰竭　　D. 慢性肾衰竭

E. 高血压肾动脉硬化

2. 该病症氮质血症期患者的肾小球滤过率（GFR）（　　）。

A. 减少至正常的 80%~90%　　B. 减少至正常的 50%~80%

C. 减少至正常的 25%~50%　　D. 减少至正常的 10%~25%

E. 减少至正常的 10% 以下

3. 该病症尿毒症期的改变主要有（　　）。

A. 酸中毒　　B. 高血钙

C. 高血钾　　D. 低磷
E. 低血钾　　F. 高血压
G. 低血钙

(4~7 题共用题干)

患者，男，37 岁，因“头晕、乏力，皮肤瘙痒、下腹部肌肉痉挛，双下肢骨痛”来诊。查体：血压 171/121mmHg，无水肿。实验室检查：血红蛋白 80g/L，血尿素 22mmol/L，血肌酐 549μmol/L，二氧化碳结合力 23mmol/L；尿比重 1.014，尿蛋白(+)，颗粒管型 0~2 个/HP。

4. 最可能的诊断为（　　）。
A. 慢性肾病 5 期　　B. 继发性甲状旁腺功能亢进
C. 肾性骨病　　D. 周围神经炎
E. 肾性高血压　　F. 高血压脑病

5. 为明确诊断，应进一步完善的检查有（　　）。
A. 血钙、血磷水平　　B. 全段甲状旁腺素
C. 全身骨 X 线片　　D. 骨活检
E. 甲状腺及甲状旁腺彩色多普勒超声　　F. 颈部血管彩色多普勒超声

6. 随访中患者甲状旁腺激素和钙、磷水平的监测频率为（　　）。
A. 每年监测 1 次　　B. 每 3 个月监测 1 次
C. 每 6 个月监测 1 次　　D. 每月监测 1 次
E. 每 2 个月监测 1 次

7. 假设患者血钙 1.8mmol/L，血磷 2.6mmol/L，全段甲状旁腺素 19.99pmol/L，X 线片示骨质疏松。目前不适宜的治疗有（　　）。
A. 用餐时服用碳酸钙　　B. 睡前服用骨化三醇
C. 睡前服用碳酸钙维生素 D　　D. 血液透析
E. 腹膜透析　　F. 给予碳酸镧

参考答案

一、A1 型题

1. D	2. A	3. C	4. A	5. C	6. C	7. A	8. E	9. D	10. C
11. D	12. B	13. E	14. E	15. D	16. A	17. B	18. D	19. A	20. C
21. A	22. B	23. B	24. D	25. C	26. B	27. C	28. C	29. C	30. D
31. D	32. D	33. E	34. A	35. C	36. D	37. C	38. D	39. C	40. E

41. E　42. C　43. C　44. B　45. A　46. E　47. C　48. C　49. B　50. A
51. C　52. B　53. E　54. C　55. C　56. B　57. E　58. C　59. B　60. E
61. E　62. A　63. D　64. C　65. D　66. D　67. E　68. E　69. A　70. C
71. C　72. D　73. E

二、A2 型题

1. E　2. E　3. D　4. B　5. E　6. E　7. D　8. E　9. D　10. C
11. E　12. E　13. D　14. E　15. E　16. B　17. C　18. A

三、A3/A4 型题

1. C　2. D　3. B　4. C　5. D　6. B　7. D　8. D　9. C　10. D
11. D　12. D　13. B　14. E　15. D　16. A　17. C　18. D　19. B　20. D
21. C　22. E　23. C　24. B　25. A　26. D　27. C　28. A

四、B 型题

1. E　2. D　3. A　4. B

五、X 型题

1. ABC　2. BCD　3. ACDE　4. ACDE　5. ABDE
6. ABDE　7. BCDE　8. ABCD　9. ABDE　10. ABCE
11. ABC　12. BCE　13. AC　14. BC　15. BD
16. ABCD　17. AB　18. ABCE　19. BCD　20. AB
21. ABC　22. BDE　23. AB　24. BCE　25. ABCD
26. BCDE　27. ABE　28. ABCD　29. ACD　30. ADE
31. ABCE

六、案例分析题

1. D　2. C　3. AC　4. ABCE　5. ABCD
6. B　7. BC

第二十二章　血液净化疗法

一、A1 型题

1. 以下不属于急性肾衰竭早期血液透析目的的是（　　）。
   A. 尽早清除体内过多的水分、毒素
   B. 纠正高钾血症和代谢性酸中毒以稳定机体的内环境
   C. 有利于稳定机体血流动力学
   D. 有助于液体、热量、蛋白质和其他营养物质的摄入
   E. 有利于肾损伤细胞的修复和再生
2. 慢性肾衰时透析不能改善的症状是（　　）。
   A. 皮肤瘙痒　　B. 食欲不振、恶心、呕吐
   C. 皮肤淤斑　　D. 心律失常
   E. 呼吸深而长
3. （　　）是指膜能够允许两侧溶液中的水分子和小分子的溶质通过，但大分子溶质则不能通过。
   A. 半透膜　　B. 透析器
   C. 膜材料　　D. 电解质
   E. 血液滤过
4. 对于拟行血液透析的急性肾衰竭患者，最佳透析通路模式是（　　）。
   A. 直接穿刺法　　B. 自体动静脉内瘘
   C. 移植物动静脉内瘘　　D. 移植物动静脉外瘘
   E. 深静脉临时置管
5. 血液透析最常用的临时性血管通路是（　　）。
   A. 中心静脉插管　　B. 动静脉内瘘
   C. 直接动静脉穿刺　　D. 动静脉外瘘
   E. 血管浅置
6. 一般常规血液透析的时间为每次（　　）。
   A. 4~6 小时　　B. 1~2 小时

C. 2~3 小时
D. 3~4 小时
E. 6~8 小时

7. 常规血液透析时血流量为 200~300ml/min，透析液流量为（　　）。
A. 500ml/min
B. 900ml/min
C. 800ml/min
D. 700ml/min
E. 600ml/min

8. 急性肾衰竭时，需紧急血液透析的情况是（　　）。
A. 尿素氮 >20.4mmol/L
B. 持续呕吐
C. 血钾 >6.0mmol/L
D. 急性肺水肿
E. 动脉血气分析 <7.35

9. 下列不是术后必需紧急施行透析的指征的是（　　）。
A. 因容量负荷过重而引起的心力衰竭
B. 未能纠正的严重酸中毒
C. 经治疗无效的高钾血症
D. 经治疗无效的低钠血症致脑水肿
E. 血肌酐达 440μmol/L

10. 尿毒症高血钾症最有效的治疗方法是（　　）。
A. 立即给予 10% 葡萄糖酸钙
B. 立即给予 5% 碳酸氢钠
C. 给予高渗葡萄糖加中和量胰岛素
D. 进行血液透析
E. 口服钠型阳离子交换树脂

11. 对大多数急性肾衰竭患者而言，首次透析通常需要（　　）。
A. 1 小时
B. 半小时
C. 6 小时
D. 4 小时
E. 2 小时

12. 急性肾衰竭患者的透析剂量 Kt/V 值应达到（　　）。
A. 0.1~0.2
B. 0.3~0.5
C. 0.5~0.7
D. 0.7~0.9
E. 0.9~1.0

13. 肾衰竭晚期患者，必需氨基酸每日的给予量为（　　）。
A. 0.1~0.2g/kg
B. 0.2~0.3g/kg
C. 0.3~0.4g/kg
D. 0.4~0.5g/kg
E. 0.5~0.6g/kg

14.（　　）是模仿正常人肾脏的肾单位工作原理而设计的一种血液净化方法。
A. 血浆吸附
B. 血浆置换
C. 单纯超滤
D. 血液透析滤过
E. 血液滤过

15. 最适宜采用血液滤过治疗的疾病是（　　）。

A. 糖尿病肾衰竭　　B. 儿童尿毒症

C. 严重高钾血症　　D. 严重酸中毒

E. 尿毒症并严重心力衰竭

16.（　　）发生于长期行血液滤过治疗的患者。

A. 致热原反应　　B. 败血症

C. 耗减综合征　　D. 远期并发症

E. 贫血

17. 血液滤过的远期并发症有（　　）。

A. 致热原反应　　B. 败血症

C. 耗减综合征　　D. 微量元素慢性中毒

E. 贫血

18. 连续性肾脏替代治疗（CRRT）是采用每天连续（　　）的一种连续性血液净化疗法以替代受损肾脏的功能。

A. 6 小时　　B. 12 小时

C. 24 小时　　D. 36 小时

E. 18 小时

19. 关于急性肾衰竭的治疗叙述，错误的是（　　）。

A. 急性肾衰竭患者接受间断或延长肾替代疗法时，每周单池尿素清除指数（spKt/V）应达到 3.9

B. 治疗急性肾损伤时，应首先根据急性肾衰竭易感因素和诱发因素将患者进行风险分层

C. 确诊急性肾衰竭或急性肾衰竭发病高危患者，如存在血管收缩功能障碍性休克，须应用血管加压药物联合液体复苏进行干预

D. 对存在急性肾衰竭风险或合并急性肾衰竭的患者，首先使用等张晶体而不是胶体（白蛋白或羟乙基淀粉）扩张血管内容量

E. 急性肾衰竭恢复期，威胁生命的并发症已基本消失，故已施行肾替代治疗者，应立即停止肾替代治疗

20. 终末期肾衰竭最有效的治疗方法是（　　）。

A. 肾脏替代治疗　　B. 糖皮质激素

C. 细胞毒药物　　D. 对症治疗

E. 降压治疗

21. 连续肾脏替代治疗由于治疗时间长，肝素等抗凝血药应用总量较大，容易出现（　　）现象。

A. 出血　　B. 凝血

C. 高血压

D. 贫血

E. 酸碱失衡

22. 连续肾脏替代治疗如血流量较低、血细胞比容较高或抗凝血药剂量不足，容易出现（　　）现象。

A. 出血

B. 凝血

C. 高血压

D. 贫血

E. 酸碱失衡

23. 严重低蛋白血症的水肿患者消除水肿的最经济办法是（　　）。

A. 呋塞米（速尿）

B. 布美他尼

C. 蛋白尿

D. 血浆

E. 利尿剂 + 中分子右旋糖酐

24. 以下关于腹膜透析的说法，不正确的是（　　）。

A. 尿素及肌酐的清除率比体外血液透析低

B. 腹膜透析对磷的清除比血液透析差

C. 腹膜透析更适于心血管功能不稳定者

D. 腹膜透析可增加住院患者发生肺不张的倾向

E. 曾经有腹部外科手术者不宜做腹膜透析

25. 维持性血液透析的肾性贫血患者在使用足够剂量的红细胞生成素后，血红蛋白仍然得不到改善，以下处理措施无效的是（　　）。

A. 补充叶酸

B. 静脉补铁

C. 控制感染

D. 间断给予血液透析滤过治疗

E. 改为腹膜透析治疗

26. 最适宜采用腹膜透析治疗的是（　　）。

A. 心血管功能稳定的尿毒症患者

B. 多囊肾肾衰竭患者

C. 糖尿病肾衰竭患者

D. 肺功能较好的肾衰竭患者

E. 多发性骨髓瘤并肾衰竭的患者

27. 关于慢性肾衰竭水负荷过多所致心力衰竭，最有效的治疗措施是（　　）。

A. 大剂量呋塞米

B. 饱和量洋地黄类药物

C. 低盐和控制水分

D. 血液和腹膜透析

E. 立即给予硝普钠

28. 腹膜透析置管方法中，最安全、最常用的是（　　）。

A. 直视下腹腔置管

B. 直视上腹腔置管

C. 斜视上腹腔置管

D. 斜视下腹腔置管

E. 俯视上腹腔置管

29. 腹膜透析置管时，切口部位多选择脐下（　　）正中或旁正中切口。

A. 3cm　　B. 4cm

C. 5cm　　D. 6cm

E. 7cm

30. 腹膜透析置管时，皮下隧道，顺腹透管的自然走向，在出口旁（　　）开口。

A. 9~10cm　　B. 1~3cm

C. 6~8cm　　D. 3~4cm

E. 7~9cm

二、A2 型题

1. 患儿，男，11 岁，上呼吸道感染后 2 周出现颜面水肿、肉眼血尿，血压 130/90mmHg。血清补体下降，血肌酐 130μmoL/L。引起水肿的主要机制是（　　）。

A. 透析疗法　　B. 加强营养

C. 休息和控制感染　　D. 激素

E. 抗凝疗法

2. 患者，男，37 岁，慢性肾炎 9 年，水肿、少尿 1 个月，呕吐 3 天，血压 165/95mmHg，两肺底散在水泡音，颈静脉怒张，血尿素氮 42mmol/L，血钾 7.0mmol/L。最佳处理措施是（　　）。

A. 5% 的碳酸氢钠 250ml，静脉滴注

B. 10% 葡萄糖 20ml + 10% 葡萄糖酸钙 10ml，静脉推注

C. 10% 葡萄糖 500ml + 50% GS40ml + 普通胰岛素 18U，静脉滴注

D. 急诊血液透析

E. 急诊腹膜透析

3. 患者，男，25 岁，双下肢水肿近 2 周，少尿 3 天，咳粉红色泡沫痰 1 天。查体：端坐呼吸，双肺满布干湿啰音，血压 150/100mmHg，尿蛋白(++++)，红细胞满视野，血肌酐 580μmol/L。最有效的处理措施是（　　）。

A. 利尿　　B. 降压

C. 纠正酸中毒　　D. 大剂量激素

E. 血液透析

4. 患者，男，56 岁，4 天前车祸致失血性休克，近 3 天来每日尿量 150~250ml，全身水肿，气促不能平卧。呼吸 26 次/分，血压 160/95mmHg，双肺可闻湿啰音，心率 126 次/分，血钠 130mmol/L，血肌酐 658μmol/L。对本例应尽早采用的治疗措施有（　　）。

A. 透析疗法　　B. 应用洋地黄

C. 应用抗血管药物　　D. 应用袢利尿剂

E. 透析疗法

5. 患者，男，18 岁，全身水肿，尿少 10 天。查体：血压 180/105mmHg，血红蛋白 110g/L。尿蛋白(++)，RBC ++/HP，近 3 天尿量 <200ml/d，水肿显著加重，心悸、气促，不能平卧。最有效的治疗措施应为（　　）。

A. 多巴酚丁胺 + 呋塞米　　B. 洋地黄 + 呋塞米

C. 透析疗法　　D. 地塞米松静脉注射

E. 氢氯噻嗪 + 螺内酯

6. 患者，男，48 岁，患慢性肾炎多年，近 2 个月来恶心、呕吐。查体：血压 150/98mmHg，血红蛋白 65g/L，BUN 15mmol/L，Cr 400μmol/L。假设透析后贫血继续加重，血红蛋白仅 34g/L。治疗贫血的最好办法是（　　）。

A. 加强透析疗法　　B. 补充铁剂

C. 补充叶酸和维生素 B　　D. 补充 1,25（OH）$_2$D

E. 补充红细胞生成素（EPO）

7. 患者，男，40 岁，反复双下肢水肿 7 年。近日来出现恶心、呕吐、发热、头痛及呼吸困难。查体：血压 190/110mmHg，心前区可听到广泛的心包摩擦音。尿常规尿比重 1.010，Hb 70g/L，BUN 35mmol/L，Cr 1050μmol/L。1 年前患者血液透析治疗，现停止血液透析 1 个月病情突然加重的原因是（　　）。

A. 发热　　B. 高血压

C. 贫血　　D. 疲劳

E. 停止血液透析

8. 患者，男，43 岁，因慢性肾衰竭行维持性血液透析治疗 3 个月，尿毒症症状明显减轻，但血红蛋白 70g/L。患者贫血的主要原因是（　　）。

A. 尿毒症毒素抑制骨髓　　B. 透析失血及缺铁

C. 叶酸及维生素 B 缺乏　　D. 红细胞寿命缩短

E. 促红细胞生成素减少

9. 患者，男，35 岁，6 小时前因意外事故受挤压伤入院。查体：神志清醒，双下肢因断离已做初期手术处理，切口处仍有多量渗血，血压 75/60mmHg，心率 150 次/分，右侧第四肋骨骨折，已做胶布固定，右血气胸已作闭式引流，腹部无伤口，压痛(-)，腹水征(-)。B 超腹内器官探测无特殊发现。入院 4h 内无尿液排出，血钾 5.5mmol/L，CO_2CP18mmol/L，血肌酐 400μmol/L，伤后 30h 复查（已做治疗）血钾为 5.6mmol/L，CO_2CP19mmol/L，血肌酐 550μmol/L，粪隐血试验(+++)。此时急性肾衰竭的最佳处置为（　　）。

A. 继续内科保守治疗　　B. 血液透析

C. 连续动、静脉血液滤过　　D. 血液滤过

E. 腹膜透析

10. 患者，女，23 岁，自服戊巴比妥昏迷，检查时患者处于深昏迷状态。此时最佳的治疗方法是（　　）。

A. 大剂量贝美格静滴　　B. 腹膜透析

C. 血液透析　　D. 血液滤过

E. 血液灌流

11. 患者，男，65 岁，有慢性肾衰竭病史，血压 170/110mmHg，严重脑水肿。最佳的治疗方案是（　　）。

A. 大剂量甘露醇利尿　　B. 大剂量呋塞米静注

C. 腹膜透析　　D. 血液透析

E. 血液滤过

三、A3/A4 型题

（1~3 题共用题干）

患者，男，27 岁，因挤压伤后 11 小时急诊入院，伤后无尿，广泛软组织肿胀，血氮质潴留，诊断为急性肾小管坏死。

1. 决定是否要紧急血液透析的体征是（　　）。

A. 贫血程度　　B. 有无心力衰竭表现

C. 有无过度通气现象　　D. 创伤严重程度

E. 水肿程度

2. 决定是否要紧急血液透析的辅助检查是（　　）。

A. 血氮质水平　　B. 肾脏 B 超

C. 血钾及心电图检查　　D. 血气分析

E. 血钙、血磷测定

3. 下列治疗措施中最不重要的是（　　）。

A. 透析疗法　　B. 切除坏死组织

C. 营养支持　　D. 抗感染

E. 镇痛

（4~6 题共用题干）

患者，男，77 岁，因“右侧肢体活动障碍伴饮水呛咳 3 日”来诊，于神经内科住院治疗。既往高血压病史 30 年。血压 120/60mmHg。实验室检查：血肌酐 112μmol/L，尿蛋白(++)。

4. 最不可能的诊断为（　　）。

A. 急性脑梗死　　B. 高血压

C. 良性肾小动脉硬化症　　D. 慢性肾病（CKD）2 期

E. CKD1 期

5. 假设患者入院后，每 6~8 小时静脉滴注甘露醇 250ml，脱水降颅内压；同时静脉滴注呋塞米 40mg，每日 2 次，利尿治疗。患者肢体活动障碍及饮水呛咳未继续加重。患者因呛咳仅少量进食水，尿量约 2000ml/24h，但第 5 日发现尿量减少，约 400ml/24h，伴恶心呕吐、食欲减退及腹胀，无水肿。实验室检查：血肌酐 466μmol/L，血尿素 25mmol/L，血钾 3.6mmol/L。以下不属于患者发生急性肾损伤原因的是（　　）。

A. 老年

B. 慢性肾功能不全

C. 肾灌注不足

D. 未应用血管紧张素转换酶抑制剂、血管紧张素受体阻滞剂

E. 甘露醇的肾毒性

6. 以下治疗措施不正确的是（　　）。

A. 静脉补液　　B. 血液净化治疗

C. 鼓励患者进食水　　D. 监测尿量及体重

E. 停用甘露醇及呋塞米

（7~8 题共用题干）

患者，男，45 岁，患尿毒症行维持性腹膜透析 5 年，行标准 CAPD 方案，每天换腹透液 4 次，其中 1.5% 2000ml × 3 次，4.25% 2000ml × 1 次，无明显不适症状且一直上班工作。近 2 天患者诉腹痛伴恶心，且放出腹透液浑浊。

7. 最可能的诊断是（　　）。

A. 腹膜功能衰竭　　B. 腹膜粘连

C. 透析液质量有问题　　D. 腹膜感染

E. 急性胃炎

8. 患者就诊后首先应采取的措施是（　　）。

A. 卧床制动　　B. 静脉滴注抗生素

C. 腹腔内使用抗生素　　D. 暂时停止腹膜透析

E. 留取放出腹透液做白细胞计数及细菌培养

（9~12 题共用题干）

患者，女，57 岁，因“尿毒症腹膜透析治疗 2 年，腹膜透析液完全不能流出 1 日”来诊。

9. 最可能的诊断是（　　）。

A. 腹膜炎　　B. 腹膜硬化

C. 腹膜透析管移位　　D. 腹膜透析管周围网膜包裹

E. 腹膜透析管刺激腹膜

10. 最有助于明确诊断的检查是（　　）。

A. 腹部 CT　　B. 立位腹部 X 线片

C. 腹部 B 型超声　　D. 剖腹探查

E. 腹膜透析液常规检查

11. 以下治疗措施错误的是（　　）。

A. 手法复位　　B. 适当增加活动

C. 保持排便通畅　　D. 及时排尿

E. 重新置管

12. 以下预防措施错误的是（　　）。

A. 术前排空膀胱，置入导管时应避开网膜，并将导管末端置于盆腔处

B. 多食用蔬菜，多活动，保持排便通畅

C. 根据导管类型选择恰当的置管位置

D. 避免腹腔压力增高

E. 反复牵拉腹膜透析导管

四、B 型题

（1~6 题共用备选答案）

A. 血浆吸附　　B. 血浆置换

C. 单纯超滤　　D. 血液透析

E. 血液滤过

1.（　　）是一种溶液与另一种溶液通过半透膜进行溶质交换的过程。

2.（　　）利用半透膜原理，将患者血液和透析液同时引入人工肾装置，在透析膜的两侧行反方向流动，借助膜两侧的溶质浓度梯度、渗透压梯度、水压梯度和膜本身的特性，通过扩散、对流和吸附清除体内潴留的有毒物质。

3.（　　）是目前最常应用的血液净化疗法，是目前为止各种肾衰竭特别是终末期肾病治疗的主要措施之一。

4.（　　）是通过对流转运机制，采用容量控制或压力控制，经过透析器或血滤器的半透膜等渗地从全血中除去水分的一种治疗方法。

5.（　　）是指将全血分离成血浆和细胞成分，然后将患者的血浆舍弃，同时补充健康人血浆或血浆代用品的过程。

6.（　　）是血液引出后首先进入血浆分离器将血液的有形成分（血细胞、血小板）和血浆分开，有形成分输回患者体内，血浆再进入吸附器进行吸附，清除其中某些特定的物质，吸附后血浆回输至患者体内。

（7～10 题共用备选答案）

A. 常规肝素抗凝方法　　B. 小剂量肝素抗凝法

C. 体外局部肝素抗凝法　　D. 低分子量肝素抗凝法

E. 局部枸橼酸抗凝法

7.（　　）是临床上最为常用的抗凝方法。

8.（　　）适用于有低、中度出血倾向者。

9.（　　）是通过体外给予枸橼酸盐螯合钙达到抗凝目的，然后输注钙剂再逆转这一作用。

10.（　　）适用于伴重度出血倾向或活动性出血者。

（11～12 题共用备选答案）

A. 离心式分离　　B. 膜式滤过

C. 非离心式滤过　　D. 离心式滤过

E. 膜式分离

11.（　　）是通过不同孔径大小的膜对不同血浆成分进行分离，而血细胞则被截留。

12.（　　）一般不丢失血细胞成分，同时可进行血浆成分的分离，操作较简单，且不需要特殊的机器，所以目前临床多采用膜式分离方法。

（13～14 题共用备选答案）

A. 分子筛吸附　　B. 免疫吸附

C. 过敏吸附　　D. 病程吸附

E. 病理吸附

13. 血浆吸附根据吸附剂的特性主要分为两大类，（　　）利用分子筛原理通过吸附剂携带的电荷和孔隙，非特异性地吸附在电荷和分子大小与之相对应的物质。

14. 血浆吸附根据吸附剂的特性主要分为两大类，（　　）利用高度特异性的抗原-抗体反应或有特定物理化学亲和力的物质结合在吸附材料上，用于清除血浆或全血中特定物质的治疗方法。

（15～17 题共用备选答案）

A. Kuf　　B. Kfu

C. PE　　D. HP

E. HD

15.（　　）是利用体外循环灌流器中吸附剂的吸附作用来清除患者血液中的内源性和外源性毒物、药物以及机体的代谢废物等一种血液净化方法。

16. （　　）是临床上常用且非常有效的治疗手段，常常应用于药物和毒物中毒的抢救。
17. HP同时可以与（　　）结合治疗尿毒症的一些慢性并发症，以及应用于急慢性肝功能衰竭。

（18~20题共用备选答案）

A. 空气栓塞　　B. 体温下降

C. 贫血　　D. 微粒栓塞

E. 出凝血功能紊乱

18. 血液灌流并发症的（　　），主要原因是灌注治疗前体外循环体系中气体未完全排除干净。
19. 血液灌流并发症的（　　），主要与体外循环未用加热装置有关。
20. 血液灌流并发症的（　　），使用未包裹的活性炭，开始治疗前用大量生理盐水冲洗灌流器，将微粒冲出，可减少该并发症的发生。

（21~22题共用备选答案）

A. Tenckhoff 直管

B. Tenckhoff 卷曲管

C. 鹅颈式（swan-neck）腹膜透析导管

D. Tenckhoff 卷曲管

E. Tenckhoff 直管

21. （　　）为目前国内外应用最广泛的长期腹膜透析导管。
22. （　　）可降低腹膜透析导管移位的概率。

（23~26题共用备选答案）

A. 葡萄糖腹膜透析液　　B. 艾考糊精腹膜透析液

C. 氨基酸腹膜透析液　　D. 碳酸氢盐腹膜透析液

E. 碳酸氢钠腹膜透析液

23. （　　）是最早应用，也是应用最广泛的腹膜透析液，以葡萄糖为渗透剂，浓度分为1.5%、2.5%、4.25%三种。
24. （　　）以7.5%艾考糊精（一种葡聚糖）为渗透剂，用于长留腹，如CAPD夜间留腹，APD日间留腹。
25. （　　）以预防和纠正腹膜透析患者营养不良的发生和发展，改善患者的脂质代谢紊乱。
26. （　　）渗透剂为葡萄糖，以碳酸氢盐作为缓冲剂，生物相容性良好，适用于使用酸性腹膜透析液时有灌注痛和不适的患者。

五、X 型题

1. 透析充分性的评估标准有（　　）。
   A. 患者促红细胞生成素降低
   B. 透析并发症较少，程度较轻
   C. 患者血压和容量状态控制较好
   D. 血电解质和酸碱平衡指标基本维持在正常范围
   E. 营养状况良好
2. 长期血管通路一般分为（　　）。
   A. 外瘘　　B. 自体动静脉内瘘
   C. 移植血管内瘘　　D. 自体静脉外瘘
   E. 血管外瘘
3. 急性肾衰竭透析处方包括（　　）。
   A. 透析器的选择　　B. 血流量和透析液流量
   C. 超滤量和速度　　D. 抗凝剂应用
   E. 透析液种类
4. 血液透析即刻并发症包括（　　）。
   A. 高血压　　B. 恶心和呕吐
   C. 肌肉痉挛　　D. 皮肤瘙痒
   E. 头痛
5. 血液透析即刻并发症中，出现肌肉痉挛的预防措施包括（　　）。
   A. 避免超滤过多、过快　　B. 限制饮食
   C. 吸氧　　D. 补钙
   E. 对于反复出现痉挛的患者，重新设定干体重
6. 血液透析远期并发症包括（　　）。
   A. 高血压　　B. 低血糖
   C. 心力衰竭　　D. 心律失常
   E. 冠心病
7. 血液透析出现高血压远期并发症的病因包括（　　）。
   A. 精神紧张
   B. 失衡综合征引起脑组织水肿
   C. 透析过程中输血或透析液钠浓度过低使血容量降低
   D. 超滤太快或过多
   E. 降压药物经透析器滤出

8. 血液滤过机器包括（　　）。

A. 血泵　　B. 正压泵

C. 输液泵　　D. 肝素泵

E. 指示控制仪表

9. 血液滤过膜为高分子聚合材料制成的高通透性膜，包括（　　）。

A. 纤维素膜　　B. 聚乙烯腈膜

C. 聚酰胺膜　　D. 聚砜膜

E. 聚甲基丙烯酸甲脂膜

10. 血液滤过的适应证包括（　　）。

A. 血液滤过同样适用于晚期肾衰竭的患者

B. 常规透析易发生高血糖

C. 顽固性高血压

D. 常规透析不能控制的体液过多和心力衰竭

E. 尿毒症神经病变

11. 血液滤过的绝对禁忌证包括（　　）。

A. 颅内出血伴颅内压升高者　　B. 顽固性休克对升压药无反应者

C. 内脏严重活动性出血者　　D. 严重感染性休克者

E. 晚期肿瘤导致全身衰竭者

12. 血液滤过的相对禁忌证包括（　　）。

A. 颅内出血伴颅内压升高者　　B. 顽固性休克对升压药无反应者

C. 内脏严重活动性出血者　　D. 严重感染性休克者

E. 晚期肿瘤导致全身衰竭者

13. 血液滤过出现并发症致热原反应和败血症时，预防措施包括（　　）。

A. 定期检测反渗水、透析液及置换液的细菌和内毒素

B. 定期更换内毒素过滤器

C. 置换液配制过程无菌操作

D. 使用前必须严格检查置换液、血滤器及管道的包装与有效使用日期

E. 必要时行手术治疗

14. 血液透析滤过是（　　）的联合。

A. 血浆吸附　　B. 血浆置换

C. 单纯超滤　　D. 血液透析

E. 血液滤过

15. 目前临床上所用的血液透析滤过（HDF）机器可分别进行（　　），根据患者情况设定治疗模式。

A. HD　　B. HF

C. HDF　　D. 血浆吸附

E. 血浆置换

16. 血液透析滤过和 HF 使用的滤器是一致的，为高分子聚合材料制成的高通透性膜，常用的有（　　）。

A. 聚丙烯腈膜　　B. 聚酰胺膜

C. 聚砜膜　　D. 聚甲基丙烯酸甲脂膜

E. 聚乙基丙烯酸甲脂膜

17. 血液透析滤过的并发症包括（　　）。

A. 反超滤　　B. 蛋白丢失

C. 缺失综合征　　D. 高血压

E. 贫血

18. CRRT 系统包括（　　）。

A. 血泵　　B. 储水箱

C. 滤器　　D. 空气捕获器

E. 容量控制系统

19. 临床上使用的 CRRT 机器根据其容量系统和血泵系统不同，可分为（　　）。

A. 容量平衡系统/血泵系统分离型　　B. 容量平衡系统/血泵系统一体化型

C. 高容量血液滤过机器型　　D. 容量平衡系统/血浆系统分离型

E. 低容量血液滤过机器型

20. 连续性肾脏替代治疗技术目前包括（　　）。

A. 缓慢连续超滤　　B. 连续性动-静脉血液滤过

C. 连续性动-静脉血液透析滤过　　D. 连续性静-静脉血液透析

E. 连续性高通量透析

21. 以下不属于连续性肾脏替代治疗技术的有（　　）。

A. 连续性高容量血液滤过　　B. 连续性血浆滤过吸附

C. 抗凝剂及血小板解聚药治疗　　D. 输血浆治疗

E. 血浆置换治疗

22. 连续肾脏替代治疗的禁忌证包括（　　）。

A. 无法建立合适的血管通路　　B. 严重的凝血功能障碍

C. 严重的活动性出血　　D. 颅内出血

E. 慢性肾炎

23. 连续肾脏替代治疗的适应证，非肾脏疾病包括（　　）。

A. 多器官功能障碍综合征　　B. 脓毒血症或败血症性休克

C. 急性呼吸窘迫综合征　　D. 心力衰竭

E. 急性重症胰腺炎

24. 连续肾脏替代治疗的适应证，重症急性肾损伤伴血流动力学不稳定和需要持续清除过多水或毒性物质，如慢性肾衰竭合并（　　）。

A. 急性肺水肿　　B. 尿毒症脑病

C. 心力衰竭　　D. 血流动力学不稳定

E. 肝性脑病

25. 连续肾脏替代治疗并发症包括（　　）。

A. 低血压　　B. 低钾

C. 高钾血症　　D. 低钙血症

E. 酸碱失衡

26. 在单纯超滤治疗过程中，不需要使用的是（　　）。

A. 透析液　　B. 置换液

C. 透析器　　D. 血滤器

E. 容量控制

27. 单纯超滤适应证包括（　　）。

A. 药物治疗效果不佳的各种原因所致的严重水肿

B. 难治性心力衰竭

C. 急性肺水肿

D. 慢性肺水肿

E. 膀胱癌

28. 血浆的分离方法可分为（　　）。

A. 离心式分离　　B. 膜式滤过

C. 非离心式滤过　　D. 离心式滤过

E. 膜式分离

29. 单纯超滤出现并发症低血压，患者早期表现为（　　）。

A. 头晕　　B. 后背发酸

C. 肌肉痉挛　　D. 呕吐

E. 恶心

30. 单纯超滤出现并发症滤器和管路凝血，应采取的措施有（　　）。

A. 增加抗凝血药物剂量

B. 立即检查抗凝血酶Ⅲ活性

C. 若静脉压、跨膜压在短时间内突然升高，管路、滤器颜色加深，应立即回血

D. 若在下机时回血阻力突然升高，怀疑滤器管路有凝血时，应立即停止回血

E. 毋需采取任何措施

31. 血浆置换的适应证包括（　　）。

A. 抗肾小球基底膜肾病　　B. 血栓性血小板减少性紫癜

C. 肝性脑病　　D. 重症肌无力危象

E. 吉兰-巴雷综合征

32. 血浆置换的适应证抗肾小球基底膜肾病可表现为（　　）。

A. 血抗-基底膜抗体阴性　　B. 肾活体组织检查证实为新月体肾炎

C. 有咯血和（或）肺出血表现　　D. 血抗-基底膜抗体阳性

E. 急速进展的肾衰竭

33. 血浆置换的适应证冷球蛋白血症可表现为（　　）。

A. 冷球蛋白效价超过 1g%　　B. 肾活体组织检查证实为新月体肾炎

C. 出现肾功能不全或皮肤溃疡　　D. 冷球蛋白滴度不超过 1g%

E. 临床上有高黏度综合征的体征

34. 血浆置换的相对禁忌证包括（　　）。

A. 对血浆、人血清蛋白、肝素等有严重过敏史

B. 药物难以纠正的全身循环衰竭

C. 非稳定期的心、脑梗死

D. 药物中毒

E. 存在精神障碍而不能很好配合治疗者

35. 血浆置换的并发症处理包括（　　）。

A. 变态反应　　B. 低血容量性低血压

C. 溶血　　D. 感染

E. 出血倾向

36. 轻度的血浆置换的并发症变态反应可立即使用抗过敏药物，如（　　）。

A. 抗组胺药物　　B. 钙剂

C. 糖皮质激素　　D. 利尿剂

E. 盐皮质激素

37. 血浆置换的并发症溶血的处理措施包括（　　）。

A. 注意所输注血浆的血型　　B. 停止输注可疑血浆

C. 严密监测血钾　　D. 避免发生高血钾

E. 持续输注可疑血浆

38. 根据吸附剂的特性血浆吸附可分为（　　）。

A. 分子筛吸附　　B. 免疫吸附

C. 过敏吸附　　D. 病程吸附

E. 病理吸附

39. 血浆吸附的适应证包括（　　）。

A. 肾脏和风湿免疫系统疾病　　B. 神经系统疾病

C. 血液系统疾病　　D. 严重感染

E. 血脂代谢紊乱

40. 化学药物或毒物、生物毒素，对于高脂溶性而且易与蛋白结合的药物或毒物，可选择（　　）效果更佳。

A. 血浆灌注吸附　　B. 血液透析联合

C. 抗凝剂及血小板解聚药治疗　　D. 输血浆治疗

E. 血浆置换治疗

41. 血浆吸附并发症，出现穿刺局部血肿、气胸、腹膜后出血，可给予的治疗为（　　）。

A. 治疗前输血浆　　B. 凝血酶原复合物等补充凝血因子

C. 治疗中注意肝素用量　　D. 注意卧床休息

E. 增加运动量

42. 血浆吸附并发症，出现变态反应，可给予的治疗为（　　）。

A. 治疗前各种滤器要充分预冲　　B. 预冲时注意检查吸附器

C. 糖皮质激素和抗组胺类药物　　D. 抗凝血药减量

E. 必要时终止治疗

43. 血浆吸附并发症包括（　　）。

A. 高血压　　B. 变态反应

C. 溶血　　D. 出血

E. 凝血

44. 血液灌流的适应证中，急性毒物和药物中毒包括（　　）。

A. 药物和毒物剂量达到或超过致死剂量者

B. 血药浓度达到或超过致死浓度者

C. 严重中毒导致呼吸、循环衰竭

D. 败血症及败血症休克者

E. 毒物或药物有继续吸收可能性者

45. 血液灌流的相对禁忌证包括（　　）。

A. 出血倾向　　B. 血小板计数 $>70\times10^9/L$

C. 白细胞减少症　　D. 低血容量性休克

E. 高血容量性心力衰竭

46. 以下关于腹膜透析基本原理的叙述，正确的是（　　）。

A. 利用腹膜作为半渗透膜

B. 利用重力作用将配制好的透析液经导管灌入患者的腹膜腔

C. 腹膜两侧存在溶质的浓度梯度差

D. 高浓度一侧的溶质向低浓度一侧移动

E. 水分从高渗一侧向低渗一侧移动

47. 通过腹腔透析液不断地更换，以达到（　　）目的。

A. 清除体内代谢产物和毒物　　B. 纠正水，电解质、酸碱平衡紊乱

C. 防止后遗症　　D. 抗感染

E. 切除病原体

48. 在腹膜透析中起作用的部位是腹膜中的（　　）。

A. 微血管　　B. 毛细血管

C. 中性粒细胞血管　　D. 巨噬细胞

E. 淋巴血管

49. 腹膜透析与血液透析相比较，优点有（　　）。

A. 腹膜透析毋需体内循环

B. 腹膜透析不需要全身使用肝素

C. 患者可自行在家治疗，毋需入院

D. 不需要特殊设备，适于基层医院就地抢救患者

E. 腹膜透析特别是 CDPD 疗法，每日 24 小时均进行透析治疗

50. 腹膜透析与血液透析相比较，缺点有（　　）。

A. 开始透析时溶质及水分的清除速度较血液透析慢，效果亦不如血液透析确切，因此症状缓解也较慢

B. 从透析液可吸收大量葡萄糖，易加重其糖耐量异常及脂代谢紊乱

C. 透析效率依赖于患者的腹膜功能，有一定的局限性

D. 不需要特殊设备，适于基层医院就地抢救患者

E. 患者可自行在家治疗，毋需入院

51. 常用腹膜透析管的种类包括（　　）。

A. Tenckhoff 直管

B. Tenckhoff 卷曲管

C. 鹅颈式（swan-neck）腹膜透析导管

D. Tenckhoff 急性透析涤纶管

E. 一次性管心针透析硅胶管

52. 腹膜透析导管拔管指征包括（　　）。

A. 难治性腹膜炎或隧道严重感染

B. 腹膜黏连

C. 腹膜透析相关并发症

D. 腹膜透析液引流不畅，且经其他方法处理仍不能恢复正常引流者

E. 肾移植成功或需转做血液透析者

53. 难治性腹膜炎可暂时退出腹膜透析，暂时用血液透析过渡，待炎症控制后可重新置入腹膜透析导管，对于（　　），应尽早拔除腹膜透析导管，退出腹膜透析，并予以相关治疗。

A. 真菌性腹膜炎　　B. 结核性腹膜炎

C. 硬化性腹膜炎　　D. 腹膜广泛粘连

E. 软化性腹膜炎

54. 目前的腹膜透析模式主要有（　　）。

A. 持续卧床腹膜透析　　B. 间歇性腹膜透析

C. 夜间间歇性腹膜透析　　D. 持续循环腹膜透析

E. 潮式腹膜透析

55. 目前的自动化腹膜透析包括（　　）。

A. CCPD　　B. IPD

C. NIPD　　D. TPD

E. CAPD

56. 在实际的临床工作中要根据（　　）选择不同的透析模式。

A. 患者的腹膜转运特性　　B. 尿素 Kt/V

C. 肌酐清除率　　D. 患者尿量

E. 残余肾功能

57. 腹膜炎有（　　）之分。

A. 细菌性　　B. 结核性

C. 真菌性　　D. 化学性

E. 感染性

58. 腹膜炎的诊断包括（　　）。

A. 腹痛、腹水浑浊，伴或不伴发热

B. 透出液中白细胞计数 $>100\times10^6/L$，中性粒细胞比例 $>50\%$

C. 透出液中培养有病原微生物生长

D. 血尿

E. 透出液中白细胞计数 $<100\times10^6/L$，中性粒细胞比例 $<50\%$

六、案例分析题

（1~4 题共用题干）

患者，男，65 岁，因“尿毒症，行规律腹膜透析治疗 3 年，无明显诱因腹痛，伴有引

出腹膜透析液浑浊 2 日”来诊。查体：体温 36.5℃，脉搏 86 次/分，呼吸 20 次/分，血压 120/70mmHg。慢性病容，贫血貌，腹膜透析导管出口处皮肤无红肿及渗液，右腹压痛阳性，反跳痛可疑阳性，移动性浊音阳性，双下肢可见轻度水肿。

1. 为明确诊断，应立即进行的检查项目包括（　　）。
   A. 血常规　　B. 腹部立位 X 线片
   C. 腹膜透析液常规　　D. 腹膜透析液培养
   E. 血生化　　F. 腹部 B 型超声
2. 假设患者腹膜透析液细菌培养结果为金黄色葡萄球菌。关于治疗措施叙述，正确的是（　　）。
   A. 根据药物敏感试验结果停用抗革兰阴性菌药物并继续使用抗革兰阳性菌药物
   B. 同时需排除导管感染
   C. 对于致病菌为耐甲氧西林的金黄色葡萄球菌者，应使用万古霉素，腹腔用药
   D. 单纯腹腔用药疗效欠佳时可加用利福平
   E. 如果腹腔内和出口处感染病原菌为同一菌种，常是难治性腹膜炎，对药物治疗反应差，往往需要拔管
   F. 万古霉素长期使用可导致耐万古霉素的金黄色葡萄球菌感染，此类感染一旦发生，需使用利奈唑胺、达托霉素或奎奴普丁/达福普汀
3. 实验室检查：血红蛋白 92g/L，血尿素氮 12.2mmol/L，血肌酐 786.4μmol/L，血钾 4.5mmol/L。腹膜透析液常规：透出液中白细胞计数 200×10^6/L，中性粒细胞占比 0.75。腹部 B 型超声：双肾缩小，腹腔积液。下一步处理措施是（　　）。
   A. 常用的经验性抗感染方案包括：万古霉素 + 广谱抗革兰阴性菌药物
   B. 经验性抗感染治疗
   C. 初始治疗 24~48 小时，可根据培养结果调整抗感染治疗方案
   D. 抗生素给药途径推荐使用腹腔内给药
   E. 可采用连续给药或间歇给药的方式
   F. 常用的经验性抗感染方案包括：第一代头孢菌素 + 广谱抗革兰阴性菌药物
4. 假设腹膜透析液细菌培养结果为铜绿假单胞菌，下列关于其病因和治疗措施的叙述正确的是（　　）。
   A. 多与导管感染（出口处或隧道感染）相关
   B. 通常症状严重，需积极治疗
   C. 应根据药物敏感试验结果联合使用 2 种敏感药物进行治疗
   D. 当仅有腹膜炎时，可选择头孢他定、头孢吡肟、妥布霉素、哌拉西林中的一种，联合口服喹诺酮类药物进行治疗，疗程为 1 周
   E. 导管感染与腹膜炎同时并存时，或之前有导管感染，必须拔管，且抗生素治疗要持续至患者改为维持性血液透析 2 周

F. 如出现铜绿假单胞菌复发或存在难治性外口感染，应更换腹膜透析管，拔管和重新置管可同时进行

（5~7 题共用题干）

患者，男，52 岁，无明显诱因出现乏力 1 年，间断出现恶心、呕吐，自觉症状加重 3 日。外院实验室检查：血红蛋白 84g/L，血钙 1.75mmo/L，血磷 2.3mmol/L，血尿素 27mmol/L，血肌酐 1456μmol/L。查体：血压 130/76mmHg，慢性病病容，贫血貌，心、肺、腹查体未见明显异常，双下肢轻度水肿。

5. 为明确诊断，可进行的检查项目包括（　　）。
   A. 尿常规
   B. 双肾 B 型超声
   C. 甲状旁腺激素
   D. 白蛋白测定
   E. 肾盂静脉造影
   F. 动脉血气分析
6. 患者选择腹膜透析治疗，腹膜透析置管术后第 3 日出现腹膜透析导管管周渗液。渗液的原因及处理措施正确的是（　　）。
   A. 置管时可能腹膜荷包结扎不严密
   B. 置管时可能损伤腹膜透析导管
   C. 腹膜透析液注入腹腔后导致腹内压降低
   D. 渗液生化检查葡萄糖浓度明显高于血糖
   E. 引流腹膜透析液，放空腹腔，停止透析 24~48 小时。腹腔放空腹膜透析液的时间越长，渗漏治愈的概率越大
   F. 如果期间患者需要透析，可先行血液透析过渡
7. 实验室检查：血白蛋白 34g/L；甲状旁腺激素 628ng/L；尿蛋白(+++)，尿红细胞 12 个/HP。动脉血气分析：pH 7.37，二氧化碳分压 33mmHg，氧分压 86mmHg。双肾 B 型超声：双肾缩小。下一步可行的替代治疗有（　　）。
   A. 血液透析
   B. 腹膜透析
   C. 肾移植
   D. 单纯超滤
   E. 中药治疗
   F. 连续性肾替代治疗

参考答案

一、A1 型题

1. C	2. A	3. A	4. E	5. A	6. A	7. A	8. D	9. E	10. D
11. E	12. E	13. A	14. E	15. E	16. C	17. D	18. C	19. E	20. A
21. A	22. B	23. D	24. B	25. E	26. C	27. D	28. A	29. A	30. A

二、A2 型题

1. E　2. D　3. E　4. A　5. C　6. E　7. A　8. E　9. E　10. E
11. E

三、A3/A4 型题

1. B　2. C　3. E　4. E　5. D　6. B　7. D　8. E　9. C　10. B
11. E　12. E

四、B 型题

1. D　2. D　3. D　4. C　5. B　6. E　7. A　8. B　9. E　10. C
11. B　12. A　13. A　14. B　15. D　16. D　17. E　18. A　19. B　20. D
21. A　22. C　23. A　24. B　25. C　26. D

五、X 型题

1. BCDE　2. ABC　3. ABCD　4. BCDE　5. ACDE
6. ACDE　7. ABDE　8. ACDE　9. ACDE　10. ACDE
11. AB　12. CDE　13. ABCD　14. AB　15. ABC
16. ABCD　17. ABC　18. ACDE　19. ABC　20. ADE
21. CDE　22. ABCD　23. ABCE　24. ABCD　25. ABCD
26. AB　27. ABCD　28. AB　29. BCDE　30. ABCD
31. ABDE　32. BCDE　33. ACE　34. ABCE　35. AB
36. ABC　37. ABCD　38. AB　39. ABCE　40. AB
41. ABCD　42. ABCE　43. BCDE　44. ABCE　45. ACDE
46. ABCD　47. AB　48. AB　49. BCDE　50. ABC
51. ABC　52. ACDE　53. ABCD　54. BCDE　55. ABCD
56. ABCE　57. ABCD　58. ABC

六、案例分析题

1. ACDEF　2. ABCDE　3. ABCDEF　4. ABCE　5. ABCDF
6. ABDEF　7. ABC

第二十三章　肾脏移植

一、A1 型题

1. 以下不属于肾移植适应证的是（　　）。

A. 肝炎活动已控制，肝功能正常者

B. 结核患者正规抗结核治疗后，明确无活动者

C. 无精神障碍

D. 无药物成瘾者

E. 药物成瘾者

2. 以下不属于肾移植绝对禁忌证的是（　　）。

A. 近期心肌梗死

B. 存在持久性凝血功能障碍者

C. 估计预期寿命 <2 年

D. 估计预期寿命 >2 年

E. 其他脏器功能存在严重障碍

3. 肾移植受者需常规使用（　　）以抑制供受体排斥反应。

A. 细胞毒性药物

B. 神经精神用药

C. 镇静药

D. 抗生素类药

E. 免疫抑制药

4. 下列糖皮质激素中，抗炎作用最强的是（　　）。

A. 可的松

B. 泼尼松

C. 泼尼松龙

D. 地塞米松

E. 氢化可的松

5. 肾移植免疫抑制治疗的预防性用药可选择（　　）。

A. 钙调神经蛋白抑制药

B. 甲泼尼龙

C. 抗胸腺细胞球蛋白

D. 抗淋巴细胞球蛋白

E. 硫唑嘌呤

二、A2 型题

1. 患者，女，77 岁。胃大部切除术后禁食 3 天，每日静脉输入 10% 葡萄糖 2000ml，5% 葡萄糖盐水 500ml，易发生水电解质紊乱的是（　　）。

A. 低钠血症

B. 高钠血症

C. 低钙血症
D. 低钾血症
E. 低血镁

三、A3/A4 型题

（1~3 题共用题干）

患者，女，55 岁，因“肾移植术后 5 个月，蛋白尿、肌酐持续升高 1 个月”来诊。行移植肾穿刺活检，穿刺后第 2 日，患者下床活动后突感移植肾区疼痛难忍。查体：移植肾区肿大压痛，移植肾下极可扪及一拳头大小包块，血压 110/70mmHg，心率 105 次/分。实验室检查：血肌酐 200μmol/L，尿量无明显减少。

1. 对确诊最有价值的检查项目为（　　）。
A. 移植肾 CT
B. 移植肾 B 型超声
C. 移植肾 MRI
D. 血常规
E. 肾功能

2. 经检查确诊为移植肾破裂出血，应立即采用的治疗措施是（　　）。
A. 手术探查
B. 输血
C. 使用止血药物
D. 使用抗生素
E. 激素冲击治疗

3. 病理检查结果提示 T 细胞介导的急性排斥反应，后续治疗应采用（　　）。
A. 激素冲击治疗
B. 使用抗生素
C. 血浆置换
D. 血液透析
E. 减少抗排斥药物

四、B 型题

（1~3 题共用备选答案）

A. 消化性溃疡
B. 心力衰竭
C. 恶性肿瘤
D. HBsAg 阳性
E. 胆结石合并感染

肾移植前受者健康状况评估：

1. （　　）移植后应用大剂量激素和免疫抑制药可引起消化道溃疡出血，严重者可出现穿孔，增加死亡率。
2. （　　）治疗后最少 2 年后无复发才考虑移植。
3. （　　）是乙型肝炎病毒活动复制期，不宜作肾移植。

(4~6题共用备选答案)

A. 巴氏涂片检查　　B. 乳腺X线检查

C. 结肠镜检查　　D. 负荷试验检查

E. 超声心动图检查

肾移植前受者术前检查：

4. 年龄>18岁女性行（　　）检查。

5. 年龄>40岁女性或有乳腺癌家族史的年轻女性行（　　）检查。

6. 年龄>50岁受者行（　　）检查。

(7~10题共用备选答案)

A. 超急性排斥反应　　B. 加速性排斥反应

C. 急性排斥反应　　D. 慢性排斥反应

E. T淋巴细胞介导排斥反应

7.（　　）是由于血型不兼容，或体内已预先形成的抗供体主要或次要组织兼容性抗原的抗体。

8.（　　）机制未完全清楚，可能与受者体内存在针对供者的抗体有关。

9.（　　）是最常见的排斥反应，是由于免疫抑制不足所致。

10.（　　）多发生在肾移植术后数月或数年，表现为肾功能进行性减退，常伴有蛋白尿、高血压等。

五、X型题

1. 肾移植的适应证包括（　　）。

A. 慢性肾脏病终末期　　B. 年龄在70岁以下及全身情况良好者

C. 心肺功能良好能耐受手术者　　D. 活动性消化道溃疡术前已治愈

E. 恶性肿瘤新发或复发经手术等治疗，稳定2年后无复发

2. 肾移植的绝对禁忌证包括（　　）。

A. 未治疗的恶性肿瘤患者　　B. 结核活动者

C. 精神疾病患者　　D. 药物成瘾者

E. 进行性代谢性疾病

3. 肾移植的相对禁忌证包括（　　）。

A. 患者年龄>50岁

B. 淋巴细胞毒抗体或群体反应抗体强阳性未经预处理者

C. 合并复发或难控制的复杂性尿路感染

D. 过度肥胖或严重营养不良

E. 合并其他疾病如周围血管病、癌前期病变、严重淀粉样变性

4. 肾移植术中常规应用抗生素预防感染，可以使用（　　）。
A. 三代头孢　　B. 喹诺酮类
C. 糖皮质激素　　D. 二代头孢
E. 一代头孢

5. 移植肾排斥反应根据发生时间可分为（　　）。
A. 超急性排斥反应　　B. 加速性排斥反应
C. 急性排斥反应　　D. 慢性排斥反应
E. T淋巴细胞介导排斥反应

6. 移植肾排斥反应根据反应机制可分为（　　）。
A. 超急性排斥反应　　B. 加速性排斥反应
C. 急性排斥反应　　D. 抗体介导排斥反应
E. T淋巴细胞介导排斥反应

7. 慢性肾功能不全高钾血症的治疗措施有（　　）。
A. 透析治疗　　B. 输注葡萄糖和胰岛素
C. 螺内酯利尿　　D. 氢氧化铝凝胶
E. 注射葡萄糖酸钙

8. 肾移植术后肾动脉血栓形成的原因包括（　　）。
A. 移植肾动脉内膜损伤　　B. 取肾及灌洗损伤动脉
C. 阻断血管力量过大或时间过短　　D. 吻合技术不佳，血管内翻
E. 受者血管硬化，易形成血栓

9. 排斥反应机制复杂，常联合免疫抑制药治疗的作用有（　　）。
A. 机制可互补，有效抑制排斥反应
B. 可避免单一药物大剂量使用而导致不良反应增加
C. 增强药效发挥
D. 增强药理作用
E. 可避免多种药物大剂量使用而导致不良反应减低

10. 常用的免疫抑制药具有的特点包括（　　）。
A. 大多数药物免疫抑制作用缺乏选择性和特异性
B. 抑制初次免疫应答比再次免疫应答的效果好
C. 部分免疫抑制药需要浓度监测，药物疗效、不良反应与血药浓度有一定相关性
D. 抑制再次免疫应答比初次免疫应答的效果好
E. 大多数药物免疫抑制作用不缺乏选择性和特异性

11. 下列属于免疫抑制剂的是（　　）。
A. 甲氨蝶呤　　B. 环磷酰胺

二、B 型题

（1~3 题共用备选答案）

A. <300D

B. 300~12000D

C. >12000D

D. 300~13000D

E. >15000D

1. 溶质分子量（　　）为小分子。
2. 溶质分子量（　　）为中分子。
3. 溶质分子量（　　）为大分子。

（4~6 题共用备选答案）

A. 盐酸哌替啶

B. 肌肉松弛剂氯琥珀胆碱

C. 罗库溴铵

D. 咪达唑仑

E. 氟西泮

4.（　　）可兴奋中枢神经系统，CRF 患者长期应用易诱发癫痫，所以在 CRF 患者直避免长期应用。
5.（　　）的作用是使细胞膜极化，将 K^+ 排出到细胞外，此作用可使正常人血 K^+ 轻度升高。
6.（　　）是一种新型肌肉松弛剂，肝、肾功能对其血浆清除影响不大。

（7~8 题共用备选答案）

A. 袢利尿剂

B. 保钾利尿剂

C. β 受体阻滞剂

D. α 受体阻滞剂

E. ACEI/ARB

7. 一般地说，治疗尿毒症患者的高血压和非尿毒症患者的原则大致相同，但应注意选择合适的药物，如水负荷多的患者选用（　　）。
8.（　　）对有心绞痛或近期心肌梗死的尿毒症患者较好。

（9~10 题共用备选答案）

A. 15 小时

B. 20 小时

C. 60 小时

D. 30 小时

E. 40 小时

9. 治疗带状疱疹病毒的奈替夫定达到峰值的时间和分布容积受肾衰竭影响不大，在正常肾功能者其清除半衰期是（　　）小时。

10. 治疗带状疱疹病毒的奈替夫定达到峰值的时间和分布容积受肾衰竭影响不大，在肾衰竭患者是（　　）小时。

三、X 型题

1. 下列药物中主要以原形自肾排出的是（　　）。
A. 阿昔洛韦（无环鸟苷）
B. 氨基糖苷类
C. 氨苄西林
D. 醋丁洛尔
E. 硫唑嘌呤

2. 下列药物中主要经肾排出活性代谢产物的是（　　）。
A. 阿昔洛韦（无环鸟苷）
B. 氨基糖苷类
C. 氨苄西林
D. 醋丁洛尔
E. 硫唑嘌呤

3. 慢性肾衰竭患者的用药常与肾功能正常者不同，需兼顾保证疗效和防止副作用两个方面，多数药物需调整治疗方案，包括（　　）。
A. 用药剂量
B. 用药时间间隔
C. 用药时间长短
D. 用药剂型
E. 用药方法

4. 影响口服药物的吸收和生物利用度的因素有（　　）。
A. 药物的物理化学特性
B. 药物的组成
C. 药物的剂型
D. 药物的吸收表面的完整性
E. 药物的形状

5. 药物的分布与（　　）有关。
A. 药物的理化特性
B. 患者个体的特性
C. 药物的剂型
D. 药物的剂量
E. 药物的用法

6. 肾衰竭时由于药物的相互作用和肝酶抑制剂及增强剂的影响，肝的（　　）常发生变化。
A. 滤过率
B. 转运
C. 氧化
D. 降解
E. 水解作用

7. 药物的肾清除取决于（　　）
A. 肾小球滤过率
B. 肾小管的转运
C. 药物的性质
D. 肾间质滤过率
E. 集合管的转运

8. 肾衰竭对药效动力学的影响，靶器官的敏感性增高包括（　　）。
   A. 胃肠黏膜对阿司匹林等药物的敏感性增加
   B. 些药物如麻醉药、镇静剂等透过血脑屏障增多，中枢神经系统中毒的机会增多
   C. 由于 K^+ 和 Ca^{2+} 等电解质变化，心肌细胞对洋地黄类药物的敏感性增高
   D. 胃肠黏膜对阿司匹林等药物的敏感性降低
   E. 由于 K^+ 和 Ca^{2+} 等电解质变化，心肌细胞对洋地黄类药物的敏感性降低
9. 药物的蛋白结合率下降使药物的有效血浓度升高，药物的（　　）可能增加。
   A. 药理作用　　B. 副作用
   C. 药效学　　D. 生物利用度
   E. 半衰期
10. 透析膜是由各种类型不同材质制造，如（　　）。
   A. 醋酸纤维素　　B. 三醋酸纤维素
   C. 聚砜　　D. 聚丙烯腈
   E. 一醋酸纤维素
11. 腹膜透析对药物的清除有以下特点（　　）。
   A. 大多数口服或静脉所用药物经腹透清除较少
   B. 影响血透清除的药物特性同样也影响腹透清除
   C. 腹腔给药吸收入血循环很显著
   D. 大多数口服或静脉所用药物经腹透清除较多
   E. 腹腔给药吸收入血循环不显著
12. 由于肾功能的改变会引起（　　）的变化，因此，当肾功能下降时要有原则地应用药物。
   A. 药代动力学　　B. 药效动力学
   C. 生物利用度　　D. 血药浓度
   E. 药物半衰期
13. 肾衰竭的用药原则包括（　　）。
   A. 了解常用药物的药代动力学和药效动力学特点
   B. 确认患者病史
   C. 熟悉肾功能不全及其他病理生理状况时用药方法
   D. 如确需应用某些有肾毒性的药物，则应根据相应方法减少药物剂量
   E. 认真进行临床观察，及时发现某些不良反应，及时进行恰当处理
14. 肾功能减退时应用抗生素，不必调整剂量的药物有（　　）。
   A. 多西环素（强力霉素）　　B. 利福平

C. 四环素类　　D. 呋喃类

E. 头孢哌酮

15. 肾功能减退时应用抗生素，不用或尽量避免使用的药物包括（　）。

A. 四环素类　　B. 利福平

C. 呋喃类　　D. 奈啶酸类

E. 头孢噻啶

16. 肾功能减退时应用抗生素，需调整剂量或延长给药间歇的药物包括（　）。

A. 林可霉素　　B. 两性霉素 B

C. 曲伐沙星　　D. 氨基糖苷类

E. 头孢类

17. 尿毒症时糖代谢的异常表现，不正确的是（　）。

A. 空腹血糖过低　　B. 空腹血糖增高

C. 餐后出现糖尿　　D. 葡萄糖耐量增加

E. 葡萄糖耐量减低

18. 肾衰时磺脲类药物，如（　）的原形或代谢产物易蓄积，导致严重低血糖。

A. 妥拉磺脲　　B. 醋磺己脲

C. 氯磺丙脲　　D. 格列本脲

E. 格列喹酮

19. 过量吸收碳酸钙可引起牛奶–碱综合征，表现为（　）。

A. 高钙血症　　B. 代谢性碱中毒

C. 急性肾衰竭　　D. 代谢性酸中毒

E. 低钙血症

20. 长期应用含铝制剂可引起铝吸收和蓄积，铝的毒性主要表现在（　）。

A. 骨病　　B. 贫血

C. 神经损害　　D. 高血压

E. 血尿

21. 肾衰患者常伴发胃肠道疾病，特别是消化性溃疡，了解胃肠道用药的（　）是很重要的。

A. 药代动力学　　B. 不良反应

C. 给药途径　　D. 用药时间间隔

E. 剂量

22. 下列药物中在肾功能不全时灭活减少，体内浓度增高的有（　）。

A. 胰岛素　　B. 高血糖素